U0339611

Jonathan F. Dickens

Brett D. Owens

SHOULDER INSTABILITY IN THE ATHLETE
Management and Surgical Techniques for Optimized Return to Play

肩关节不稳定的治疗和手术技术

助力运动员重返赛场

主　编　〔美〕乔纳森·F.迪金斯
　　　　　　　布雷特·D.欧文斯

主　审　李国平

主　译　徐卫东　李　朔　敖英芳

天津出版传媒集团

天津科技翻译出版有限公司

著作权合同登记号：图字：02-2022-012

图书在版编目（CIP）数据

肩关节不稳定的治疗和手术技术：助力运动员重返
赛场 /（美）乔纳森·F.迪金斯（Jonathan F. Dickens），
（美）布雷特·D.欧文斯（Brett D. Owens）主编；徐卫
东，李朔，敖英芳主译. — 天津：天津科技翻译出版有
限公司，2023.8
书名原文：Shoulder Instability in the Athlete:
Management and Surgical Techniques for Optimized
Return to Play
ISBN 978-7-5433-4347-4

Ⅰ.①肩… Ⅱ.①乔… ②布… ③徐… ④李… ⑤敖
… Ⅲ.①肩关节—关节疾病—外科手术 Ⅳ.①R687.4

中国国家版本馆 CIP 数据核字(2023)第 065834 号

中文简体字版权属天津科技翻译出版有限公司。

授权单位：SLACK Incorporated
出　　版：天津科技翻译出版有限公司
出 版 人：刘子媛
地　　址：天津市南开区白堤路 244 号
邮政编码：300192
电　　话：(022)87894896
传　　真：(022)87893237
网　　址：www.tsttpc.com
印　　刷：天津海顺印业包装有限公司
发　　行：全国新华书店
版本记录：889mm×1194mm　16 开本　19.25 印张　500 千字
　　　　　　2023 年 8 月第 1 版　2023 年 8 月第 1 次印刷
　　　　　　定价：168.00 元

（如发现印装问题，可与出版社调换）

译者名单

主　审　李国平

主　译　徐卫东　李　朔　敖英芳

译　者　（按姓氏汉语拼音排序）

敖英芳　北京大学第三医院

程　飚　同济大学附属第十人民医院

何　勇　上海中医药大学附属光华医院

李　朔　海军军医大学第一附属医院

王　谦　复旦大学附属浦东医院

王一鸣　海军军医大学第一附属医院

徐卫东　海军军医大学第一附属医院

徐一宏　海军军医大学第一附属医院

易诚青　复旦大学附属浦东医院

张　峻　上海交通大学医学院附属第九人民医院

张　旭　复旦大学附属浦东医院

朱　戈　海军军医大学第一附属医院

主编简介

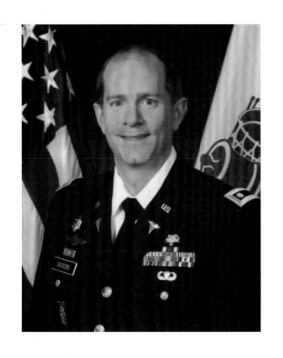

Jonathan F. Dickens 医学博士,马里兰州贝塞斯达沃尔特·里德国家军事医疗中心(WRNMMC)运动医学骨科和肩关节外科主任,健康科学统一服务大学外科学系副研究员和外科副教授,纽约西点军校John A. Feagin Jr. 运动医学中心特约教授。

Dickens博士在参军前获得了北卡罗来纳州戴维森学院理学学士学位。随后,其就读于印第安纳大学布卢明顿分校医学院,然后在WRNMMC完成了骨外科住院医师实习。他在西点军校的John A. Feagin Jr. 运动医学中心完成了运动医学和关节镜专科培训。

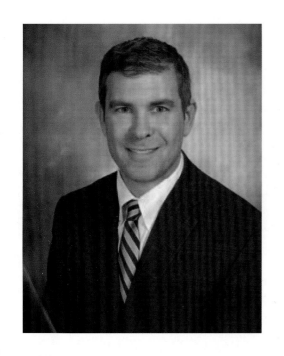

Brett D. Owens 医学博士,获得委员会认证的骨科运动医学医生。Owens博士目前为布朗大学阿尔伯特医学院骨科教授,并在罗得岛州普罗维登斯执业。他目前为布朗大学AHL普罗维登斯棕熊队队医。

Owens博士曾就读于美国军事学院和乔治敦大学医学院,在马萨诸塞大学和西点军校John A. Feagin Jr.运动医学中心完成了住院医师实习。他是美国骨科协会(AOA)北美访问学者及美国骨科运动医学学会(AOSSM)-欧洲运动创伤、膝关节外科和关节镜学会(ESSKA)访问学者。

Owens博士在骨科和运动医学领域发表了250余篇论文。本书是他出版的第四本图书。他的研究获得了O'Donoghue研究奖、Aircast奖、AOSSM全国大学体育协会(NCAA)研究奖及美国骨科医师学会(AAOS)Kappa Delta奖。Owens博士自2012年起担任《美国运动医学杂志》名誉副主编。

编者名单

Geoffrey D. Abrams, MD (Chapter 26)
Stanford University School of Medicine
Department of Orthopedic Surgery
Veterans Administration-Palo Alto Health Care System
Palo Alto, California

Leonard Achenbach, MD (Chapter 12)
Department of Trauma, Hand, Plastic and
Reconstructive Surgery
University Hospital Wuerzburg
Wuerzburg, Germany

Gregory J. Adamson, MD (Chapter 4)
Congress Medical Foundation
Pasadena, California

Robert Arciero, MD (Chapter 8)
Professor, Orthopaedics
University of Connecticut
UCONN Health
Farmington, Connecticut

Jaymeson R. Arthur, MD (Chapter 20)
Department of Orthopedics
Mayo Clinic, Scottsdale
Phoenix, Arizona

Ashley J. Bassett, MD (Chapter 24)
The Orthopedic Institute of New Jersey
Sparta, New Jersey

Asheesh Bedi, MD (Chapter 27)
Chief, Sports Medicine
Gehring Professor of Orthopedic Surgery
Michigan Medicine
Ann Arbor, Michigan

Alexander Beletsky, BA (Chapter 10)
Division of Sports Medicine
Midwest Orthopaedics at Rush
Rush University Medical Center
Chicago, Illinois

Craig R. Bottoni, MD (Chapter 23)
Professor of Surgery
Uniformed Services University of the Health Sciences
Chief, Sports Medicine
Orthopaedic Surgery Department
Tripler Army Medical Center
Honolulu, Hawaii

James P. Bradley, MD (Chapter 19)
Clinical Professor, Orthopaedic Surgery
University of Pittsburgh Medical Center
Head Team Physician, Pittsburgh Steelers
Pittsburgh, Pennsylvania

Benjamin J. Brill, DO (Chapter 15)
Orthopaedic Surgeon
Longview Orthopaedic Center, LLC
Leominster, Massachusetts

Stephen F. Brockmeier, MD (Chapter 3)
Sports Medicine and Shoulder Surgery
Professor of Orthopaedic Surgery
University of Virginia
Director, UVA Sports Medicine Fellowship Program
Team Physician, UVA Athletics
Charlottesville, Virginia

Jessica L. Brozek, MD (Chapter 1)
Orthopedic Surgeon
Newton Medical Center
Newton, Kansas

Brian Busconi, MD (Chapter 15)
Chief of Sports Medicine and Arthroscopy
University of Massachusetts
UMass Memorial Health Care
Division of Sports Medicine
Worcester, Massachusetts

Francis P. Bustos, MD (Chapter 3)
Department of Orthopaedic Surgery
University of Virginia
Charlottesville, Virginia

Kenneth L. Cameron, PhD, MPH, ATC (Chapter 2)
John A. Feagin Jr. Sports Medicine Fellowship
Keller Army Hospital
US Military Academy
West Point, New York

Morad Chughtai, MD (Chapter 13)
Department of Orthopaedic Surgery
Cleveland Clinic
Cleveland, Ohio

Mark E. Cinque, MD (Chapter 26)
Stanford University School of Medicine
Department of Orthopedic Surgery
Palo Alto, California

Steven B. Cohen, MD (Chapter 24)
Rothman Orthopaedic Institute
Department of Orthopaedic Surgery
Thomas Jefferson University
Philadelphia, Pennsylvania

Trey Colantonio, MD, CPT (Chapter 16)
PGY-4, Research Resident
Department of Orthopaedic Surgery
Walter Reed National Military Medical Center
Bethesda, Maryland

Maj. Travis J. Dekker, MD, MC, USAF (Chapters 11 and 28)
US Air Force
Eglin Air Force Base, Florida
Assistant Professor
Uniformed Services University of the Health Sciences
Bethesda, Maryland

Ian J. Dempsey, MD, MBA (Chapter 10)
Division of Sports Medicine
Midwest Orthopaedics at Rush
Rush University Medical Center
Chicago, Illinois

Tracey Didinger, MD (Chapter 22)
LA Bone and Joint Institute
Encino, California

Vickie Dills, PT, DPT, OCS, ITPT, CSAC (Chapter 15)
Department of Orthopedics
University of Massachusetts Medical School
Worcester, Massachusetts

Maj. Michael A. Donohue, MD (Chapter 5)
Assistant Professor of Surgery
Uniformed Services University of the Health Sciences
John A Feagin Jr. Sports Medicine Fellowship
West Point, New York

Josef K. Eichinger, MD, FAOA (Chapter 17)
Sports Medicine, Shoulder and Elbow Surgery
Professor of Orthopaedic Surgery
Medical University of South Carolina
Charleston, South Carolina

David Eldringhoff, MD (Chapter 4)
Congress Medical Foundation
Pasadena, California

Joseph W. Galvin, DO, FAAOS (Chapters 17 and 25)
Assistant Professor of Surgery
Uniformed Services University of the Health Sciences
Department of Orthopaedic Surgery
Shoulder and Elbow Surgery
Madigan Army Medical Center
Tacoma, Washington

Christopher Gaunder, MD (Chapter 18)
Maj, USAF, MC
Orthopaedic Surgeon
Dayton, Ohio

Lawrence V. Gulotta, MD (Chapter 21)
Hospital for Special Surgery
New York, New York

Jonathon A. Hinz, DO (Chapter 15)
Orthopaedic Surgeon
Associated Orthopedists of Detroit
St. Clair Shores, Michigan

Carolyn A. Hutyra, MMCi (Chapter 6)
Orthopaedic Surgery
Duke University
Durham, North Carolina

Evan W. James, MD (Chapter 21)
Hospital for Special Surgery
New York, New York

Zackary Johnson, MD (Chapter 23)
Honolulu, Hawaii

Jason A. Jones, MD (Chapter 9)
Nashville Knee and Shoulder Center
Music City Orthopaedics and Sports Medicine
Nashville, Tennessee

Lucca Lacheta, MD (Chapter 28)
Steadman Philippon Research Institute
Vail, Colorado
Assistant Professor
Center for Musculoskeletal Surgery
Charitè—Universitaetsmedizin Berlin
Berlin, Germany

Laurent LaFosse, MD (Chapter 12)
ALPS Surgery Institute
Annecy, France

Brian C. Lau, MD (Chapter 6)
Duke Sport Science Institute
Orthopaedic Surgery
Duke University
Durham, North Carolina

CDR Lance LeClere, MD (Chapter 16)
Sports Medicine and Shoulder Surgery
Naval Health Clinic Annapolis
Head Team Physician
US Naval Academy
Annapolis, Maryland

Thay Q. Lee, PhD (Chapter 4)
Congress Medical Foundation
Pasadena, California

Xinning Li, MD (Chapter 25)
Associate Professor of Orthopaedic Surgery
Department of Orthopaedic Surgery
Sports Medicine and Shoulder Surgery
Sports Medicine Fellowship Director
Boston University School of Medicine
Boston Medical Center
Boston, Massachusetts

Kenneth M. Lin, MD (Chapter 21)
Hospital for Special Surgery
New York, New York

Lenny Macrina, MSPT, SCS, CSCS (Chapter 14)
Physical Therapist
Champion Physical Therapy and Performance

Waltham, Massachusetts

Brandon J. Manderle, MD (Chapter 10)
Division of Sports Medicine
Midwest Orthopaedics at Rush
Rush University Medical Center
Chicago, Illinois

Eric McCarty, MD (Chapter 22)
University of Colorado School of Medicine
Professor, Chief of Sports Medicine and Shoulder Surgery
Champions Center
Boulder, Colorado

Bruce S. Miller, MD, MS (Chapter 27)
Professor of Orthopedic Surgery
Michigan Medicine
Ann Arbor, Michigan

Peter J. Millett, MD, MSc (Chapter 28)
Chief Medical Officer and Director of Shoulder Surgery
Steadman Philippon Research Institute
The Steadman Clinic
Vail, Colorado

Anthony Miniaci, MD (Chapter 13)
Cleveland Clinic Sports Health Center
Department of Orthopaedic Surgery
Cleveland Clinic
Cleveland, Ohio

Christian Moody, MD (Chapter 12)
Prisma Health System
Department of Orthopaedic Surgery
Division of Hand and Upper Extremity
Greenville, South Carolina

Bradley J. Nelson, MD (Chapter 1)
Associate Professor
Department of Orthopaedic Surgery
Medical Director
Department of Intercollegiate Athletics
University of Minnesota
Team Physician, Minnesota Wild Hockey Club
Minneapolis, Minnesota

Lisa K. O'Brien, DO (Chapter 7)
Lehigh Valley Health Network
Department of Orthopaedic Surgery
Scranton, Pennsylvania

Michael J. Pagnani, MD (Chapter 9)
Nashville Knee and Shoulder Center
Music City Orthopaedics and Sports Medicine
Nashville, Tennessee

Liam A. Peebles, BA (Chapter 11)
Tulane University School of Medicine
New Orleans, Louisiana

Matthew A. Posner, MD (Chapter 2)
John A. Feagin Jr. Sports Medicine Fellowship
Keller Army Hospital
United States Military Academy
West Point, New York

Matthew T. Provencher, MD, MC, USNR (Chapter 11)
The Steadman Clinic
Vail, Colorado

Jennifer Reed, NP (Chapter 22)
CU Sports Medicine
University of Colorado School of Medicine
Team Provider
University of Colorado-Boulder Athletics
Aurora, Colorado

Jeremy K. Rush, MD, FAAP (Chapter 3)
Orthopaedic Sports Medicine
Nemours Children's Specialty Care
Jacksonville, Florida
Assistant Professor of Orthopedics
Mayo Clinic College of Medicine and Science
Rochester, Minnesota

Linsen T. Samuel, MD, MBA (Chapter 13)
Department of Orthopaedic Surgery
Cleveland Clinic
Cleveland, Ohio

Barry I. Shafer, PT, DPT, ATC (Chapter 4)
Congress Medical Foundation
Pasadena, California

Mark Slabaugh, MD, FAAOS (Chapter 18)
Col, USAF, MC
Sports Medicine Orthopaedic Surgeon
Chief, Sports Medicine Service USAFA
Team Physician USAFA
Associate Professor of Surgery

F. Edward Hébert School of Medicine
Uniformed Services University of the Health Sciences
Bethesda, Maryland

Andrew Swiergosz, MD (Chapter 13)
Department of Orthopaedic Surgery
Cleveland Clinic
Cleveland, Ohio

Lauren A. Szolomayer, MD (Chapter 8)
Excel Orthopaedic Specialists
Woburn, Massachusetts

Dean C. Taylor, MD (Chapter 6)
Duke Sport Science Institute
Orthopaedic Surgery
Duke University
Durham, North Carolina

Samuel A. Taylor, MD (Chapter 21)
Hospital for Special Surgery
New York, New York

David J. Tennent, MD (Chapter 2)
John A. Feagin Jr. Sports Medicine Fellowship
Keller Army Hospital
United States Military Academy
West Point, New York

Fotios Paul Tjoumakaris, MD (Chapter 19)
Professor, Orthopaedic Surgery
Sidney Kimmel College of Medicine
Thomas Jefferson University
Rothman Institute
Egg Harbor Township, New Jersey

John M. Tokish, MD (Chapter 20)
Consultant, Orthopedic Sports Medicine
Professor, Orthopedic Surgery
Orthopedic Surgeon, Arizona Coyotes
Director, Orthopaedic Sports Medicine Fellowship
Mayo Clinic Arizona
Phoenix, Arizona

Nikhil N. Verma, MD (Chapter 10)
Division of Sports Medicine
Midwest Orthopaedics at Rush
Rush University Medical Center
Chicago, Illinois

Matthew L. Vopat, MD (Chapter 11)
University of Kansas School of Medicine-Wichita
Wichita, Kansas

Brian R. Waterman, MD (Chapter 7)
Chief and Fellowship Director
Sports Medicine Associate Professor
Department of Orthopaedic Surgery
School of Medicine Team Physician
Wake Forest University Athletics
Team Physician, Winston-Salem Dash (Chicago White Sox)
Team Physician, US Ski & Snowboard
Associate Editor, Arthroscopy Journal

Winston-Salem, North Carolina

Jack W. Weick, MD (Chapter 27)
Department of Orthopaedic Surgery
University of Michigan
Ann Arbor, Michigan

Kevin E. Wilk, PT, DPT (Chapter 14)
Associate Clinical Director
Champion Sports Medicine
Select Medical
American Sports Medicine Institute
Birmingham, Alabama

中文版序言

　　肩关节不稳定是运动员最常见的损伤之一。在我国,针对肩关节不稳定的治疗开展得相对较晚,近十几年来才逐渐获得较为充分的认识。肩关节不稳定的治疗对于骨科医生而言有一定的难度。此外,造成肩关节不稳定的原因众多,且很多病理改变与肩关节不稳定相关,所以,相应的诊疗方案类别较多。

　　本书聚焦于运动员肩关节不稳定的诊疗,从宏观角度对肩关节不稳定做了流行病学概述,包含了从基础到临床,从预防到诊断,从治疗到康复的相关内容。本书对运动员在不同时期发生的多种类型肩关节不稳定的诊疗及康复进行了全面阐述,特别是在大量客观数据的基础上,结合编者临床经验,总结了多种类型损伤的诊疗流程图,实用性较强。本书结构完整,内容翔实,分享了运动员肩关节不稳定诊疗方面的宝贵经验,具有重要的临床指导意义,能够帮助骨关节外科及运动医学科医生了解该领域的最新进展,并掌握运动员肩关节不稳定的预防、诊断、治疗及康复的相关知识。

　　海军军医大学第一附属医院关节骨病外科徐卫东教授组织其团队及其他业内权威专家翻译了本书,希望本书能成为肩关节外科及运动医学科相关人员的实用参考书。

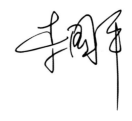

中文版前言

　　随着全民运动的普及，运动损伤的发病率也逐年升高。肩关节作为全身最灵活的关节，运动参与度高，损伤风险也随之增加。竞技体育运动对肩关节要求更高，一个健康、稳定的肩关节是运动员取得良好成绩的必要条件。

　　如何对运动员肩关节不稳定进行精准诊疗、采取何种治疗和康复方案可在最大程度上恢复肩关节功能，以及治疗后何时重返赛场一直是临床面对的难题。

　　本书由美国肩关节领域的知名专家乔纳森·F.迪金斯和布雷特·D.欧文斯主编，由70多位国际知名专家共同编写，是一本专业、全面、新颖的运动员肩关节损伤诊疗参考书。本书分为4篇，共28章，从多个角度详细阐述了运动员肩关节不稳定的诊断、治疗，以及康复的最新理念及技术，尤其是针对运动员的职业特殊性，介绍了运动员在不同时期的肩关节损伤诊疗决策。本书各章内容丰富、翔实，以大量客观数据为基础，结合编者经验，制订了大量规范化诊疗表格和流程图。

　　我们组织翻译团队针对本书具体内容进行了反复讨论，尽最大努力确保翻译内容准确，还邀请了国内多位专家对翻译内容进行审校。在此，我们对所有参与本书翻译、审校的专家表示由衷的感谢。即便如此，本书仍可能有疏漏和不尽完善之处，希望广大读者予以批评指正。

前　言

"如果说我看得更远，那是因为我站在巨人的肩膀上。"

——艾萨克·牛顿

　　运动员肩关节不稳定是临床诊疗中非常重要的一项。运动员损伤风险较高，其诊断、治疗和康复也存在细微差别。肩关节是全身活动范围最大的关节，这使投球手能够以每小时153千米的速度投出快速球，使体操运动员能够表演吊环动作，使橄榄球后卫球员能够进行拦截。造成肩关节不稳定的原因有多种，其存在会削弱运动员的自信心，进而影响运动表现。自第一例肩关节手术被报道以来，肩关节不稳定的独特复杂性一直是关注的焦点。基于这一背景，我们致力于编写一本聚焦于运动员肩关节不稳定的书。

　　在我们的骨科职业生涯，特别是在肩关节不稳定诊疗的探索中，我们得到了很多杰出导师的支持。正是因为这些"巨人"，以及他们给予的支持和指导，我们才能够编写本书。我们荣幸能够有机会将这么多的国际知名肩关节不稳定诊疗专家聚集在一起来编写本书，希望本书能为临床医生治疗运动员损伤提供更清晰的指导。肩关节不稳定的诊疗是一个快速发展的领域，我们希望能总结这一领域的科学知识现状。

　　我们一直致力于研究肩关节不稳定，并努力逐步加深对某些方面的理解，这也是我们职业生涯中的最大收获。因此，本书是我们对临床、实验室和团队医生经验的总结。重要的是，本书集合了国际知名专家的观点、成就和见解，影响深远。感谢与我们一起工作的研究团队，我们在合作中建立了良好的关系。最要感谢的是我们的患者，感谢他们把自己的肩关节托付于我们。

乔纳森·F.迪金斯

布雷特·D.欧文斯

引　言

　　本书旨在对运动员肩关节不稳定的治疗提供明确且全面的指导。我们很荣幸地汇集了大量国际知名专家编写本书,本书内容涵盖了运动员肩关节损伤诊疗的各个方面。本书编者包括外科医生、治疗师、科学家及生物力学工程师,在肩关节不稳定诊疗方面经验丰富。由于对这一有价值领域的热情和追求,他们积极地参与了本书的编写工作。

　　本书共分为4篇,每一篇都介绍了成功治疗运动员的特殊挑战和技巧。在本书中,从现场处理、手术治疗和非手术治疗,直到重返赛场,专家们深入分析了肩关节不稳定运动员诊疗的所有方面。本书第1篇是"队医准则",其中包含详细的基础解剖知识和生物力学概念,为本书奠定了基础。这一部分回顾了流行病学,还讨论了肩关节脱位的现场处理。第2篇讨论了运动员肩关节前方不稳定,这一部分对赛季管理进行了回顾,并详细介绍了关节镜治疗和各种开放式手术治疗的适应证和技术。第3篇从初始评估、手术治疗、康复和重返赛场的决策入手,重点介绍肩关节后方不稳定。第4篇对特殊类型运动员的肩关节不稳定进行了讨论,包括投掷类和碰撞类运动员的肩关节不稳定及翻修手术等。

　　本书从患者病史、体格检查和影像学评估开始,对每种肩关节不稳定的诊断进行详细探讨。通过全面且详细的描述,重点强调了手术技术,同时也融入了专家自己的技术经验。我们希望本书不仅可为队医和医疗服务者提供帮助,而且适用于所有护理运动员的人。

　　最后,我们衷心感谢所有参与本书编写的专家们,为了保证本书的专业性及易读性,他们付出了巨大的努力。

　　我们希望本书可为肩关节不稳定运动员的诊疗提供有价值的帮助。

致　谢

感谢 Julia Dolinger、Kayla Whittle、Dani Malady 和 Allegra Tiver。感谢 SLACK 公司团队的每个人，感谢他们为出版本书所做的奉献。在 SLACK 公司的支持和帮助下，本书的出版从理论成为现实。我们也深深地感谢所有参与本书编写的专家们，他们投入了大量精力，分享了专业知识，使本书成为一本权威的高质量图书。最后，我们要感谢所有这一领域的前辈们。本书的编写使我们结识了大量的朋友，同时也在专业上获得了进步，最重要的是，治疗了我们最亲爱的患者。

共同交流探讨　提升专业能力

智能阅读向导为您严选以下专属服务

 读者社群：本书配有读者社群，读者入群可与群友分享阅读本书的心得体会，提升业务水平，马上扫码加入！

 高清彩图：本书配有高清彩图，图文结合便于读者更好地了解本书相关知识。

 推荐书单：获取更多骨科学专业图书推荐，为进修学习提供参考。

操作步骤指南

第一步　微信扫描本书二维码。
第二步　选取您需要的资源，点击获取。
第三步　如需重复使用，可再次扫码，或添加到微信"📦收藏"功能。

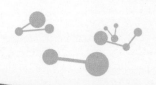 扫码添加
智能阅读向导

目　录

第1篇

队医准则

第1章

队医治疗运动员的基本原则

Jessica L. Brozek, Bradley J. Nelson

对于运动医学医生来说，担任一名队医是一项具有挑战性但也充满成就感的工作。尽管从本质上讲，队医与其他医疗活动并无不同，即提供专业知识和服务，以改善并保持个体的最佳健康状况。然而，要最终实现这一目标，还需考虑很多复杂的因素。当"患者"变成"运动员"，或者更确切地说，运动员成为患者时，发生改变的便不限于名称。这种改变不仅包括治疗效果和目标，而且可能涉及很多其他成员，他们可能参与（并最终影响）决策过程及最终治疗结果。后面的章节将讨论作为队医需要注意到的诸多细节，包括为各种医疗场景做好预案，准备领导一个多元化的医疗团队，恪守医学伦理原则，为运动员提供适宜的治疗，指导和协调为运动员提供医疗服务的相关人员。

作为队医

队医这一角色并不止单纯为运动员提供医疗服务。这一职务还意味着需要协调多学科医疗团队的各个方面（将在本章后面讨论），监管应急预案（EAP）和赛事保障，帮助运动员调节赛前状态，就医疗问题及伤病情况与管理者和赛事组织人员进行沟通。美国骨科医师学会（AAOS）对队医的定义：拥有正式执照的MD或DO，具备现场医疗急救知识和能力，接受过基本生命支持培训，熟悉肌肉骨骼损伤、医学状况，以及影响运动员的心理问题。除这些要求外，AAOS建议队医

通过专业委员会认证、奖学金培训、临床研究、继续教育和临床实践等途径，接受针对运动医学的专业培训[1]。队医可包括骨科医生、家庭医生、内科医生或儿科医生。即使通过这些途径，不同住院医生培训项目的运动保障经历仍存在较大差异。一项关于骨科住院医生的调查显示[2]，近90%的项目同意或要求具备运动队/赛事保障，但其中只有超过50%的项目在事前对队医进行培训。只有1/4未经专门培训的住院医生有主治医生直接监督。规范的培训可显著提升场边损伤治疗水平。许多医生完成培训后会参与体育赛事的医疗保障服务（以官方或非官方身份），他们通常未接受过运动医学专业培训。因此，如果提供住院医生培训的学术机构包含队医项目，那么这一项目应包括现场准备培训课程的研发和开展。教育课程应至少包括以下主题：脊柱板使用及脊髓损伤预防、脑震荡诊断、常见眼部及口腔损伤的处理、紧急医疗情况的分诊和稳定，以及系统的骨骼肌肉系统体检。

为运动员提供医疗服务在本质上和为其他患者提供服务无异，但在运动场地进行施救明显有别于在医院或在诊所进行救治。医生需要准备应对多种情景，并准备相应医疗设备和药品，以应对各种情况。AAOS[3]对于保障体育赛事的队医需要准备的物资进行了推荐，详见表1-1。表中提及的物品并非一应俱全，但其包含了体育赛事中可能需要用到的基本医疗物资。然而，也并不代表上述物品均需要由队医常规

配备,而是建议队医了解在各个场地如何获取以上物资。某些体育赛事需要有急救人员在场,他们也可提供部分物资(急救医疗服务也应包含在EAP中,这在后面会进行讨论)。

队医在现场可能会面临急救,因此必须准备好应对各种事件,包括:心血管事件(如肥厚型心肌病、心震荡)、肺部危象(如哮喘、过敏、创伤性气胸)、热相关损伤(如中暑)及头/颈部损伤(如硬膜下血肿、脊索损伤)[4]。在所有急救场景下,队医均应首先进行"A,B,C"(气道、呼吸和循环,Airway、Breathing、Circulation)评估,确认运动员生命体征平稳后再进一步对其做全身检查。

队医作为医疗团队的领导者,需负责制订EAP。方案的制订需要在赛季前完成,以书面形式注明除颤

表1-1　AAOS推荐的场边物品、设备及药品

管理相关	• 运动员急救表格	• 处方本及钢笔
	• 紧急处理员及紧急联系人	• 药物介绍
	• 给患者的伤病介绍手册	• 场边脑震荡评估方案
心肺相关	• 气道	• 口对口面罩
	• 血压计	• 短效β受体激动剂吸入器
	• 预装的1:1000肾上腺素注射液	• 听诊器
四肢相关	• 运动胶带	• 吊带
	• 拐杖	• 夹板和支具
	• 弹力绷带	• 胶带剪
全身相关	• 毛毯	• 抗组胺药
	• 棉签	• 止吐剂
	• 手套(无菌及非无菌)	• 胰高血糖素
	• 镊子	• 阿司匹林
	• 冰块	• 皮质醇激素
	• 静脉液体、输液器及止血带	• 口服葡萄糖
	• 大号留置针(14~16号)	• 口服液体交换剂
	• 局部麻醉药、注射器、针头	• 塑料袋
	• 其他药物	• 直肠测温计及被单
	• 局部或口服抗生素	• 剪刀
	• 消炎药	• 利器盒及红色包
头颈/神经相关	• 颈托	• 眼科抗生素及麻醉药
	• 隐形眼镜及溶液	• 隐形眼镜摘除工具
	• 口腔工具	• 洗眼液
	• 牙科蜡	• 视力表
	• 牙托	• 面罩拆除工具
	• 氰基丙烯酸胶	• 手电筒
	• Hank溶液	• 镜子
	• 眼科工具	• 鼻填充材料
	• 蓝光灯	• 耳镜/检眼镜
	• 荧光试纸	• 脊柱板及配件
	• 眼罩	• 压舌板
皮肤相关	• 酒精(乙醇)棉球、碘附棉球	• 硝酸银棒
	• 苯甲酸	• 皮肤润滑油
	• 水疱敷料	• 钉皮器、缝合套装、蝶形绷带
	• 指甲剪	• 伤口冲洗耗材
	• 剃须刀及剃须霜	• 无菌盐水
	• 手术刀	• 10~50mL注射器

仪等急救设施的位置、第一响应人的设施使用权限、基本指挥链,以及通讯策略。该EAP应分发给医生、训练师、安保人员、教练员及其他管理人员,并且应每年修订一次[3]。图1-1是基本EAP示例。

运动员在赛场上受伤的频率比训练中高3.5倍[据全国大学体育协会(NCAA)数据],平均两场比赛有1名运动员受伤[5],但队医也应重视运动员在训练场上的保障。这往往包括参赛体测(包括赛季后体格检查,与竞技等级有关)和"训练室"(在整个赛季提供场边医疗服务)。竞技体育赛事经常要求运动员接受参赛体测,但具体项目还未达成共识。有关这一问题的全面讨论已超出了本章范畴,但参赛体测至少应包括个人史、家族史(重点询问有无心血管疾病,以备进一步检查)和体格检查[6,7]。在整个赛季期(包括赛季间隙),训练室应作为非比赛日运动员评估和治疗中心,用于治疗各种损伤和疾病。NCAA[8]的研究显示,73%的初诊患者和87%的随访患者被诊断为肌肉骨骼系统病变,只有4%的损伤需要进行外科干预。剩余的27%就诊者为全身性疾病,最常见的为上呼吸道感染、皮肤并发症、脑震荡、心肺问题及胃肠问题。

多元化医疗团队的构建

无论是在手术室、诊所还是在场边/训练室,医生都无法独自完成工作。作为队医,医生必须和多学科团队成员紧密配合。整个团队应包括各专科医生(初级护理人员、骨科医生、神经病学医生、眼科医生、皮肤科医生等)、物理治疗师、训练师、营养师、运动心理师、力量和体能教练,以及其他人员(口腔科医生及验光师)。根据运动员等级(从业余到专业),各领域专业人员的投入可以促进运动员重返赛场并改善其远期疗效。在本章,我们会就多学科团队的各个方面进行讨论,而我们认为对于医疗团队而言,沟通是首要的。当成为队医时,医生需要明确团队人员,并将自己介绍给每一位成员,建立沟通渠道,以便更加安全、顺利、全面地为运动员提供医疗服务。

应急预案

XX曲棍球协会

XX社区活动中心

场馆地址

1.使用手机拨打911

2.表明身份:姓名及电话号码

3.告诉调度员:

　a.损伤或患病时间

　b.损伤或疾病的已知病史和(或)病因

　c.可能的损伤或疾病

　d.运动员目前的情况(意识、呼吸等)

　e.目前的医疗措施

　f.损伤运动员的位置

"我需要一辆救护车前往位于场馆地址的XX社区活动中心。在123路上从建筑西北角转入可到达1号场地和2号场地。从主停车场的ABC通道可沿东南入口到达3号场地。有人在事发现场等待医疗援助。可能会有人去等待引导救护车至当前位置。"

4.等调度员先挂断电话

5.尽可能派人去迎接救护车

6.如有接受过训练的人员,可开始必要急救

　AED位于1号场地和2号场地之间,在3号场地外面的走廊里

7.运动员由救护车被送往医院时需有家属或团队代表陪同

8.立刻联系运动员的紧急联系人

图1-1　EAP示例。(待续)

应急预案
XX场地

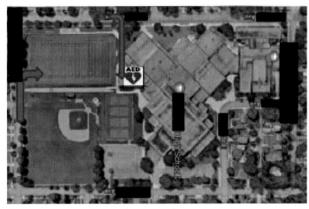

应急人员:训练师(姓名)　　　　XXX-XXX-XXXX(电话号码)
　　　　　运动员负责人(姓名)　　XXX-XXX-XXXX(电话号码)

应急内容:

　1.人员1:立即开始救治伤员(训练师或医生,如果没有则为教练)

　2.人员2:启动医疗急救(负责人或教练)

　　a.拨打911

　　b.提供以下信息

　　　ⅰ.姓名

　　　ⅱ.伤员人数

　　　ⅲ.伤情(如呼吸停止、脑震荡等)

　　　ⅳ.是否实施急救

　　　ⅴ.其他信息

　　　ⅵ.等对方挂断电话后再挂断电话

"紧急通道出口位于ABC高中XX场地,地址为场馆地址。沿123街可经由学校南门进入场地。可能会有人员引导急救人员前往现场。"

　3.人员3:取回任何已有急救设备(教练)。AED和电话位于物品间(木屋),在橄榄球和大学足球比赛中会位于场边,在训练师物品附近

　4.人员4:将急救人员引导至现场(教练或负责人):

　　a.打开相应大门

　　b.打信号,并引导急救人员前往现场

　　c.在现场协助,避免拥堵

图1-1(续)　(扫码看彩图)

在运动医学中,医学团队的核心成员之一是训练师。美国医学会(AMA)规定运动医学单位需包括一名对症或骨科医生负责人、一名经认证的运动员训练师及其他必要人员[9]。运动员训练师主要负责处理现场的急性损伤,并使运动员可以继续比赛。损伤后运动员能否重返赛场或其远期健康状况是否会受影响不在训练师的考量之内。训练师每天都在赛场或训练场边,最了解每名运动员的特点,也更了解运动员的目标,以及康复及重返运动的能力。训练师常指导运动员的日常练习和拉伸,使其可逐步适应训练和比赛。在这一过程中,训练师可为康复进程提供宝贵意见。他们接受过初级现场评估和处理急性损伤的训练,因此,当训练师是赛事唯一的医疗团队成员时,他们的职责就尤为重要。对于本文而言,这一情况也适用于急性肩关节脱位。但对于队医而言,充分的事前沟通并与训练师建立良好的工作关系很重要,因为需

要以此了解彼此的偏好和处理各种常见损伤的经验，以便在未来的工作中更顺畅地进行交接。

物理治疗师也是运动员医疗团队的重要成员。在完成3年康复专业训练并取得学位后，物理治疗师精通运动系统病变及如何从损伤中恢复功能。频繁合作的医生与物理治疗师建立良好的关系大有裨益，这不仅可以让物理治疗师熟悉术后的康复流程和限制，而且有助于讨论运动员的康复进程。这点尤其关键，因为物理治疗师在康复过程中与运动员接触的机会比医生多得多，他们也更适合对运动员的运动相关功能恢复进程提供建议。

运动员的精神健康已越来越受重视，其会影响运动员表现及受伤或手术后重返赛场的能力。自信水平高、运动恐惧水平低的运动员更容易重返比赛[10]。例如，害怕再次损伤及疼痛是前交叉韧带术后运动员推迟或永久无法重返比赛的常见原因[11]。也出现了类似的肩关节不稳定后重返运动的心理状态的定量评估[12]。对很多运动员来说，运动生涯是其生活的中心甚至人生的意义。因此，突发意外损伤会剥夺他们参加训练和比赛的能力，对运动员来说可能是毁灭性打击。在康复期间，运动员无法参与日常训练，这同时也意味着他们会脱离其主要社交群体：团队。物理治疗师和训练师需关注运动员的日常精神及心理状态。此外，运动心理治疗师可在运动员的康复及重返赛场的心理建设方面起到重要作用。即使对于健康的运动员来说，过度的压力也可能会增加他们的受伤风险。在大学中，近1/3的男运动员和50%的女运动员表示他们在过去12个月中曾感觉到过度焦虑，多达1/4的运动员可能存在与临床相关的抑郁症状。约有20%的女性精英运动员存在进食障碍，这与闭经及骨质疏松一同被称为女运动员三联征。作为常抱有"全力工作，尽情狂欢"态度的人群，运动员也有药物滥用倾向。这就要求队医具备识别这些情况的能力，并为陷入困境的运动员提供合适的治疗。有执照的运动心理学家对运动员给予认知行为疗法，并针对压力控制和应对机制进行教育，都会是行之有效的方法。作为更熟悉和受信任的人，队医可以帮助运动员参与及接受这种形式的援助，并帮助运动员解开心结[13]。

繁重的训练和比赛安排往往充斥整个漫长的赛季，运动员的恢复和表现必须有合适的营养供给。运动员需要适时、适量、均衡地摄入蛋白质、碳水化合物、脂肪和多种微量元素，其饮食需根据运动员自身和项目进行个体化配比。注册营养师接受过运动营养学的专业培训，可为运动员的最佳训练和临场表现提供有利条件[14]。摄入充足、均衡的营养才能保证运动员的健康，并使其拥有最佳表现，但饮食障碍在高水平运动员中屡见不鲜。因此，营养师可作为医疗团队的一员，对运动员进行相关教育，以帮助运动员建立健康的饮食习惯[15]。

力量教练和体能教练的指导在运动员赛季内外的训练中占很大比重。力量教练的主要工作是指导健康的运动员进行安全的训练。而队医作为医疗团队的领导者，其职责是在训练中保证运动员的安全和健康[1,16]。因此，坦诚沟通是关键。医生如果在训练中发现隐患，必须及时提出，以保证运动员安全。例如，应避免赛季前过度训练，因为曾有过疲劳性横纹肌溶解的病例[17]。由伤后康复到正常训练的平滑转换对运动员的长期运动生涯至关重要。功能训练通常是由训练师和力量教练指导，但医生必须在整个康复过程中就训练限制与力量教练进行充分沟通。

伦理原则

队医在面对各种情况时，不能仅单纯应用科学知识。一名医生需要具备关心患者、富有同情心、礼貌和善和认真负责的品质。医学伦理学的四个主要宗旨——有利、不伤害、公正、尊重，这些在运动医学和团队保障领域依然适用。医生必须始终寻求对患者最有益的方案，避免造成伤害，做正确的事，为患者提供合适医学建议的同时，让患者在充分知情的情况下独立做出决定，而非单方面予以诊治。然而在现实应用时，情况比书面的寥寥数语复杂得多，具体的度需要医生根据实际情况来把握。涉及运动员的情况可能会更加复杂，"最佳"和"正确"只是两个很主观的词。让运动员冒着再次损伤的风险更早重返赛场是最好的吗？如果患者希望通过姑息性治疗更快重返赛场，并愿意承担后果，医生剥夺其出场的机会是正确的吗？即使医生在整个培训过程中都在做多选题，但在面临这种两难抉择时，仍然会难以决策。如果运动员参赛时限很紧，那么治疗目标可以从长期疗效转变为短期疗效。队医有义务告知运动员各种医疗抉择的潜在后果。医生有责任保护运动员,无论是来自运动员自身的伤害,还是来自外部的伤害。但这些也只是理论上的,每位运动员都有自身的情况和追求,每个决定都受很多因素的影响。

有些因素不是由运动员自身决定的,而是由周围其他人决定的。几乎所有运动员在进行医疗决策时都有他人协助(公开或下意识的)。在运动医学中,影响运动员决策的人群会从家人、朋友,扩大到教练、队友、经纪人等,这一人群根据竞赛水平可能会有所差异。必须意识到上述人群的关注点不同,不是所有人都把运动员的健康放在首要位置。

在社交媒体时代背景下,对医疗方案的过度曝光和广泛讨论可能会给队医带来额外的困难和挫折。粉丝和媒体都可以对医疗方案发表评论,而这些评论常缺乏专业知识的支撑,因此,队医往往也很难辩解。从法律乃至伦理角度而言,医生受保密原则限制,不能公开讨论患者病情。无论保持沉默有多难,医生都应接受这种过度曝光是其作为队医必然会面临的问题,并要能排除外部因素的影响,始终为患者提供最佳医疗服务。

与教练和运动队管理人员讨论运动员的医学情况并不违反保密原则,这可以是约定俗成的,也可由运动员签署授权书。运动员在私人诊所或在医院接受治疗的情况受《健康保险流通与责任法案》(HIPAA)的约束,因此,共享医学信息需要患者签署授权书。职业运动机构和大学体育部门会在赛季伊始与运动员签署信息发布协议,允许教练和管理人员公开讨论运动员病情,这些信息也可作为雇佣记录的一部分,因此是 HIPAA 允许的[18,19]。在讨论伤病运动员的状态和康复进展时,预估重返赛场的时间是必需的,这对于教练和其他人员的重要性不言而喻。在理想情况下,各个运动队最好在赛季开始前制订有关医疗信息的制度细节,以避免无意中违反保密原则或无法及时沟通。

在场边保障运动队时,另一个需要处理的复杂伦理问题是征得同意。像其他法医学事务一样,医生应基于其特殊的位置、机构和情况,寻求并建立一系列基本规则。各州有关保护向运动员提供医疗服务的人员的法律可能有所差别,但从伦理角度来说,最重要的基本原则是让运动员理解所有治疗、干预及诊断。例如,运动员的急性肩关节脱位常于发生后立即在场边进行复位(将在后续章节讨论),以避免肌肉痉挛。而在尝试复位前,医生应对患者进行体格检查,取得患者同意(具体细节会在后续章节讨论),并在复位后再次检查。以上过程均应妥善记录[7,20]。一般而言,任何治疗均需获得患者同意。知情同意书应包含医患(如果患者为未成年人或无法签署同意书,应由其代理人签署)讨论,内容应涉及诊断、治疗性质和目的、预期获益,以及潜在风险。医生还必须确保患者或代理人对所做决定的情况和后果有适当理解,确保提供的信息是针对特定患者和情况的,讨论的内容要翔实记录(通常是通过书面形式,并由患者或其代理人签名)。在紧急情况下,可在缺少知情同意的情况下施救,但在条件允许时,需要第一时间补全知情同意流程[21]。这可能将队医置于一些伦理上的两难境地。向运动员提供的有关治疗选择和风险及获益信息应该是完全包容且公正的。可能会有人说,真正的"公正"是不存在的,因为医生也是人,总会受以往经验和外界压力(在运动医学领域,压力主要来自教练、团队、媒体等)的影响,因此,向患者提供完全客观的信息从本质上是不可能的。此外,"知情"同意在严格意义上也是不可能的,无论如何沟通,也很难使运动员通过简短的对话完全理解自己所做决定会导致的一切后果,这对于正在参赛的运动员来说尤其如此。在比赛中的激动时刻,运动员很难着眼于获胜或重返赛场以外的事情。这又回到队医作为理性声音的概念,有时,队医也会不可避免地犯家长主义错误而忽略患者的自主权。最终,医生必须尽其所能,客观地向运动员或其代理人提供所有必要信息,提供帮助,并确保患者在充分理解的情况下做出决定。脑震荡是一个特例,在这种情况下,运动员表面上未受伤,但从医学角度来说,重返赛场是不安全的,因此也就不能顺从运动员、家长和教练的意愿。另一个例子是经历了肩关节不稳定事件的运动员,在检查时发现运动员有持续性不稳定且状态虚弱,即使运动员认定自己可以马上重返比赛,但如果运动员无法在比赛中妥善保护自己,过早返回比赛可能会导致进一步损伤。做这种临床决策需要医生依靠自身训练和经验,一旦做出决定,就要坚持自己的意见。

运动员-医生的关系

与所有医患关系一样，医生与运动员的关系也必须建立在信任和尊重的基础上。然而本文提到过的很多其他因素都会使这一关系更为复杂。医生在保持客观的同时，也需要与运动员建立融洽的关系，这样才能保证充分的沟通，以提供适宜的治疗，但这一平衡往往很难维持。随着时间的推移，队医在保障团队时，自然会致力于团队的成功，而表达出这种热情也有利于和队员互相建立信任。然而，希望团队成功的热情不能影响到对某个运动员的临床决策。队员、团队和教练只关注团队获胜（理所应当），而当运动员的健康受到威胁时，队医时常需要发出反对的声音。必须注意的是，当需要评估对方队员时，不能过度表露出对本队的偏袒，否则在宣布队员无法继续比赛时，其动机会遭受质疑并可能引发冲突。毫无疑问，无论队员身穿哪种队服，队医在做出相关决策时都需要保持足够客观。最后，专业产生信任，而信任可以避免不必要的抵触而延误治疗。

第三方/代理事项

队医的工作常需要投入大量时间、精力并面对压力，有时他们的收入也很微薄。一个不算实惠的好处也许是可以被称为"某某队的医生"，这可以体现出医生的诚信和服务质量。在诊治运动员时，医生应尽己所能避免让理论上存在的偏倚影响自身医学决策。在理想的情况下，队医应一切以运动员利益为重，提供最公正和最直接的诊疗，不受外界影响。但任何医学，尤其是运动医学活动都不是在真空进行的。队医只能尽可能认识到潜在偏倚来源，并尽量减少其影响，最好的方法是公开相关财务或其他关系[18,22]。

结论

为运动队提供医疗保健服务是医疗实践中一个独特的部分，伴随着许多复杂情况和细微差别，这要求医生既要致力于医疗实践，又需要投身于球队和赛事中。运动员在训练和比赛中会经历很多运动系统损伤，这需要队医处理好全身性疾病和紧急状况。医生作为多学科医疗团队（可包括训练师、物理治疗师、心理学家及营养学家等）的领导者，还需要具备足够的知识、对运动医学的浓厚兴趣，以及出色的沟通技巧，并认识到诊治运动员所涉及的所有伦理难题，包括处理保密和知情同意，考虑到教练、管理人员和第三方利益可能与运动员身体健康存在冲突。最后，如果医生能应对保障团队所面临的挑战，对其未来执业也会大有裨益。

（朱戈　敖英芳　译）

参考文献

1.　Herring SA, Kibler WB, Putukian M, et al. *Team physician definition, qualifications, and responsibilities: a consensus statement.* Rosemont, IL: American Academy of Orthopaedic Surgeons, 2013.

2.　Hodax JD, Sobel AD, DeFroda S, Chambers AB, Hulstyn MJ. Orthopaedic resident preparation and confidence in treating on-field injuries. *Orthop J Sports Med.* 2017;5(5):2325967117708286. doi:10.1177/2325967117708286.

3.　Herring SA, Kibler WB, Putukian M. Sideline preparedness for the team physician: a consensus statement—2012 update. *Med Sci Sports Exerc.* 2012;44(12):2442-2445. doi:10.1249/MSS.0b013e318275044f.

4.　Chen AW, Archbold CS, Hutchinson M, Domb BG. Sideline management of nonmusculoskeletal injuries by the orthopaedic team physician. *J Am Acad Orthop Surg.* 2019;27(4):e146-e155. doi:10.5435/JAAOS-D-17-00237.

5.　Hootman JM, Dick R, Agel J. Epidemiology of collegiate injuries for 15 sports: summary and recommendations for injury prevention initiatives. *J Athl Train.* 2007;42(2):311-319.

6.　Roberts WO, Löllgen H, Matheson GO, et al; American College of Sports Medicine (ACSM); Fédération Internationale du Médicine du Sport (FIMS). Advancing the preparticipation physical evaluation: an ACSM and FIMS joint consensus statement. *Clin J Sport Med.* 2014;24(6):442-447. doi:10.1097/JSM.0000000000000168.

7.　Kane SM, White RA. Medical malpractice and the sports medicine clinician. *Clin Orthop Relat Res.* 2009;467(2):412-419. doi:10.1007/s11999-008-0589-5.

8.　Steiner ME, Quigley DB, Wang F, Balint CR, Boland AL Jr. Team physicians in college athletics. *Am J Sports Med.* 2005;33(10):1545-1551. doi:10.1177/0363546505275491.

9.　American Medical Association. *Policy H-470.995: Athletic (Sports) Medicine.* 1998. https://www.nata.org/sites/default/files/ama_recommendation.pdf Accessed March 21, 2019.

10.　Czuppon S, Racette BA, Klein SE, Harris-Hayes M. Variables associated with return to sport following anterior cruciate ligament reconstruction: a systematic review. *Br J Sports Med.* 2014;48(5):356-364. doi:10.1136/bjsports-2012-091786.

11.　Lentz TA, Zeppieri G Jr, George SZ, et al. Comparison of physical impairment, functional, and psychosocial measures based on fear of reinjury/lack of confidence and return-to-sport status after ACL reconstruction. *Am J Sports Med.* 2014;43(2):345-353. doi:10.1177/0363546514559707.

12.　Gerometta A, Klouche S, Herman S, Lefevre N, Bohu Y. The Shoulder Instability–Return to Sport After Injury (SIRSI): a valid and reproducible scale to quantify psychological readiness to return to sport after traumatic shoulder instability. *Knee Surg Sports Traumatol Arthrosc.* 2018;26(1):203-211. doi:10.1007/s00167-017-4645-0.

13. Psychological issues related to illness and injury in athletes and the team physician: a consensus statement—2016 update. *Curr Sports Med Rep.* 2017;16(3):189-201. doi:10.1249/JSR.0000000000000359.

14. Thomas DT, Erdman KA, Burke LM. American College of Sports Medicine joint position statement. Nutrition and athletic performance. *Med Sci Sports Exerc.* 2016;48(3):543-568. doi:10.1249/MSS.0000000000000852.

15. Turocy PS, DePalma BF, Horswill CA, et al; National Athletic Trainers' Association. National Athletic Trainers' Association position statement: safe weight loss and maintenance practices in sport and exercise. *J Athl Train.* 2011;46(3):322-336. doi:10.4085/1062-6050-46.3.322.

16. The team physician and strength and conditioning of athletes for sports: a consensus statement. *Med Sci Sports Exerc.* 2015;47(2):440-445. doi:10.1249/MSS.0000000000000583.

17. Smoot MK, Amendola A, Cramer E, et al. A cluster of exertional rhabdomyolysis affecting a Division I football team. *Clin J Sport Med.* 2013;23(5):365-372. doi:10.1097/JSM.0b013e3182914fe2.

18. Dunn WR, George MS, Churchill L, Spindler KP. Ethics in sports medicine. *Am J Sports Med.* 2007;35(5):840-844. doi:10.1177/0363546506295177.

19. U.S. Department of Health and Human Services, U.S. Department of Education. Joint guidance on the application of the Family Educational Rights and Privacy Act (FERPA) and the Health Insurance Portability and Accountability Act of 1996 (HIPAA) to student health records. Washington, DC: U.S. Department of Health and Human Services; 2008.

20. Skelley NW, McCormick JJ, Smith MV. In-game management of common joint dislocations. *Sports Health.* 2014;6(3):246-255. doi:10.1177/1941738113499721.

21. Code of Medical Ethics Opinion 2.1.1: Informed Consent. American Medical Association. https://www.ama-assn.org/system/files/2019-06/code-of-medical-ethics-chapter-2.pdf Accessed March 21, 2019.

22. Testoni D, Hornik CP, Smith PB, Benjamin DK Jr, McKinney RE Jr. Sports medicine and ethics. *Am J Bioeth.* 2013;13(10):4-12. doi:10.1080/15265161.2013.828114.

第2章

肩关节不稳定的流行病学：运动员肩关节不稳定的发病率、风险因素和预防

David J. Tennent, Matthew A. Posner, Kenneth L. Cameron

急性创伤性盂肱关节不稳定、半脱位和脱位在年轻人和运动活跃人群中常见[1-8]。在美国，肩关节脱位的发病率约为每年23.9/10万人，其中近50%的盂肱关节脱位发生在体育活动中，患者年龄为15~29岁[1]。损伤多发于男性，男女比例为2.64∶1[1]。在挪威、瑞典、加拿大、波兰和英国以人群为基础的研究中，也有类似的基于年龄和性别的盂肱关节不稳定趋势[3,5-9]。

这类损伤对年轻、高风险男性患者的影响更为显著，因为有过盂肱关节不稳定事件的患者，尤其在年轻时，其后续复发风险显著增加[8,10-14]。反复脱位可进一步损伤关节囊、盂唇、韧带和肩袖等软组织。此外，反复不稳定会逐渐增加肱骨和肩胛盂的骨软骨丢失，进一步增加未来盂肱关节不稳定的风险[15-18]。持续盂肱关节不稳定也会导致肩关节骨关节炎（OA）的发生和进展，从而产生一定程度的残疾、社会经济成本和医疗花费[19-22]。因此，这类损伤往往需要手术予以固定，以控制周围骨和软组织损失，保留其稳定作用，预防持续盂肱关节不稳定及最终可能导致的盂肱关节病变[4,22-25]。手术可恢复关节稳定性并改善其功能，但手术修复是否可减少初次不稳定导致的长期影响尚不明确。

盂肱关节不稳定的发病率和患病率

多项流行病学和基于人群的研究评估了盂肱关节不稳定在一般人群和年轻、活跃及高危人群（如运动员、军人和军校学员）中的发病率（表2-1）。据多个大型数据库注册机构报道，这些研究大部分聚焦于前方盂肱关节不稳定[1,6,7,9,11,26-30]。总之，这些研究表明，年轻男性患者罹患创伤性盂肱关节脱位的风险最高。这些研究显示，在北美和西欧国家，全国范围内盂肱关节脱位的发病率为每年（23.1~56.3）例/10万人[1,5]。其中，男性为每年（34.9~40.4）例/10万人，而女性发病率要低得多，为每年（11.8~15.5）例/10万人。此外，这些研究表明，60%~91.3%的脱位发生于男性患者，30岁以下男性发病率最高，为每年（47.8~204.3）例/10万人。

一些研究评估了运动员盂肱关节不稳定的情况。Robinson等发现高中运动员在运动员中的肩关节脱位的总体发病率为2.15/10 000名运动员[34]。最近，Kraeutler及其同事通过线上报告数据库发现在运动员群体中，高中运动员肩关节脱位的发病率为2.04/10万名运动员，大学生运动员为2.58/10万名运动员[26]。发病率较高的项目依次为大学男子冰球（7.42/10万名运动员）、摔跤（5.05/10万名运动员）、长曲棍球（3.59/10万名运动员）、女子篮球（3.32/10万名运动员）及橄榄球（3.29/10万名运动员）[26]。高中运动员脱位的发病率较低，但上述项目中除橄榄球外，高中和大学运动员发病率同样高。大学橄榄球运动员的发病率低于高中橄榄球运动员（3.29/10万名运动员对6.34/10万名运动员）[26]。这与之前的研究结果一致，有研究观察

表2-1　盂肱关节前脱位的流行病学研究

研究	研究人群	总体发病率	峰值年龄(发病率)	男性发病率	女性发病率	男性比例(%)
Shah[6]	英国	40.4	M 16~20 岁(80.5)	40.4	15.5	72.0
Enger[7]	挪威	55.0	NR	NR	NR	73.0
Zacchilli[1]	美国	23.9	M 20~29 岁(47.8)	34.9	13.3	71.8
Owens 等[30]	美国军人	435	NR	NR	NR	86.3
Simonet[31]	美国	8.2	M 20~29 岁(23.4)	11.2	5.0	70.9
Liavaag[5]	挪威	56.3	M 20~29 岁(204.3)	82.2	30.9	72.2
Leroux[3]	加拿大	23.1	M < 20 岁(98.3)	34.3	11.8	74.3
Krøner[32]	丹麦	17.0	M 20~30 岁	9.1	8.0	53.3
Nordqvist[33]	瑞典	23.9	NR	27.0	22.0	53.0
Kardouni[11]	美国军人	31.3	M 20~25 岁	NR	NR	91.3

缩写:M,中位数;NR,未报道。
发病率单位为 10 万人/年。

了所有大学运动员盂肱关节不稳定的发病率,显示风险最高的体育项目包括橄榄球、摔跤和曲棍球[35]。此外,这类损伤最常见于训练中,男运动员常见于与其他运动员的直接接触,而女运动员常见于与其他物体的接触[35]。

在风险最高的参加国家橄榄球联盟(NFL)的男性大学生运动员中,14.9%运动员的MRI有盂唇撕裂表现,提示有不同程度的盂肱关节不稳定[36]。锋线球员的发病率最高,有19.2%的运动员显示唇状病变。此外,盂唇病变位置为前方(30.4%)、后方(34.7%)和前后联合(34.7%)三种均匀分布[36]。

评估军事人群盂肱关节不稳定发病率的研究往往表明他们罹患急性创伤和复发性不稳定的风险较高。Owens 等在研究总体美国军事人群时认为,92.5%的肱骨关节脱位事件发生于男性,总发病率为每年169/10 万人[29]。Kardouni 及其同事有类似发现,在美国陆军军事人员中,10 年总发病率为31.3/10 万人,其中年轻男性士兵风险最高[11]。单独研究西点军校的大学生学员时发现,持续肩关节不稳定的发病率上升到435/10 万人[30]。

创伤性盂肱关节半脱位和脱位对高水平运动员的个人能力会产生巨大的负面影响。急性盂肱关节损伤可导致多达8%的高中运动员当前赛季无法返回赛场[34]。尽管大部分运动员能够在当前赛季重返赛场,但30%的高中碰撞类运动员在急性盂肱关节不稳定事件后仍需要10天以上才能重返比赛[26,34,37]。与高中运动员相比,大学运动员在急性盂肱关节不稳定事件后需要更长的恢复时间,约45%的大学运动员需要10天以上的时间才能恢复运动[38]。此外,只有73%的接触类大学运动员可在当赛季重返运动,但他们中大部分人在接受治疗前仍会在赛季中有不稳定经历[38]。职业碰撞类运动员重返运动的速度最快,然而,急性或慢性盂肱关节不稳定的后遗症可极大影响这些运动员未来的职业生涯,因为这会减少运动员的上场时间,乃至影响NFL的选拔[39-41]。

肩关节不稳定的特点

在一般人群中,绝大多数创伤性盂肱关节半脱位和脱位为前脱位[2,15,29,42]。鉴别真性脱位和半脱位很重要。真性脱位是指肱骨完全脱出肩胛盂,往往需要巧妙的复位以恢复关节对位。而半脱位是指盂肱关节仍有部分接触。在所有盂肱关节不稳定中,半脱位占85.6%,约90%的盂肱关节不稳定事件继发于急性创伤[28]。此外,48%~60%的脱位与体育活动有关[1,28]。前方不稳定事件最常见,但MRI及关节镜检查发现多达37%的年轻活跃患者往往合并前、后盂唇病变[36,43,44]。在术中认识到这一点至关重要,因为MRI无法全面描述损伤情况[44,45],如果术中遗留病变或持续盂肱关节异常活动,会导致手术失败。大多数手术治疗盂肱关节不稳定主要针对前方不稳定,但近期研究发现,多达25%的盂肱关节不稳定患者在关节镜手术中可见前方和后方盂唇病变,需要手术干预[44]。一些研究表明,单纯后方不稳定占所有盂肱关节不稳定的17%~19%[2,44]。需要手法复位的真性后脱位并不常见,但有54%的病例报道了半脱位,另有42%的病例在做后盂唇负荷动作(如俯卧撑及卧推等)时出现肩关节疼痛症状[2]。

伴随损伤

在肩关节不稳定事件中,前下方盂唇损伤最为常见,但也可能合并很多其他损伤,使治疗更加复杂。约23%的患者在术中发现上方盂唇、前方盂唇或后方盂唇损伤[28]。此外,Yiannakopoulas等报道,在进行关节镜探查时,10.23%的患者有前盂唇韧带骨膜袖撕裂,1.57%的患者出现盂肱韧带股骨侧撕脱(HAGL),88.1%的患者存在Hill-Sachs损伤[46]。有趣的是,女性患者HAGL损伤的发病率明显高于男性,25%的女性运动员在关节镜手术时发现HAGL损伤[47]。盂肱关节脱位合并肩袖损伤在年轻患者中少见,发病率为3%~6%,然而随着年龄增长,创伤性脱位合并肩袖损伤的发病率增加[27,48-52]。合并腋神经损伤的发病率为13.5%~48%,发病率也与年龄成正相关[27,53,54]。关节软骨损伤常见,可见于约18%的初次稳定手术中及近50%行翻修手术的患者[55]。必须仔细评估肩胛盂及相应肱骨缺损,因为初次脱位和复发性脱位可导致临床相关的骨缺损程度增加,可能会导致治疗失败[56-58]。

风险因素

确定急性创伤性盂肱关节不稳定的可变及不可变风险因素很重要,它们为损伤预防和干预的靶点,也指明了最可能受益于预防和干预的亚群。表2-2总结了盂肱关节不稳定的潜在危险因素。这些危险因素无法全部采取预防措施,但了解高危人群对于适当监测并实施预防有重要意义。此外,有效识别具有可变风险因素的个体可增加预防干预措施的有效性。

表2-2 盂肱关节不稳定的危险因素

可变因素	不可变因素
肩关节周围力量	初次受伤年龄
活动调整	男性
肩关节本体感觉	过度松弛
职业	盂唇裂
参与体育运动	肩胛盂形态
	肩胛盂发育不良
	肩胛盂扭转

可变风险因素

可变风险因素可分为两类:强度调节和活动改变。有学者研究肩袖的动态稳定作用作为盂肱关节不稳定的潜在可变风险因素,但未得出明确结论[59-61]。有回顾性研究观察了肩袖力量弱与盂肱关节不稳定的相关性。但一项大型前瞻性队列研究表明,发生盂肱关节不稳定的患者和未发生不稳定患者的外旋和内旋肌力强度无显著差异[59,60]。因此,肩袖力量弱可能会发生盂肱关节脱位,但循证证据并不支持将提升肩袖力量作为首选预防措施,其可作为轻度复发性脱位的二级预防措施[60]。关节囊盂唇组织的本体感觉和感觉运动功能也可作为继发性损伤的预防干预靶点,因为研究发现机械感受器在不稳定事件后被破坏,在手术后恢复[62-64]。然而,尚无法确定脱位患者初始损伤前是否存在感觉运动障碍。专注于改善本体感觉和盂肱关节动态稳定性的练习可能有助于预防初次损伤后的继发不稳定事件,因此可作为重要的二级预防措施[64,65]。

盂肱关节不稳定大多发生在接触类运动和高速运动中,因此,调整活动方式与避免高风险活动可极大地降低盂肱关节不稳定风险。特别是对于接触类运动员和军事人员,由于冲击力和(或)职业危害等因素,此类人员的肩关节不稳定风险明显升高。限制接触类活动次数可能会降低盂肱关节不稳定的风险,但由于个人意愿和(或)职业要求而改变这些活动通常不现实。然而有必要在业余时间和娱乐活动过程中避免高风险活动。

不可变风险因素

了解盂肱关节不稳定的不可变风险因素对于辨别风险基线高的个体很重要。发生脱位的高危人群应作为未来研究、预防策略的研发及教育,以及提供减少意外损伤建议等方面的目标人群。盂肱关节不稳定和复发性脱位的最重要不可变风险因素是性别和年龄。多项研究表明,30岁以下男性是所有人群中发病率最高的[1-8]。

很多研究显示男性是盂肱关节不稳定的独立风险因素,但近期有研究发现了相反的结果:在频繁接触和碰撞类运动中,女性运动员脱位风险不低于男性[35,66]。尤其是在大学足球、篮球、垒球、冰球和英式橄榄球项目中,脱位风险无性别差异[35,66]。在这些运动中,两性肩关节不稳定发病率相似可能是由于与一般人群相比,这一人群两种性别运动员暴露的环境更为相似。

解剖也是盂肱关节不稳定的重要不可变风险因素。肩胛盂大体解剖、磨损、扭转及喙肱间隙距离均与盂肱关节不稳定有关。"倒梨"形肩胛盂,即下方宽度比上方窄,与肩胛盂骨缺损增加及后续不稳定相关[56]。在一项大型前瞻性队列研究中,肩胛盂高而窄的个体盂肱关节前方不稳定的风险高于肩胛盂短而宽的个体[42]。存在盂唇撕裂的患者肩关节前脱位风险升高2.8倍[67]。肩胛盂扭转也与盂肱关节不稳定有关。后方不稳定的患者肩胛盂后倾比无不稳定的患者多5°,且肩胛盂后倾每增加1°,后脱位风险增加17%[68,69]。类似的,Owens等报道,喙肱间隙每增加1mm,罹患盂肱关节不稳定的风险增加20%[42]。

复发风险

非手术治疗盂肱关节不稳定的成功率受脱位年龄和性别的影响。近期一篇系统综述显示:综合所有Ⅰ级研究,复发性盂肱关节不稳定的比例为47%;复发通常发生于初次损伤的1年内,男性复发风险是女性的3倍,20岁以下患者保守治疗失败的风险上升13倍[13]。在一般人群中,55.7%的初次前脱位患者在2年内会复发脱位[12]。此外,86.7%的复发脱位患者在2年内会再次脱位[70]。在一项25年的有关12~40岁前脱位患者保守治疗的研究中,57%的患者出现复发性前

脱位,非手术治疗失败率随初次脱位年龄的减小而增加[71]。一项荟萃分析发现过度松弛与并发大结节骨折和脱位显著相关[14]。少数证据表明骨性Bankart损伤、职业因素、物理治疗与神经麻木也是复发性脱位的风险因素[14]。

盂肱关节不稳定高危人群经非手术治疗后复发脱位的风险更高。在预备役人员中,有肩关节不稳定非手术治疗史的患者复发前脱位的风险增加5.6倍,复发后脱位的风险增加4.6倍。在高中和大学运动员人群中,复发前脱位的风险比无不稳定病史的人群增加9.5倍[72,73]。当将不稳定分为盂肱关节脱位或半脱位时,半脱位的患者中有89%可在接受非手术治疗后于当前赛季重返赛场,而在真性脱位患者中,重返赛场的比例仅为26%[74]。运动员和一般人群的这些差异可能是由于运动员更容易在解剖结构恢复正常前再次受伤。

结果

与盂肱关节不稳定有关的致残率需引起重视。尤其值得注意的是,盂肱关节不稳定与创伤后OA的发病与进展有关。这是因为急性损伤时,软骨表面的压力和剪应力增加,随着时间推移,生物力学也会发生改变[25,75-77]。这种损伤大多可能发生于受伤时,然而在长期随访中发现,未经干预的反复不稳定和关节不协调也会导致额外损伤[20,25,77]。随着盂肱关节不稳定的进展,慢性不稳定可导致肩胛盂磨损性骨丢失并增大Hill-Sachs损伤面积[58,77]。最终,盂肱关节不稳定会导致很大程度的残疾,以及社会经济成本和直接医疗保健成本增加[19-22]。需要进一步关注盂肱关节不稳定的初级预防和早期适宜处理,从而减轻不稳定对关节健康状态的长期负面影响。

预防

盂肱关节不稳定的预防是基于在事件发生前对个体风险的正确认识。这包括已知的与盂肱关节不稳定相关的可变和不可变风险因素。迄今,大多数已知风险因素是不可改变的,因此,必须开展更多高质量的前瞻性研究,以确定更多的与损伤相关的可变风

险因素。此外,预防措施可分为初级、二级和三级预防措施(表2-3)。

初级预防侧重于针对高危人群中对可变风险因素的干预,初步预防盂肱关节不稳定。与其他骨骼肌肉系统损伤(如膝关节交叉韧带损伤)不同,这些风险因素尚未被完全阐明。因此,目前针对降低急性创伤性盂肱关节不稳定风险的初级预防措施和方案也较少[78]。这就需要设计高质量的前瞻性队列研究,以确定盂肱关节不稳定的可变风险因素,进而确定此类损伤的预防措施。临床医生需通过这些研究了解法规、政策及行为,从而更好地保护高危人群。改进初级预防目标将有助于预防与盂肱关节不稳定相关的伤残。

在盂肱关节不稳定事件发生后,应采取二级预防措施。二级预防的重点是对受伤运动员的初步处理和治疗,以尽量降低盂肱关节不稳定的长期发病率。这主要是通过早期物理治疗来实现的,重点是增加肩关节肌力、活动范围和本体感觉,并在恢复功能和无痛的基础上返回比赛。此外,损伤早期使用支具有助于实现早期康复,但支具对于预防盂肱关节不稳定复发的作用尚存争议[4,79]。早期对高危个体实施手术通常可使其在最初受伤后的几天到几周内返回比赛[77,78]。许多后方不稳定患者可通过单纯保守治疗于当前赛季重返赛场。然而,由于运动员复发率高,通常需要手术干预,以改善盂肱关节不稳定的长期结果,包括持续骨丢失及进展为OA,并可减少医疗成本[75]。研究进一步表明,从客观数据看,由于存在复发风险,患者往往更倾向于首选手术治疗而非保守治疗[82]。成本分析也表明,对于年轻的高危人群,关节镜手术比非手术治疗效益更高,因为非手术治疗可能有

潜在损伤复发和长期后遗症的风险[83]。

三级预防侧重于减少盂肱关节不稳定的长期影响并改善生活质量。在复发性不稳定进展之前,应采取手术干预恢复盂唇或骨性稳定结构,从而尽可能减少与盂肱关节不稳定相关的长期病变,如OA及复发性不稳定。避免或调整高风险运动也可预防盂肱关节和软骨的进一步损伤。制订长期肩部康复计划可能有助于恢复受损盂唇组织的强度和本体感觉。即使有关盂肱关节稳定长期影响的研究较少,三级预防在降低盂肱关节不稳定后续OA的发病率的作用也很重要[20]。

结论

盂肱关节不稳定在一般人群中常见,而在高危人群中发病率显著增加。高危人群包括年轻男性、从事接触和碰撞类运动的年轻运动员,以及从事对上肢要求高的职业,如战术性运动员。这些人群有一些共同的不可变风险因素,会增加其复发不稳定及后续盂肱关节病变风险。目前已知很多不可变风险因素,但很少有科学证据明确盂肱关节不稳定的可变风险因素,以作为盂肱关节不稳定的初级预防目标。需要对高危亚群进行缜密的前瞻性队列研究,从而确定可变风险因素。如果发现风险因素,后续可针对这些可变风险因素开展临床试验,以评估初级预防措施的作用和有效性。我们目前的预防工作主要集中在二级和三级预防,目标是消除复发性不稳定,减少损伤对生命健康的长期影响。然而,由于急性创伤性盂肱关节不稳定的影响和长期结果,初级预防显然是必要的。在高危人群中,早期手术治疗盂肱关节不稳定的临床和经济效益最高,可预防后续不稳定以及骨和软骨丢

表2-3　各级预防及定义

预防级别	定义
初级预防	初级预防措施的目的是从源头防止损伤、疾病或运动系统问题的发生。主要聚焦于降低初始风险的政策、习惯和行为
二级预防	二级预防旨在尽早诊断或辨别疾病或损伤,以便早期治疗,减少损伤和疾病导致的继发伤害并恢复功能。成功的二级预防措施可减少损伤或疾病的短期影响,并可能改善长期结果。其措施主要聚焦在急诊或急性/亚急性期的初步治疗
三级预防	三级预防的重点是在疾病或损伤发生后尽量减少其长期后果。三级预防的目标是消除或推迟损伤和疾病导致的并发症、发病率和远期致残率。大多数慢性治疗都属于这一类。重点一般是长期管理和健康行为的改变

失，并促进整体关节健康。

（朱戈　敖英芳　译）

参考文献

1. Zacchilli MA, Owens BD. Epidemiology of shoulder dislocations presenting to emergency departments in the United States. *J Bone Joint Surg Am.* 2010;92(3):542-549. doi:10.2106/JBJS.I.00450.

2. Lanzi JT Jr, Chandler PJ, Cameron KL, Bader JM, Owens BD. Epidemiology of posterior glenohumeral instability in a young athletic population. *Am J Sports Med.* 2017;45(14):3315-3321. doi:10.1177/0363546517725067.

3. Leroux T, Wasserstein D, Veillette C, et al. Epidemiology of primary anterior shoulder dislocation requiring closed reduction in Ontario, Canada. *Am J Sports Med.* 2014;42(2):442-450. doi:10.1177/0363546513510391.

4. Galvin JW, Ernat JJ, Waterman BR, Stadecker MJ, Parada SA. The epidemiology and natural history of anterior shoulder instability. *Curr Rev Musculoskelet Med.* 2017;10(4):411-424. doi:10.1007/s12178-017-9432-5.

5. Liavaag S, Svenningsen S, Reikeras O, et al. The epidemiology of shoulder dislocations in Oslo. *Scand J Med Sci Sports.* 2011;21:e334-e340.

6. Shah A, Judge A, Delmestri A, et al. Incidence of shoulder dislocations in the UK, 1995-2015: a population-based cohort study. *BMJ Open.* 2017;7:e016112. doi:10.1136/bmjopen-2017-016112.

7. Enger M, Skjaker SA, Melhuus K, et al. Shoulder injuries from birth to old age: a 1-year prospective study of 3031 shoulder injuries in an urban population. *Injury.* 2018;49(7):1324-1329. doi:10.1016/j.injury.2018.05.013.

8. Szyluk K, Jasiński A, Niemiec P, Mielnik M, Widuchowski W, Koczy B. Male gender and age range 20-29 years are the most important non-modifiable risk factors for recurrence after primary post-traumatic shoulder dislocation. *Knee Surg Sports Traumatol Arthrosc.* 2018;26(8):2454-2464. doi:10.1007/s00167-018-4924-4.

9. Hovelius L. Incidence of shoulder dislocation in Sweden. *Clin Orthop Relat Res.* 1982;(166):127-131.

10. Cameron KL, Mountcastle SB, Nelson BJ, et al. History of shoulder instability and subsequent injury during four years of follow-up: a survival analysis. *J Bone Joint Surg Am.* 2013;95(5):439-445. doi:10.2106/JBJS.L.00252.

11. Kardouni JR, McKinnon CJ, Seitz AL. Incidence of shoulder dislocations and the rate of recurrent instability in soldiers. *Med Sci Sports Exerc.* 2016;48(11):2150-2156. doi:10.1249/MSS.0000000000001011.

12. Robinson CM, Seah M, Akhtar MA. The epidemiology, risk of recurrence, and functional outcome after an acute traumatic posterior dislocation of the shoulder. *J Bone Joint Surg Am.* 2011;93(17):1605-1613. doi:10.2106/JBJS.J.00973.

13. Wasserstein DN, Sheth U, Colbenson K, et al. The true recurrence rate and factors predicting recurrent instability after nonsurgical management of traumatic primary anterior shoulder dislocation: a systematic review. *Arthroscopy.* 2016;32(12):2616-2625. doi:10.1016/j.arthro.2016.05.039.

14. Olds M, Ellis R, Donaldson K, Parmar P, Kersten P. Risk factors which predispose first-time traumatic anterior shoulder dislocations to recurrent instability in adults: a systematic review and meta-analysis. *Br J Sports Med.* 2015;49(14):913-922. doi:10.1136/bjsports-2014-094342.

15. Owens BD, Nelson BJ, Duffey ML, et al. Pathoanatomy of first-time, traumatic, anterior glenohumeral subluxation events. *J Bone Joint Surg Am.* 2010;92(7):1605-1611. doi:10.2106/JBJS.I.00851.

16. Brelin A, Dickens JF. Posterior shoulder instability. *Sports Med Arthrosc Rev.* 2017;25(3):136-143. doi:10.1097/JSA.0000000000000160.

17. Robinson EC, Thangamani VB, Kuhn MA, Ross G. Arthroscopic findings after traumatic shoulder instability in patients older than 35 years. *Orthop J Sports Med.* 2015;3(5):2325967115584318. doi:10.1177/2325967115584318.

18. Trivedi S, Pomerantz ML, Gross D, Golijanin P, Provencher MT. Shoulder instability in the setting of bipolar (glenoid and humeral head) bone loss: the glenoid track concept. *Clin Orthop Relat Res.* 2014;472(8):2352-2362. doi:10.1007/s11999-014-3589-7.

19. Virani NA, Williams CD, Clark R, Polikandriotis J, Downes KL, Frankle MA. Preparing for the bundled-payment initiative: the cost and clinical outcomes of total shoulder arthroplasty for the surgical treatment of glenohumeral arthritis at an average 4-year follow-up. *J Shoulder Elbow Surg.* 2013;22(12):1601-1611. doi:10.1016/j.jse.2012.12.028.

20. Ogawa K, Yoshida A, Ikegami H. Osteoarthritis in shoulders with traumatic anterior instability: preoperative survey using radiography and computed tomography. *J Shoulder Elbow Surg.* 2006;15(1):23-29. doi:10.1016/j.jse.2005.05.011.

21. Vezeridis PS, Ishmael CR, Jones KJ, Petrigliano FA. Glenohumeral dislocation arthropathy: etiology, diagnosis, and management. *J Am Acad Orthop Surg.* 2019;27:227-235. doi:10.5435/JAAOS-D-17-00056.

22. Plath JE, Aboalata M, Seppel G, et al. Prevalence of and risk factors for dislocation arthropathy: radiological long-term outcome of arthroscopic Bankart repair in 100 shoulders at an average 13-year follow-up. *Am J Sports Med.* 2015;43(5):1084-1090. doi:10.1177/0363546515570621.

23. Hovelius L, Augustini BG, Fredin H, Johansson O, Norlin R, Thorling J. Primary anterior dislocation of the shoulder in young patients. A ten-year prospective study. *J Bone Joint Surg Am.* 1996;78(11):1677-1684. doi:10.2106/00004623-199611000-00006.

24. Bishop JA, Crall TS, Kocher MS. Operative versus nonoperative treatment after primary traumatic anterior glenohumeral dislocation: expected-value decision analysis. *J Shoulder Elbow Surg.* 2011;20(7):1087-1094. doi:10.1016/j.jse.2011.01.031.

25. Hovelius L, Saeboe M. Neer Award 2008: arthropathy after primary anterior shoulder dislocation—223 shoulders prospectively followed up for twenty-five years. *J Shoulder Elbow Surg.* 2009;18(3):339-347. doi:10.1016/j.jse.2008.11.004.

26. Kraeutler MJ, Currie DW, Kerr ZY, Roos KG, McCarty EC, Comstock RD. Epidemiology of shoulder dislocations in high school and collegiate athletics in the United States: 2004/2005 through 2013/2014. *Sports Health.* 2018;10(1):85-91. doi:10.1177/1941738117709764.

27. Atef A, El-Tantawy A, Gad H, Hefeda M. Prevalence of associated injuries after anterior shoulder dislocation: a prospective study. *Int Orthop.* 2016;40(3):519-524. doi:10.1007/s00264-015-2862-z.

28. Blomquist J, Solheim E, Liavaag S, Schroder CP, Espehaug B, Havelin LI. Shoulder instability surgery in Norway: the first report from a multicenter register, with 1-year follow-up. *Acta Orthop.* 2012;83(2):165-170. doi:10.3109/17453674.2011.641102.

29. Owens BD, Dawson L, Burks R, Cameron KL. Incidence of shoulder dislocation in the United States military: demographic considerations from a high-risk population. *J Bone Joint Surg Am.* 2009;91(4):791-796. doi:10.2106/JBJS.H.00514.

30. Owens BD, Duffey ML, Nelson BJ, DeBerardino TM, Taylor DC, Mountcastle SB. The incidence and characteristics of shoulder instability at the United States Military Academy. *Am J Sports Med.* 2007;35(7):1168-1173. doi:10.1177/0363546506295179.

31. Simonet WT, Melton LJ III, Cofield RH, Ilstrup DM. Incidence of anterior shoulder dislocation in Olmsted County, Minnesota. *Clin Orthop Relat Res.* 1984;(186):186-191.

32. Krøner K, Lind T, Jensen J. The epidemiology of shoulder dislocations. *Arch Orthop Trauma Surg.* 1989;108(5):288-290. doi:10.1007/bf00932317.

33. Nordqvist A, Petersson CJ. Incidence and causes of shoulder girdle injuries in an urban population. *J Shoulder Elbow Surg.* 1995;4(2):107-112. doi:10.1016/s1058-2746(05)80063-1.

34. Robinson TW, Corlette J, Collins CL, Comstock RD. Shoulder injuries among US high school athletes, 2005/2006-2011/2012. *Pediatrics.* 2014;133(2):272-279. doi:10.1542/peds.2013-2279.

35. Owens BD, Agel J, Mountcastle SB, Cameron KL, Nelson BJ. Incidence of glenohumeral instability in collegiate athletics. *Am J Sports Med.* 2009;37(9):1750-1754. doi:10.1177/0363546509334591.

36. Mannava S, Frangiamore SJ, Murphy CP, et al. Prevalence of shoulder labral injury in collegiate football players at the National Football League Scouting Combine. *Orthop J Sports Med.* 2018;6(7):2325967118783982. doi:10.1177/2325967118783982.

37. Buss DD, Lynch GP, Meyer CP, Huber SM, Freehill MQ. Nonoperative management for in-season athletes with anterior shoulder instability. *Am J Sports Med.* 2004;32(6):1430-1433. doi:10.1177/0363546503262069.

38. Dickens JF, Owens BD, Cameron KL, et al. Return to play and recurrent instability after in-season anterior shoulder instability: a prospective multicenter study. *Am J Sports Med.* 2014;42(12):2842-2850. doi:10.1177/0363546514553181.

39. Murphy CP, Frangiamore SJ, Mannava S, et al. Effect of posterior glenoid labral tears at the NFL Combine on future NFL performance. *Orthop J Sports Med.* 2018;6(10):2325967118787464. doi:10.1177/2325967118787464.

40. Murphy CP, Frangiamore SJ, Mannava S, et al. Effect of anterior glenoid labral tears and glenoid bone loss at the NFL Combine on future NFL performance. *Orthop J Sports Med.* 2018;6:2325967118784884. doi:10.1177/2325967118784884.

41. Okoroha KR, Taylor KA, Marshall NE, et al. Return to play after shoulder instability in National Football League athletes. *J Shoulder Elbow Surg.* 2018;27(1):17-22. doi:10.1016/j.jse.2017.07.027.

42. Owens BD, Campbell SE, Cameron KL. Risk factors for anterior glenohumeral instability. *Am J Sports Med.* 2014;42(11):2591-2596. doi:10.1177/0363546514551149.

43. Dickens JF, Kilcoyne KG, Haniuk E, Owens BD. Combined lesions of the glenoid labrum. *Phys Sportsmed.* 2012;40(1):102-108. doi:10.3810/psm.2012.02.1956.

44. Song DJ, Cook JB, Krul KP, et al. High frequency of posterior and combined shoulder instability in young active patients. *J Shoulder Elbow Surg.* 2015;24(2):186-190. doi:10.1016/j.jse.2014.06.053.

45. Eisner EA, Roocroft JH, Edmonds EW. Underestimation of labral pathology in adolescents with anterior shoulder instability. *J Pediatr Orthop.* 2012;32(1):42-47. doi:10.1097/BPO.0b013e31823d3514.

46. Yiannakopoulos CK, Mataragas E, Antonogiannakis E. A comparison of the spectrum of intra-articular lesions in acute and chronic anterior shoulder instability. *Arthroscopy.* 2007;23(9):985-990. doi:10.1016/j.arthro.2007.05.009.

47. Patzkowski JC, Dickens JF, Cameron KL, Bokshan SL, Garcia EJ, Owens BD. Pathoanatomy of shoulder instability in collegiate female athletes. *Am J Sports Med.* 2019;47(8):1909-1914. doi:10.1177/0363546519850810.

48. Hintermann B, Gächter A. Arthroscopic findings after shoulder dislocation. *Am J Sports Med.* 1995;23(5):545-551. doi:10.1177/036354659502300505.

49. Shin SJ, Ko YW, Lee J. Intra-articular lesions and their relation to arthroscopic stabilization failure in young patients with first-time and recurrent shoulder dislocations. *J Shoulder Elbow Surg.* 2016;25(11):1756-1763. doi:10.1016/j.jse.2016.03.002.

50. Kim DS, Yoon YS, Yi CH. Prevalence comparison of accompanying lesions between primary and recurrent anterior dislocation in the shoulder. *Am J Sports Med.* 2010;38(10):2071-2076. doi:10.1177/0363546510371607.

51. Pevny T, Hunter RE, Freeman JR. Primary traumatic anterior shoulder dislocation in patients 40 years of age and older. *Arthroscopy.* 1998;14(3):289-294. doi:10.1016/s0749-8063(98)70145-8.

52. Porcellini G, Paladini P, Campi F, Paganelli M. Shoulder instability and related rotator cuff tears: arthroscopic findings and treatment in patients aged 40 to 60 years. *Arthroscopy.* 2006;22(3):270-276.

doi:10.1016/j.arthro.2005.12.015.

53. Visser CP, Coene LN, Brand R, Tavy DL. The incidence of nerve injury in anterior dislocation of the shoulder and its influence on functional recovery. A prospective clinical and EMG study. *J Bone Joint Surg Br.* 1999;81(4):679-685. doi:10.1302/0301-620x.81b4.9005.

54. Robinson CM, Shur N, Sharpe T, Ray A, Murray IR. Injuries associated with traumatic anterior glenohumeral dislocations. *J Bone Joint Surg Am.* 2012;94(1):18-26. doi:10.2106/JBJS.J.01795.

55. Duchman KR, Hettrich CM, Glass NA, et al. The incidence of glenohumeral bone and cartilage lesions at the time of anterior shoulder stabilization surgery: a comparison of patients undergoing primary and revision surgery. *Am J Sports Med.* 2018;46(10):2449-2456. doi:10.1177/0363546518781331.

56. Burkhart SS, De Beer JF. Traumatic glenohumeral bone defects and their relationship to failure of arthroscopic Bankart repairs: significance of the inverted-pear glenoid and the humeral engaging Hill-Sachs lesion. *Arthroscopy.* 2000;16(7):677-694. doi:10.1053/jars.2000.17715.

57. Dickens JF, Owens BD, Cameron KL, et al. The effect of subcritical bone loss and exposure on recurrent instability after arthroscopic Bankart repair in intercollegiate American football. *Am J Sports Med.* 2017;45(8):1769-1775. doi:10.1177/0363546517704184.

58. McNeil JW, Beaulieu-Jones BR, Bernhardson AS, et al. Classification and analysis of attritional glenoid bone loss in recurrent anterior shoulder instability. *Am J Sports Med.* 2017;45(4):767-774. doi:10.1177/0363546516677736.

59. Roach CJ, Cameron KL, Westrick RB, Posner MA, Owens BD. Rotator cuff weakness is not a risk factor for first-time anterior glenohumeral instability. *Orthop J Sports Med.* 2013;1(1):2325967113489097. doi:10.1177/2325967113489097.

60. Edouard P, Degache F, Beguin L, et al. Rotator cuff strength in recurrent anterior shoulder instability. *J Bone Joint Surg Am.* 2011;93(8):759-765. doi:10.2106/JBJS.I.01791.

61. Saccol MF, Zanca GG, Ejnisman B, de Mello MT, Mattiello SM. Shoulder rotator strength and torque steadiness in athletes with anterior shoulder instability or SLAP lesion. *J Sci Med Sport.* 2014;17(5):463-468. doi:10.1016/j.jsams.2013.10.246.

62. Mornieux G, Hirschmüller A, Gollhofer A, Südkamp NP, Maier D. Multimodal assessment of sensorimotor shoulder function in patients with untreated anterior shoulder instability and asymptomatic handball players. *J Sports Med Phys Fitness.* 2018;58(4):472-479. doi:10.23736/S0022-4707.17.06874-8.

63. Rokito AS, Birdzell MG, Cuomo F, Di Paola MJ, Zuckerman JD. Recovery of shoulder strength and proprioception after open surgery for recurrent anterior instability: a comparison of two surgical techniques. *J Shoulder Elbow Surg.* 2010;19(4):564-569. doi:10.1016/j.jse.2009.09.010.

64. Myers JB, Wassinger CA, Lephart SM. Sensorimotor contribution to shoulder stability: effect of injury and rehabilitation. *Man Ther.* 2006;11(3):197-201. doi:10.1016/j.math.2006.04.002.

65. Salles JI, Velasques B, Cossich V, et al. Strength training and shoulder proprioception. *J Athl Train.* 2015;50(3):277-280. doi:10.4085/1062-6050-49.3.84.

66. Peck KY, Johnston DA, Owens BD, Cameron KL. The incidence of injury among male and female intercollegiate rugby players. *Sports Health.* 2013;5(4):327-333. doi:10.1177/1941738113487165.

67. Campbell SE, Dewitt RM, Cameron KL, et al. Posterior chondrolabral cleft: clinical significance and associations with shoulder instability. *HSS J.* 2014;10(3):208-212. doi:10.1007/s11420-014-9404-x.

68. Gottschalk MB, Ghasem A, Todd D, Daruwalla J, Xerogeanes J, Karas S. Posterior shoulder instability: does glenoid retroversion predict recurrence and contralateral instability? *Arthroscopy.* 2015;31(3):488-493. doi:10.1016/j.arthro.2014.10.009.

69. Privitera DM, Siegel EJ, Miller LR, Sinz NJ, Higgins LD. Glenoid version and its relationship to glenohumeral instability and labral tears. *J Shoulder Elbow Surg.* 2016;25(7):1056-1063. doi:10.1016/j.

jse.2015.11.013.

70. Robinson CM, Howes J, Murdoch H, Will E, Graham C. Functional outcome and risk of recurrent instability after primary traumatic anterior shoulder dislocation in young patients. *J Bone Joint Surg Am*. 2006;88(11):2326-2336. doi:10.2106/JBJS.E.01327.

71. Hovelius L, Olofsson A, Sandström B, et al. Nonoperative treatment of primary anterior shoulder dislocation in patients forty years of age and younger. A prospective twenty-five-year follow-up. *J Bone Joint Surg Am*. 2008;90(5):945-952. doi:10.2106/JBJS.G.00070.

72. Knowles SB, Marshall SW, Bowling JM, et al. A prospective study of injury incidence among North Carolina high school athletes. *Am J Epidemiol*. 2006;164(12):1209-1221. doi:10.1093/aje/kwj337.

73. Van Mechelen W, Twisk J, Molendijk A, Blom B, Snel J, Kemper HC. Subject-related risk factors for sports injuries: a 1-yr prospective study in young adults. *Med Sci Sports Exerc*. 1996;28(9):1171-1179. doi:10.1097/00005768-199609000-00014.

74. Shanley E, Thigpen C, Brooks J, et al. Return to sport as an outcome measure for shoulder instability: surprising findings in nonoperative management in a high school athlete population. *Am J Sports Med*. 2019;47(5):1062-1067. doi:10.1177/0363546519829765.

75. Ruckstuhl H, de Bruin ED, Stussi E, Vanwanseele B. Posttraumatic glenohumeral cartilage lesions: a systematic review. *BMC Musculoskelet Disord*. 2008;9:107. doi:10.1186/1471-2474-9-107.

76. Habermeyer P, Schuller U, Wiedemann E. The intra-articular pressure of the shoulder: an experimental study on the role of the glenoid labrum in stabilizing the joint. *Arthroscopy*. 1992;8(2):166-172. doi:10.1016/0749-8063(92)90031-6.

77. Habermeyer P, Gleyze P, Rickert M. Evolution of lesions of the labrum-ligament complex in posttraumatic anterior shoulder instability: a prospective study. *J Shoulder Elbow Surg*. 1999;8(1):66-74. doi:10.1016/s1058-2746(99)90058-7.

78. Cameron KL, Mauntel TC, Owens BD. The epidemiology of glenohumeral joint instability: incidence, burden, and long-term consequences. *Sports Med Arthrosc Rev*. 2017;25:144-149. doi:10.1097/JSA.0000000000000155.

79. Jordan RW, Saithna A, Old J, MacDonald P. Does external rotation bracing for anterior shoulder dislocation actually result in reduction of the labrum? A systematic review. *Am J Sports Med*. 2015;43(9):2328-2333. doi:10.1177/0363546514555661.

80. Burns TC, Owens BD. Management of shoulder instability in in-season athletes. *Phys Sportsmed*. 2010;38(3):55-60. doi:10.3810/psm.2010.10.1808.

81. Owens BD, Dickens JF, Kilcoyne KG, Rue JP. Management of midseason traumatic anterior shoulder instability in athletes. *J Am Acad Orthop Surg*. 2012;20(8):518-526. doi:10.5435/JAAOS-20-08-518.

82. Streufert B, Reed SD, Orlando LA, Taylor DC, Huber JC, Mather RC III. Understanding preferences for treatment after hypothetical first-time anterior shoulder dislocation: surveying an online panel utilizing a novel shared decision-making tool. *Orthop J Sports Med*. 2017;5(3):2325967117695788. doi:10.1177/2325967117695788.

83. Crall TS, Bishop JA, Guttman D, Kocher M, Bozic K, Lubowitz JH. Cost-effectiveness analysis of primary arthroscopic stabilization versus nonoperative treatment for first-time anterior glenohumeral dislocations. *Arthroscopy*. 2012;28(12):1755-1765. doi:10.1016/j.

第3章

肩关节不稳定的场边和临床评估

Francis P. Bustos, Jeremy K. Rush, Stephen F. Brockmeier

肩关节不稳定或脱位在运动员中常见。队医应做好在现场快速评估和处理肩关节脱位的准备,以及在诊所评估由不稳定导致的肩关节症状。在一项大型流行病学研究中,男性肩关节脱位的发病率为每年34.90/10万人[1]。20~29岁人群发病率最高(47.8%),15~29岁肩关节脱位患者占46.8%。Shah等研究了英国初级保健数据库,表明肩关节不稳定的总体发病率为每年40.4/10万人,而16~20岁人群发病率高达80.5%[2]。Kerr及其同事注意到,关节脱位占所有高中运动员损伤的3.6%(n=755),其中,肩关节脱位最常见,占所有脱位的54.9%[3]。这与肩关节相较其他关节而言更显著的活动能力有关。解剖学注意事项将在下一章讨论。

在临床中,肩关节不稳定的临床表现更加明显,患者通常有明确的脱位病史。年轻运动员肩关节隐痛提示临床医生应注意肩关节半脱位的可能性。与从容不迫的临床评估相比,场边医生可能会面临更多挑战,在面临畸形脱位时,他们需要在观众、队员和教练的关注和期待下提供及时的治疗。在缺少影像学设备支持的情况下,系统评估、复位、提供能否重返赛场的建议是场边医生的必备技能。尽管肩关节脱位频繁发生,但关于临场处理的文献报道很少。然而,自希波克拉底时代起就已经存在治疗肩关节脱位的记载,其主要原则和精神也由一代代践行者传承至今。

肩关节脱位的场边评估和治疗

病史和损伤机制

在照料肩关节不稳定运动员时,场边医生必须收集患者的初步病史,以决定正确的处理方法。预计96%的脱位为前脱位,而4%是非典型的后脱位。年龄、优势手、运动类型、参与程度、脱位史和肩关节松弛度是评估不稳定的重要因素。应通过现场观察或回放录像回顾损伤机制[4]。如果医生无法看到损伤情况,询问教练或相关运动员可在缺少影像学设备支持的情况下获得有价值的信息。检查对侧肩关节可了解韧带松弛程度的基线。

肩关节脱位在橄榄球和摔跤运动中最普遍(相对风险分别为2.10倍和1.99倍),与竞赛相关的损伤占总脱位的55%[3]。肩关节后脱位较少见,最常见于癫痫患者,也可见于接触类运动员。同样的,橄榄球运动员、举重运动员和体操运动员最容易受向后应力的影响,因此风险也较高,这些运动往往需要肩关节前举、内旋和内收[10]。因此,这一队列更容易罹患后脱位[5]。

初步分诊

对于急性损伤,应根据高级创伤生命支持方案,首先对气道、呼吸和循环进行总体伤情调查。对颈椎损伤进行评估，并在怀疑脊柱损伤时采取适当的预防措施非常重要。如果排除肩关节以外的重大损伤，可以缩小诊察范围，对肩关节进行视诊、触诊、检查主动及被动活动度（ROM）。场边体检必须包括对可疑肢体进行仔细和全面的神经血管检查。医生应特别注意检查腋神经，脱位可能导致腋神经麻痹。重要的是，不仅要检查腋神经支配区的感觉，而且要确定三角肌自身的激动功能。存在主动外展不能排除腋神经损伤，因此即使是完全腋神经麻痹的运动员也可能通过肩胛周围肌肉进行一些主动外展。臂丛神经病变是肩关节脱位患者的罕见伴随病变。在一项包含 3633 例肩关节脱位患者的前瞻性数据库研究中，Robinson 等发现 13.5% 的创伤性脱位患者在复位后表现出持续神经功能障碍[6]。

发生前脱位时，肩关节经常处于轻度外展和内旋位。触诊肱骨头正常位置前下方有突出，由于肱骨头肩胛盂处移位，三角肌凹陷。患者会立即感到疼痛，疼痛可因肌肉痉挛而加重，这是由通常维持肱骨头在肩胛盂的压力丧失引起的。

赛场、场边或更衣室复位的注意事项

理想的手法复位应该尽可能巧妙、轻柔，且能最大限度减轻疼痛并保证高成功率。盂肱关节复位有多种技术[7]。尚未发现某种手法复位方式明显优于其他技术，但 Amar 等通过前瞻性随机对照研究发现，Milch 法在成功率和复位所需时间方面优于 Stimson 法[8]。Singh 及其同事的研究表明，Milch 法的有效率为 96%，与传统的牵引-对抗技术相比，Milch 法可缩短急诊就诊时间并减少花费[9]。

在影像检查前进行院前复位存在争议。然而对于损伤机制典型且明确的患者，绝大多数运动医学医生还是会尝试对其进行场边复位。这里需要再次强调复位前评估神经血管功能的必要性。在场边反复尝试复位可能会造成多方面的不良影响。有经验的医生可在场边尝试复位一次，如果失败，应将运动员转运至更衣室或临时搭建的场边帐篷中。对于肌肉骨骼系统未发育完全运动员的初始救治也存在争议。一些学者注意到年轻运动员发生相关骨折的风险更高，因此提倡尽可能在复位前拍摄 X 线片[10]。然而，

Reid 等的研究发现，在 21 岁以下运动员中，复位相关骨折的发病率仅为 3%[11]。

场边复位可通过纵向牵引并轻柔前举完成。复位成功后，疼痛和活动受限会显著缓解。如果复位未能成功，应将运动员快速转运至训练棚或更衣室内。随后，我们常规使用 Stimson 法尝试复位。如果依然无法成功复位，则将运动员迅速转运至急诊室拍摄肩关节 X 线片（前后位、侧位或 Velpeau 位，以及肩胛骨 "Y" 字位）。

前文已提及，文献中描述了多种复位技术，但其原则相同，即在必要时采用合适的牵引解除肱骨和盂唇锁定，并将肱骨头复位至解剖位置。以下将简要介绍几种最常用的复位方法。

Milch 法

Milch 法的优势是复位几乎不依赖于牵引，可在无镇静的条件下实施。患者通常取仰卧位，但也可在俯卧位进行（图 3-1）。医生站在患侧，一手抓住肩关节，另一手抓住腕或前臂。医生在安抚患者的同时，将患者肩关节缓慢移动至外展外旋位。如果患者疼痛加重或肌肉痉挛，则暂停动作。通常肩关节会在到达外展、外旋 90° 之前复位。医生位于患肩的手可在复位过程中轻柔地将肱骨头推回解剖位置。Alkaduhimi 等的系统综述显示，这一技术的总体成功率为 80%[7]。

Kocher 法

该方法最初于 1870 年由甲状腺医生 Emil Theodor Kocher 描述，需要患者取仰卧位。患者取仰卧位或坐位，屈肘 90°，前臂外旋并使肩关节前屈，当感到阻力时将前臂内旋直至成功复位。操作过程中应维持轻柔的牵引。该技术的机制是在肱骨头和肩胛盂前缘形成杠杆作用。据报道，该技术的并发症有肱骨颈骨折和胸大肌撕裂[7]。

Stimson 法

应用该技术时，运动员俯卧于检查床边（图 3-2A）。患者患肢下垂并手持 5~10 磅的物品（1 磅 ≈ 0.45kg），维持这一姿势 15~20min，以放松周围肌肉，缓解肌肉痉挛，通过重力作用复位肩关节。移除负重

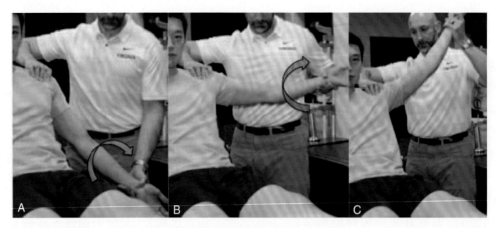

图3-1   Milch法。

后,肱骨头可以移回肩胛盂。该技术所需的时间较长,但轻柔牵引可减少医源性损伤风险。

肩胛骨推拿

这一技术可在坐位和俯卧位实施,作者将该技术作为Stimson法的补充(图3-2B)[7]。其目的是调整肩胛骨方向,使脱位的肱骨头更容易复位至肩胛盂。医生位于患侧,将肩胛下角推向内侧及下方,使肩胛盂朝向脱位至下方的肱骨头。

牵引-对抗牵引法和希波克拉底法

牵引-对抗牵引法是最常用的技术之一,其成功率约为95%。但该方法需要一名助手协助,且往往需要予以镇静[7]。患者处于仰卧位,医生位于脱位肩关节侧。助手位于对侧,将折叠的布单绕过患者身体并准备对抗牵引。沿长轴行纵向牵引,以复位肱骨头。

操作者可将患者肘关节屈曲90°,从而获得更好的抓持,并沿肱骨长轴牵引(屈曲约45°)。希波克拉底法最早可追溯至公元前460年,其基本原理与牵引-对抗牵引法相同。该技术是医生包裹足跟后置于患者腋窝。这项技术在急诊室已不常用,但可能适用于快速场边复位。Sayegh等在一项对比多种牵引技术的研究中表明,希波克拉底法的成功率约为72.5%[12]。

肩关节后脱位的复位

后脱位只占全部脱位的2%~5%,但其往往与高能损伤相关[13]。这类损伤往往可导致肱骨头前内侧及盂唇后方压缩骨折。复位需将肩关节置于屈曲、内收、内旋90°,以解锁肱骨头与肩胛盂的交锁[14]。然后逐渐外旋并将肱骨头前推,以完成复位。操作需轻柔,否则可导致肱骨头骨折。也可使用Stimson法施加5~10磅的重力进行牵引复位。

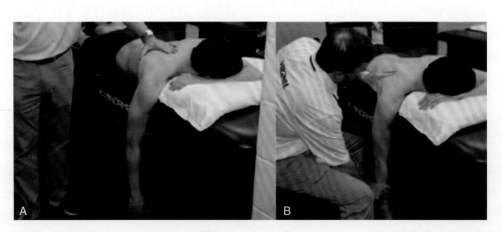

图3-2   Stimson法。

转运至急诊室

如果尝试场边复位无法成功,需直接将患者转运至急诊室。应拍摄一系列标准肩关节创伤X线片,以明确脱位类型并排查合并骨折。急诊室可在患者需要静脉镇静时提供检测。然而,在患者疼痛控制和复位时间方面,经外侧入路关节腔注射10~20mL 1%利多卡因的效果与静脉镇静无显著差异[15]。理论上关节内注射有导致肩关节感染的风险,但这一并发症尚未见报道。当完成合适的麻醉和详尽的影像学评估后,医生可根据自身习惯在急诊室实施复位。

复位后护理

复位后应评估腋神经功能,检查三角肌外侧感觉,并通过小幅外展评估三角肌的运动功能。应拍摄X线片(包括腋位或Velpeau位片),以检查肩胛盂及肱骨头骨折,并确认复位位置。通常将患肢置于内收内旋位,由吊带制动3~4周,使软组织修复。然后需进行适当的物理治疗,以逐步恢复关节ROM,防止制动后关节僵硬。初次脱位是否需要手术干预存在争议,这将在后续章节予以讨论。

关于制动位置曾有过不同的观点。Itoi等认为,急性前脱位后内收外旋位固定可能获得更好的稳定性[16]。其依据是这样可增加前方软组织张力,因为这些组织脱位后可能会因拉伤而松弛。但多项随机对照研究均未能证实Itoi的观点[17-19]。Whelan及其同事近期针对随机对照研究的荟萃分析结果显示,外旋固定在降低初次脱位后复发率方面与内旋固定无明显差异[20]。

临床体格检查

对可疑肩关节不稳定的运动员进行详细的体格检查对于未来制订治疗计划至关重要。有多种特殊检查和激发试验可用于判断是否存在肩关节不稳定,而彻底和完整的肩关节检查应包括视诊、触诊,以及关节ROM和肌肉力量检查。临床医生必须从众多检查方法中做出选择,并制订一套自己的肩关节检查流程。一个按部就班的检查流程可确保不漏掉重要体征和表现。

本章着重介绍肩关节的临床检查,但仍需要加强对所有存在肩关节症状的患者进行颈椎评估。颈椎滑脱导致的神经根或脊髓病变可能表现为肩关节或手臂疼痛。另外需要注意的是,神经根病变导致的疼痛往往不典型或非皮肤痛[21]。应检查颈椎各个方向的ROM,包括屈伸、旋转及侧弯。颈椎的激发试验包括Spurling试验(肩外展试验)、Valsalva试验(颈部牵拉试验)及Elvey上肢张力试验[22]。最常用的颈椎激发试验是Spurling试验。医生将患者的头部转向患侧,使其颈部后仰并于头顶施加下压力。如能诱发疼痛,则为阳性。一项系统综述显示Spurling试验在检查颈椎神经根病变时敏感性及特异性最高,而轴向加压敏感性及特异性较低[23]。

在进行肩关节体格检查时,我们开始通常让患者取坐位,对其进行视诊、触诊,以及关节ROM和力量检查,观察凹槽征及过度外展征。然后让患者平卧,进行肩关节负荷-转移试验、恐惧试验、冲击试验及Kim试验检查。

视诊

肩关节检查应从视诊开始,包括健侧和患侧。应尽量使患者处于舒服的体位,并嘱其放松。后续激发试验在患者放松时准确性会更高。女性患者显露肩关节时可穿着背心,或将外衣包绕在腋下。应关注三角肌、冈上肌及冈下肌的对称性。三角肌萎缩表现为"方肩畸形",可能继发于肩关节脱位导致的腋神经麻痹。冈上肌和冈下肌均由肩胛上神经支配,如发生牵拉或压迫使肩胛上神经在肩胛上切迹位置损伤,则可导致冈上肌和冈下肌萎缩。如果冈盂切迹处损伤,则只影响冈下肌。这两块肌肉在慢性肩袖撕裂时也会表现为萎缩。医生还应在患者处于休息位和"推墙"运动时观察其有无翼状肩胛骨。最后,需评估胸锁关节和肩锁关节是否对称及有无畸形。

触诊

全面触诊患者双侧肩关节,检查有无压痛、畸形及捻发音。肩锁关节压痛可见于肩锁关节损伤、滑囊炎或关节炎。类似的,胸锁关节压痛、肿胀或畸形提示扭伤或不稳定。肩袖肌腱病或部分损伤可能表现为肩峰前缘或外侧缘压痛。肩关节外侧压痛往往见于与脱位相关的大结节骨折或 Hill-Sachs 损伤。

ROM

之后检查患者主动和被动 ROM。包括前屈、外展，以及外展90°时的外旋及内旋。检查内旋角度时，患者将手背在身后，由医生记录患者最高能触及第几节棘突。肩胛骨上界约平 T4，肩胛骨下界平 T7，髂嵴平 L4。如前文所述，在检查主动 ROM 时需观察翼状肩胛。近期有脱位或半脱位病史的运动员因肌肉保护或炎症，往往会出现主动和被动 ROM 降低。然而，慢性肩关节不稳定运动员的患侧肩关节 ROM 往往正常，甚至可能超过健侧。

力量

肩关节力量的测量着重检查肩袖肌肉。冈上肌通过冈上肌隔离试验或 Jobe 试验检查。将患者上肢外展90°并内旋，对其施加向下的压力，并嘱患者做抗阻动作。患者将肘置于身侧，并抗阻做外旋动作可评估冈下肌力量。冈下肌迟滞是指当医生被动外旋患者上肢时，其无法维持外旋。小圆肌可通过"吹号"征检查，或将上肢外展外旋90°并屈肘90°，让患者做抗阻外旋动作。

肩胛下肌可通过"抬离试验""压腹试验"和"熊抱试验"评估。在抬离试验中，嘱患者将手置于背后，并让患者抬离身体。压腹试验是让患者将双手置于腹部，伸直手腕并向后方压腹。应保持肘关节位于身体前方，以确保检查的准确性。熊抱试验是让患者前屈90°并将手置于对侧肩部，医生将患者的手抬离肩部时，让患者做抗阻动作。Tokish 等在一项肌电图研究中发现，压腹试验和抬离试验都是评估肩胛下肌的有效方法，且压腹试验更多地影响肩胛下肌上部，而抬离试验主要影响下部[24]。相反的，Pennock 及其同事发现熊抱试验、压腹试验和抬离试验时肩胛下肌的运动相似[25]。

松弛

区分松弛和不稳定很重要，二者有本质区别。Matsen 等将松弛定义为肱骨头可在肩胛盂凹内被动平移，而将不稳定定义为肱骨头活动过大导致肩关节不适及功能受限[26]。有多种评估肩关节不稳定的方法，包括抽屉试验、负荷-转移试验、凹槽征及 Gagey 过度外展试验。Gerber 和 Ganz 在 1984 年描述了前向及后向抽屉试验[27]。前抽屉试验最初描述的是让患者取卧位，医生位于患侧并握住患者上臂，使肩关节位于外展80°~120°，前屈0~20°，外旋30°，并施以向前的应力。

后抽屉试验与前抽屉试验相似，操作上有几处细微差别。医生一手握住患者手腕或前臂，另一手置于患者肩部，拇指在肩关节前方，四指置于肩关节后方。肩关节位于前屈20°~30°，以及外展80°~120°时，对肱骨头施加向后的应力。前、后抽屉试验的分级与后文将描述的负荷-转移试验相似。

Silliman 和 Hawkins 于 1991 年最早描述了负荷-转移试验[28]，患者可取坐位或仰卧位。然而我们发现，仰卧位更有助于患者放松并可借助检查床固定肩胛骨（图3-3）。将患者肩关节轻度外展并前屈20°，旋转至中立位。如果在坐位操作，医生站在患肩后方，一只手握持患肢，另一手固定肩胛骨，对肱骨头施加轴向负荷。在施加负荷的同时，医生尝试向前方和后方平移肱骨头。该试验采用 Gerber 和 Ganz 分型，Ⅰ度为肱骨头平移至肩胛盂边缘；Ⅱ度为肱骨头平移超过肩胛盂边缘，但能自行复位；Ⅲ度为肱骨头平移超过肩胛盂边缘，且无法自行复位[27]。如使用改良 Hawkins 分型，Ⅰ度为肱骨头可在肩胛盂内轻微移动，Ⅱ度为肱骨头可平移至肩胛盂边缘，Ⅲ度为肱骨头平移超出肩胛盂边缘[29]。

凹槽试验或凹槽征由 Neer 和 Foster 在 1980 年提出[30]。患者取坐位（图3-4），肩关节内收置于身侧，医生抓住患者肘部对其施加向下的牵引力。如果肱骨头向下方移位，肩峰下区域出现"凹槽"为阳性。可以测量位移的程度。脱位<1.5cm 为Ⅰ度，脱位在1.5~2cm 为Ⅱ度，脱位>2cm 为Ⅲ度。这一试验可在中立位和外旋位进行。外旋位持续存在的凹槽提示肩袖间隙损伤。

Gagey 和 Gagey 于 2001 年介绍了过度外展试验[31]。这一试验用于评估盂肱下复合体松弛。医生位于患者后方，一只手固定患者肩胛骨（图3-5），并施加向下的应力；另一只手抬起患肢使肩关节外展，直至患者感到肩胛骨开始旋转。如果外展>105°仍未感到肩胛

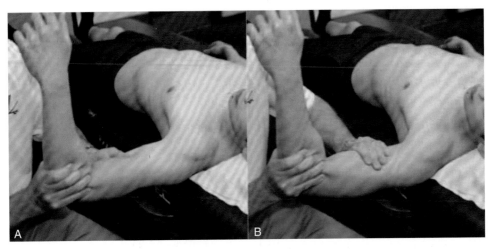

图3-3　负荷-转移试验。

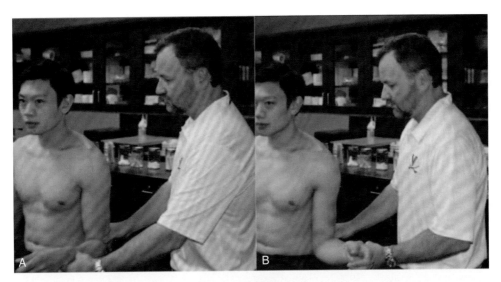

图3-4　凹槽征/试验。

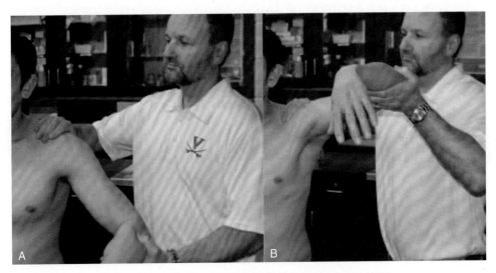

图3-5　过度外展试验。在外展肩关节时将肩胛骨向下压。

骨旋转则为阳性。

肩关节前方不稳定激发试验

有多种物理检查方法可用于评估肩关节不稳定。Hegedus等近期发表了一项截止到2008年的系统综述和荟萃分析,比较了肩关节的体格检查方法[32]。他们比较了三种临床试验:恐惧试验、复位试验和意外试验。意外试验敏感性最高(81.8%)。恐惧试验的特异性(95.4%)、阳性似然比(17.2)及诊断优势比(53.6)最高。类似的,van Kampen及其同事报道了一项包含169例患者的前瞻性队列研究,其中,60例患者的MRI和病史提示肩关节不稳定[33]。他们比较了6种肩关节体格检查方法,包括恐惧试验、复位试验、释放试验、前抽屉试验、负荷-转移试验和过度外展试验。恐惧试验敏感性最高(98.3%),而释放试验的总体准确性最高(86.4%)。

恐惧试验有很多改良和变化。该试验可在坐位进行,然而嘱患者取仰卧位有利于借助检查床固定肩胛骨。医生将患者的肩关节置于外展90°,并缓慢外旋至90°(图3-6A)。也可轻微施加前向应力。在该位置时,盂肱下韧带(IGHL)张力最大。前方稳定结构破坏的患者会感到恐惧或即将脱位,即为阳性。据Rowe和Zarins于1981年描述,阳性结果表现为可诱发的疼痛或恐惧感[34]。然而,Farber等发现,如果将诱发疼痛作为阳性指标,则其敏感性(50%)、特异性(56%)和总体准确性(55%)均远低于以真正的恐惧感作为阳性表现[35]。复位试验可作为恐惧试验的"第二步"(图3-6B)[36]。如果患者的恐惧试验阳性,医生可对患者肱骨头施加向后的力,这时肱骨头回到正常位置。复位试验阳性可缓解恐惧或起到保护作用。意外试验或前方释放试验可作为恐惧试验的"第三步"(图3-6C)[37]。当医生去除向后方的应力时,患者再次出现恐惧或濒临脱位感。

肩关节后方不稳定激发试验

冲击试验最初由Matsen及其同事提出[38]。患者仰卧于检查床边缘,医生将患者上肢前屈90°并内收内旋(图3-7)。然后医生沿患者肱骨长轴方向施加向下、向后的压力,如引发半脱位,则为阳性。此时,医

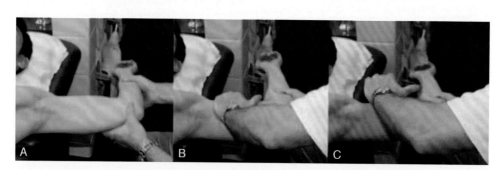

图3-6　前方不稳定激发试验。(A)恐惧试验。(B)复位试验。(C)意外试验。

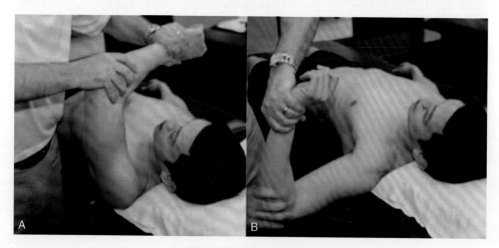

图3-7　冲击(Jerk)试验。

生如果在保持向后推力的同时缓慢外展患者肩关节，可感觉到肱骨头复位产生的跳动或弹响。

Kim试验最早发表于2005年[39]。最初的描述是患者取坐位，但我们通常嘱患者取仰卧位，在完成冲击试验后进行Kim试验检查。将肩关节外展90°并屈曲约45°。医生握住患者的肘部及肱骨外侧，施加轴向压力及向下和向后的力。如果患者突然出现肩关节后方疼痛，则为阳性。

广泛性松弛

肩关节稳定的患者往往有广泛的韧带松弛。这可以使用Beighton过度活动评分评估，包括小指掌指关节过屈>90°、拇指可触及前臂、肘关节过屈>10°、膝关节过屈>10°，以及伸膝时双手掌可平放于地面（图3-8）[40]。上述每项阳性记1分，≥4分时定义为广泛性韧带松弛[41]。然而，Whitehead等发现很大一部分无肩关节不稳定的患者Beighton≥4分，且以≥4分为标准时，预测肩关节脱位的敏感性（0.40~0.48）和阳性预测值（0.13~0.31）均较低[42]。

结论

从事运动医学的医生可能会面对各种情况下的肩关节脱位运动员，因此，常备系统性措施有利于最佳治疗。系统的外伤筛查及肩关节局部评估是治疗前所必需的。我们推荐在场边尝试复位一次。如果无法成功，应将患者转运至训练室或更衣室进行其他处理。鼓励放松并对抗肌肉痉挛是复位的关键。复

位后立即使用吊带固定可以预防早期复发脱位。如果无法在场边完成复位，可能需要将运动员转运至急诊室拍摄X线片。上述每一步均可能提示不稳定的严重程度，并最终预示着手术干预的必要性。

（朱戈 敖英芳 译）

参考文献

1. Zacchilli MA, Owens BD. Epidemiology of shoulder dislocations presenting to emergency departments in the United States. *J Bone Joint Surg Am.* 2010;92(3):542-549. doi:10.2106/JBJS.I.00450.

2. Shah A, Judge A, Delmestri A, et al. Incidence of shoulder dislocations in the UK, 1995-2015: a population-based cohort study. *BMJ Open.* 2017;7(11):e016112. doi:10.1136/bmjopen-2017-016112.

3. Kerr ZY, Collins CL, Pommering TL, Fields SK, Comstock RD. Dislocation/separation injuries among US high school athletes in 9 selected sports: 2005-2009. *Clin J Sport Med.* 2011;21(2):101-108. doi:10.1097/JSM.0b013e31820bd1b6.

4. Ward JP, Bradley JP. Decision making in the in-season athlete with shoulder instability. *Clin Sports Med.* 2013;32(4):685-696. doi:10.1016/j.csm.2013.07.005.

5. Owens BD, Dickens JF, Kilcoyne KG, Rue JP. Management of mid-season traumatic anterior shoulder instability in athletes. *J Am Acad Orthop Surg.* 2012;20(8):518-526. doi:10.5435/JAAOS-20-08-518.

6. Robinson CM, Shur N, Sharpe T, Ray A, Murray IR. Injuries associated with traumatic anterior glenohumeral dislocations. *J Bone Joint Surg Am.* 2012;94(1):18-26. doi:10.2106/JBJS.J.01795.

7. Alkaduhimi H, van der Linde JA, Willigenburg NW, van Deurzen DFP, van den Bekerom MPJ. A systematic comparison of the closed shoulder reduction techniques. *Arch Orthop Trauma Surg.* 2017;137(5):589-599. doi:10.1007/s00402-017-2648-4.

8. Amar E, Maman E, Khashan M, Kauffman E, Rath E, Chechik O. Milch versus Stimson technique for nonsedated reduction of anterior shoulder dislocation: a prospective randomized trial and analysis of factors affecting success. *J Shoulder Elbow Surg.* 2012;21(11):1443-1449. doi:10.1016/j.jse.2012.01.004.

9. Singh S, Yong CK, Mariapan S. Closed reduction techniques in acute anterior shoulder dislocation: modified Milch technique compared with traction-countertraction technique. *J Shoulder Elbow Surg.* 2012;21(12):1706-1711. doi:10.1016/j.jse.2012.04.004.

10. Curtis R. Shoulder injuries in the young athlete. In: Miller MD,

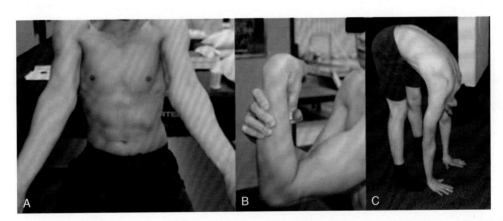

图3-8 多发韧带松弛的Beighton评分。（A）肘关节过伸。（B）拇指掌侧可触及前臂。（C）伸膝时双手掌可触及地面。

Thompson SR, eds. *DeLee & Drez's Orthopaedic Sports Medicine: Principles and Practice.* 4th ed. Philadelphia, PA: Elsevier; 2015:1576-1596.

11. Reid S, Liu M, Ortega H. Anterior shoulder dislocations in pediatric patients: are routine prereduction radiographs necessary? *Pediatr Emerg Care.* 2013;29(1):39-42. doi:10.1097/PEC.0b013e31827b52a7.

12. Sayegh FE, Kenanidis EI, Papavasiliou KA, Potoupnis ME, Kirkos JM, Kapetanos GA. Reduction of acute anterior dislocations: a prospective randomized study comparing a new technique with the Hippocratic and Kocher methods. *J Bone Joint Surg Am.* 2009;91(12):2775-2782. doi:10.2106/JBJS.H.01434.

13. Rouleau DM, Hebert-Davies J, Robinson CM. Acute traumatic posterior shoulder dislocation. *J Am Acad Orthop Surg.* 2014;22(3):145-152. doi:10.5435/JAAOS-22-03-145.

14. Robinson CM, Aderinto J. Posterior shoulder dislocations and fracture-dislocations. *J Bone Joint Surg Am.* 2005;87(3):639-650. doi:10.2106/JBJS.D.02371.

15. Miller SL, Cleeman E, Auerbach J, Flatow EL. Comparison of intra-articular lidocaine and intravenous sedation for reduction of shoulder dislocations: a randomized, prospective study. *J Bone Joint Surg Am.* 2002;84-A(12):2135-2139. doi:10.2106/00004623-200212000-00002.

16. Itoi E, Hatakeyama Y, Kido T, et al. A new method of immobilization after traumatic anterior dislocation of the shoulder: a preliminary study. *J Shoulder Elbow Surg.* 2003;12(5):413-415. doi:10.1016/s1058-2746(03)00171-x.

17. Whelan DB, Litchfield R, Wambolt E, Dainty KN; Joint Orthopaedic Initiative for National Trials of the Shoulder (JOINTS). External rotation immobilization for primary shoulder dislocation: a randomized controlled trial. *Clin Orthop Relat Res.* 2014;472(8):2380-2386. doi:10.1007/s11999-013-3432-6.

18. Finestone A, Milgrom C, Radeva-Petrova DR, et al. Bracing in external rotation for traumatic anterior dislocation of the shoulder. *J Bone Joint Surg Br.* 2009;91(7):918-921. doi:10.1302/0301-620X.91B7.22263.

19. Liavaag S, Brox JI, Pripp AH, Enger M, Soldal LA, Svenningsen S. Immobilization in external rotation after primary shoulder dislocation did not reduce the risk of recurrence: a randomized controlled trial. *J Bone Joint Surg Am.* 2011;93(10):897-904. doi:10.2106/JBJS.J.00416.

20. Whelan DB, Kletke SN, Schemitsch G, Chahal J. Immobilization in external rotation versus internal rotation after primary anterior shoulder dislocation: a meta-analysis of randomized controlled trials. *Am J Sports Med.* 2016;44(2):521-532. doi:10.1177/0363546515585119.

21. McAnany SJ, Rhee JM, Baird EO, et al. Observed patterns of cervical radiculopathy: how often do they differ from a standard, "Netter diagram" distribution? *Spine J.* 2019;19(7):1137-1142. doi:10.1016/j.spinee.2018.08.002.

22. Iyer S, Kim HJ. Cervical radiculopathy. *Curr Rev Musculoskelet Med.* 2016;9(3):272-280. doi:10.1007/s12178-016-9349-4.

23. Rubinstein SM, Pool JJ, van Tulder MW, Riphagen II, de Vet HC. A systematic review of the diagnostic accuracy of provocative tests of the neck for diagnosing cervical radiculopathy. *Eur Spine J.* 2007;16(3):307-319. doi:10.1007/s00586-006-0225-6.

24. Tokish JM, Decker MJ, Ellis HB, Torry MR, Hawkins RJ. The belly-press test for the physical examination of the subscapularis muscle: electromyographic validation and comparison to the lift-off test. *J Shoulder Elbow Surg.* 2003;12(5):427-430. doi:10.1016/s1058-2746(03)00047-8.

25. Pennock AT, Pennington WW, Torry MR, et al. The influence of arm and shoulder position on the bear-hug, belly-press, and lift-off tests: an electromyographic study. *Am J Sports Med.* 2011;39(11):2338-2346. doi:10.1177/0363546510392710.

26. Matsen FA III, Harryman DT II, Sidles JA. Mechanics of glenohumeral instability. *Clin Sports Med.* 1991;10(4):783-788.

27. Gerber C, Ganz R. Clinical assessment of instability of the shoulder. With special reference to anterior and posterior drawer tests. *J Bone Joint Surg Br.* 1984;66(4):551-556.

28. Silliman JF, Hawkins RJ. Current concepts and recent advances in the athlete's shoulder. *Clin Sports Med.* 1991;10(4):693-705.

29. Hawkins RJ, Schutte JP, Janda DH, Huckell GH. Translation of the glenohumeral joint with the patient under anesthesia. *J Shoulder Elbow Surg.* 1996;5(4):286-292. doi:10.1016/s1058-2746(96)80055-3.

30. Neer CS II, Foster CR. Inferior capsular shift for involuntary inferior and multidirectional instability of the shoulder. A preliminary report. *J Bone Joint Surg Am.* 1980;62(6):897-908.

31. Gagey OJ, Gagey N. The hyperabduction test. *J Bone Joint Surg Br.* 2001;83(1):69-74. doi:10.1302/0301-620X.83b1.10628.

32. Hegedus EJ, Goode AP, Cook CE, et al. Which physical examination tests provide clinicians with the most value when examining the shoulder? Update of a systematic review with meta-analysis of individual tests. *Br J Sports Med.* 2012;46(14):964-978. doi:10.1136/bjsports-2012-091066.

33. van Kampen DA, van den Berg T, van der Woude HJ, et al. The diagnostic value of the combination of patient characteristics, history, and clinical shoulder tests for the diagnosis of rotator cuff tear. *J Orthop Surg Res.* 2014;9:70. doi:10.1186/s13018-014-0070-y.

34. Rowe CR, Zarins B. Recurrent transient subluxation of the shoulder. *J Bone Joint Surg Am.* 1981;63(6):863-872.

35. Farber AJ, Castillo R, Clough M, Bahk M, McFarland EG. Clinical assessment of three common tests for traumatic anterior shoulder instability. *J Bone Joint Surg Am.* 2006;88(7):1467-1474. doi:10.2106/JBJS.E.00594.

36. Jobe FW, Kvitne RS, Giangarra CE. Shoulder pain in the overhand or throwing athlete. The relationship of anterior instability and rotator cuff impingement. *Orthop Rev.* 1989;18(9):963-975.

37. Abeck D, Andersson T, Grosshans E, et al. Topical application of a platelet-activating factor (PAF) antagonist in atopic dermatitis. *Acta Derm Venereol.* 1997;77(6):449-451. doi:10.2340/0001555577449451.

38. Matsen FA III, Thomas SC, Rockwood CA Jr, Wirth MA. Glenohumeral instability. In: Rockwood CA Jr, Matsen FA III, eds. *The Shoulder.* 2nd ed. Philadelphia, PA: WB Saunders; 1998:611-754.

39. Kim SH, Park JS, Jeong WK, Shin SK. The Kim test: a novel test for posteroinferior labral lesion of the shoulder—a comparison to the jerk test. *Am J Sports Med.* 2005;33(8):1188-1192. doi:10.1177/0363546504272687.

40. Beighton P, Solomon L, Soskolne CL. Articular mobility in an African population. *Ann Rheum Dis.* 1973;32(5):413-418. doi:10.1136/ard.32.5.413.

41. Scher DL, Owens BD, Sturdivant RX, Wolf JM. Incidence of joint hypermobility syndrome in a military population: impact of gender and race. *Clin Orthop Relat Res.* 2010;468(7):1790-1795. doi:10.1007/s11999-009-1182-2.

42. Whitehead NA, Mohammed KD, Fulcher ML. Does the Beighton score correlate with specific measures of shoulder joint laxity? *Orthop J Sports Med.* 2018;6(5):2325967118770633. doi:10.1177/2325967118770633.

第 4 章

临床解剖和生物力学

David Eldringhoff, Barry I. Shafer, Gregory J. Adamson, Thay Q. Lee

肩关节的运动由几个关节组成,包括盂肱关节、肩锁关节、胸锁关节,以及肩胛胸骨关节。盂肱关节是人体ROM最大的关节,这一独特的功能保证上肢可以做出各种动作,以满足手的各种功能。极大的活动也意味着发生盂肱关节不稳定的风险更高。在本章,我们将回顾临床相关的肩关节解剖及生物力学,包括静态骨性稳定结构,以及动态及静态软组织稳定结构,这些结构可在保证关节ROM的情况下维持肩关节稳定。

骨性稳定结构

肩关节的静态骨性稳定结构包括肩胛骨、肱骨头及锁骨。具体来说,盂肱关节的骨性稳定结构由肩胛盂和肱骨头组成。

肩胛盂

肩胛盂位于肩胛骨外侧,作为盂肱关节的浅基座。肩胛盂的关节面呈梨形,上方较窄,下方较宽(图4-1)。

肩胛盂的平均上下径为(39 ± 3.7)mm,下半部分的前后径为(29 ± 3.1)mm[1]。通常认为肩胛盂位于轻度后倾和上倾位有助于提供骨性稳定。在冠状位,肩胛盂上倾,平均为$4.2°$($-7°\sim15.8°$)[2]。在矢状位,肩胛盂后倾($7.79°\pm4.85°$)[3]。对外科医生来说,肩胛盂扭转角

度的较大变异可能是一种挑战。过度后倾可能导致后方不稳定[4]。倾斜不足可能增加多向不稳定(MDI)和下方脱位的风险[5]。此外,肩胛盂高-宽比(肩胛盂指数)对肩关节不稳定有显著影响。例如,Owens等表明,如果肩胛盂高-宽比>1.58(高而窄),损伤风险增加2.64倍[6]。

肱骨头

与肩胛盂一样,肱骨头也有很多解剖变异。肱骨头本质上为一半球形,与肩胛盂的关节窝共同构成盂肱关节(图4-2)。Robertson及其同事[7]研究并报道了30对肱骨近端的形态,发现肱骨头后倾角平均值为$19°$($9°\sim31°$)。肱骨头下倾角度,也被称为颈干角,平均为$41°$($34°\sim47°$)。肱骨头平均曲率半径为23mm(17~28mm)。肱骨头中心位于肱骨干长轴内侧,也被称为内侧肱骨头偏心距,其平均值为7mm(4~12mm)。肱骨头中心还存在后方偏心距,平均为2mm(1~8mm)。这些变异和肩胛盂变异一样具有临床意义。

盂肱关节

巨大的肱骨头与小而浅的肩胛盂的连接方式使肩关节的限制性极小。在任意角度下,肱骨头与肩胛盂的接触面积只有25%~30%(图4-3),这与肩关节的固有不稳定有关[2,8,9]。肱骨头和肩胛盂常被比作高尔夫球坐落在球托上,从而体现盂肱关节不稳定倾向。

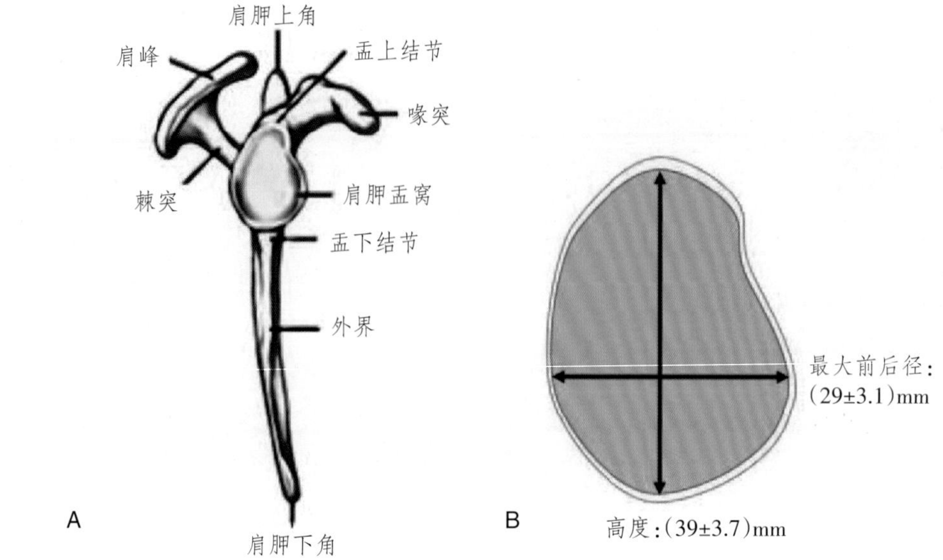

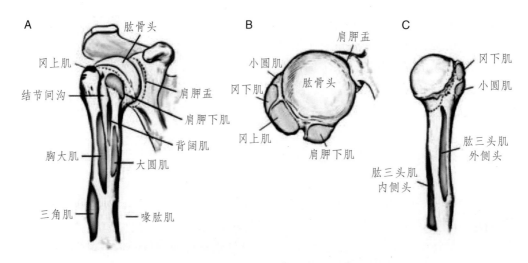

图4-1　(A)显示右肩胛骨及肩胛盂的骨性结构。(B)梨形肩胛盂的平均尺寸,图中显示上下径及下半部分的最大前后径[1]。

图4-2　肱骨(A)前方、(B)上方及(C)后方骨性结构,以及肌肉止点。

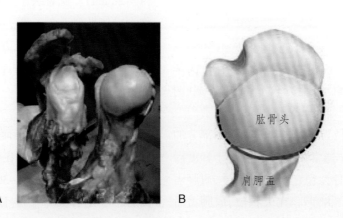

图4-3　(A)肩关节脱位照片,显示肱骨头及肩胛盂不匹配。(B)轴位图像显示肱骨头及肩胛盂的尺寸差异及接触面积。

肱骨头和肩胛盂的解剖关系可以用盂肱指数来表达，即肩胛盂和肱骨头的比例。据报道，这一比例在矢状位约为0.75，在横断位约为0.6[10]。Lippitt 和 Matsen[11]以稳定指数定量分析盂肱关节不稳定。稳定指数即将肱骨头推离肩胛盂的外力除以压力[11,12]。稳定指数受多个因素影响，包括盂唇、肩胛盂深度，以及是否存在骨和（或）软骨缺损[13]。锁骨和肩胛骨也是重要的骨性解剖结构，它们为肌肉提供附着点，并参与总体的肩关节活动。接下来的部分会讨论这些重要骨性结构的相关解剖。

肩胛骨

肩胛骨是肩胛关节和胸锁关节的组成部分，是肱骨与锁骨/中轴骨的骨性连接[14]。和锁骨一样，肩胛骨也是很多盂肱关节稳定装置的附着点。肩胛骨是17组肌肉的起点或止点（图4-4）。肩胛骨不与胸腔形成真正的关节，而是沿胸廓活动，功能上类似于滑动关节。肩胛骨与第2~7肋骨相接。在休息位，肩胛骨前倾10°~20°，在冠状位内旋30°~45°并上倾3°[15]。肩关节外展运动是由盂肱关节和肩胸关节共同完成的。

这也称作肩肱节律，即肩胛骨运动占肩外展的1/3，而盂肱关节运动占2/3[16]。

在肩关节功能中，肩胛骨在速度、能量和作用力等方面连接近端和远端结构[17]。肩关节的运动、发力、力量调节及韧带张力均依赖肩胛骨和肱骨的协调运动[18]。在过去20年间，肩胛骨在肩关节生物力学的重要意义已成为讨论热点。Kibler 等[14,18]的大量研究改变了我们对肩关节生物力学、运动学及与疾病相互作用方面的认知。

肩胛骨动力障碍是指肩胛骨运动功能不良，并可能导致肩关节整体功能失调[19]。大量有关肩痛的研究表明，肩胛骨动力障碍可能是肩痛的主要诱因[14,17]，因此，需要进行肩关节常规检查予以评估[17]。肩胛骨动力障碍还可能与肩关节损伤或其他病变相关[14]。

肩峰和喙突

肩峰是肩胛骨的最外侧缘，内侧与锁骨构成肩锁关节。喙突类似三角形，形状扁平，指向外侧并向前、上方弯曲。喙突上表面凸起，下表面凹陷，在盂肱关节腔形成骨性突起。喙突是斜方肌和三角肌的止点。

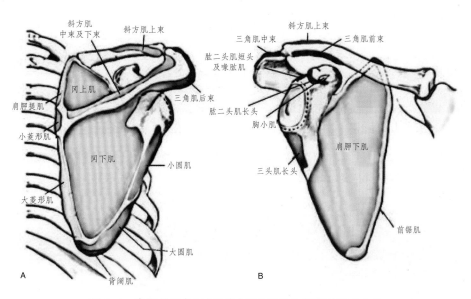

图4-4 肩胛骨后方（A）和前方（B）的骨性结构及肌肉止点。

喙突在喙肩韧带后方与锁骨外缘相连(图4-5)。喙肩韧带连接喙突及肩峰,在盂肱关节上方形成弓形结构,以防肱骨向上方脱位,并限制肱骨向上方旋转。

喙突是肩胛骨颈部向前的突起,被称为肩关节的灯塔,是手术中的重要解剖标志。喙突是肩峰下间隙及肩袖间隙的内缘,是联合腱及喙锁韧带的止点。若喙突与肩胛下肌的肌腱和滑囊撞击可导致肩关节前方疼痛、肩胛下肌退行性变,甚至撕裂[20]。Owens及其同事认为喙肱间距影响肩关节稳定性。据他们报道,喙突位置是肩关节不稳定的独立风险因素,喙肱间距每增加1mm,会导致肩关节损伤风险增加20%(图4-6)。

肱骨

肱骨作为杠杆,对上肢的力量和ROM至关重要。

肱骨头呈椭圆形,位于肱骨近端并与肩胛盂相连。肱骨近端有大结节及小结节,二者之间为二头肌腱沟(见图4-2)。解剖颈是指皮质骨与软骨的交界,位于大、小结节内侧。大结节自前向后分别由冈上肌、冈下肌及小圆肌的肌腱附着。小结节是肩胛下肌止点。肱二头肌腱沟在大、小结节之间,起到稳定肱二头肌长头腱的作用。

锁骨

锁骨是S形长骨,其作用为保持上肢偏离身体轴线。锁骨内侧与胸骨连接构成胸骨关节,可有少量活动性(图4-7)。其外侧与肩胛骨相连构成肩锁关节。肩锁关节为不可动关节,由关节囊及锥状韧带和斜方韧带构成的喙锁韧带复合体固定。肩锁关节的关节

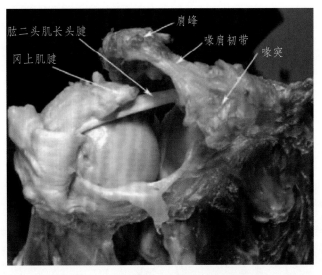

图4-5　肩关节标本照片,显示喙肩弓。

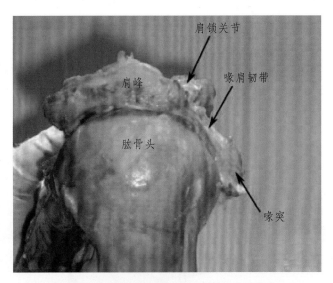

图4-6　肩关节侧位照片,显示喙突及肱骨头。

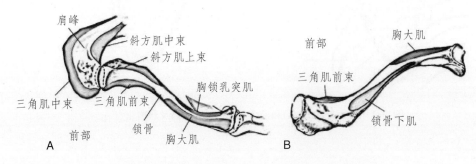

图4-7　锁骨上面观(A)和下面观(B)显示肌肉止点。

囊和韧带提供水平方向的稳定性（前-后），而喙锁韧带提供垂直方向的稳定性（上-下）。在肩关节活动过程中，锁骨可通过旋转40°~50°协助肩关节上举[21]。锁骨也为很多动态稳定结构提供附着点，如斜方肌上束和三角肌。

静态软组织稳定结构

肩关节的静态软组织稳定结构包括盂唇、盂肱韧带及关节囊（图4-8）。这些软组织结构限制盂肱关节的旋转和位移。盂肱韧带的稳定作用与位置相关。以下部分将着重介绍上述静态软组织稳定结构的解剖及功能。

盂唇

盂唇是环绕肩胛盂的纤维软骨组织，其功能是加深肩胛盂凹陷，以增加稳定性。盂唇和肩胛盂软骨共同形成一个关节窝，在前下方深度约为9mm，在后上方深度约为5mm，盂唇使关节窝总体深度增加约50%[22]。盂唇在上-下面将关节窝加深9mm，在前-后面将关节窝加深5mm。肱二头肌长头腱在关节内与上盂唇一同止于盂上结节。盂唇和肱二头肌共同构成肱骨头上方的稳定结构。

针对盂唇已有深入研究，尤其是关于盂唇与肩关节稳定性的相关研究。有创伤性肩关节脱位病史的患者往往会有盂唇损伤。而盂唇损伤会进一步增加再次脱位的风险。在一项尸体研究中，切除盂唇会使肩关节稳定性降低20%，如合并软骨损伤，会进一步降低稳定性[13]。另一项尸体研究切除盂唇但保留关节囊，也得出类似结果。该研究结果表明，切除盂唇会增加内收位不稳定[23]。

盂肱韧带

盂肱韧带是由关节囊局部增厚形成的，一般分为4部分：上、中、前下及后下（图4-8）。盂肱韧带均为肩关节的重要静态稳定结构，其功能是在肩关节处于各种位置时限制肱骨头平移。不伴盂唇损伤的关节囊拉伤也可导致肩关节稳定性下降[24]。

盂肱上韧带（SGHL）起自肩胛盂上部及喙突，止于小结节上方的小凹。肩胛盂的上倾和SGHL共同构成静态稳定结构，限制肱骨头向下方半脱位[25-27]。

盂肱中韧带（MGHL）起自SGHL下方，肩胛盂上半部，止于肱骨外颈前方。MGHL较为强韧，可防止肱骨头前移。肩关节外展45°外旋时，MGHL拉紧[28]。然而，MGHL自身对前向稳定性的影响并不显著。有研究表明，单纯切除MGHL并不会导致肩关节不稳定，但会增加肱骨头平移[26]。

盂肱下韧带（IGHL）可分为前束（AIGHL）、后束（PIGHL），以及下方连接二者的悬吊结构。IGHL起自盂唇下2/3及内侧骨膜，止于肱骨外侧距关节面

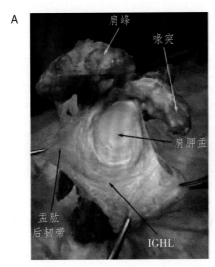
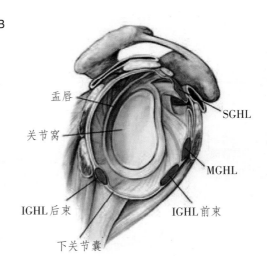

图4-8 （A）标本照片显示骨性及软组织稳定结构。（B）软组织稳定结构包括盂唇、盂肱韧带及关节囊。IGHL，盂肱下韧带；SGHL，盂肱上韧带；MGHL，盂肱中韧带。

2cm处。肩关节恐惧位（外展90°，外旋90°）时，IGHL是限制肱骨头前移的主要稳定结构。就功能而言，外展时，IGHL前束在外旋位紧张，而后束在内旋位紧张[29]。肱骨头的前向活动与IGHL前束长度成线性正相关[30]。在解剖上，IGHL与肩胛盂结合有两种类型。一种是通过紧密的胶原-纤维连接直接与盂唇相连，另一种是与盂唇和肩胛盂颈部相连（图4-9）[31]。IGHL前束和后束损伤均与肩关节不稳定相关。IGHL前束通常在创伤性前脱位时损伤或拉伤。一项研究表明，关节囊损伤对后续脱位的影响甚至高于盂唇[24]。IGHL后束与肩关节内旋障碍（GIRD）相关。GIRD会导致运动员后方关节囊过紧，从而使肩关节内、外旋运动失衡。一项尸体研究显示，GIRD的肩关节可增加盂肱关节压力、肩关节撞击及肱骨头后方半脱位[32]。这些研究强调了卧位牵引治疗GIRD的重要性，因为这可能避免投掷动力学异常。

喙肩弓

喙肩弓由喙肩韧带、肩峰及喙突构成（见图4-5）。喙肩韧带是盂肱关节的静态稳定结构，其起自肩峰前外侧并止于喙突，跨于肱骨头前上方。喙肩韧带存在解剖变异，个别个体可能存在副支[33,34]。但绝大多数韧带由起点向喙突扇形分开，形成"V"字形（图4-10）。喙肩弓形成悬吊组织限制肱骨头前上方移位，构成盂肱关节的静态稳定结构[35]。

肩袖间隙

肩袖间隙是复杂的解剖结构，是盂肱关节内的三角形区域（图4-11）。其内侧起于喙突，向外延伸至结节间沟。上界为冈上肌，下界为肩胛下肌。这一个三角形区域的深层，上方顶边为喙肩韧带，底边为SGHL。肱二头肌长头腱在肩关节内经过该三角形区

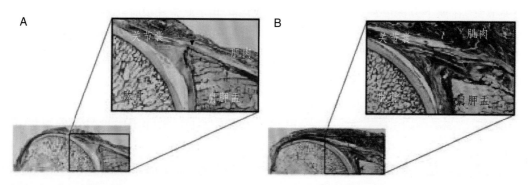

图4-9 组织学照片显示两种IGHL止于肩胛盂的类型。（A）盂唇优势型：IGHL直接与盂唇相连。（B）肩胛颈优势型：IGHL止于盂唇和肩胛颈。IGHL，盂肱下韧带。

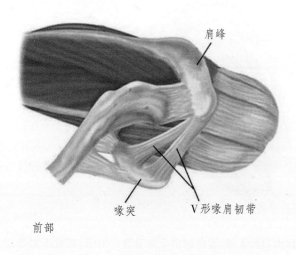

图4-10 喙肩弓上面观示意图，显示骨性及韧带解剖。

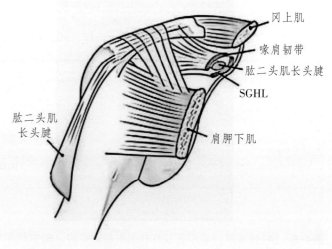

图4-11 肩袖间隙结构示意图。SGHL，盂肱上韧带。

域。针对肩袖间隙有大量临床和尸体解剖研究。缝合肩袖间隙可用于治疗肩关节不稳定，松解肩袖间隙可治疗顽固的粘连性滑囊炎。对于肩关节MDI患者，折叠缝合肩袖间隙被覆的关节囊可减少盂肱关节容积及各个方向的位移[36]。还有一个更符合解剖的治疗策略，将盂肱关节囊进行连续紧缩缝合，最后缝合肩袖间隙。此外，有学者建议在外旋位缝合，缝合这一部位时需注意避免过紧[37]。肩关节过紧的患者也可松解肩袖间隙。尸体研究表明，松解这一三角形区域很安全，松解喙肱韧带对于粘连性滑囊炎的关节囊松解尤其重要[38]。

动态软组织稳定结构

肩关节的动态软组织稳定结构在肩关节的生物力学和稳定性方面起重要作用。这已在1884年被研究并证实[39]。肩袖肌肉、肱二头肌长头腱和其他关节周围肌肉均为肩关节的重要动态稳定结构。

肩袖

肩袖是4组肌肉（冈上肌、冈下肌、小圆肌及肩胛下肌）包裹盂肱关节形成的袖套样结构（图4-12）。肩袖具有双重功能，它既是盂肱关节的动态稳定结构，又在肩关节运动时提供驱动力。在肩关节运动过程中，肩袖提供自肱骨头向盂唇的压力。肩袖在多个平面为肩关节提供力量。大多数生物力学和临床研究表明，盂肱关节和肩胛骨在肩关节活动过程中分别提供2/3和1/3的活动。而肩袖是保障盂肱关节ROM的重要结构。

冈上肌起自冈上窝，横行向外侧延伸止于盂肱关节上方，其肌腱止于肱骨近端大结节前上部。冈上肌为非单纯肌肉/肌腱单元，其有两个单独的亚区，分为前部和后部[40-43]。前部肌腱呈管状，而后部肌腱更薄。前部肌腱的腱性部分自位于大结节的止点较后部更偏内侧。其作用复杂，包括协同三角肌并启动肩外展。冈上肌还与肱骨头的部分旋转功能相关，这已由肌电图研究及尸体解剖研究证实[44-46]。它还与其他肩袖肌肉一同起到盂肱关节的加压作用。

冈下肌起于冈下窝，向外侧及后方延伸，经过肱骨头上方并止于大结节，止点位于冈上肌后方。冈下肌前部被冈上肌后部覆盖。冈下肌的功能是参与外旋和平举，并维持肱骨头位置。

冈上肌和冈下肌构成后上方肩袖，外侧止点汇合止于大结节。Burkhart等[47]首次描述了肩袖新月和肩

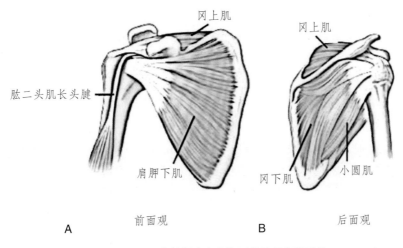

图4-12　肩袖肌肉（**A**）前面观及（**B**）后面观。

袖索的概念。肩袖关节面有变薄和增厚的纤维。冈上肌前8~12mm处增厚的马蹄形肩袖组织被称为肩袖索。较薄的、应力-遮挡的中心部分被称为肩袖新月。这些结构已被很多影像学、解剖学和组织学研究所证实[48-54]。这一区域对外科医生意义重大，因为研究发现大多数冈上肌前部损伤发生在这一区域，此外，这一区域的撕裂可能更大且脂肪浸润更严重[55,56]。几项研究表明，肩袖索是冈上肌的主要受力结构[55,57,58]。当其被破坏，盂肱关节的正常生物力学也会发生改变[58]。尸体解剖研究也证实了这一作用，即使部分撕裂累及肩袖索超过50%，也足以增加盂肱关节的位移并改变正常运动[59]。

小圆肌起于肩胛骨背侧外缘，冈下肌起点的外下方。横行向外经过盂肱关节，止于大结节下方，其止点正好位于冈下肌后下方。小圆肌与冈下肌一同参与肩关节外旋，并维持肱骨头位置。

肩胛下肌是肩袖最大的肌肉，起自肩胛骨前方的肩胛下窝。它向外侧延伸覆盖盂肱关节，其肌腱止于肱骨近端小结节。其功能是内旋、内收肩关节，并稳定盂肱关节。肩胛下肌肌腱的足印区分为4个不同的面。它们紧贴结节间沟内侧，并向内侧及下方延伸。第一个面占肩胛下肌足印的1/3，也是镜下最常观察到损伤的部位[60]。

肱二头肌长头腱

肱二头肌长头腱起自盂上结节，在肱二头肌腱沟内穿出盂肱关节（图4-13）。其在近端联合腱远端与肱二头肌短头腱汇合，继续向远端走行止于桡骨结节。和肱三头肌长头腱一样，其不仅作用于盂肱关节，也作用于肱尺关节。很多研究全面观察了肱二头肌长头腱对盂肱关节的影响。其参与旋转及平移的稳定性，并具有下压肱骨头的作用[61-63]。在尸体模型上，持续增加肱二头肌长头腱张力可显著减少旋转和平移。该研究还显示，拉紧肱二头肌长头腱可在最大内旋和外旋时增加平移稳定性。研究显示肱二头肌长头腱的功能之一是作为韧带将肱骨头限制在肩胛盂中心，增加极度旋转时的稳定性。这一结果被另一项生物力学研究证实。该研究也表明肱二头肌长头腱张力增加时会减少内旋和外旋。该研究还显示，在牵拉肱二头肌长头腱时，肱骨头顶端会向后方移位，

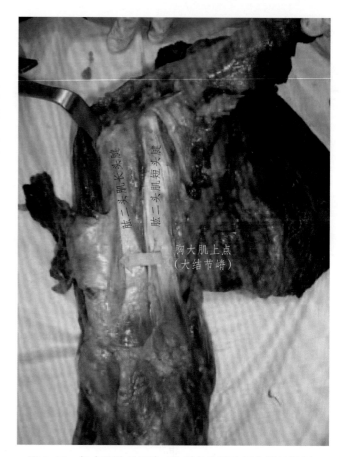

图4-13 标本照片显示肱二头肌长头腱和短头腱的解剖。

这也证明了肱二头肌长头腱可作为前方稳定结构防止肱骨头半脱位[64]。一项尸体研究观察了投掷运动员的肱骨头活动，结果显示肱骨头平移会推压肱二头肌长头腱，这也许可以解释为什么SLAP损伤在投掷运动员中发病率较高。因此，肱二头肌长头腱可作为束带结构限制肱骨头上移[65]。

肱骨-胸部肌群

肱骨-胸部肌群包括三角肌、胸大肌、胸小肌及背阔肌。这组肌群对肩关节功能、运动和稳定性起到重要作用。这些肌肉参与上-下方向的力偶（图4-14）。

三角肌起自肩峰肩胛冈及锁骨外1/3，止于肱骨的三角肌粗隆，其主要功能是肩关节外展及前屈。三角肌可分为3部分：前束、中束及后束。前束起源于锁骨外侧，主要参与前屈及内旋。中束起于肩峰，主要提供外展力量。后束起源于肩胛冈，参与外展肌外旋。三部分肌纤维在远端汇集于同一止点，并止于肱骨三角肌粗隆。关于盂肱关节平移的研究显示，三角

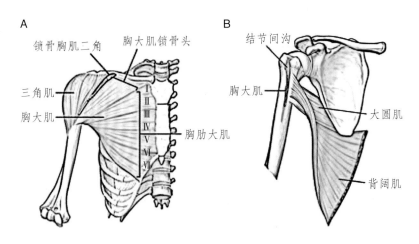

图4-14　胸锁关节周围肌肉示意图,包括三角肌、胸大肌、胸小肌和背阔肌。

肌作用于肱骨头的总体矢量指向后方,该矢量可被肱二头肌张力抵消[66]。

胸大肌起点分为两部分,一部分起自胸骨(胸骨头),另一部分起自锁骨内侧(锁骨头)。止点位于肱骨结节间沟外侧,锁骨头在胸骨头前方。胸大肌使肱骨内收、内旋。一项研究使用3D模型及尸体模型研究肩关节周围肌肉功能,发现胸大肌可增加向前方的力。这会降低肩关节稳定性[6]。

胸小肌起自第3~5肋骨及肋软骨,止于喙突内缘。胸小肌将肩胛骨向前下方牵拉,使其紧贴胸廓。与其他肩关节周围肌肉不同的是,胸小肌也是次要的呼吸肌。

背阔肌起源于脊柱背侧、骶骨及髂嵴,止于结节间沟底部。背阔肌参与肱骨的外展、内收及内旋。

力偶

力偶的概念在描述肩关节功能时非常重要。力偶的定义是两组或更多肌肉从不同方向影响关节旋转。如果不同方向的作用力不平衡,则关节会被拉向力量更大的方向。如果力量大小相等,则两个方向的力处于平衡状态,关节则不会移动。盂肱关节有两组主要的力偶:一组在横断面,另一组在冠状面。

冠状面力偶包括向上方牵拉的三角肌,以及向另一方向运动的下方肩袖肌肉(冈下肌、小圆肌及肩胛下肌)、胸大肌及背阔肌(图4-15A)。这组力偶的功能是保证盂肱关节外展运动的稳定[67]。之所以如此,是因为下方肩袖肌肉、胸大肌和背阔肌提供了一种应

力,而三角肌的功能则相反[68]。

水平面的力偶包括前方的肩胛下肌和后方的冈下肌和小圆肌(图4-15B)。这组力偶不仅参与肩关节的旋转运动,而且可提供肱骨头前后向的稳定性。例如,肩胛下肌修复失败可能导致力偶失衡,进而无法有效控制肱骨头,这时,如果后方肌肉过度牵拉,会在肱骨头施加向后方的合力。Mihata及其同事[69]在尸体研究中证实了这一点,他们在研究中模拟力偶失衡的情况,结果表明肩胛下肌力量下降可导致肱骨外旋及盂肱关节后上方压力增加。这不仅会增加盂肱关节炎的风险,还可能导致整个上肢失衡。

结论

肩关节的功能是由骨性及软组织的静态和动态稳定结构的复杂协同作用形成的。骨性静态稳定结构,以及软组织静态和动态稳定结构保证了肩关节既具有较大的ROM,又具备足够的稳定性。骨性静态稳定结构包括肩胛骨、肩胛盂、肱骨、肱骨沟及锁骨。软组织静态稳定结构包括盂唇、盂肱韧带和关节囊。这些结构加深了肩胛盂的凹槽并限制肱骨头的平移,从而提供稳定性。

动态软组织稳定结构包括肩袖,以及肩胸肌群和关节囊周围肌肉。这些肌肉组成多组力偶,将肱骨头向肩胛盂推压,提供肩关节活动的肌力和关节ROM,并使肱骨头始终处于肩胛盂中心。熟悉这些稳定系

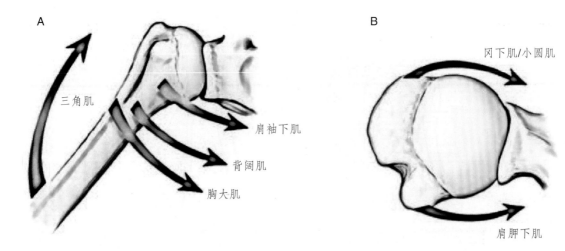

图4-15　（A）冠状面力偶由向上的三角肌及向下的肩袖下肌（肩胛下肌、冈下肌、小圆肌）、胸大肌和背阔肌构成。（B）横断面上的力偶由前方的肩胛下肌，以及后方的冈下肌和小圆肌组成。

统的解剖、生物力学及其复杂的相互作用对于相关从业人员而言非常重要。

（朱戈　敖英芳　译）

参考文献

1. Iannotti JP, Gabriel JP, Schneck SL, Evans BG, Misra S. The normal glenohumeral relationships. An anatomical study of one hundred and forty shoulders. *J Bone Joint Surg Am*. 1992;74(4):491-500. doi:10.2106/00004623-199274040-00004.

2. Churchill RS, Brems JJ, Kotschi H. Glenoid size, inclination, and version: an anatomic study. *J Shoulder Elbow Surg*. 2001;10:327-332.

3. Cameron KL, Tennent DJ, Sturdivant RX, et al. Increased glenoid retroversion is associated with increased rotator cuff strength in the shoulder. *Am J Sports Med*. 2019;47(8):1893-1900. doi:10.1177/0363546519853591.

4. Hurley JA, Anderson TE, Dear W, Andrish JT, Bergfeld JA, Weiker GG. Posterior shoulder instability. Surgical versus conservative results with evaluation of glenoid version. *Am J Sports Med*. 1992;20(4):396-400. doi:10.1177/036354659202000405.

5. Itoi E, Motzkin NE, Morrey BF, An KN. Scapular inclination and inferior stability of the shoulder. *J Shoulder Elbow Surg*. 1992;1(3):131-139. doi:10.1016/1058-2746(92)90090-P.

6. Owens BD, Campbell SE, Cameron KL. Risk factors for anterior glenohumeral instability. *Am J Sports Med*. 2014;42(11):2591-2596. doi:10.1177/0363546514551149.

7. Robertson DD, Yuan J, Bigliani LU, Flatow EL, Yamaguchi K. Three-dimensional analysis of the proximal part of the humerus: relevance to arthroplasty. *J Bone Joint Surg Am*. 2000;82(11):1594-1602. doi:10.2106/00004623-200011000-00013.

8. Bost FC, Inman VT. The pathological changes in recurrent dislocation of the shoulder. *J Bone Joint Surg Am*. 1942;24(3):595-613.

9. Steindler A. *Kinesiology of the Human Body Under Normal and Pathological Conditions*. Springfield, IL: Charles C. Thomas; 1955.

10. Saha AK. Dynamic stability of the glenohumeral joint. *Acta Orthop*. 1971;42(6):491-505. doi:10.3109/17453677108989066.

11. Lippitt S, Matsen F. Mechanisms of glenohumeral joint stability. *Clin Orthop Rel Res*. 1993;(291):20-28.

12. Lippitt SB, Vanderhooft JE, Harris SL, Sidles JA, Harryman DT II, Matsen FA III. Glenohumeral stability from concavity-compression: a quantitative analysis. *J Shoulder Elbow Surg*. 1993;2(1):27-35. doi:10.1016/S1058-2746(09)80134-1.

13. Lazarus MD, Sidles JA, Harryman DT II, Matsen FA III. Effect of a chondral-labral defect on glenoid concavity and glenohumeral stability. A cadaveric model. *J Bone Joint Surg Am*. 1996;78(1):94-102. doi:10.2106/00004623-199601000-00013.

14. Kibler WB, Ludewig PM, McClure PW, Michener LA, Bak K, Sciascia AD. Clinical implications of scapular dyskinesis in shoulder injury: the 2013 consensus statement from the "scapular summit". *Br J Sports Med*. 2013;47:877-885. doi:10.1136/bjsports-2013-092425.

15. Meininger AK, Figueres BF, Goldberg BA. Scapular winging: an update. *J Am Acad Orthop Surg*. 2011;19(8):453-462. doi:10.5435/00124635-201108000-00001.

16. Freedman L, Munro RR. Abduction of the arm in the scapular plane: scapular and glenohumeral movements. A roentgenographic study. *J Bone Joint Surg Am*. 1966;48(8):1503-1510. doi:10.2106/00004623-196648080-00004.

17. Roche SJ, Funk L, Sciascia A, Kibler WB. Scapular dyskinesis: the surgeon's perspective. *Shoulder Elbow*. 2015;7(4):289-297. doi:10.1177/1758573215595949.

18. Kibler WB, Uhl TL, Maddux JW, Brooks PV, Zeller B, McMullen J. Qualitative clinical evaluation of scapular dysfunction: a reliability study. *J Shoulder Elbow Surg*. 2002;11(6):550-556. doi:10.1067/mse.2002.126766.

19. Mihata T, Jun BJ, Bui CN, et al. Effect of scapular orientation on shoulder internal impingement in a cadaveric model of the cocking phase of throwing. *J Bone Joint Surg Am*. 2012;94(17):1576-1583. doi:10.2106/JBJS.J.01972.

20. Lo IK, Burkhart SS. Arthroscopic coracoplasty through the rotator interval. *Arthroscopy*. 2003;19(6):667-671. doi:10.1016/S0749-8063(03)00219-6.

21. Simovitch R, Sanders B, Ozbaydar M, Lavery K, Warner JJP. Acromioclavicular joint injuries: diagnosis and management. *J Am Acad Orthop Surg*. 2009;17(4):207-219. doi:10.5435/00124635-200904000-00002.

22. Howell SM, Galinat BJ. The glenoid-labral socket. A constrained articular surface. *Clin Orthop Rel Res*. 1989;(243):122-125.

23. Pouliart N, Gagey O. The effect of isolated labrum resection on shoul-

der stability. *Knee Surg Sports Traumatol Arthrosc.* 2006;14(3):301-308. doi:10.1007/s00167-005-0666-1.

24. McMahon PJ, Yang BY, Chow S, Lee TQ. Anterior shoulder dislocation increases the propensity for recurrence: a cadaveric study of the number of dislocations and type of capsulolabral lesion. *J Shoulder Elbow Surg.* 2013;22(8):1046-1052. doi:10.1016/j.jse.2012.11.013.

25. Basmajian JV, Bazant FJ. Factors preventing downward dislocation of the adducted shoulder joint. An electromyographic and morphological study. *J Bone Joint Surg Am.* 1959;41-A:1182-1186.

26. Schwartz E, Warren RF, O'Brien SJ, Fronek J. Posterior shoulder instability. *Orthop Clin North Am.* 1987;18(3):409-419.

27. Warner JJ, Deng XH, Warren RF, Torzilli PA. Static capsuloligamentous restraints to superior-inferior translation of the glenohumeral joint. *Am J Sports Med.* 1992;20(6):675-685. doi:10.1177/036354659202000608.

28. Turkel SJ, Panio MW, Marshall JL, Girgis FG. Stabilizing mechanisms preventing anterior dislocation of the glenohumeral joint. *J Bone Joint Surg Am.* 1981;63(8):1208-1217.

29. Jerosch J, Moersler M, Castro WHM. Über die Funktion der passiven Stabilisatoren des glenohumeralen Gelenkes - Eine Biomechanische Untersuchung [On the passive stabilizing mechanism of the glenohumeral joint—a biomechanic study]. *Z Orthop Ihre Grenzgeb.* 1990;128(2):206-212. doi:10.1055/s-2008-1039501.

30. Mihata T, Lee YS, McGarry MH, Abe M, Lee TQ. Excessive humeral external rotation results in increased shoulder laxity. *Am J Sports Med.* 2004;32(5):1278-1285. doi:10.1177/0363546503262188.

31. McMahon PJ, Dettling J, Sandusky MD, Tibone JE, Lee TQ. The anterior band of the inferior glenohumeral ligament. Assessment of its permanent deformation and the anatomy of its glenoid attachment. *J Bone Joint Surg Br.* 1999;81(3):406-413. doi:10.1302/0301-620X.81B3.9153.

32. Mihata T, Gates J, McGarry MH, Neo M, Lee TQ. Effect of posterior shoulder tightness on internal impingement in a cadaveric model of throwing. *Knee Surg Sports Traumatol Arthrosc.* 2015;23(2):548-554. doi:10.1007/s00167-013-2381-7.

33. Fealy S, April EW, Khazzam M, Armengol-Barallat J, Bigliani LU. The coracoacromial ligament: morphology and study of acromial enthesopathy. *J Shoulder Elbow Surg.* 2005;14(5):542-548. doi:10.1016/j.jse.2005.02.006.

34. Holt EM, Allibone RO. Anatomic variants of the coracoacromial ligament. *J Shoulder Elbow Surg.* 1995;4(5):370-375. doi:10.1016/S1058-2746(95)80021-2.

35. Lee TQ, Black AD, Tibone JE, McMahon PJ. Release of the coracoacromial ligament can lead to glenohumeral laxity: a biomechanical study. *J Shoulder Elbow Surg.* 2001;10(1):68-72. doi:10.1067/mse.2001.111138.

36. Wolf RS, Zheng N, Iero J, Weichel D. The effects of thermal capsulorrhaphy and rotator interval closure on multidirectional laxity in the glenohumeral joint: a cadaveric biomechanical study. *Arthroscopy.* 2004;20(10):1044-1049. doi:10.1016/j.arthro.2004.07.001.

37. Shafer BL, Mihata T, McGarry MH, Tibone JE, Lee TQ. Effects of capsular plication and rotator interval closure in simulated multidirectional shoulder instability. *J Bone Joint Surg Am.* 2008;90(1):136-144. doi:10.2106/JBJS.F.00841.

38. Tetro AM, Bauer G, Hollstien SB, Yamaguchi K. Arthroscopic release of the rotator interval and coracohumeral ligament: an anatomic study in cadavers. *Arthroscopy.* 2002;18(2):145-150. doi:10.1053/jars.2002.30438.

39. Cleland J. Notes on raising the arm. *J Anat Physiol.* 1884;18(pt 3):275-278.

40. Gagey N, Gagey O, Bastian G, Lassau JP. The fibrous frame of the supraspinatus muscle. Correlations between anatomy and MRI findings. *Surg Radiol Anat.* 1990;12(4):291-292. doi:10.1007/BF01623708.

41. Roh MS, Wang VM, April EW, Pollock RG, Bigliani LU, Flatow EL. Anterior and posterior musculotendinous anatomy of the supraspinatus. *J Shoulder Elbow Surg.* 2000;9(6):436-440. doi:10.1067/

mse.2000.108387.

42. Vahlensieck M, an Haack K, Schmidt HM. Two portions of the supraspinatus muscle: a new finding about the muscles macroscopy by dissection and magnetic resonance imaging. *Surg Radiol Anat.* 1994;16(1):101-104. doi:10.1007/BF01627931.

43. Volk AG, Vangsness CT. An anatomic study of the supraspinatus muscle and tendon. *Clin Orthop Rel Res.* 2001;(384):280-285. doi:10.1097/00003086-200103000-00032.

44. Gates JJ, Gilliland J, McGarry MH, et al. Influence of distinct anatomic subregions of the supraspinatus on humeral rotation. *J Orthop Res.* 2010;28(1):12-17. doi:10.1002/jor.20947.

45. Kronberg M, Németh G, Broström LA. Muscle activity and coordination in the normal shoulder. An electromyographic study. *Clin Orthop Rel Res.* 1990;(257):76-85.

46. Reinold MM, Wilk KE, Fleisig GS, et al. Electromyographic analysis of the rotator cuff and deltoid musculature during common shoulder external rotation exercises. *J Orthop Sport Phys Ther.* 2004;34(7):385-394. doi:10.2519/jospt.2004.34.7.385.

47. Burkhart SS, Esch JC, Jolson RS. The rotator crescent and rotator cable: an anatomic description of the shoulder's "suspension bridge." *Arthroscopy.* 1993;9(6):611-616. doi:10.1016/s0749-8063(05)80496-7.

48. Clark J, Sidles JA, Matsen FA. The relationship of the glenohumeral joint capsule to the rotator cuff. *Clin Orthop Rel Res.* 1990;(254):29-34.

49. Clark JM, Harryman DT II. Tendons, ligaments, and capsule of the rotator cuff. Gross and microscopic anatomy. *J Bone Joint Surg Am.* 1992;74(5):713-725. doi:10.2106/00004623-199274050-00010.

50. Fallon J, Blevins FT, Vogel K, Trotter J. Functional morphology of the supraspinatus tendon. *J Orthop Res.* 2002;20(5):920-926. doi:10.1016/S0736-0266(02)00032-2.

51. Kask K, Kolts I, Lubienski A, Russlies M, Leibecke T, Busch LC. Magnetic resonance imaging and correlative gross anatomy of the ligamentum semicirculare humeri (rotator cable). *Clin Anat.* 2008;21(5):420-426. doi:10.1002/ca.20639.

52. Kolts I, Busch LC, Tomusk H, et al. Macroscopial anatomy of the so-called "rotator interval". A cadaver study on 19 shoulder joints. *Ann Anat.* 2002;184(1):9-14. doi:10.1016/S0940-9602(02)80025-5.

53. Morag Y, Jacobson JA, Lucas D, Miller B, Brigido MK, Jamadar DA. US appearance of the rotator cable with histologic correlation: preliminary results. *Radiology.* 2006;241(2):485-491. doi:10.1148/radiol.2412050800.

54. Sheah K, Bredella MA, Warner JJP, Halpern EF, Palmer WE. Transverse thickening along the articular surface of the rotator cuff consistent with the rotator cable: identification with MR arthrography and relevance in rotator cuff evaluation. *AJR Am J Roentgenol.* 2009;193(3):679-686. doi:10.2214/AJR.08.2285.

55. Kim HM, Dahiya N, Teefey SA, Keener JD, Galatz LM, Yamaguchi K. Relationship of tear size and location to fatty degeneration of the rotator cuff. *J Bone Joint Surg Am.* 2010;92(4):829-839. doi:10.2106/JBJS.H.01746.

56. Namdari S, Donegan RP, Dahiya N, Galatz LM, Yamaguchi K, Keener JD. Characteristics of small to medium-sized rotator cuff tears with and without disruption of the anterior supraspinatus tendon. *J Shoulder Elbow Surg.* 2014;23(1):20-27. doi:10.1016/j.jse.2013.05.015.

57. Halder AM, O'Driscoll SW, Heers G, et al. Biomechanical comparison of effects of supraspinatus tendon detachments, tendon defects, and muscle retractions. *J Bone Joint Surg Am.* 2002;84(5):780-785. doi:10.2106/00004623-200205000-00013.

58. Mesiha MM, Derwin KA, Sibole SC, Erdemir A, McCarron JA. The biomechanical relevance of anterior rotator cuff cable tears in a cadaveric shoulder model. *J Bone Joint Surg Am.* 2013;95(20):1817-1824. doi:10.2106/JBJS.L.00784.

59. Pinkowsky GJ, ElAttrache NS, Peterson AB, Akeda M, McGarry MH, Lee TQ. Partial-thickness tears involving the rotator cable lead to abnormal glenohumeral kinematics. *J Shoulder Elbow Surg.*

2017;26(7):1152-1158. doi:10.1016/j.jse.2016.12.063.

60. Yoo JC, Rhee YG, Shin SJ, et al. Subscapularis tendon tear classification based on 3-dimensional anatomic footprint: a cadaveric and prospective clinical observational study. *Arthroscopy*. 2015;31(1):19-28. doi:10.1016/j.arthro.2014.08.015.

61. Saha AK, Das AK, Dutta SK. Mechanism of shoulder movements and a plea for the recognition of "zero position" of glenohumeral joint. *Clin Orthop Rel Res*. 1983;(173):3-10. doi:10.1097/00003086-198303000-00002.

62. Warner JJP, McMahon PJ. The role of the long head of the biceps brachii in superior stability of the glenohumeral joint. *J Bone Joint Surg Am*. 1995;77(3):366-372. doi:10.2106/00004623-199503000-00006.

63. Youm T, ElAttrache NS, Tibone JE, McGarry MH, Lee TQ. The effect of the long head of the biceps on glenohumeral kinematics. *J Shoulder Elbow Surg*. 2009;18(1):122-129. doi:10.1016/j.jse.2008.06.003.

64. McGarry MH, Nguyen ML, Quigley RJ, Hanypsiak B, Gupta R, Lee TQ. The effect of long and short head biceps loading on glenohumeral joint rotational range of motion and humeral head position. *Knee Surg Sports Traumatol Arthrosc*. 2016;24(6):1979-1987. doi:10.1007/s00167-014-3318-5.

65. Grossman MG, Tibone JE, McGarry MH, Schneider DJ, Veneziani S, Lee TQ. A cadaveric model of the throwing shoulder: a possible etiology of superior labrum anterior-to-posterior lesions. *J Bone Joint Surg Am*. 2005;87(4):824-831. doi:10.2106/JBJS.D.01972.

66. Lin T, Javidan P, McGarry MH, Gonzalez-Lomas G, Limpisvasti O, Lee TQ. Glenohumeral contact pressure in a simulated active compression test using cadaveric shoulders. *J Shoulder Elbow Surg*. 2013;22(3):365-374. doi:10.1016/j.jse.2012.02.003.

67. Inman VT, Saunders JB, Abbott LC. Observations of the function of the shoulder joint. 1944. *Clin Orthop Rel Res*. 1996;(330):3-12. doi:10.1097/00003086-199609000-00002.

68. Halder AM, Zhao KD, O'Driscoll SW, Morrey BF, An KN. Dynamic contributions to superior shoulder stability. *J Orthop Res*. 2001;19(2):206-212. doi:10.1016/S0736-0266(00)00028-0.

69. Mihata T, Gates J, McGarry MH, Lee J, Kinoshita M, Lee TQ. Effect of rotator cuff muscle imbalance on forceful internal impingement and peel-back of the superior labrum: a cadaveric study. *Am J Sports Med*. 2009;37(11):2222-2227. doi:10.1177/0363546509337450.

第2篇

肩关节前方不稳定

第5章

赛季前方不稳定的处理和重返赛场后结果

Jonathan F. Dickens, Maj. Michael A. Donohue

盂肱关节不稳定在年轻运动员中很常见,可能导致其长期无法参与运动[1]。盂肱关节前脱位最常发生于前臂前屈、外展和外旋位。运动员肩关节前方不稳定的定义广泛,复位的完全性脱位及轻度不稳定均包含在内,后者在临床上较难诊断,且治疗起来同样困难[2,3]。运动员最常见的是创伤性肩关节半脱位[1,4]。脱位风险最大的肩关节外旋角度有所争议。Tanaka等[5]评估了镇静状态下肩关节前移最大时的位置,结果发现肩关节外展90°、外旋26°时前移范围最大。最有可能的是,运动员肩关节有脱位风险的确切位置存在多因素的可变性。

NCAA损伤监测系统的一项综述发现,肩关节不稳定的发病率为0.12/1000人[1]。男性比女性更容易受伤。此外,肩关节不稳定占所有肩关节损伤的25%。大多数损伤事件发生于接触类运动中,即足球、曲棍球和摔跤,以及在与另一名运动员接触对抗的过程中。遭受此类损伤需要考虑到时间损失。脱位后,近50%的运动员至少10天无法参加体育训练[1]。

骨科医生面对的治疗难题是如何使其尽快返回赛场,特别是赛季时。年轻的、处于赛季的接触类运动员是治疗肩部不稳定最危险且最具挑战性的群体,因为他们对肩部需求较高,同时肩关节也最容易发生不稳定。运动员在赛季中出现肩关节不稳定情况时,立即对他们进行手术治疗将使其无法在赛季中重返赛场。另一方面,非手术治疗可使运动员在受伤后5天至4周内恢复到可接受的运动水平,重返赛场后的复发率为37%~73%[4,6-8]。有趣的是,一项对管理高中、大学和职业运动员的队医进行的匿名调查发现,只有7%的骨科医生建议对初次脱位的运动员立即进行手术复位[9]。

赛季中肩关节不稳定的运动员的处理较为复杂,确定最佳的处理方案需要考虑许多变量,包括赛时站位和运动类型、赛季中受伤时间、当前比赛水平、预期的未来比赛水平、未来不稳定的复发风险、松弛和其他体征、盂肱骨量丢失和韧带损伤。其他变量,如不稳定类型(半脱位或脱位)、制动长度和位置,以及支具的使用被认为是可能影响赛季运动员肩关节前方不稳定复发风险的附加变量。本章将回顾与队医和运动员有关的赛季肩关节前方不稳定的处理问题和争议。

赛季中重返赛场的解剖学问题

有一系列与前方不稳定相关的损伤,正确认识病理解剖学对预防复发、优化预后和指导治疗至关重要。肩关节脱位受损最大的结构是前唇(即Bankart损伤)[10]。在前方不稳定治疗常规使用磁共振成像(MRI)检查之前,Taylor和Arciero对进行手术或保守治疗的首次脱位患者进行了评估[11]。在手术治疗组中,他们发现97%的患者在首次脱位后出现Bankart损伤或关节囊撕裂。在前方不稳定术前使用 MRI 检查成为标准方法后,Owens 及其同事[3]同样发现 97% 的首次创伤性前方半脱位患者在 MRI 上有 Bankart 损伤。

前唇的损伤并非孤立发生。IGHL 在一次脱位后发生永久性变形,且变形程度将随不稳定的反复而增加[12]。Bigliani 等[13]研究了尸体标本中 IGHL 的抗拉强度。除了确定 IGHL 的最大抗拉强度,更重要的是该研究发现韧带在最终断裂前被明显拉长。此外,在一项后续研究中,Ticker 及其同事[14]发现 IGHL 前、下部分抗拉强度降低。如果运动员在赛季重返赛场后反复发生脱位甚至半脱位,关节囊韧带复合体变形风险增加。在决定最佳治疗时机(赛季或休赛期)和手术方法(关节镜或开放手术)时,应考虑这些信息。研究还强调治疗时应考虑适当保留 IGHL,以恢复肩部稳定性。

骨性 Bankart 损伤指关节盂前缘骨折,可发生于急性损伤。多位学者研究发现,初次和复发性肩关节不稳定的关节盂形态和骨缺损情况非常相似。Milano 等[15]发现 72% 的肩关节前方不稳定患者存在骨缺损。Sugaya 及其同事[16]对 100 例复发性前方不稳定患者进行了 3D CT。90% 显示关节盂轮廓发生了变化。50% 有骨性 Bankart 损伤,40% 有关节盂磨损。这表明,在复发性肩关节不稳定的情况下,关节盂骨缺损的风险增加。

最近,Dickens 及其同事[17]分析了一组单中心初次肩关节脱位运动员,随访 4 年。在随访期间,运动员只参与一项训练,52% 的运动员骨缺损量 >5%,17% 的运动员骨缺损量 >13.5%[17]。后面将会对 13.5% 骨缺损进行讨论,因为这种程度的骨缺损较为显著,称为关节盂骨缺损的"亚临界"值,患者在关节镜术后的主观结果可能较差[18]。接触类运动员比非接触类运动员更有可能发生伴随骨缺损的脱位。

当外科医生考虑让受伤的运动员重返比赛时,他们必须评估急性骨性 Bankart 损伤和骨缺损。除单纯撕脱外,所有急性骨性 Bankart 损伤的运动员均不应在赛季重返比赛,我们建议早期行手术固定,以防止畸形愈合。对于早期关节盂骨缺损的患者,外科医生必须考虑赛季中反复发生的不稳定对关节盂造成的持续侵袭所带来的风险。任何程度的关节盂骨缺损都可能使运动员面临反复不稳定的风险。Arciero 等[19]

对关节盂和肱骨头的联合损伤进行了尸体检测。在有 Hill-Sachs 损伤的情况下,仅 2mm 的关节盂骨缺损将会导致应力转移率下降 18%~43%。这种应力转移率的降低会使肩关节面临反复不稳定的风险。存在关节盂骨缺损和 Hill-Sachs 损伤的运动员应考虑早期手术治疗。此外,考虑到复发性不稳定的风险,关节盂骨丢失 >10% 的运动员应被禁止参赛,以便早期手术干预。

肩关节前方不稳定时损伤其他肩关节囊韧带结构的情况较为少见。盂肱韧带(肱骨)撕脱(HAGL)的发病率为 1.5%~9%。但最近的一项研究发现,接受肩关节稳定治疗的女运动员中 HAGL 的实际发病率为 25%[20-22]。这可能表明,HAGL 可能常被漏诊,其真实发病率高于通常估计的发病率。Ticker 等[14]研究了 IGHL 的生物力学特性,发现在缓慢拉紧的情况下,IGHL 更常在肱骨连接处断裂,而在快速拉紧的情况下,肱骨连接处的 IGHL 纤维抗力更强[14]。在体内,HAGL 损伤可见于高能创伤或过顶运动员的重复微创伤[23]。存在 HAGL 病变时,盂肱关节的应力转移率显著降低[24]。然而,运动员的主诉可能并非不稳定。Provencher 及其同事发现,大多数患者的主诉与疼痛有关,而非不稳定[25]。在许多情况下,与 HAGL 病变相关的持续症状会使运动员无法恢复运动。然而,即使运动员无症状,我们也建议早期进行手术干预,以便于修复并减轻复发性不稳定,减少相关风险。

肱骨头损伤常为挫伤(Hill-Sachs),发生于肱骨头后上外侧部分,靠近肩袖止点。不稳定发生后,Hill-Sachs 损伤的发病率为 7%~93%,复发性不稳定时的发病率接近 100%[11,26,27]。在持续不稳定的情况下,发生在关节盂和肱骨头的双极损伤可导致上述两个部位持续的骨损伤,以及 Burkhart 和 De Beer 所描述的关节盂前方啮合性 Hill-Sachs 损伤[28]。巨大 Hill-Sachs 损伤可能导致 Bankart 损伤无法修复。2007 年,Yamamoto 等基于"啮合性 Hill-Sachs"损伤提出了肩胛盂轨迹的概念[29]。其将 Hill-Sachs 损伤的宽度与肩胛盂宽度的 83% 减去骨缺损的宽度(真正的肩胛盂轨迹宽度)进行比较(图 5-1)。如果 Hill-Sachs 损伤比肩胛盂轨道更宽,则称之为轨迹外 Hill-Sachs 损伤。此时,通过 Bankart 损伤的修复手术不大可能恢复肩关节稳定性[29]。存在轨迹外 Hill-Sachs 损伤的运动员应考虑

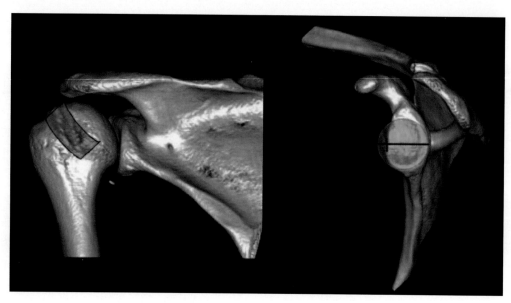

图5-1 关节盂轨迹。将关节盂宽度×0.83(骨缺损宽度)和Hill-Sachs损伤宽度进行比较。条带代表理论上关节盂轨迹在Hill-Sachs损伤上的覆盖宽度。图中关节盂轨迹宽于Hill-Sachs损伤宽度,软组织修复术后可获得满意的效果。

手术治疗,不应重返赛场。

赛季中重返赛场的运动员因素

赛季重返赛场的决策与很多运动员相关因素有关,且都应遵循一个共同的决策模式。至少,赛季运动员的以下问题可以帮助外科医生做出临床决策:

(1)患者年龄是多少?第一次不稳定发生在什么时候?这是赛季初发还是复发?年轻患者复发性不稳定的风险增加[30]。建议赛季早期发生的不稳定早期手术治疗。相比之下,赛季快结束时,运动员绝对暴露的概率较少,更希望完成整个赛季,因此,建议有复发性脱位的运动员进行手术。

(2)运动员是否会进行接触、碰撞或过顶运动?过顶运动员的优势手臂受伤了吗?这些运动员通过非手术治疗发生复发性不稳定的风险更高[31,32]。多达55%的过顶运动员在手术稳定后可能无法恢复至正常水平[33]。

(3)受伤时手臂处于什么位置,是否是接触类损伤?如果是非接触类损伤,外科医生必须阐明损伤机制(例如,Owens等[4]描述的拳击手挥空拳时发生的半脱位)。

(4)他们的比赛水平如何?根据运动员、教练、训练员和医生的投入,从共同决策的角度来看,他或她的预期成绩如何?

应全面了解患者病史,而并非仅考虑临床不稳定情况。损伤后可能会出现腋神经功能传导障碍或肩袖松弛,但持续不稳定提示检查人员必须考虑神经损伤或肩袖损伤存在的可能性[34,35]。如果有神经损伤或肩袖撕裂证据,运动员不可重返赛场。

对于赛季内运动员,还需考虑他们的既往表现及重返赛场的意义。Dickens等[6]证明许多不同水平的运动员都会尝试在赛季内重返比赛。当接触类运动员和碰撞类运动员试图在赛季内返回比赛时,他们发生持续性不稳定的风险最高。通常认为,具有较高水平的上升期运动员有必要重返赛场,但外科医生必须对患者的病史、临床和影像学检查结果有彻底的了解,避免运动员肩关节遭受可能会进一步加重骨缺损的损伤。

体格检查

完整的体格检查将有助于进一步确定外科医生的诊断,可帮助医生发现过度松弛或神经损伤等任何其他相关疾病。肩关节脱位的运动员在运动场上接受体格检查时,应在复位前后确定自身神经血管状态。在训练室内体格检查时需按照系统流程进行。我们提倡首先进行单纯视诊，观察运动员在所有平面的 ROM，识别肩胛存在的任何方向的运动障碍。所有体格检查均应首先从健侧开始。

稳定性检查通常无法在急性损伤后进行，建议在患肩痛感消失后实施。有多种评估肩关节不稳定的特殊检查，不同检查的敏感性和特异性不同[36]。单独而言，每个测试都有适应的患者，如强壮的足球前锋和较瘦的田径运动员。因此，确认疑似诊断需通过一系列系统检查。作者通常使用恐惧试验[35]、Jobe 复位试验[37]和再复位反向试验。在所有 3 项试验结果均为阳性的情况下，前方不稳定的阳性预测值为 93.6%[38]。此外，我们还提倡使用加载移位试验[39]，并根据 Hawkins 等[40]所描述的移位程度进行分级。该试验需要在两种状态下进行评估：临床评估期间和麻醉状态下。其他试验包括 Gagey 试验检查[41]IGHL、凹陷征检查关节囊松弛，以及 Beighton 评分检查关节过度运动[42]。还应对肩袖强度、上盂唇/肱二头肌、神经系统状态和撞击进行试验检查。

影像学检查

复位后需完成完整的影像学评估。对于队医而言，我们建议其让患者在肩关节受伤复位后当天或第二天进行 X 线检查，以此作为快速检查的一部分，特别是在运动员希望保守治疗后重返赛场的情况下。我们常规对肩关节不稳定进行系列检查，包括前后（AP）位、Grashey 位、腋位、冈上肌出口位和西点位。X 线片可评估盂肱位置，以排除骨折，还可对关节盂骨缺损或骨折进行初步评估，并确定是否存在 Hill-Sachs 损伤。

评估软组织可选择增强或普通 MRI。总的来说，作者建议对首次或复发性赛季半脱位或脱位的运动员进行早期高级轴位影像学检查，以评估伴随的病理改变和骨缺损（这在接触类和碰撞类运动员中更常见）。发生 10 天内的脱位，我们选择使用标准 MRI 进行检查。此外，也会使用关节内注射对比剂（造影剂）后获得的磁共振关节造影（MRA）进行评估。MRI 可观察盂唇的软组织状态，以及包括肩袖损伤和 HAGL 在内的相关损伤。MRI 不常规用于评估骨缺损，但其

可显示关节盂和肱骨头骨缺损的大致情况，以便外科医生决定是否需要进行 CT 检查。

对于在没有手术干预的情况下尝试在同一赛季重返赛场的运动员，我们不常规进行 CT 检查。CT 检查通常用于有骨缺损并计划进行手术干预的运动员。

治疗

在赛季发生肩关节不稳定后，运动员和教练最常见的问题是运动员何时可重返赛场。这是所有参与运动员治疗相关人员所面临的难题。治疗目标是安全重返赛场。但根据可能最能解决不稳定的治疗方案（无论是手术还是保守治疗）和康复方案来看，何时重返赛场无规定的时间标准。康复和重返赛场是由多因素决定的。决定使用何种治疗方案对于外科医生在指导患者方面至关重要。任何一种治疗方案的最终目标都是患肩疼痛消失、双肩力量对称，以及在特定活动中无反复不稳定症状。我们推荐的决策步骤如图 5-2 所示。我们推荐的重返赛场的关键标准见表 5-1。

赛季内运动员的非手术治疗

对于赛季内运动员来说，非手术治疗是在同一赛季重返比赛的唯一可能。因此，许多运动员更乐于接受非手术治疗，以便在赛季内重返比赛。然而，只有适合非手术治疗的运动员才应该考虑在赛季内重返比赛。非手术康复治疗将在本书其他章节重点讲述，包括短时制动，以使软组织充分休息，随后进行康复训练，使患肩恢复和健侧完全对称的运动和力量，最后根据特定运动指定相关治疗方案。

表 5-1　运动员安全重返运动前应至少满足以下条件

标准	主要表现
活动	全范围活动
力量	肩袖力量正常且无神经损伤
协调能力	可在无痛或不稳定情况下完成技巧类动作
影像学检查	（1）关节盂骨缺损<13% （2）无骨性 Bankart 损伤 （3）轨迹内 Hill-Sachs 损伤

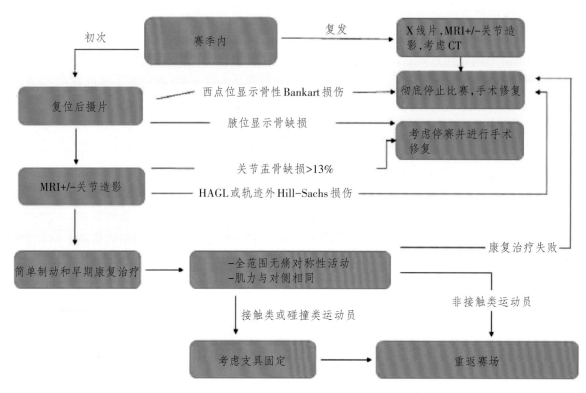

图5-2　我们推荐的肩关节不稳定运动员治疗决策流程图。

Wheeler等[30]是最早对肩关节不稳定的自然病程进行评估的研究团体之一,他们前瞻性地对创伤性肩关节前脱位的西点军校学员进行了至少14个月的随访。西点军校学员是最佳随访对象,他们年轻且活跃,为了参军,需要参加接触类和碰撞类活动和运动。在这些年轻运动员中,非手术治疗的肩关节不稳定复发率为92%。这些复发性肩关节不稳定患者中不仅有半脱位,还有82%发生了完全脱位[30]。这些非手术治疗的不稳定高复发率支持了先前两项关于肩关节不稳定自然病史的研究结果:20岁以下患者复发性不稳定发病率为94%[43,44]。

非手术治疗和重返赛场的主要适应证之一是不伴有骨缺损的首次脱位,且影像学检查显示为Bankart损伤。此外,非接触类或过顶运动员更有可能在同一赛季重返赛场[4,6,30,31]。必须告知参加接触类运动的年轻运动员非手术治疗后有很高的风险出现复发性不稳定。

一些研究评估了因不稳定导致的时间损失。第一项前瞻性多中心研究评估了存在持续性不稳定的大学运动员重返赛场的情况,结果显示73%的运动员能够在平均5天内重返赛场[6]。同时,令人遗憾的是,超过1/4(27%)的运动员未能成功康复并重返赛场[6]。Buss及其同事[8]首先报道了接受加速康复治疗的赛季内运动员重返赛场的结果。在他们的回顾性研究中,运动员能够在平均10天内重返比赛[8]。在此之前,一些关于重返赛场的研究显示非手术治疗需要1~3个月的相对漫长的制动和康复期[30,45]。

与不稳定相关的疼痛,特别是盂肱关节完全脱位可通过短期制动得到改善。关于制动的方法或位置目前还未达成共识。前文所述的Buss等[8]让运动员在平均10天内重返赛场,他们的康复方案中并未包含制动。Henry和Genung最早研究了制动在肩关节不稳定康复中的作用[46]。他们随访了121例损伤后制动约3周的患者和59例未制动的患者。两组患者脱位复发率相近,分别为90%和85%。Paterson等[47]为确定制动疗效,对5项一级研究和1项二级研究进行了荟萃分析。他们发现,肩带制动超过1周无任何益处,无论是否使用吊带,对复发率均未产生影响[47]。基于这些研究,我们建议根据疼痛需要行短期制动,但不应超过5天,以便早期在指导下进行活动。

与制动有关的较大的争议是制动时手臂的位置。Itoi 及其同事[48,49]通过尸体标本和在体 MRI 研究发现,将手臂固定在外旋位可在肩关节脱位后更好地将盂唇复位至关节盂,从而降低不稳定的复发率。然而,其他机构的一些研究者在试图重现这些结果时却得到了不同的结果。此外,人们还担心外旋位制动时会引起不适。然而,Paterson 等[47]的荟萃分析显示不同制动位置的复发率之间无显著差异。我们不提倡外旋位固定。相反,肩关节应制动于一个使患者感觉舒适的位置。制动位置最终由外科医生决定。

保守治疗的效果一直依赖于早期研究,这些研究表明年轻运动员的复发率较高[30,45]。然而,这些研究并未对同赛季回归赛场和成功完成比赛且未复发的能力进行评估。Dickens 等[6]前瞻性地对重返赛场的接受保守治疗的大学运动员进行了观察。研究共纳入45名平均年龄为20岁的运动员。除两名棒球运动员外,所有人都参加了接触类运动。3/4(73%)的运动员能够在平均5天内重返赛场。45例患者中只有12例(27%)在剩余赛季内仍然完全无症状。不稳定症状的复发率较高,但67%的复发性不稳定患者能够完成剩余赛季。脱位运动员出现反复症状性不稳定的风险更高[6]。

Buss 及其同事[8]对30名重返赛场的运动员的情况进行了回顾性分析。如前所述,他们重回赛场的平均时间为10天。除一名滑雪运动员和一名体操运动员外,几乎所有研究对象均为接触类运动员(平均年龄16岁)。70%的运动员使用支具重返赛场。该研究重返赛场的标准是在同赛季内完成全部或部分比赛。令人欣慰的是,90%的人能够重返赛场。运动员在重返赛场后平均会发生1.4次不稳定。大多数运动员未复发,但一些运动员发生了多达8次的不稳定[8]。

基于前述证据,大多数研究表明,在年轻的碰撞或接触类运动员中,反复发生脱位或不稳定的风险较高。然而,最近发表的研究表示,受伤的高中运动员可在赛季内成功重返赛场。Shanley 等[50]前瞻性地对同一区域的高中运动员进行了长达4年的追踪。研究纳入标准为赛季内发生前方不稳定同时接受治疗的校队运动员。这项研究在保守治疗赛季内重返赛场

和支具佩戴两个方面有重要发现。97名具有运动资格的校级运动员接受了非手术治疗。其中,82人(85%)在成功康复并重返赛季后的至少一个赛季内未再发生不稳定。97名运动员中有6名(6.2%)在随访期间反复发生不稳定。15名未能重返赛场或不稳定复发的保守治疗失败的运动员全部为接触类运动员,大多数(60%)为男性橄榄球运动员[50]。发生半脱位的运动员重返赛场的可能性是脱位运动员的3倍,在本赛季重返赛场并成功参加下一赛季的可能性是脱位运动员的近两倍[6]。这一反映了那些只有半脱位的运动员的治疗成功率有所提高。应注意,不应将上述结果应用于大学或更高水平的运动员,因为他们的比赛水平和与比赛相关的风险不同。

对于职业橄榄球运动员而言,在巅峰状态重返赛场对于职业生涯和球队表现都具有重要意义。Okoroha 及其同事[51]认为这些运动员无论接受何种治疗都可高比率地重返赛场。他们发现,92%的接受非手术治疗的球员能够重返赛场。在赛季发生半脱位的球员可在1周内恢复比赛,而那些发生脱位的球员平均需要3周恢复比赛。作者专门研究了不稳定发生的时间,赛季末运动员可比赛季早期更快重返赛场(0.5周对3.1周)。重返赛场的球员不稳定复发率为55%,平均复发时间为2.5周[51]。这一复发率与 LeClere 等[52]发表的一项 NFL 的复发率相似(42%)。该研究的一个必要考虑因素是运动员的水平。高水平接触或碰撞类运动员可能有更多的医疗和训练资源,可使他们快速重返赛场,但仍然有较高的复发率。

总的来说,如果运动员符合一定的标准,可以考虑让其在同一赛季重返赛场。重返赛场有很多附加条件,必须告知运动员重返赛场的相应风险。复发性不稳定不仅是高风险之一,持续不稳定对关节盂和肱骨头骨缺损也有一定影响。

运动员表现

就算运动员符合重返赛场的标准,他们的表现水平也可能与受伤前不一样,主观感受评分也可能较低。尚缺乏专门调查运动员重返赛场后主观感受的研究[53]。Buss 等[8]和 Shanley 及其同事[50]未在重返赛场的运动员的分析中对主观感受评分进行评估。然而,

可根据Dickens等[6]、Sachs及其同事[54]，以及Shaha等[18]的数据推断预期结果。Dickens等[6]用西安大略肩关节不稳定指数（WOSI）、美国肩肘外科协会（ASES）评分、简明评估数字量表（SANE）评分和简明肩关节功能测试（SST）评分，对重返赛场的时间和可能性进行逻辑回归建模。受伤时，WOSI和SST的得分每高一分，运动员在赛季重返赛场的可能性就会分别增加5%和3%。在确定重返赛场的时间时，WOSI、SST和ASES评分每提高10分，运动员就可以分别比得分较差的运动员早1.3天、1.2天和1.3天重返赛场。

Sachs及其同事[54]前瞻性地对在单一且封闭的保险支付系统内并在单一机构接受治疗的患者进行了研究。这项研究包括所有年龄段内（12~82岁）运动员和非运动员的肩关节不稳定。该研究的一项重要发现是随访结束时的得分结果，患者被分为3组：①单侧肩关节脱位，无复发；②非手术治疗后脱位复发；③Bankart损伤后成功修复。那些仅发生一次脱位事件且在恢复正常生活后未复发的患者与那些成功接受Bankart修复患者的Constant评分、ASES评分和WOSI相似。然而，那些在初次脱位后持续出现不稳定症状患者的所有3项评分均显著差于其他组[54]。这两项研究的影响表明，受伤和重返运动期间主观感受较好的运动员继续比赛时不稳定复发的概率较低，可将手术推迟至赛季结束后进行。

为了确定关节盂骨缺损<20%，从而未进行手术治疗的肩关节不稳定患者的预后结果，Shaha等[18]提出了"亚临界"骨缺损的定义。关节盂骨缺损>13.5%的患者，不稳定复发率无统计学意义上的增加。然而，制动后亚临界骨缺损患者的WOSI明显更差。基于这些发现，当患者受伤时，可对其进行评估，如果他们的WOSI、SST评分和ASES评分较高，那他们更有可能在早期重返赛场。但如果影像学显示关节盂骨缺损>13.5%，他们重返赛场后的WOSI可能会较低。WOSI是一项很重要的评分，其中包含21个专门针对肩关节功能障碍的问题[55]。

根据上文所述，WOSI主观评分较高、在MRI或CT显示骨缺损<13.5%的患者，是最适合重返赛场的人群。他们在赛季成功重返赛场的时间较他人早2倍，并且在重返比赛后，其出现肩关节功能障碍或复发的可能性也较低。

支具选择和相关问题

关于接触类运动员预防性佩戴支具或在肩关节不稳定后使用支具提供保护的相关文献较少[56-59]。其中，大多数数据均关注于支具在橄榄球运动员中的使用。目前，支具种类繁多，其主要目的是防止运动员将肩关节置于容易受伤的位置。

Sully支具（图5-3）是一种带有弹性绑带的氯丁橡胶弹性支具，可包裹躯干、肩关节和上臂。支具利用可粘贴的弹性绑带支架限制肩关节外展和外旋。氯丁橡胶带有弹性，限制性较非弹性材料小，更适合那些需要较多过顶动作或活动范围需要轻微超出支具限制的运动员。氯丁橡胶支具或胶带的限制较小，可为运动员提供稳定的本体感觉[59,60]。这些支具理论上可使肩关节处于被动外旋位，以减少佩戴的不适感。此外，较少地限制运动员活动可提高使用支具的依从性。

相反，Sawa支具（图5-4）是一种尼龙支具，同样佩戴于躯干、肩关节和上臂，但其不像Sully支具一样具有弹性。尼龙带用于限制外展和外旋。这种设计的优点是它可以较强限制肩关节的运动。这种限制的利弊取决于运动员参与的运动及站位。研究发现，将支具的活动限制预设在外展45°时，无论在被动活动还是主动活动的情况下，都无法对橄榄球运动员提供有效限制[58]。然而，支具可防止运动员肩关节完全外展至90°。对于非过顶运动或非优势臂的运动员来说，这可以避免肩关节处于最容易受伤的位置。对于投掷类和抢位类运动员而言，限制优势手臂的活动可能会削弱手臂功能，使运动员的实力无法完全发挥。

Buss等[8]让他们大多数的赛季内运动员佩戴了上述支具之一，但遗憾的是其并未对穿戴支具后重返赛场的结果进行报道。Dickens及其同事[50]对他们的赛季内运动员进行了亚组分析，发现佩戴支具并不能防止复发性不稳定。此外，Shanley等[50]发现穿戴支具并不能对肩关节不稳定的青少年运动员起到保护作用。

理想情况下，限制支具最好用于美式橄榄球前锋或英式橄榄球运动员，他们参与运动时的肩关节活动范围有限。而氯丁橡胶支具或绑带可能更适合过顶运动员。根据运动类型、站位和团队习惯最终可对支具进行个性化选择。

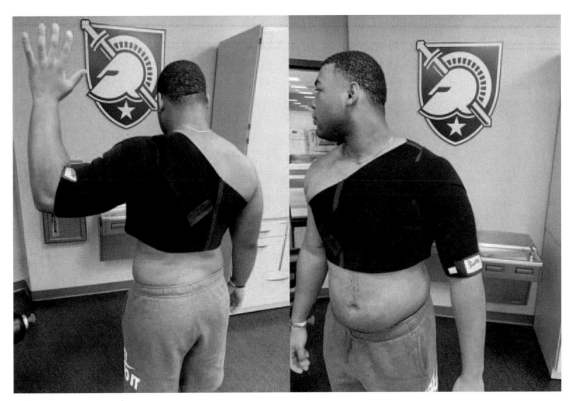

图5-3　Sully支具是一种氯丁橡胶支具,其佩戴较尼龙支具更具舒适性,但对肩关节活动限制较小。

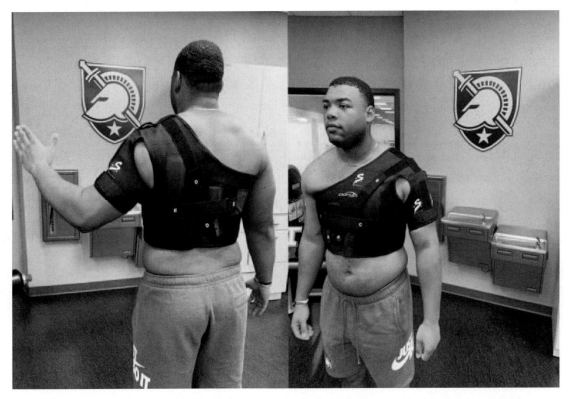

图5-4　Sawa支具是尼龙支具,质地较硬,但一些研究显示其对运动员的肩关节活动有一定限制。

赛季内重返赛场的标准

临床上对于赛季内重返赛场的建议各不相同,尚未达成共识。整合建议见表5-1。最近对各种建议进行分类学分析后发现,一些高质量数据在一项建议上高度一致:当运动员只进行非手术治疗并想要重返赛场时,应告知其存在较高的复发风险[7]。此外,在加速康复方案和重返赛场的标准上,文献仍较少且结论不尽相同[7]。

运动员重返赛场的临床标准主要是力量、肩关节ROM和疼痛[61]。这3个临床标准在愈合或防止复发不稳定方面的保护机制尚未被验证,但已被广泛发表[62]。大多数研究在评估力量时,粗略地描述为"完全"或"恢复"[61],并未客观定义具体标准。我们建议进行此类评估时将健侧与患侧相比较。对于ROM,同样模糊地使用"完全"或"完整"这种非客观定义进行描述。我们主张在前屈、外展、外旋和外展内旋位与对侧肩关节进行比较,双侧必须对称。最后,几乎无可参考的特定的疼痛评估量表。运动员肩关节必须在一般ROM内和在比赛所需的特定动作时无疼痛感。

赛季内运动员的外科手术问题

手术治疗将使运动员无法在赛季内重返赛场,因为术后至少需要6个月的康复治疗。很少有体育赛季能持续如此长的时间。手术干预的绝对适应证包括关节盂骨折、明显的轨迹外Hill-Sachs损伤、关节盂骨缺损>20%,以及HAGL病变。相对适应证包括关节盂骨缺损>10%、接受康复治疗后仍反复不稳定、接触类运动员、年轻(<20岁),以及在赛季结束时发生的损伤。赛季内的非重点运动员或还有几个赛季资格的运动员可能更倾向于更早地进行手术干预,以期肩关节能够恢复无痛且状态稳定。

手术治疗方式主要有3种:关节镜修复、开放修复和植骨。关节镜和开放手术侧重于将关节囊盂唇复合体固定至关节盂,并恢复IGHL和周围关节囊的正常张力。Hill-Sachs损伤可通过Remplissage术在关节镜下进行修复。植骨手术通常用于治疗侵袭性关节盂骨缺损。Balg和Boileau提出了不稳定严重指数评分(ISIS),主张对>6分的患者采用Bristow-Latarjet

术[63]。之后,Boileau主张对ISIS>3分的患者进行Latarjet术,其认为这可以获得更好的主观结果[64]。基于ISIS所提出的建议不包括开放手术。由于Latarjet术的并发症发病率高,应谨慎选择Latarjet术治疗关节盂骨缺损较小的患者。

关节镜下Bankart修复已成为治疗不伴有骨缺损的肩关节前方不稳定的主要手术方式。随着关节镜技术的日益普及,Wheeler等[30]发表了他们在西点军校的关节镜Bankart修复与非手术治疗的早期结果。非手术治疗的患者复发性脱位的发病率较高,达92%,而接受Bankart修复的患者复发率仅为22%。随着关节镜技术的发展,复发性不稳定的发生率降至9%~13%[31,65-67]。在包括26项研究在内的系统回顾中,接触类运动员的综合数据显示不稳定复发率为17.8%。如果术中采用侧卧位,至少使用3枚锚钉固定,手术失败率将降至7.9%[68]。

与关节镜修复失败相关的危险因素包括:手术时未处理关节盂骨缺损[28]、巨大的轨迹外Hill-Sachs损伤[27]、使用少于3个锚钉进行Bankart损伤修复[69],以及患者因素,如年轻的男性运动员。此外,Shaha等[18]认为应重点关注骨缺损为13.5%~20%的患者。他们被称为"亚临界"骨缺损。在Shaha等的研究中,接受关节镜下Bankart修复的军人,如果关节盂骨缺损>13.5%,术后主观结果较差[18]。Dickens及其同事[70]研究了"亚临界"骨缺损是否会导致高危人群(大学橄榄球运动员)的复发率增加。50名NCAA橄榄球运动员接受了肩关节镜治疗,并在接下来的赛季重返赛场,术后平均随访3.2年。在骨缺损率<13.5%的患者中无不稳定复发。然而,在"亚临界"骨缺损的橄榄球运动员中,所有人都反复出现了不稳定。该项研究的不足是只有3名运动员存在"亚临界"骨缺损。这些较差的主观结果和潜在的不稳定复发率使得人们重新考虑开放手术或植骨手术的重要性。

曾经主流的开放性Bankart修复随着关节镜手术的发展大幅减少。普遍认为,关节镜检查创伤较小,患者耐受性更好,但无研究报道关节镜或开放性Bankart修复和Latarjet术在加速重返赛场方面的差异。开放性Bankart修复的治疗效果不应被低估。Uhorchak等[32]评估了开放手术后接触类和碰撞类运动员复发性不稳定的发病率。作者对66例患者进行了平均约4年的术后随访。只有3%的运动员反复出现脱位，20%存在重复半脱位。尽管如此，所有患者肩关节功能均为良好。一项研究将军人随机分为开放性或关节镜下Bankart修复组[71]。随访发现，两组不稳定的复发率之间并无差异，主观结果评分均有显著改善。另一项对开放性和关节镜下修复进行对比的荟萃分析也报道了类似的结果[72]。

在具有相似的临床结果的情况下，开放性手术和关节镜手术之间的优劣性就有了对比。对于总体人群而言，二者之间的复发率非常相近。Virk及其同事对两种手术术后不稳定复发的时间进行了研究[65]。结果发现，二者在复发率方面并无显著差异，但开放性手术术后复发出现的时间比关节镜术长（34.2个月对12.6个月）[65]。他们认为开放性手术可能更适合接触类和碰撞类运动员，因其可在重返赛场期间为运动员提供更长的恢复时间。在ASES中似乎也存在此种倾向。2017年对ASES成员的一项调查发现，82%的外科医生建议非接触类运动员进行关节镜修复，但只有57%的外科医生建议接触类和碰撞类运动员进行关节镜修复[73]。

最后，当出现关节盂骨缺损时，建议进行植骨手术。Latarjet术通过喙突移植、关节囊修复和缝合锚钉处理骨与软组织缺损，以提高肩关节稳定性[74,75]。Latarjet术因复发率低，因此一直被提倡用于接触和碰撞类运动员的治疗。Neyton等[76]对行Latarjet术的英式橄榄球运动员进行了至少5年的随访，均无不稳定复发。值得注意的是，只有65%的人重返赛场，13%的人运动水平下降。运动员平均7个月重返赛场。重要的是，该研究只纳入了复发性不稳定的英式橄榄球运动员，首次脱位的运动员未被纳入。最近，Privitera等回顾性分析了2018年109名行Latarjet术的接触类运动员的结果[77]。8名（8%）运动员出现复发性脱位，14%出现反复脱位并存在主观不稳定。只有49%的运动员恢复了之前的运动水平，25%的运动员离开了接触类运动。

Latarjet术的并发症包括移植物骨折、降解、僵硬和神经损伤，发病率为7%~16%或更高[78,79]。Ekhtiari及其同事对Latarjet术的学习曲线进行了量化，结果表明外科医生需要实施22次开放Latarjet术才能熟练完成该手术，其表现为手术时间和住院时间缩短，且并

发症发病率降低[80]。由Cerciello等进行的系统回顾和荟萃分析[79]发现，Latarjet术后并发症发病率为16.5%，5.6%的患者需要翻修。Latarjet术是一种可靠的肩关节稳定手术，但如果操作不当，可能会产生并发症。此外，喙突移植后会出现复发性不稳定，进一步翻修对技术要求极高。

结论

因肩关节不稳定而接受治疗的结果多种多样，但赛季运动员依然需要一个全面和量身定制的决策方案来帮助其安全、成功地重返赛场。多数运动员可在同赛季重返赛场，但应意识到反复不稳定的风险仍然存在，特别是对于年轻的接触类运动员。外科医生在提出治疗建议时，必须综合考虑体格检查结果、影像学表现和运动员相关因素。

（李朔　徐一宏　译）

参考文献

1. Owens BD, Agel J, Mountcastle SB, Cameron KL, Nelson BJ. Incidence of glenohumeral instability in collegiate athletics. *Am J Sports Med*. 2009;37(9):1750-1754. doi:10.1177/0363546509334591.

2. Owens BD, Dickens JF, Kilcoyne KG, Rue JP. Management of mid-season traumatic anterior shoulder instability in athletes. *J Am Acad Orthop Surg*. 2012;20(8):518-526. doi:10.5435/JAAOS-20-08-518.

3. Owens BD, Nelson BJ, Duffey ML, et al. Pathoanatomy of first-time, traumatic, anterior glenohumeral subluxation events. *J Bone Joint Surg Am*. 2010;92(7):1605-1611. doi:10.2106/JBJS.I.00851.

4. Owens BD, Duffey ML, Nelson BJ, DeBerardino TM, Taylor DC, Mountcastle SB. The incidence and characteristics of shoulder instability at the United States Military Academy. *Am J Sports Med*. 2007;35(7):1168-1173. doi:10.1177/0363546506295179.

5. Tanaka M, Koizumi K, Kakiuchi M, Hayashida K. Evaluation of dislocation position in patients with recurrent anterior shoulder dislocation. *J Shoulder Elbow Surg*. 2012;21(11):1588-1592. doi:10.1016/j.jse.2011.11.020.

6. Dickens JF, Owens BD, Cameron KL, et al. Return to play and recurrent instability after in-season anterior shoulder instability: a prospective multicenter study. *Am J Sports Med*. 2014;42(12):2842-2850. doi:10.1177/0363546514553181.

7. Watson S, Allen B, Grant JA. A clinical review of return-to-play considerations after anterior shoulder dislocation. *Sports Health*. 2016;8(4):336-341. doi:10.1177/1941738116651956.

8. Buss DD, Lynch GP, Meyer CP, Huber SM, Freehill MQ. Nonoperative management for in-season athletes with anterior shoulder instability. *Am J Sports Med*. 2004;32(6):1430-1433. doi:10.1177/0363546503262069.

9. Dickens JF, Owens BD. Trends in surgical management of first time anterior shoulder instability (personal communication, 2019).

10. Bankart ASB. Recurrent or habitual dislocation of the shoulder-joint. *Br Med J*. 1923;2(3285):1132-1133. doi:10.1136/bmj.2.3285.1132.

11.　Taylor DC, Arciero RA. Pathologic changes associated with shoulder dislocations. Arthroscopic and physical examination findings in first-time, traumatic anterior dislocations. *Am J Sports Med.* 1997;25(3):306-311. doi:10.1177/036354659702500306.

12.　Lee TQ, Dettling J, Sandusky MD, McMahon PJ. Age related biomechanical properties of the glenoid-anterior band of the inferior glenohumeral ligament-humerus complex. *Clin Biomech (Bristol, Avon).* 1999;14(7):471-476. doi:10.1016/s0268-0033(99)00007-8.

13.　Bigliani LU, Pollock RG, Soslowsky LJ, Flatow EL, Pawluk RJ, Mow VC. Tensile properties of the inferior glenohumeral ligament. *J Orthop Res.* 1992;10(2):187-197. doi:10.1002/jor.1100100205.

14.　Ticker JB, Flatow EL, Pawluk RJ, et al. The inferior glenohumeral ligament: a correlative investigation. *J Shoulder Elbow Surg.* 2006;15(6):665-674. doi:10.1016/j.jse.2005.11.006.

15.　Milano G, Grasso A, Russo A, et al. Analysis of risk factors for glenoid bone defect in anterior shoulder instability. *Am J Sports Med.* 2011;39(9):1870-1876. doi:10.1177/0363546511411699.

16.　Sugaya H, Moriishi J, Dohi M, Kon Y, Tsuchiya A. Glenoid rim morphology in recurrent anterior glenohumeral instability. *J Bone Joint Surg Am.* 2003;85(5):878-884. doi:10.2106/00004623-200305000-00016.

17.　Dickens JF, Slaven SE, Cameron KL, et al. Prospective evaluation of glenoid bone loss after first-time and recurrent anterior glenohumeral instability events. *Am J Sports Med.* 2019;47(5):1082-1089. doi:10.1177/0363546519831286.

18.　Shaha JS, Cook JB, Song DJ, et al. Redefining "critical" bone loss in shoulder instability: functional outcomes worsen with "subcritical" bone loss. *Am J Sports Med.* 2015;43(7):1719-1725. doi:10.1177/0363546515578250.

19.　Arciero RA, Parrino A, Bernhardson AS, et al. The effect of a combined glenoid and Hill-Sachs defect on glenohumeral stability: a biomechanical cadaveric study using 3-dimensional modeling of 142 patients. *Am J Sports Med.* 2015;43(6):1422-1429. doi:10.1177/0363546515574677.

20.　Magee T. Prevalence of HAGL lesions and associated abnormalities on shoulder MR examination. *Skeletal Radiol.* 2014;43(3):307-313. doi:10.1007/s00256-013-1778-1.

21.　Bui-Mansfield LT, Taylor DC, Uhorchak JM, Tenuta JJ. Humeral avulsions of the glenohumeral ligament: imaging features and a review of the literature. *AJR Am J Roentgenol.* 2002;179(3):649-655. doi:10.2214/ajr.179.3.1790649.

22.　Patzkowski JC, Dickens JF, Cameron KL, Bokshan SL, Garcia EJ, Owens BD. Pathoanatomy of shoulder instability in collegiate female athletes. *Am J Sports Med.* 2019;47(8):1909-1914. doi:10.1177/0363546519850810.

23.　Schmiddem U, Watson A, Perriman D, Liodakis E, Page R. Arthroscopic repair of HAGL lesions yields good clinical results, but may not allow return to former level of sport. *Knee Surg Sports Traumatol Arthrosc.* 2019;27(10):3246-3253. doi:10.1007/s00167-019-05414-5.

24.　Southgate DF, Bokor DJ, Longo UG, Wallace AL, Bull AM. The effect of humeral avulsion of the glenohumeral ligaments and humeral repair site on joint laxity: a biomechanical study. *Arthroscopy.* 2013;29(6):990-997. doi:10.1016/j.arthro.2013.02.021.

25.　Provencher MT, McCormick F, LeClere L, et al. Prospective evaluation of surgical treatment of humeral avulsions of the glenohumeral ligament. *Am J Sports Med.* 2017;45(5):1134-1140. doi:10.1177/0363546516680608.

26.　Fox JA, Sanchez A, Zajac TJ, Provencher MT. Understanding the Hill-Sachs lesion in its role in patients with recurrent anterior shoulder instability. *Curr Rev Musculoskelet Med.* 2017;10(4):469-479. doi:10.1007/s12178-017-9437-0.

27.　Kurokawa D, Yamamoto N, Nagamoto H, et al. The prevalence of a large Hill-Sachs lesion that needs to be treated. *J Shoulder Elbow Surg.* 2013;22(9):1285-1289. doi:10.1016/j.jse.2012.12.033.

28.　Burkhart SS, De Beer JF. Traumatic glenohumeral bone defects and their relationship to failure of arthroscopic Bankart repairs: significance of the inverted-pear glenoid and the humeral engaging Hill-Sachs lesion. *Arthroscopy.* 2000;16(7):677-694. doi:10.1053/jars.2000.17715.

29.　Yamamoto N, Itoi E, Abe H, et al. Contact between the glenoid and the humeral head in abduction, external rotation, and horizontal extension: a new concept of glenoid track. *J Shoulder Elbow Surg.* 2007;16(5):649-656. doi:10.1016/j.jse.2006.12.012.

30.　Wheeler JH, Ryan JB, Arciero RA, Molinari RN. Arthroscopic versus nonoperative treatment of acute shoulder dislocations in young athletes. *Arthroscopy.* 1989;5(3):213-217. doi:10.1016/0749-8063(89)90174-6.

31.　Dickens JF, Rue JP, Cameron KL, et al. Successful return to sport after arthroscopic shoulder stabilization versus nonoperative management in contact athletes with anterior shoulder instability: a prospective multicenter study. *Am J Sports Med.* 2017;45(11):2540-2546. doi:10.1177/0363546517712505.

32.　Uhorchak JM, Arciero RA, Huggard D, Taylor DC. Recurrent shoulder instability after open reconstruction in athletes involved in collision and contact sports. *Am J Sports Med.* 2000;28(6):794-799. doi:10.1177/03635465000280060501.

33.　Trinh TQ, Naimark MB, Bedi A, et al. Clinical outcomes after anterior shoulder stabilization in overhead athletes: an analysis of the MOON Shoulder Instability Consortium. *Am J Sports Med.* 2019;47(6):1404-1410. doi:10.1177/0363546519837666.

34.　Robinson CM, Shur N, Sharpe T, Ray A, Murray IR. Injuries associated with traumatic anterior glenohumeral dislocations. *J Bone Joint Surg Am.* 2012;94(1):18-26. doi:10.2106/JBJS.J.01795.

35.　Rowe CR. Recurrent anterior transient subluxation of the shoulder. The "dead arm" syndrome. *Orthop Clin North Am.* 1988;19(4):767-772.

36.　Farber AJ, Castillo R, Clough M, Bahk M, McFarland EG. Clinical assessment of three common tests for traumatic anterior shoulder instability. *J Bone Joint Surg Am.* 2006;88(7):1467-1474. doi:10.2106/JBJS.E.00594.

37.　Jobe FW, Kvitne RS, Giangarra CE. Shoulder pain in the overhand or throwing athlete. The relationship of anterior instability and rotator cuff impingement. *Orthop Rev.* 1989;18(9):963-975.

38.　Lo IK, Nonweiler B, Woolfrey M, Litchfield R, Kirkley A. An evaluation of the apprehension, relocation, and surprise tests for anterior shoulder instability. *Am J Sports Med.* 2004;32(2):301-307. doi:10.1177/0095399703258690.

39.　Silliman JF, Hawkins RJ. Classification and physical diagnosis of instability of the shoulder. *Clin Orthop Relat Res.* 1993;291:7-19.

40.　Hawkins RJ, Schutte JP, Janda DH, Huckell GH. Translation of the glenohumeral joint with the patient under anesthesia. *J Shoulder Elbow Surg.* 1996;5(4):286-292. doi:10.1016/s1058-2746(96)80055-3.

41.　Gagey OJ, Gagey N. The hyperabduction test. *J Bone Joint Surg Br.* 2001;83(1):69-74. doi:10.1302/0301-620x.83b1.10628.

42.　Cameron KL, Duffey ML, DeBerardino TM, Stoneman PD, Jones CJ, Owens BD. Association of generalized joint hypermobility with a history of glenohumeral joint instability. *J Athl Train.* 2010;45(3):253-258. doi:10.4085/1062-6050-45.3.253.

43.　McLaughlin HL, MacLellan DI. Recurrent anterior dislocation of the shoulder. II. A comparative study. *J Trauma.* 1967;7(2):191-201. doi:10.1097/00005373-196703000-00002.

44.　Rowe CR. Acute and recurrent anterior dislocations of the shoulder. *Orthop Clin North Am.* 1980;11(2):253-270.

45.　Bottoni CR, Wilckens JH, DeBerardino TM, et al. A prospective, randomized evaluation of arthroscopic stabilization versus nonoperative treatment in patients with acute, traumatic, first-time shoulder dislocations. *Am J Sports Med.* 2002;30(4):576-580. doi:10.1177/03635465020300041801.

46.　Henry JH, Genung JA. Natural history of glenohumeral dislocation—revisited. *Am J Sports Med.* 1982;10(3):135-137. doi:10.1177/036354658201000301.

47.　Paterson WH, Throckmorton TW, Koester M, Azar FM, Kuhn JE.

Position and duration of immobilization after primary anterior shoulder dislocation: a systematic review and meta-analysis of the literature. *J Bone Joint Surg Am*. 2010;92(18):2924-2933. doi:10.2106/JBJS.J.00631.

48. Itoi E, Hatakeyama Y, Urayama M, Pradhan RL, Kido T, Sato K. Position of immobilization after dislocation of the shoulder. A cadaveric study. *J Bone Joint Surg Am*. 1999;81(3):385-390.

49. Itoi E, Sashi R, Minagawa H, Shimizu T, Wakabayashi I, Sato K. Position of immobilization after dislocation of the glenohumeral joint. A study with use of magnetic resonance imaging. *J Bone Joint Surg Am*. 2001;83(5):661-667. doi:10.2106/00004623-200105000-00003.

50. Shanley E, Thigpen C, Brooks J, et al. Return to sport as an outcome measure for shoulder instability: surprising findings in nonoperative management in a high school athlete population. *Am J Sports Med*. 2019;47(5):1062-1067. doi:10.1177/0363546519829765.

51. Okoroha KR, Taylor KA, Marshall NE, et al. Return to play after shoulder instability in National Football League athletes. *J Shoulder Elbow Surg*. 2018;27(1):17-22. doi:10.1016/j.jse.2017.07.027.

52. LeClere LE, Asnis PD, Griffith MH, Granito D, Berkson EM, Gill TJ. Shoulder instability in professional football players. *Sports Health*. 2013;5(5):455-457. doi:10.1177/1941738112472156.

53. Zaremski JL, Galloza J, Sepulveda F, Vasilopoulos T, Micheo W, Herman DC. Recurrence and return to play after shoulder instability events in young and adolescent athletes: a systematic review and meta-analysis. *Br J Sports Med*. 2017;51(3):177-184.

54. Sachs RA, Lin D, Stone ML, Paxton E, Kuney M. Can the need for future surgery for acute traumatic anterior shoulder dislocation be predicted? *J Bone Joint Surg Am*. 2007;89(8):1665-1674. doi:10.2106/JBJS.F.00261.

55. Kirkley A, Griffin S, McLintock H, Ng L. The development and evaluation of a disease-specific quality of life measurement tool for shoulder instability. The Western Ontario Shoulder Instability Index (WOSI). *Am J Sports Med*. 1998;26(6):764-772. doi:10.1177/03635465980260060501.

56. Baker HP, Tjong VK, Dunne KF, Lindley TR, Terry MA. Evaluation of shoulder-stabilizing braces: can we prevent shoulder labrum injury in collegiate offensive linemen? *Orthop J Sports Med*. 2016;4(12):2325967116673356. doi:10.1177/2325967116673356.

57. Chu JC, Kane EJ, Arnold BL, Gansneder BM. The effect of a neoprene shoulder stabilizer on active joint-reposition sense in subjects with stable and unstable shoulders. *J Athl Train*. 2002;37(2):141-145.

58. Weise K, Sitler MR, Tierney R, Swanik KA. Effectiveness of glenohumeral-joint stability braces in limiting active and passive shoulder range of motion in collegiate football players. *J Athl Train*. 2004;39(2):151-155.

59. Ulkar B, Kunduracioglu B, Cetin C, Guner RS. Effect of positioning and bracing on passive position sense of shoulder joint. *Br J Sports Med*. 2004;38(5):549-552. doi:10.1136/bjsm.2002.004275

60. Conti M, Garofalo R, Castagna A, Massazza G, Ceccarelli E. Dynamic brace is a good option to treat first anterior shoulder dislocation in season. *Musculoskelet Surg*. 2017;101(suppl 2):169-173. doi:10.1007/s12306-017-0497-5.

61. Ciccotti MC, Syed U, Hoffman R, Abboud JA, Ciccotti MG, Freedman KB. Return to play criteria following surgical stabilization for traumatic anterior shoulder instability: a systematic review. *Arthroscopy*. 2018;34(3):903-913. doi:10.1016/j.arthro.2017.08.293.

62. Williams RJ III. Editorial commentary: reviewing the science of our unscientific criteria for return to sports after shoulder stabilization. *Arthroscopy*. 2018;34(3):914-916. doi:10.1016/j.arthro.2017.12.015.

63. Balg F, Boileau P. The instability severity index score. A simple preoperative score to select patients for arthroscopic or open shoulder stabilisation. *J Bone Joint Surg Br*. 2007;89(11):1470-1477. doi:10.1302/0301-620X.89B11.18962.

64. Boileau P, Lemmex DB. Editorial commentary: which patients are likely to undergo redislocation after an arthroscopic Bankart repair? Preoperative Instability Severity Index Scoring over 3 points—the game is over! *Arthroscopy*. 2019;35(2):367-371. doi:10.1016/j.arthro.2018.11.028.

65. Virk MS, Manzo RL, Cote M, et al. Comparison of time to recurrence of instability after open and arthroscopic Bankart repair techniques. *Orthop J Sports Med*. 2016;4(6):2325967116654114. doi:10.1177/2325967116654114.

66. Ozturk BY, Maak TG, Fabricant P, et al. Return to sports after arthroscopic anterior stabilization in patients aged younger than 25 years. *Arthroscopy*. 2013;29(12):1922-1931. doi:10.1016/j.arthro.2013.09.008.

67. Frank RM, Saccomanno MF, McDonald LS, Moric M, Romeo AA, Provencher MT. Outcomes of arthroscopic anterior shoulder instability in the beach chair versus lateral decubitus position: a systematic review and meta-regression analysis. *Arthroscopy*. 2014;30(10):1349-1365. doi:10.1016/j.arthro.2014.05.008.

68. Leroux TS, Saltzman BM, Meyer M, et al. The influence of evidence-based surgical indications and techniques on failure rates after arthroscopic shoulder stabilization in the contact or collision athlete with anterior shoulder instability. *Am J Sports Med*. 2017;45(5):1218-1225. doi:10.1177/0363546516663716.

69. Brown L, Rothermel S, Joshi R, Dhawan A. Recurrent instability after arthroscopic Bankart reconstruction: a systematic review of surgical technical factors. *Arthroscopy*. 2017;33(11):2081-2092. doi:10.1016/j.arthro.2017.06.038.

70. Dickens JF, Owens BD, Cameron KL, et al. The effect of subcritical bone loss and exposure on recurrent instability after arthroscopic Bankart repair in intercollegiate American football. *Am J Sports Med*. 2017;45(8):1769-1775. doi:10.1177/0363546517704184.

71. Bottoni CR, Smith EL, Berkowitz MJ, Towle RB, Moore JH. Arthroscopic versus open shoulder stabilization for recurrent anterior instability: a prospective randomized clinical trial. *Am J Sports Med*. 2006;34(11):1730-1737. doi:10.1177/0363546506288239.

72. Hohmann E, Tetsworth K, Glatt V. Open versus arthroscopic surgical treatment for anterior shoulder dislocation: a comparative systematic review and meta-analysis over the past 20 years. *J Shoulder Elbow Surg*. 2017;26(10):1873-1880. doi:10.1016/j.jse.2017.04.009.

73. Garcia GH, Taylor SA, Fabricant PD, Dines JS. Shoulder instability management: a survey of the American Shoulder and Elbow Surgeons. *Am J Orthop (Belle Mead NJ)*. 2016;45(3):E91-E97.

74. Dines JS, Dodson CC, McGarry MH, Oh JH, Altchek DW, Lee TQ. Contribution of osseous and muscular stabilizing effects with the Latarjet procedure for anterior instability without glenoid bone loss. *J Shoulder Elbow Surg*. 2013;22(12):1689-1694. doi:10.1016/j.jse.2013.02.014.

75. Yamamoto N, Muraki T, An KN, et al. The stabilizing mechanism of the Latarjet procedure: a cadaveric study. *J Bone Joint Surg Am*. 2013;95(15):1390-1397. doi:10.2106/JBJS.L.00777.

76. Neyton L, Young A, Dawidziak B, et al. Surgical treatment of anterior instability in rugby union players: clinical and radiographic results of the Latarjet-Patte procedure with minimum 5-year follow-up. *J Shoulder Elbow Surg*. 2012;21(12):1721-1727. doi:10.1016/j.jse.2012.01.023.

77. Privitera DM, Sinz NJ, Miller LR, et al. Clinical outcomes following the Latarjet procedure in contact and collision athletes. *J Bone Joint Surg Am*. 2018;100(6):459-465. doi:10.2106/JBJS.17.00566.

78. Frank RM, Gregory B, O'Brien M, et al. Ninety-day complications following the Latarjet procedure. *J Shoulder Elbow Surg*. 2019;28(1):88-94. doi:10.1016/j.jse.2018.06.022.

79. Cerciello S, Corona K, Morris BJ, Santagada DA, Maccauro G. Early outcomes and perioperative complications of the arthroscopic Latarjet procedure: systematic review and meta-analysis. *Am J Sports Med*. 2019;47(9):2232-2241. doi:10.1177/0363546518783743.

80. Ekhtiari S, Horner NS, Bedi A, Ayeni OR, Khan M. The learning curve for the Latarjet procedure: a systematic review. *Orthop J Sports Med*. 2018;6(7):2325967118786930. doi:10.1177/2325967118786930.

第 **6** 章

初次和复发性肩关节不稳定运动员的手术治疗决策

Brian C. Lau, Carolyn A. Hutyra, Dean C. Taylor

盂肱关节不稳定是运动员最常见的损伤之一[1,76]。NCAA 损伤监测系统报道了 4080 例盂肱关节不稳定事件，损伤率为 0.12/1000 次暴露[1]。运动员的盂肱关节不稳定常由创伤造成，通常发生于接触性损伤后，但也可由非接触性事件引起。这些不稳定事件和潜在的复位治疗非常痛苦，并可能会给运动员带来较大影响。除严重不适外，这些损伤还可能会影响运动员当下或长期的运动表现。来自运动员的自我反馈已证实与健康相关的生活质量和反复脱位后的肩关节功能均有所下降[2,3]。运动员寻求医疗帮助主要是由于想要在合适的时机下重新参与体育运动。因此，在对运动员进行治疗时，必须了解赛季时间、风险因素、治疗方式和可能的结果，以对重返赛场和肩关节功能进行优化。

近几年来，卫生医疗方面的决策经历了一系列演变。以往，卫生医疗领域的决策是基于经验和直觉，在极大程度上依赖于专家意见。20 世纪末，人们推动了循证和模式识别模型的发展。这拓宽了我们的认知，增加了对肩关节不稳定风险因素等相关知识的了解。值得注意的是，所有运动员在风险因素、习惯和目标方面均有所不同。最近，医学已经在向个性化治疗进行转变。在癌症治疗中体现为基因检测和基于基因图谱的治疗。我们如何在盂肱关节不稳定的治疗中进行这种转变？在运动员中，个性化治疗可能需要考虑以下问题：队友、完成赛季的奖学金压力，以及冒着肩关节不稳定复发的风险继续参与运动。

创建丰富、个性化和高效的决策模型，需要将个体化的医疗证据、相关参数和易操作的平台进行整合。个体化的医疗证据可以预测不同肩关节不稳定患者手术和非手术治疗的成功概率。根据患者相关因素和文献中的高质量证据，可在一定程度上预测患者脱位复发，以及行初次翻修术或在不同时间点保持肩关节稳定状态的概率[4]。同时，这些患者的资料为临床医生提供了一种系统性衡量方式，让医生可在风险和获益中进行取舍，从而分析出每个涉及的指标是否有效。

肩关节不稳定治疗决策模型由 Streufert 及其同事[6]测试并由 Mather 等[5]验证。该模型在受访者完成调查时对其偏好进行总结，同时医生可以获得以下信息：患者最终选择的治疗方式（手术或非手术）、运动类型和活动频率、对疼痛和瘢痕等因素的关注，以及患者对长期结果的预期。临床环境中的这种个性化调查可以帮助临床医生区分出哪些患者更有可能从手术或非手术治疗中获益，并有助于患者在不同治疗方案中做出选择。

随着决策模型的发展，医生对影响治疗决定的因素进行知识更新至关重要，这可以帮助他们为运动员提供更好的治疗。在本章关于肩关节不稳定运动员手术治疗决策的回顾中，我们将对赛季时间、危险因素、治疗和结果，以及个性化决策模型等方面进行讲述。

赛季时间

对于运动员而言,赛季时间在肩关节不稳定治疗的考虑中是独特的。对于那些进行非手术治疗的患者,恢复运动所需的时间为 2~3 周[7-9]。相比之下,手术治疗后恢复运动通常需要 4~6 个月[77,78]。因此,赛季内的运动员通常会首先选择康复训练、活动调整和适当的支具辅助。赛季内手术治疗指征包括不稳定反复至发作、无法完成特定运动训练或想恢复至伤前状态[79]。

高中和大学运动员需要考虑的另一个因素可能是他们在高中或大学所处的阶段。早期手术治疗可以使新生或大学二年级运动员受益,以使他们能在大学三年级和大学四年级有更高的水平。相反,大学三年级和大学四年级的运动员为了在大学或球探选人期间,抑或职业生涯的最后阶段进行比赛,可能更倾向于非手术治疗。

Owens 等为运动员提供了一种赛季内决策流程[10]。他们建议若赛季内有足够的时间进行充分的康复训练,发生急性肩关节不稳定的运动员可尝试重返比赛。他们的赛季内决策流程如图 6-1 所示[10]。

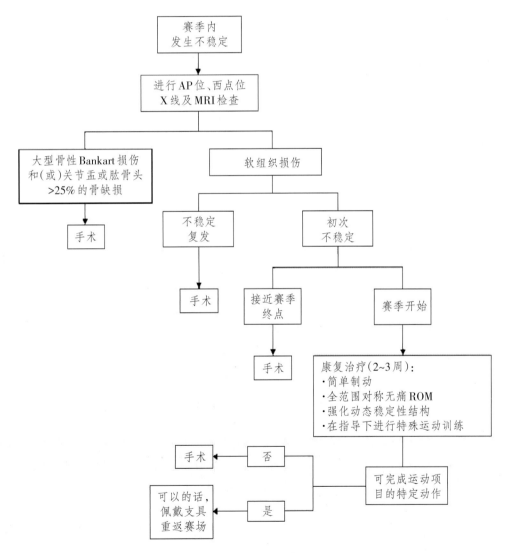

图 6-1　创伤性肩关节不稳定的赛季内治疗。(Peprinted with permission from Owens BD, Dickens JF, Kilcoyne KG, Rue JP. Management of mid-season traumatic anterior shoulder instability in athletes. *J Am Acad Orthop Surg.* 2012;20[8]:518-526. doi:10.5435/JAAOS-20-08-518.)

危险因素

已发表有关盂肱关节不稳定治疗决策的相关文献主要关注于复发性不稳定的危险因素,以便区分高风险或低风险患者。运动员的特殊之处在于他们具有两项被文献定义的高风险因素:年轻和高强度高危活动[3,11]。在这一高危人群中,发生复发性不稳定的风险高达100%[12,13]。运动员需要考虑的其他危险因素包括性别、优势手、关节盂和肱骨骨缺损。了解这些危险因素有助于制订针对复发性不稳定的治疗决策。

年龄

年轻是复发性肩关节不稳定的最高危因素之一[14-16](表6-1)。有报道显示,30岁以下患者的再脱位率高达100%[15]。在一项包含10项系统性回顾的荟萃分析中,Olds等[17]将患者分为15~40岁及40岁以上两组。40岁及以下患者的复发率为44%,而40岁以上患者的复发率为11%[17]。这相当于年轻患者的风险增加了13.46倍。此外,研究发现,30岁以下患者的复发风险甚至更高,为50%[17]。有趣的是,当将患者分为41~60岁和61岁以上两组时,他们的发病率之间并无差异,分别为11%和10%。

年轻患者往往更活跃,进行运动的风险也更高。因此,可以预见青少年患者的复发风险会更高。Robinson和Dobson[18]研究了15~20岁患者,发现他们5年内复发率为86.6%。Zaremski等[19]对17项研究进行了系统回顾,并将青少年分为14岁以下和14岁以上两

组。他们发现,14岁以上人群的复发率为42.3%,但14岁以下人群的复发率较低(25%)[19]。这个结果可能与青春期运动员力量和能力变化较大有关。

14岁以下患者复发率较低可能是由于其灵活性较高或参与高风险活动较少。因此,10岁以下患者较少出现肩关节不稳定症状[20]。

建议:青少年接触类或碰撞类运动员应考虑手术治疗。

运动水平

运动和竞技有益身心,不仅可改善心血管状况,提高耐力并调节情绪,而且有助于锻炼勇气和毅力。但体育运动也可能使运动员面临损伤风险。创伤性碰撞可能导致运动员肩关节不稳定。风险最高的运动包括美式橄榄球、英式橄榄球和足球,但也可能包括武术、拳击、冰球和摔跤[11,21]。

Leroux及其同事对肩关节前方不稳定的接触类或碰撞类运动员进行了系统回顾[21]。研究评估了关节镜手术治疗肩关节不稳定后的效果,结果发现接触类或碰撞类运动员的失败率为17.8%[21]。普通人群关节镜或开放性手术固定后的复发率分别为8.5%和8.0%[22]。

需要过顶活动的运动或职业也是复发的危险因素之一[23]。Sachs等报道,那些工作时需将手臂抬高超过胸部的人发生复发性不稳定的风险要高5.76倍[3]。

建议:接触类、碰撞类和过顶运动员应考虑在首次肩关节脱位后行手术治疗。

性别

男性也是复发的危险因素之一[16,17,21,24]。然而,很难辨别复发率高是由性别本身导致的还是由男性参与的高危活动更多导致的。例如,美式橄榄球主要由男运动员参与,其肩关节不稳定的风险最高。此外,即使是在长曲棍球和冰球等男女均参与的运动中,规则和比赛风格也存在差异,女运动员的接触量存在一定限制。

因此,文献报道之间也存在相互矛盾之处。Hovelius等进行了一项前瞻性多中心临床研究,随访25年,结果显示不同性别之间肩关节不稳定的复发无显著差异[24]。然而,一项系统综述显示,男运动员的复发率为46.84%,而女运动员的复发率为27.22%[17]。

表6-1   年龄和不稳定复发率

年龄(岁)	不稳定复发率(%)
≤10	罕见
≤14	25
14~16	42.3
15~20	86.6
<30	50
<40	44
41~60	11
>60	10

有趣的是,40岁后,单次创伤性肩关节脱位后不稳定的复发率相似:男性和女性分别为22%和25%[17]。这些结果的解释之一是,年轻人更有可能参与高风险活动。

在青少年人群中,与女运动员相比,10~17岁男运动员发生复发性肩关节不稳定的风险比女运动员高1.23倍。Leroux及其同事研究发现,15~17岁参加接触类或碰撞类运动的男运动员复发性脱位的风险最高[21]。

建议:对于肩关节不稳定的患者,应将性别与其他危险因素共同考虑,不应单独考虑性别。

全身关节和韧带松弛

Beighton评分评估的全身关节松弛,在肩关节不稳定的发病率中起重要作用[25-27]。关节松弛的患者更有可能发生半脱位或脱位等不稳定。因此,Owens等认为过度松弛是复发性不稳定的一个危险因素[25]。与无过度松弛的患者相比,过度松弛的患者出现复发性肩关节不稳定的可能性高2.68倍。然而,由于过度松弛可能来自遗传,且从儿童早期就存在,这些患者也可能可以更好地应对不稳定事件。这些患者也可能存在MDI。MDI患者预后较差,需手术治疗才能重返赛场[28]。对全身关节松弛和MDI进行评估非常重要,因为这些患者可能需要更长时间的物理治疗[28]。

建议:应评估运动员的全身关节松弛和MDI情况。物理治疗有利于全身关节松弛患者非创伤性MDI的治疗。

优势手

与优势手相关的脱位率的报道结果不一。Lim等报道非优势手与优势手在肩关节不稳定的发病率方面无统计学差异,分别为52.9%和47.1%[29]。相反,Longo等[30]发现70%的不稳定发生于优势手。然而,关于优势手对不稳定复发,以及非手术或手术治疗预后影响的文献较少。

对于投掷后肩关节出现的首次脱位,优势手可能在其治疗决策中发挥作用。投掷类运动员的优势肩脱位可能更难处理,非手术治疗后仍可能出现轻微不稳定。然而,手术治疗有失去外旋功能的风险,这会对运动员的投掷动作产生影响。投掷运动员必须在

上述两种风险间进行衡量。

在这些情况下,Kavaja[31]和Plath[32]的方法可能会提供一种治疗选择。他们的研究表明,推迟手术,观察患者在第一次创伤性肩关节脱位后是否出现不稳定症状并不会导致不稳定、生活质量差或盂肱关节OA等较差的预后[31,32]。对投掷类运动员而言,这将使他们能够确定是否会出现轻微不稳定症状或是否会对投掷动作产生不利影响。如果确实出现相应症状,那么可能有必要进行手术治疗。

建议:上述试验可能对投掷类运动员有所帮助。如果所产生的症状使患者无法恢复到之前的运动水平,那么就应该考虑手术治疗,并对失去ROM等风险进行彻底讨论。

关节盂骨缺损

肩关节前-下脱位的部分病理生理学特征是肱骨头沿关节盂面前-下侧嵌顿[79]。这可能会导致骨性Bankart损伤,相当于骨折。首次脱位后,22%的患者会发生关节盂边缘骨折[33]。有趣的是,一些研究发现,巨型骨性Bankart损伤的存在实际上可能对复发性不稳定具有一定保护作用(OR: 0.51)[34-36]。这可能与医生和运动员更加坚定地进行快速康复和(或)早期手术固定骨折碎片有关。然而,更常见的骨缺损是由重复轻微不稳定或复发性脱位导致的消耗性骨缺损。

最近研究的侧重点是消耗性骨缺损的程度及其对复发和手术结果的影响。关节盂前后径最宽部分平均25mm。因此,6~8mm的消耗可能代表24%~32%的骨缺损。正如Burkhart等[37]所描述的那样,这种程度的骨缺损实际上可以改变关节盂外观。关节盂上比下宽,呈倒置的梨形,破坏了运动弧,特别是外展和外旋会导致复发风险增加。

同样,Piaseck等发现,骨缺损大小为关节盂宽度的9%~15%(<3mm)的属于轻微骨缺损,而>30%(>10mm)则为显著骨缺损[38]。作者认为这对运动需求较高的患者尤为重要。传统观点亦认为>25%的骨缺损是导致复发率高和手术失败的严重骨缺损[39,40]。

2017年,Shin等发现,即使是较小的骨缺损也可能导致手术效果不佳[41]。一项包含169例患者的研究将17.3%的缺损定义为严重骨缺损。在骨缺损>17.3%的患者中,42.3%的患者因复发而需行翻修

手术,而在骨缺损<17.3%的患者中,需要翻修手术的比例为3.7%[41]。

骨缺损的程度对于制订治疗决策至关重要,特别是针对运动员。骨缺损越大,复发可能性就越大,需要手术干预的可能性就越大。此外,开放性手术比骨阻滞术可能更适合巨大关节盂骨缺损。

建议:所有病例均应测量关节盂骨缺损。接触类和碰撞类运动员关节盂骨缺损>17.3%应进行手术固定。其他运动员骨缺损>25%可以考虑进行手术。

肱骨骨缺损

关节盂骨缺损是由盂肱关节前内侧脱位时肱骨头后上方嵌塞损伤导致的。肱骨头凹陷性骨折可能与关节盂接触有关,导致不稳定反复发作。首次肩关节脱位患者的肱骨头凹陷性骨折的发病率为70%~100%[33,42,43]。研究表明,肱骨压缩性骨折或骨缺损导致复发的可能性增加1.55倍[27,36]。Sekiya及其同事探讨了何种程度的肱骨骨缺损具有临床意义[44]。生物力学测试显示肱骨头损伤>25%关节面会显著增加复发性不稳定风险。因此,作者建议肱骨头损伤>25%时需进行治疗[44]。

孤立的肱骨骨缺损可以采用Remplissage术进行治疗,即将后方关节囊、冈下肌腱填塞入Hill-Sachs损伤部位,但这种治疗方法缺乏对比研究的证据支持。Lin等对Remplissage术治疗损伤面积为20%~40%的肱骨骨缺损的疗效进行了系统性回顾,发现56.9%~100%的患者可重返赛场,运动水平可恢复到伤前的41.7%~100%[45]。作者建议关节盂“亚临界”损伤同时伴有肱骨头损伤>25%的患者进行关节盂修复和Remplissage术[45]。还必须考虑到Remplissage术是非解剖性的,可能会导致运动员肩关节活动度丧失,有些运动员可能无法接受这一结果。还需注意对关节盂轨迹范围内的其他骨性结构进行修复。由于重返赛场的时间不同,很难确定Remplissage术的最佳治疗时间。

建议:对于肱骨骨缺损>25%的运动员,可考虑软组织修复联合Remplissage术进行治疗。必须考虑非解剖性手术和运动丧失可能产生的后果,这可能会影响运动员的表现。

混合型骨缺损-肩胛盂轨迹

混合型骨缺损是一种常见情况,因为肩关节不稳定事件后发生关节盂骨缺损的概率为20%~70%,肱骨头骨缺损为70%~100%[18]。Gowd等的系统性综述发现,目前严重关节盂骨缺损的定义和双相骨缺损并不相关[46]。在存在双相骨缺损的情况下,所有治疗(包括非手术和手术治疗)后不稳定的复发率都较高[46]。

Arciero等[47]对142例不同程度的关节盂和肱骨头损伤患者进行了CT扫描,以评估双相损伤对生物力学的影响。他们将肱骨头骨缺损为25%的损伤定义为轻度损伤,50%的损伤定义为中度损伤。研究发现,中度肱骨头骨缺损同时伴有仅2mm(8%)关节盂骨缺损时即具有临床意义[47]。这表明,任何>50%的肱骨头损伤与任何程度的关节盂骨缺损都将具有临床意义。

2007年,Yamamoto及其同事为了解释关节盂和肱骨骨缺损的相互作用,提出了关节盂轨迹的概念[48]。关节盂轨迹代表肱骨头和关节盂的接触区域。关节盂轨迹沿肱骨头下内侧延伸至上外侧,占肩关节关节盂宽度的84%[48]。Di Giacomo将该概念进一步拓展,将关节盂轨迹内的肱骨头损伤定义为轨迹内损伤,关节盂轨迹外或内侧损伤定义为轨迹外损伤[49]。他发现轨迹外损伤更有可能发生复发性脱位[49]。

Lau等评估了青少年和成人患者的关节盂轨迹,发现青少年复发性肩关节不稳定的发生率更高,部分原因可能是与成人相比,青少年轨迹外损伤的发病率更高[50]。此外,肩关节出现两次及以上脱位的患者轨迹外损伤的发病率也较高[50]。

建议:所有运动员都应评估双相骨缺损和关节盂轨迹。轨迹外损伤患者可能更适合肩关节软组织修复。

治疗和结果

一些研究已经调查了不同的治疗方法,如肩肘固定、外旋固定和手术治疗[2,9,51-56]。这些研究表明,有几种治疗方案也许能获得令人满意的结果。运动员最关心的是重返赛场的速度和之后的表现水平。非手术治疗、关节镜修复、开放修复或喙突移植后复发率和重返赛场率见表6-2。

表6-2 治疗方式、复发率和重返赛场率

治疗	复发率(%)	重返赛场率(%)
非手术治疗	46~58.4	41.3~85
关节镜修复	6.4~9.7	72~95.3
开放修复	3.4~8.2	75~100
喙突移植	2.9~3.2	76.3~84.9

首次脱位

非手术治疗

包括关节活动训练、力量训练、耐力训练、神经肌肉训练和运动员特殊肩关节训练在内的非手术治疗可使运动员获得满意的疗效。最近的一项系统综述发现,保守治疗中的不同复位方法、制动类型或开始物理治疗前的制动时长在导致复发不稳定发病率方面并无差异[17]。Shanley 及其同事研究了 101 名高中运动员,85%的接受非手术治疗和 72%的接受手术治疗的运动员重返了之前的运动项目。有趣的是,性别和体育运动类型并不影响人们重返赛场的能力[57]。

非手术治疗和手术治疗

关于首次脱位的患者,尤其是年轻患者,应接受非手术治疗还是手术治疗存在争议[77,78]。Brophy 和 Marx 进行的一项荟萃分析显示,随访两年时,手术治疗与不稳定复发率显著降低相关(手术治疗为 7%,非手术治疗为 46%)[51]。随访 3~4 年时,非保守治疗患者的复发率为 58.4%,而手术治疗为 9.7%[51]。

在接受手术治疗的患者中,年轻运动员重返赛场率为 95.3%,而在非手术治疗患者中为 41.3%[19]。同样,Longo 等发现,手术治疗后,87%的运动员在其选择的项目中恢复到了伤前水平,4%的运动员水平降低,3%的运动员更换了运动项目,6%未能重返赛场[30]。

手术治疗仍然是由运动员本人根据赛季和目标做出的个人决定。然而,患者应被告知手术治疗可能会降低其首次脱位后复发的风险。

关节镜治疗

最近,一项系统性综述分析了 22 项随机对照研究,患者主体为男运动员,结果表明,关节镜下盂唇修复降低了发生肩关节脱位的风险(相对风险降低 0.15)[31]。随访两年时,为防止再脱位所需要治疗的运动员人数为 2~4.7 人[31]。与接受非手术治疗相比,盂唇修复术后的疾病特异性生活质量量表略有所改善[31]。由 Handoll 等[58]和 Chahal 及其同事[59]进行的其他系统性回顾同样表明,关节镜手术具有更好的治疗效果。最近的一项研究表明,使用现代关节镜技术(侧卧位和 3 个及以上锚钉),肩关节不稳定的复发率为 7.9%[21]。Lin 等表明,亚临界关节盂和肱骨缺损患者重返赛场率为 76.3%,恢复到以前运动水平的比率为 75.2%[45]。

开放手术和关节镜治疗

以往,碰撞或接触类运动员接受开放性手术治疗后复发率低至 3.4%[8]。然而,关节镜治疗已成为无明显骨缺损的肩关节软组织修复的标准治疗方案。在极高危患者中,可以考虑采用开放性 Bankart 修复术,因为有证据表明,与关节镜修复相比,使用开放性 Bankart 修复术治疗的复发性不稳定的患者发生脱位的概率更低[60,80]。此外,开放性手术治疗可能更适用于关节盂边缘骨折(高达 22%的创伤性肩关节脱位可能存在关节盂边缘骨折)[33]。

复发性不稳定

复发性不稳定患者与首次肩关节脱位患者治疗决策的相关因素相似,包括年龄、运动水平、性别、全身关节和韧带松弛情况、优势手、关节盂骨缺损、肱骨骨缺损和关节盂轨迹。已有多次脱位史的运动员复发性不稳定的手术治疗指征也相对较为宽泛。一项 1 级前瞻性队列研究显示,复发性肩关节不稳定史导致随后发生不稳定事件的可能性增加 5.6 倍[61]。重要的是,该研究分析的人群是体育军事学院的学员[61],与运动员类似。

复发性不稳定运动员的关节盂骨缺损和肱骨头凹陷性骨折的发病率和严重程度较高[62-64]。与单次脱位相比,二次脱位后关节盂骨缺损显著增加,分别为8.6%和26.1%[65]。经历两次及以上脱位的患者的关节盂骨缺损率增加3.26倍[65]。也有数据表明,随着不稳定发作次数的增加,术后不稳定复发和发生盂肱关节炎的风险也随之增加[19]。

复发性肩关节不稳定的运动员更适合手术治疗。治疗方式往往是开放手术或关节镜下治疗。在亚临界骨缺损的情况下,以往对接触或碰撞类运动员的治疗往往采取开放性手术,治疗复发率为3.4%[8]。然而,最近数据表明,使用现代关节镜技术(包括侧卧位和3个或更多锚钉),复发率为7.9%[21]。一项比较关节镜和开放修复肩关节前方脱位的系统综述显示,两种治疗方案在再脱位率、活动和功能恢复方面无显著差异。然而,与开放手术相比,关节镜治疗后的ROM(尤其是外旋)略大。

复发性不稳定中的关节盂和肱骨骨缺损

关节盂和肱骨骨缺损患者的术后治疗效果存在差异。根据之前一些研究划定的骨缺损范围,关节盂骨缺损>25%的患者手术失败率为67%,而骨缺损<25%的患者手术失败率为4%[37,66]。尸体研究显示,当关节盂骨缺损>21%时,肩关节稳定性显著下降,这进一步验证了上述研究结果[40,66]。这些研究结果支持对关节盂骨缺损>20%的患者进行骨性增强手术,而非单纯软组织修复。

然而,最近研究表明,应将适合行骨性增强手术的骨缺损阈值进一步降低。Shin等[41]和Arciero及其同事[47]分别报道了17.3%的关节盂骨缺损和15%的关节盂骨缺损。尽管进行了软组织修复,术后不稳定仍显著增加。值得注意的是,严重骨缺损和双相骨缺损并不完全相关[46]。存在双相骨缺损时,所有修复手术后的复发率均较高。

建议:在选择复发性肩关节前方不稳定伴骨缺损的手术方式(如关节镜、开放手术、骨增强术、Remplissage术、肱骨头移植)时,应考虑骨缺损程度。

复发性不稳定——开放手术和关节镜

复发性不稳定的运动员更适合开放手术还是关节镜存在争议。Godin和Sekiya评估了4项随机对照研究,发现两组间在复发率、活动或功能恢复方面无

显著差异[67]。同样,Brophy和Marx[51]在开放手术和关节镜中使用缝合锚钉技术,发现两种手术方式的不稳定复发率相近,分别为8.2%和6.4%。而Kavaja等[68]对22项随机对照研究进行了评估,发现一些证据表明开放手术优于关节镜修复,但开放手术会限制外旋[68]。我们首选的方法是与患者合作,根据其特定风险因素和习惯,制订出最佳治疗方案。在风险极高的情况下,开放手术可能更适合首次脱位后治疗。

骨量增强技术

一些学者建议进行初次骨增量时选择喙突转位,即Latarjet术[69,70]。特别是在欧洲,Latarjet术广泛用于治疗初次肩关节不稳定(无论关节盂骨缺损程度如何)。Latarjet术治疗首次脱位的脱位复发率为2.9%,半脱位复发率为5.8%[71]。初次Latarjet术后10年长期随访显示,脱位复发率为3.2%,半脱位复发率为6.7%,总复发率为8.5%。有84.9%的运动员重返赛场,76.3%恢复至伤前水平[72]。

Latarjet术后效果良好,但其操作相对困难,特别是对那些不熟悉该术式的人而言。据报道,Latarjet术后并发症发病率高达30%,还有7%的患者需行计划外二次手术[71]。并发症包括复发性不稳定、骨不连、植入物故障和神经血管损伤。此外,Di Giacomo[73]认为初次骨增量术可能只适用于显著骨缺损患者。他们研究发现,关节盂骨缺损<15%的患者行Latarjet术后1年,喙突的骨吸收率为40%,根据Wolff定律,非负重部位的移植物最终会被吸收[73]。

Yang等的一项研究评估了Latarjet术治疗双相骨缺损的效果,结果发现无论关节盂骨缺损多大,轨迹外关节盂损伤整体不稳定复发率为15%~17%[74]。

个体化决策模型

医生在做治疗决策过程中充分了解风险因素、不同治疗方案及其效果非常重要,以便为运动员提供最佳服务。了解每位运动员的需求也同样重要。对于高中运动员而言,这可能会是他们参加竞技体育比赛或争取大学奖学金的最后机会。对于大学运动员而言,他们有申请奖学金或参加锦标赛的需要。对于职业运动员来说,这可能与奖金或合同有关。所有这些

因素都应加以考虑,但患者健康仍然是首要的。同时考虑如此多的因素进行决策非常困难,将个体化决策模型结合医学证据和患者情况可以提供一定帮助。

将患者情况与决策模型结合的模式缺乏文献支持。越来越多的研究正在对患者情况进行系统性归纳,但使用模型客观地获得这些信息并用于临床仍然有限。Streufert等[6]使用了一种新的共享决策工具,通过一系列风险-收益权衡问卷来评估首次肩关节前脱位后的个体偏好。这种个体治疗决策评估因素包括:①复发性脱位概率;②治疗成本;③短期肩关节活动限制;④参与高风险活动限制;⑤物理治疗时间。该工具可根据这些因素的个人相对重要性生成相应图表(图6-2和图6-3)。临床上,医生可根据这些结果做出治疗决策。与个人偏好相一致的个体化治疗决策可以促进沟通、提高患者满意度和疗效。Streufert的研究显示,近90%的参与者会跟医生分享这张图表,表明患者希望参与决策过程[6]。

Streufert及其同事在他们的研究中发现,在374名受访者中,复发率是预测受访者决定进行手术治疗的最重要因素[6]。因此,适当的治疗决策取决于医疗证据的准确传播。同样重要的是,由于不同群体间的复发率差异较大,要根据具体情况提供客观且个体化的信息。然而,将医疗证据转化为实践存在诸多限制,如信息复杂性和患者对信息的理解。Hutyra等评估了两年复发率和适当医疗证据的应用情况[75]。研究发现,有59%的医生引用了循证医学复发率[75]。但仅有29%的患者获得了该信息,这表明医患在信息传播方面存在明显差距[75]。在临床上应用临床决策模型是提升和维持最新循证数据传播的方法之一。

在另一项研究中,Hutyra等利用随机对照试验评估了基于患者偏好的决策模型的有效性[4]。该决策模型根据患者年龄、性别和活动水平,提供了有关肩关节脱位后手术和非手术治疗的最新循证数据。他们通过8个权衡问题对偏好进行了评估。提供了一个聚合证据的Monte Carlo模拟治疗建议:①手术治疗;②非手术治疗或③同时进行手术和非手术治疗。在两种治疗方法均有效的组别中,患者偏好是选择治疗方式的主要决定因素。研究发现,和对照组相比,使用决策模型的患者所

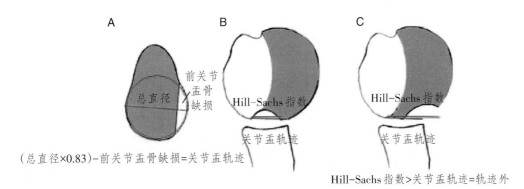

图6-2　受访者偏好图形表示示例。(扫码看彩图)

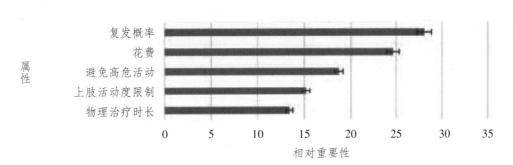

图6-3　平均重要性权重。误差条代表95%置信区间(CI)。

选择的治疗方式与循证建议更为一致,分别为 28% 和 67%[4]。有趣的是,与对照组相比,使用决策模型的患者更有可能选择手术治疗,分别为 26% 和 43%。研究结束后,99% 的受访者表示,他们想要使用一个包含治疗风险、益处和效果的通用医疗决策模型;97% 的受访者想要使用包含上述内容的个体化医疗决策模型。这些发现进一步支持了在围绕运动员肩关节不稳定的决策模型中纳入个体化医疗证据和患者偏好的必要性。

Mather 等的模型融合了个体化医疗证据、患者偏好和易操作的访问平台,并可能为未来个体化肩关节治疗决策模型的实施指引方向[5]。例如,该模型是为非商业用途而创建的,旨在向公众开放,模型整合了最高水平的循证医学数据,并且易于添加新数据。该模型可让患者了解肩关节干预的决策过程,以便了解各种干预可能产生的结果。这些针对复发性不稳定和其他肩关节疾病的决策模型的整合是患者宣教、决策共享和个体化治疗的核心。

结论

在为肩关节不稳定运动员制订治疗方案时,必须考虑多种因素。赛季时间或运动员职业生涯所处阶段均可能影响治疗方案的选择。患者相关因素,如年龄、运动水平、性别、优势手、关节松弛程度、关节盂和肱骨骨缺损也需重点考虑。在和肩关节不稳定的运动员进行治疗相关讨论时,与复发率和重返赛场相关的治疗结果非常重要。同样重要的是患者对非手术治疗或手术治疗的偏好,以及未来想要达到的目标。临床决策模型可作为一种有效和方便的方式,向运动员传递有关治疗的信息。所有与肩关节不稳定治疗相关的决定都应基于运动员,而非经纪人、教练、学校或职业球队的利益个体化制订。

(李朔 徐卫东 译)

参考文献

1. Owens BD, DeBerardino TM, Nelson BJ, et al. Long-term follow-up of acute arthroscopic Bankart repair for initial anterior shoulder dislocations in young athletes. *Am J Sports Med.* 2009;37(4):669-673. doi:10.1177/0363546508328416.

2. Kirkley A, Werstine R, Ratjek A, Griffin S. Prospective randomized clinical trial comparing the effectiveness of immediate arthroscopic stabilization versus immobilization and rehabilitation in first traumatic anterior dislocations of the shoulder: long-term evaluation. *Arthroscopy.* 2005;21(1):55-63. doi:10.1016/j.arthro.2004.09.018.

3. Sachs RA, Lin D, Stone ML, Paxton E, Kuney M. Can the need for future surgery for acute traumatic anterior shoulder dislocation be predicted? *J Bone Joint Surg Am.* 2007;89(8):1665-1674. doi:10.2106/JBJS.F.00261.

4. Hutyra CA, Smiley S, Taylor DC, Orlanda LA, Mather RC III. Efficacy of a preference-based decision tool on treatment decisions for a first-time anterior shoulder dislocation: a randomized controlled trial of at-risk patients. *Med Decis Making.* 2019;39(3):253-263. doi:10.1177/0272989X19832915.

5. Mather RC III, Orlando LA, Henderson RA, Lawrence JTR, Taylor DC. A predictive model of shoulder instability after a first-time anterior shoulder dislocation. *J Shoulder Elbow Surg.* 2011;20(2):259-266. doi:10.1016/j.jse.2010.10.037.

6. Streufert B, Reed SD, Orlando LA, Taylor DC, Huber JC, Mather RC III. Understanding preferences for treatment after hypothetical first-time anterior shoulder dislocation: surveying an online panel utilizing a novel shared decision-making tool. *Orthop J Sports Med.* 2017;5(3):2325967117695788. doi:10.1177/2325967117695788.

7. Bottoni CR, Wilckens JH, DeBerardino TM, et al. A prospective, randomized evaluation of arthroscopic stabilization versus nonoperative treatment in patients with acute, traumatic, first-time shoulder dislocations. *Am J Sports Med.* 2002;30(4):576-580. doi:10.1177/03635465020300041801.

8. Pagnani MJ, Dome DC. Surgical treatment of traumatic anterior shoulder instability in American football players. *J Bone Joint Surg Am.* 2002;84(5):711-715. doi:10.2106/00004623-200205000-00002.

9. Buss DD, Lynch GP, Meyer CP, Huber SM, Freehill MQ. Nonoperative management for in-season athletes with anterior shoulder instability. *Am J Sports Med.* 2004;32(6):1430-1433. doi:10.1177/0363546503262069.

10. Owens BD, Dickens JF, Kilcoyne KG, Rue JP. Management of mid-season traumatic anterior shoulder instability in athletes. *J Am Acad Orthop Surg.* 2012;20(8):518-526. doi:10.5435/JAAOS-20-08-518.

11. Mazzocca AD, Brown FM Jr, Carreira DS, Hayden J, Romeo AA. Arthroscopic anterior shoulder stabilization of collision and contact athletes. *Am J Sports Med.* 2005;33(1):52-60. doi:10.1177/0363546504268037.

12. Larrain MV, Botto GJ, Montenegro HJ, Mauas DM. Arthroscopic repair of acute traumatic anterior shoulder dislocation in young athletes. *Arthroscopy.* 2001;17(4):373-377. doi:10.1053/jars.2001.23226.

13. te Slaa RL, Wijffels MP, Brand R, Marti RK. The prognosis following acute primary glenohumeral dislocation. *J Bone Joint Surg Br.* 2004;86(1):58-64.

14. Ramsey ML, Getz CL, Parsons BO. What's new in shoulder and elbow surgery. *J Bone Joint Surg Am.* 92:1047-1061.

15. Marans HJ, Angel KR, Schemitsch EH, Wedge JH. The fate of traumatic anterior dislocation of the shoulder in children. *J Bone Joint Surg Am.* 1992;74(8):1242-1244.

16. Porcellini G, Campi F, Pegreffi F, Castagna A, Paladini P. Predisposing factors for recurrent shoulder dislocation after arthroscopic treatment. *J Bone Joint Surg Am.* 2009;91(11):2537-2542. doi:10.2106/JBJS.H.01126.

17. Olds M, Ellis R, Donaldson K, Parmar P, Kersten P. Risk factors which predispose first-time traumatic anterior shoulder dislocation to recurrent instability in adults: a systematic review and meta-analysis. *Br J Sports Med.* 2015;49(14):913-922. doi:10.1136/bjsports-2014-094342.

18. Robinson CM, Dobson RJ. Anterior instability of the shoulder after trauma. *J Bone Joint Surg Br.* 2004;86(4):469-479. doi:10.1302/0301-620x.86b4.

19. Zaremski JL, Galloza J, Sepulveda F, Vasilopoulos T, Micheo W, Herman DC. Recurrence and return to play after shoulder instability events in young and adolescent athletes: a systematic review and

meta-analysis. *Br J Sports Med.* 2017;51(3):177-184. doi:10.1136/bjsports-2016-096895.

20. Zacchili MA, Owens BD. Epidemiology of shoulder dislocations presenting to emergency departments in the United States. *J Bone Joint Surg Am.* 2010;92(3):542-549. doi:10.2106/JBJS.I.00450.

21. Leroux T, Ogilvie-Harris D, Veillete C, et al. The epidemiology of primary anterior shoulder dislocations in patients aged 10 to 16 years. *Am J Sports Med.* 2015;43(9):2111-2117. doi:10.1177/0363546515591996.

22. Harris JD, Gupta AK, Mall NA, et al. Long-term outcomes after Bankart shoulder stabilization. *Arthroscopy.* 2013;29(5):920-933. doi:10.1016/j.arthro.2012.11.010.

23. Balg F, Boileau P. The Instability Severity Index Score: a simple preoperative score to select patients for arthroscopic or open shoulder stabilisation. *J Bone Joint Surg Br.* 2007;89(11):1470-1477. doi:10.1302/0301-620X.89B11.18962.

24. Hovelius L, Oloffsson A, Sanstrom B, et al. Nonoperative treatment of primary anterior shoulder dislocation in patients forty years of age and younger. A prospective twenty-five-year follow up. *J Bone Joint Surg Am.* 2008;90(5):945-952.

25. Owens BD, Agel J, Mountcastle SB, Cameron KL, Nelson BJ. Incidence of glenohumeral instability in collegiate athletics. *Am J Sports Med.* 2009;37(9):1750-1754. doi:10.1177/0363546509334591.

26. Robinson CM, Howes J, Murdoch H, Will E, Graham C. Functional outcome and risk of recurrent instability after primary traumatic anterior shoulder dislocation in young patients. *J Bone Joint Surg Am.* 2006;88(11):2326-2336. doi:10.2106/JBJS.E.01327.

27. Salomonsson B, von Heine A, Dahlborn M, et al. Bony Bankart is a positive predictive factor after primary shoulder dislocation. *Knee Surg Sports Traumatol Arthrosc.* 2009;18(10):1425-1431. doi:10.1007/s00167-009-0998-3.

28. Longo UG, Rissello G, Loppini M, et al. Multidirectional instability of the shoulder: a systematic review. *Arthroscopy.* 2015;31(12):2431-2443. doi:10.1016/j.arthro.2015.06.006.

29. Lim CR, Yap C, Campbell P. Hand dominance in traumatic shoulder dislocations. *JSES Open Access.* 2018;2(2):137-140.

30. Longo GU, Loppini M, Rizzello G, Romeo G, Huijsmans PE, Denaro V. Glenoid and humeral head bone loss in traumatic anterior glenohumeral instability: a systematic review. *Knee Surg Sports Traumatol Arthrosc.* 2014;22(2):392-414. doi:10.1007/s00167-013-2403-5.

31. Kavaja L, Pajarinen J, Sinisaari I, et al. Arthrosis of glenohumeral joint after arthroscopic Bankart repair: a long-term follow-up of 13 years. *J Shoulder Elbow Surg.* 2012;21(3):350-355. doi:10.1016/j.jse.2011.04.023.

32. Plath JE, Aboalata M, Seppel G, et al. Prevalence of and risk factors for dislocation arthropathy: radiological long-term outcome of arthroscopic Bankart repair in 100 shoulders at an average 13-year follow-up. *Am J Sports Med.* 2015;43(5):1084-1090. doi:10.1177/0363546515570621.

33. Taylor DC, Arciero RA. Pathologic changes associated with shoulder dislocations. Arthroscopic and physical examination findings in first-time, traumatic anterior dislocations. *Am J Sports Med.* 1997;25(3):306-311. doi:10.1177/036354659702500306.

34. Vermeiren J, Handelberg PP, Casteleyn PP, Opdecam P. The rate of recurrence of traumatic anterior dislocation of the shoulder. *Int Orthop.* 1993;17(6):337-341. doi:10.1007/bf00180449.

35. Pevny T, Hunter RE, Freeman JR. Primary traumatic anterior shoulder dislocation in patients 40 years of age and older. *Arthroscopy.* 1998;14(3):289-294. doi:10.1016/s0749-8063(98)70145-8.

36. Hoelen MA, Burgers AM, Rozing PM. Prognosis of primary anterior shoulder dislocation in young adults. *Arch Orthop Trauma Surg.* 1990;110(1):51-54. doi:10.1007/bf00431367.

37. Burkhart SS, Danaceau SM. Articular arc length mismatch as a cause of failed Bankart repair. *Arthroscopy.* 2000;16(7):740-744. doi:10.1053/jars.2000.7794.

38. Piaseck DP, Verma NN, Romeo AA, Levine WL, Bach BR Jr, Provencher MT. Glenoid bone deficiency in recurrent anterior shoulder instability: diagnosis and management. *J Am Acad Orthop Surg.* 2009;17(8):482-493. doi:10.5435/00124635-200908000-00002.

39. Burkhart SS, De Beer JF. Traumatic glenohumeral bone defects and their relationship to failure of arthroscopic Bankart repairs: significance of the inverted-pear glenoid and the humeral engaging Hill-Sachs lesion. *Arthroscopy.* 2000;16(7):677-694. doi:10.1053/jars.2000.17715.

40. Itoi E, Lee SB, Berglund LJ, Berge LL, An KN. The effect of a glenoid defect on anteroinferior stability of the shoulder after Bankart repair: a cadaveric study. *J Bone Joint Surg Am.* 2000;82(1):35-46. doi:10.2106/00004623-200001000-00005.

41. Shin SJ, Kim RG, Jeon YS, Kwon TH. Critical value of anterior glenoid bone loss that leads to recurrent glenohumeral instability after arthroscopic Bankart repair. *Am J Sports Med.* 2017;45(9):1975-1981. doi:10.1177/0363546517697963.

42. Baker CL, Uribe JW, Whitman C. Arthroscopic evaluation of acute initial anterior shoulder dislocations. *Am J Sports Med.* 1990;18(1):25-28. doi:10.1177/036354659001800104.

43. Norlin R. Intraarticular pathology in acute, first-time anterior shoulder dislocation: an arthroscopic study. *Arthroscopy.* 1993;9(5):546-549. doi:10.1016/s0749-8063(05)80402-5.

44. Sekiya JK, Wickwire AC, Stehle JH, Debski RE. Hill-Sachs defects and repair using osteoarticular allograft transplantation: biomechanical analysis using a joint compression model. *Am J Sports Med.* 2009;37(12):2459-2466. doi:10.1177/0363546509341576.

45. Liu JN, Gowd AK, Garcia GH, Cvetanovich GL, Cabarcas BC, Verma NN. Recurrence rate of instability after remplissage for treatment of traumatic anterior shoulder instability: a systematic review in treatment of subcritical glenoid bone loss. *Arthroscopy.* 2018;34(10):2894-2907.e2.

46. Gowd AK, Liu JN, Cabarcas BC, et al. Management of recurrent anterior shoulder instability with bipolar bone loss: a systematic review to assess critical bone loss amounts. *Am J Sports Med.* 2019;47(10):2484-2493. doi:10.1177/0363546518791555.

47. Arciero RA, Parrino A, Bernhardson AS, et al. The effect of a combined glenoid and Hill-Sachs defect on glenohumeral stability: a biomechanical cadaveric study using 3-dimensional modeling of 142 patients. *Am J Sports Med.* 2015;43(6):1422-1229. doi:10.1177/0363546515574677.

48. Yamamoto N, Itoi E, Abe H, et al. Contact between the glenoid and the humeral head in abduction, external rotation, and horizontal extension: a new concept of glenoid track. *J Shoulder Elbow Surg.* 2007;16: 649-656. doi:10.1016/j.jse.2006.12.012.

49. Di Giacomo G, de Gasperis N, Costantini A, De Vita A, Beccaglia MA, Pouliart N. Does the presence of glenoid bone loss influence coracoid bone graft osteolysis after the Latarjet procedure? A computed tomography scan study in 2 groups of patients with and without glenoid bone loss. *J Shoulder Elbow Surg.* 2014;23(4):514-518. doi:10.1016/j.jse.2013.10.005.

50. Lau BC, Conway D, Curran PF, Feeley BT, Pandya NK. Bipolar bone loss in patients with anterior shoulder dislocation: a comparison of adolescents versus adult patients. *Arthroscopy.* 2017;33(10):1755-1761.

51. Brophy RH, Marx RG. The treatment of traumatic anterior instability of the shoulder: nonoperative and surgical treatment. *Arthroscopy.* 2009;25(3):298-304. doi:10.1016/j.arthro.2008.12.007.

52. Cheung EV, Sperling JW, Hattrup SJ, Cofield RH. Long-term outcome of anterior stabilization of the shoulder. *J Shoulder Elbow Surg.* 2008;17(2):265-270. doi:10.1016/j.jse.2007.06.005

53. Fabbriciani C, Milano G, Demontis A, Fadda S, Ziranu F, Mulas PD. Arthroscopic versus open treatment of Bankart lesion of the shoulder: a prospective randomized study. *Arthroscopy.* 2004;20(5):456-462. doi:10.1016/j.arthro.2004.03.001.

54. Fabre T, Abi-Chahla M, Billaud A, Geneste M, Durandeau A. Long-term results with Bankart procedure: a 26-year follow-up study of 50 cases. *J Shoulder Elbow Surg.* 2010;19(2):318-323. doi:10.1016/j.jse.2009.06.010.

55. Lenters TR, Franta AK, Wolf FM, Leopold SS, Matsen FA III. Arthroscopic compared with open repairs for recurrent anterior shoulder instability. A systematic review and meta-analysis of the literature. *J Bone Joint Surg Am.* 2007;89(2):244-254. doi:10.2106/JBJS.E.01139.

56. Robinson CM, Jenkins PJ, White TO, Ker A, Will E. Primary arthroscopic stabilization for a first-time anterior dislocation of the shoulder. A randomized, double-blind trial. *J Bone Joint Surg Am.* 2008;90(4):708-721. doi:10.2106/JBJS.G.00679.

57. Shanley E, Thigpen C, Brooks J, et al. Return to sport as an outcome measure for shoulder instability: surprising finding in nonoperative management in a high school athlete population. *Am J Sports Med.* 2019;47(5):1062-1067. doi:10.1177/0363546519829765.

58. Handoll HH, Almaiyah MA, Rangan A. Surgical versus non-surgical treatment for acute anterior shoulder dislocation. *Cochrane Database Syst Rev.* 2004;(1):CD004325. doi:10.1002/14651858.CD004325.pub2.

59. Chahal J, Marks PH, Macdonald PB, et al. Anatomic Bankart repair compared with nonoperative treatment and/or arthroscopic lavage for first-time traumatic shoulder dislocation. *Arthroscopy.* 2012;28(4):565-575. doi:10.1016/j.arthro.2011.11.012.

60. Mohtadi NG, Bitar IJ, Sasyniuk TM, Hollinshead RM, Harper WP. Arthroscopic versus open repair for traumatic anterior shoulder instability: a meta-analysis. *Arthroscopy.* 2005;21(6):652-658. doi:10.1016/j.arthro.2005.02.021.

61. Cameron KL, Mountcastle SB, Nelson BJ, et al. History of shoulder instability and subsequent injury during four years of follow-up: a survival analysis. *J Bone Joint Surg Am.* 2013;95(5):439-445. doi:10.2106/JBJS.L.00252.

62. Bollier MJ, Arciero R. Management of glenoid and humeral bone loss. *Sports Med Arthrosc Rev.* 2010;18(3):140-148. doi:10.1097/JSA.0b013e3181e88ef9.

63. Kim DS, Yoon YS, Yi CH. Prevalence comparison of accompanying lesions between primary and recurrent anterior dislocation in the shoulder. *Am J Sports Med.* 2010;38(10):2071-2076. doi:10.1177/0363546510371607.

64. Antonio GE, Griffith JF, Yu AB, Yung PS, Chan KM, Ahuja AT. First-time shoulder dislocation: high prevalence of labral injury and age-related differences revealed by MR arthrography. *J Magn Reson Imaging.* 2007;26(4):983-991. doi:10.1002/jmri.21092.

65. Rugg CM, Hettrich CM, Ortiz S, Wolf BR; MOON Shoulder Instability Group, Zhang AL. Surgical stabilization for first-time shoulder dislocators: a multicenter analysis. *J Shoulder Elbow Surg.* 2018;27(4):674-685. doi:10.1016/j.jse.2017.10.041.

66. Greis PE, Scuderi MG, Mohr A, Bachus KN, Burks RT. Glenohumeral articular contact areas and pressures following labral and osseous injury to the anteroinferior quadrant of the glenoid. *J Shoulder Elbow Surg.* 2002;11(5):442-451. doi:10.1067/mse.2002.124526.

67. Godin J, Sekiya JK. Systematic review of arthroscopic versus open repair for recurrent anterior shoulder dislocations. *Sports Health.* 2011;3(4):396-404. doi:10.1177/1941738111409175.

68. Kavaja L, Lähdeoja T, Malmivaara, Paavola M. Treatment after traumatic shoulder dislocation: a systematic review with a network meta-analysis. *Br J Sports Med.* 2018;52:1498-1506.

69. Blonna D, Bellato E, Caranzano F, Assom M, Rossi R, Castoldi F. Arthroscopic Bankart repair versus open Bristow-Latarjet for shoulder instability. *Am J Sports Med.* 2016;44(12):3198-3205. doi:10.1177/0363546516658037.

70. Zimmermann SM, Scheyerer MJ, Farshad M, Catanzaro S, Rahm S, Gerber C. Long-term restoration of anterior shoulder stability: a retrospective analysis of arthroscopic Bankart repair versus open Latarjet procedure. *J Bone Joint Surg Am.* 2016;98(23):1954–1961. doi:10.2106/JBJS.15.01398.

71. Griesser MJ, Harris JD, McCoy BW, et al. Complications and re-operations after Bristow-Latarjet shoulder stabilization: a systematic review. *J Shoulder Elbow Surg.* 2013;22(2):286-92. doi: 10.1016/j.jse.2012.09.009.

72. Hurley ET, Jamal S, Zakariya AS, Montgomery C, Pauzenberger L, Mullett H. Long-term outcomes of the Latarjet procedure for anterior shoulder instability: a systematic review of studies at 10-year follow-up. *J Shoulder Elbow Surg.* 2019;28(2):e33-e39. doi:10.1016/j.jse.2018.08.028.

73. Di Giacomo G, Itoi E, Burkhart SS. Evolving concept of bipolar bone loss and the Hill-Sachs lesion: from "engaging/non-engaging" lesion to "on-track/off-track" lesion. *Arthroscopy.* 2014;30(1):90-98. doi:10.1016/j.arthro.2013.10.004.

74. Yang JS, Mazzocca AD, Cote MP, Edgar CM, Arciero RA. Recurrent anterior shoulder instability with combined bone loss: treatment and results with the modified Latarjet procedure. *Am J Sports Med.* 2016;44(4):922-932. doi:10.1177/0363546515623929.

75. Hutyra CA, Streufert B, Politzer CS, et al. Assessing the effectiveness of evidence-based medicine in practice: a case study of first-time anterior shoulder dislocations. *J Bone Joint Surg Am.* 2019;101(2):e6. doi:10.2106/JBJS.17.01588.

76. Owens BD, Duffey ML, Nelson BJ, DeBerardino TM, Taylor DC, Mountcastle SB. The incidence and characteristics of shoulder instability at the United States Military Academy. *Am J Sports Med.* 2007;35:1168-1173.

77. Bishop JA, Crall TS, Kocher MS. Operative versus nonoperative treatment after primary traumatic anterior glenohumeral dislocation: expected-value decision analysis. *J Shoulder Elbow Surg.* 2011;20:1087-1094.

78. Godin J, Sekiya JK. Systematic review of rehabilitation versus operative stabilization for the treatment of first-time anterior shoulder dislocations. *Sports Health.* 2010;2:156-165.

79. Owens BD, Nelson BJ, Duffey ML, et al. Pathoanatomy of first-time, traumatic, anterior glenohumeral subluxation events. *J Bone Joint Surg Am.* 2010;92(7):1605-1611.

80. Roberts SN, Taylor DE, Brown JN, Hayes MG, Saies A. Open and arthroscopic techniques for the treatment of traumatic anterior shoulder instability in Australian rules football players. *J Shoulder Elbow Surg.* 1999;8(5):403-409.

第 7 章

盂肱前方骨缺损的影像学评估

Lisa K. O'Brien, Brian R. Waterman

　　盂肱前方不稳定常见于运动人群,那些参加接触类运动的人风险最高[1]。肩关节前方不稳定包括半脱位和脱位等一系列损伤,可导致不同严重程度的软组织和骨病理改变。通过影像学检查明确相关解剖结构对于明确治疗方案并改善预后至关重要。越来越多的人开始注重对骨缺损的评估,而非仅关注软组织损伤,因为在关节盂骨严重缺损的情况下,仅对软组织进行修复失败率较高。关节盂骨缺损主要包含两种类型:碎片型(如急性关节盂骨折、骨性 Bankart 损伤和前下盂缘损伤)和磨损型。关节盂骨缺损在首次肩关节脱位患者中的发病率为 5%~56%,在复发性肩关节前方不稳定患者中发病率高达 90% 以上[2,3]。Hill-Sachs 损伤或肱骨头后外侧嵌入骨折在首次脱位患者中的发病率为 65%~88%,在复发性不稳定患者中发病率为 93%[2,4,5]。此外,肩关节半脱位占肩关节不稳定的 85%,也可导致严重的软组织和骨缺损[6]。X 线片可作为一种筛查工具,用来识别有明显关节盂和肱骨头骨缺损的患者。高级影像学检查可以更好地对骨缺损进行量化。常规采用 MRI 来评估软组织,利用 CT 评估骨组织,但随着 MRI 技术的发展,其在骨缺损评估方面的使用也逐渐受到重视。其他如 3D 重建和关节内造影也可起到一定作用。为了解决之前关节镜下软组织修复术失败率高的问题,发展了多种量化骨缺损测量技术和指导治疗的算法。关节盂轨迹概念的提出,以及轨迹外、轨迹内分类系统的发展,

使得治疗关节盂和肱骨头双相骨缺损的临床决策系统更为完善。

X 线检查

　　肩关节前方不稳定应首先通过 X 线检查进行评估。X 线片是确认肩关节复位和评估其他异常的必要辅助手段。标准 X 线片包括 AP 位或 Grashey 位、肩胛骨侧位(即肩胛骨-Y 位)和腋位[7]。X 线检查的优点包括成本较低且相对容易获得。主要缺点是图像质量依赖于医技水平,对骨缺损的量化可靠性和准确性较低[8,9]。因此,X 线片通常主要作为一种简单的筛查工具来检测关节盂和肱骨头的显著缺损。

AP 位和 Grashey 位

　　肩关节 AP 位标准体位是 X 线垂直于胸部,上肢呈中立位。由于肩胛骨平面的相对位置与胸部夹角约 45°,标准 AP 位片实际上是盂肱关节的斜视图。因此,关节盂和肱骨头在标准 AP 位上存在部分重叠,从而在一定程度上限制了对受累骨性组织的评估(图 7-1A)。

　　肩关节真正的 AP 位,也被称为 Grashey 位,是通过从内侧向外侧倾斜 45° 摄得。在这一角度上,肱骨头和关节盂之间无重叠(图 7-1B)。唯一重叠的部位是喙突。如果发现关节盂和肱骨有重叠,表明存在脱位或

摄片位置不佳。正常肩关节可清晰看到前下关节盂轮廓。关节盂前方显示不清提示存在骨缺损。在一项研究中，Jankauskas等发现Grashey位检测关节盂骨缺陷特异性高（100%），但敏感性低（54%~65%）[9]。

肩胛骨侧位图

肩胛骨侧位图即肩胛骨Y位图、切线位或Y侧位，是沿肩胛骨体部进行的摄片。这一方位可显示真正的盂肱关节外侧，结合正位片可确定肱骨头是否存在移位。前脱位时，肱骨头将位于关节盂前方，后脱位反之亦然。这一位置还可用于评估肱骨头和关节盂的相对位置。

肩胛骨侧位图可通过多种方式获得。患者通常处于站立位，被检查的肩关节对着接收器。患者向接收器转身45°~60°，直至肩胛骨体部垂直于图像接收器和X线。如果患者耐受，可将手臂置于背后，此时肱骨叠加于肩胛骨上。手臂也可自由悬垂或用吊带悬挂。

腋位和改良腋位图

腋位X线片是确认盂肱关节复位的最重要视图。患者取仰卧位或站立位，上臂外展70°~90°。仰卧位时，X线从下向上朝向腋窝进行拍摄（直立位反之亦然），可清楚显示肱骨头和关节盂的确切关系。腋位片上正常的肩关节关节盂和肱骨头存在一定间隙，关节盂上下缘重叠[10]。在静态不稳定情况下，肱骨头相对关节盂出现前后移位，在腋位片上可见两种结构之间存在重叠。类似于Grashey位，前下关节盂轮廓模糊提示骨缺损，还可观察到肱骨头嵌入骨折。

改良腋位或Velpeau位是腋位的替代方案，可用于肩关节无法外展的患者。Velpeau位摄片时患者上臂内收，用吊带悬吊。患者采用站立位，向后倾斜20°~30°，或在背后放置一个20°~30°的楔形垫。X线位于肩关节顶部，从上到下垂直拍摄。

其他影像学视图

为了明确与肩关节前方不稳定相关的各种骨异常，可行一些特殊体位摄片。这些体位包括西点位、尖斜位、Bernageau位、喙突正位和肱骨内旋、外旋肩关节AP位片[7]。

西点位

西点位最初是由纽约西点的美国陆军军官学院的外科医生提出的，用于鉴别巨型关节盂缺损和肱骨头半脱位[11]。患者取俯卧，肩关节外展90°，躺于宽度为8cm的垫上。X线以腋窝为中心，向下倾斜25°、向内侧倾斜25°，从而形成前下关节盂边缘的切线位视图。Itoi等的尸体研究显示，在鉴别关节盂骨缺损方面，西点位优于腋位[8]。

尖斜位

尖斜位或Garth位，用于观察前下和后上关节盂，以及肱骨头后外侧和前方。患者取坐位，上半身挺

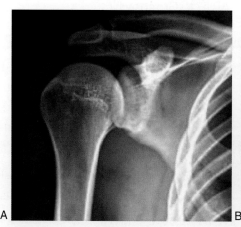
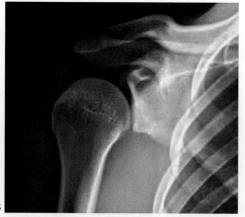

图7-1 （A）盂肱关节AP位和（B）Grashey位视图。（Copyright BRW, printed with permission.）

直,患肩搭于健侧肩上。X线从内侧到外侧倾斜30°~45°,从头部到足部倾斜45°[12]。

Bernageau位

Bernageau位最早应用于1976年,目的是获得前下关节盂的真实图像[13]。腋位片上关节盂前下缘经常与前上缘重叠,难以评估骨缺损。患者取站立位,肩关节外展至少135°,手置于头上。X线朝向肩胛平面轴,向足部倾斜30°(图7-2A)。存在急性疼痛或严重不稳定的患者可能无法耐受这一体位。Sugaya[3]开发了一种改良的Bernageau位片:患者取侧卧位,接受检查的肩关节朝向桌子,手臂处于休息姿势,称为"看电视"位(图7-2B)。

正常肩关节的关节盂前缘下段在Bernageau位上会显示一个清晰的三角形,而前方骨缺损会导致该部位三角形变圆(钝角征)或三角形完全丧失(悬崖征)[14]。建议与侧肩进行比较[15]。多项研究发现,与其他X线片和CT相比,Bernageau位片观察者间的可靠性较高[15,16]。Bernageau位也被用于识别肱骨头缺损[17]。

喙突正位

喙突正位用于评估肱骨头缺损,特别是盂肱前方不稳定常损伤的后外侧部位。当其他方位X线片无法显示Hill-Sachs损伤时,喙突正位片尤其有用。患者取仰卧位,患侧手掌朝下压在前额,手指朝向头顶,肘部朝向前方。X线以喙突为中心,向头端倾斜10°。

肱骨内旋和外旋位

肱骨内旋AP位片是最常用的显示肱骨头后外侧嵌入骨折或Hill-Sachs损伤的AP位片之一[2]。肱骨外旋位片可进一步显示肱骨近端。这些位置的摄片可以显示大结节轮廓。当发生巨大Hill-Sachs损伤时,这些视图可以显示向前延伸的压缩性骨折。患者取坐位,上身挺直,检查侧肱骨外旋,X线方向和拍摄AP位片时一致。

MRI

MRI是一种常用的评估前方肩关节不稳定的成像方式。其可全面显示软组织结构和病理改变,其中最常见的相关结构是关节盂前唇、前方关节囊和盂肱下韧带前束(aIGHL)[18]。肩关节较小且结构复杂,需要多种2D扫描序列、平面分辨率至少为0.5mm、扫描层厚1~3mm的高分辨率图像[19]。最常见的MRI磁场强度是1.5T。然而,越来越多的机构开始使用3T(或更大)MRI,其磁场强度是前者的两倍,信噪比更大,可获得更高质量的图像。

目前开发了多种肌肉骨骼扫描方案,以增强对肩关节这一复杂解剖结构的可视化。这些方案根据机构内MRI的磁场强度、放射科医生的习惯、MRI工作时间和患者因素(如焦虑程度)或金属植入物而异[20]。MRI的绝对禁忌证包括患者体内存在无法进行MRI检查的植入物,如起搏器、脊髓电刺激仪和人工耳蜗,眼内有金属异物的患者,以及需要复苏设备支持的患者。相对禁忌证包括严重幽闭恐惧症、躁动或无法静卧的运动障碍。这些患者可能需要使用抗焦虑药物或镇静剂。

传统MRI肩关节扫描包含斜轴位、冠状位和矢状

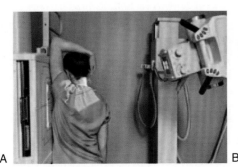
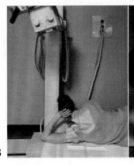
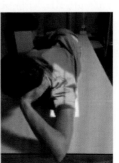

图7-2 (A)Bernageau拍摄体位[13]。(B)改良Bernageau体位,又称"看电视"位。

位序列。这些平面应与盂肱关节平行,而非胸部,以免图像切割不良导致显示不佳。每个平面对于评估不同的结构都非常有用[20,21]。轴位可显示前后关节盂唇、肩胛下肌腱和肱二头肌-盂唇复合体,以及肱骨结节间沟内的肱二头肌长头腱。矢状面斜位可显示关节盂关节面、关节囊盂唇复合体、肩峰及其相关韧带,以及肩袖在大结节上的关系。在复发性不稳定的情况下,矢状面斜位可显示前下关节盂的磨损性骨缺损,即所谓的"倒置梨"表现[22]。冠状斜位可最佳显示上盂唇、肱二头肌长头止点和后上肩袖。观察到下方关节囊扩张提示可能存在过度松弛,但如果未进行关节内造影的话,可能难以发现。冠状位图像通常会低估骨性Bankart损伤的大小[21]。

可利用不同的成像序列显示不同结构。所谓序列是指组织的弛豫时间,也就是被激发的质子在磁场中返回平衡(T1加权图像)或彼此异相(T2加权图像)所需时间。T1加权图像具有最佳空间分辨率,皮下脂肪和骨髓显示为亮白色,而液体(关节液)和固体(皮质骨)为暗色。T2加权图像液体和骨骼或肌肉水肿显示为高亮信号,这使得其在显示病理改变方面比T1加权图像更敏感,但清晰度较低。进一步开发的T2加权质子密度(PD)快速自旋回波(FSE)序列,会加以脂肪抑制(FS)技术进行辅助,如短T1反转恢复(STIR)或脂肪饱和脉冲。轴位平面中的FS PD FSE序列对于识别小的盂唇旁囊肿和细微的关节软骨盂唇撕裂最为敏感(图7-3)。FS T1加权图像分辨率高,非常适合用来观察盂唇。此外,还可使用多种软骨映射技术,如T1 pho和带有后期颜色处理的T2[21]。

软组织损伤通常涉及多个结构,因此,了解软组织损伤的性质对于指导治疗至关重要。前方关节盂损伤的病理类型根据病程时长、脱位程度和有多种类型(肩胛骨骨膜、aIGHL、骨性关节盂边缘或关节盂软骨)的受累程度而不同[21]。急性骨损伤在FS T2加权图像上显示为关节盂信号强度增加,而慢性损伤可能导致不伴有水肿信号的骨性磨损或沿关节盂颈方向分布的中度损伤。在大多数初次前方不稳定病例中,aIGHL最常在关节盂止点处撕脱。然而,其偶尔会在肱骨端撕脱,导致所谓的盂肱韧带肱骨端撕脱伤(HAGL)。这些病变通常伴随出现,很容易在MRI上被遗漏,特别是在无关节内造影剂的情况

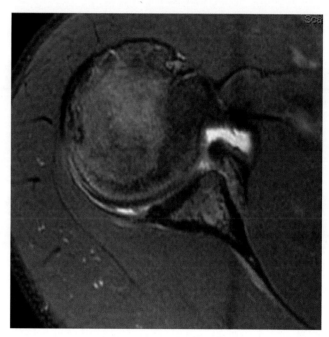

图7-3　轴位平面中的FS T2加权PD FSE序列对于识别盂唇撕裂、盂唇囊肿,以及关节盂和肱骨关节软骨最为敏感。本图显示明显的关节盂缺损伴盂肱前方不稳定。

下[23]。临床上应对这类病变持高度怀疑态度,因为盂唇修复时漏诊HAGL将导致不稳定复发率高达90%[24]。此外,识别前唇和盂肱韧带复合体的正常变异也很重要。这些正常变异包括盂唇下孔、盂唇下隐窝和索条状增厚的MGHL直接附着在肱二头肌前方的上盂唇,伴前上盂唇缺失,也被称为Buford复合体。

肩袖损伤在年轻运动员中不太常见,但其在某些人群中发病率较高,包括40岁以上、接触类或过顶类运动员,或脱位后的神经损伤患者[25]。肩袖损伤最常见的部分是肩胛下肌和后上肩袖。

行MRI扫描时,肩关节位置非常重要。肩关节内旋会导致前方结构松弛和显示不清。相反,极端外旋时很难评估肱二头肌肌腱位置。理想的肩关节扫描位置是中立位或轻度外旋位[21]。在某些情况下,MRI扫描过程中将肩关节固定于外展外旋(ABER)位有助于显示非移位性盂唇撕裂,如Perthes病变。该技术经常与MRA联合使用,以获得更清晰的图像,其敏感性和特异性分别为94%和82%[26]。肩关节ABER位时aIGHL紧张,可使撕裂的盂唇与关节盂分离。这一体位有助于发现肩袖部分撕裂。

传统MRI在显示软组织结构方面具有优势,但不适用于评估骨性病变。许多医生推荐用CT观察和量化骨缺损,是公认的评价骨性结构的金标准。然而,随着MRI技术的发展,其应用得到了越来越多的关注。例如,现在可进行的3D MRI,其效果类似于3D CT[20,27,28]。3D重建是由3D双回波时间T1形成。加权快速低角拍摄(FLASH)序列结合一种称为Dixon方法的脂肪抑制技术。这种测序技术创建了一个纯水图像,然后使用分离软件进行处理,只提取骨结构。另一种用于构建3D图像的测序技术是各向同性体积插值屏气检查(VIBE),其使用专用肩部线圈和后续处理软件对水激发序列进行处理[29]。对比研究表明,3D FLASH Dixon序列的精准度和CT相同[20,27]。类似于3D CT的3D MRI已用于关节盂骨缺损的定量测量[20,27,30]。最近,该测序技术已被用于评估其他关节的骨性病变,如髋臼撞击综合征[31]。

3D MRI的优点是避免了CT扫描所需的时间、花费和辐射。缺点包括放射科医生需要接受有关软件和相关专业技能训练,这可能在一些机构内无法实施。

MRA

关于MRI中是否需要关节内造影显示盂唇关节囊复合体仍存在争论。MRA是指放射科医生将稀释的顺磁钆造影剂注射到盂肱关节,用于显示盂唇、关节囊和肩袖,与MRI相比,其敏感性更高[32]。生理盐水也可作为造影剂的一种替代选择[33]。此外,在急性损伤的情况下,关节出血可能也足以显示盂唇关节盂病变。关节内额外的液体提供的张力可使盂肱韧带显示得更加清楚,在张力下,软骨下盂唇损伤会更加明显。研究显示,与传统3T MRI相比,MRA检测肩袖部分撕裂、前盂唇撕裂和上盂唇撕裂会更敏感[34]。MRA也更容易鉴别轻微的HAGL损伤[18]。然而,一些学者认为,适当优化MRI后所获得的高信噪比和高空间分辨率的图像足够清晰,MRA并非必要[21]。

值得注意的是,目前,美国食品药品监督管理局(FDA)未批准任何市售钆造影剂用于关节内。因此,MRA仍然是一项超规检查[35]。尽管如此,通常认为在肌肉骨骼系统使用钆MRA是安全的。MRA与钆

的不良反应主要基于病例报告,包括局部疼痛、造影剂反应、化脓性关节炎、滑膜炎、粘连性关节囊炎、造影剂关节外注射或外渗、穿刺不当导致局部神经血管损伤,或稀释不当导致图像质量差[19,36-38]。大多数全身不良反应是由静脉注射而非关节内注射导致的,包括肾源性系统性纤维化、组织钆沉积和类过敏全身反应[35]。

CT和3D重建

CT和3D重建目前被认为是在复发性肩关节前方不稳定时显示骨性细微结构和量化骨缺损的金标准[3]。一项系统综述对几种高级影像学检查方法进行了比较,结果表明CT和3D重建准确性最高[39]。CT图像由围绕身体拍摄的多个X线片组成,然后形成一个灰度矩阵。密度大的组织,如骨骼,图像更亮、更清晰,而密度较小的组织,如肌肉和关节盂唇,则较暗、较模糊。因此,与MRI不同的是,由于空间分辨率有限,CT无法充分评估软组织。

传统肩关节CT进行轴位、冠状位和矢状位扫描。轴位可用于量化关节盂骨缺损或肱骨头嵌塞程度。如果位置选择恰当,斜矢状位扫描可看到肩胛盂标准正面观(图7-4)。但除非特殊要求,否则不常规进行斜矢状位扫描。为了更好地评估骨缺损,强烈建议增加该平面扫描。最初由Lo等[22]在关节镜下发现的"倒置梨"形态可在斜矢状位的3D重建上显示,表明骨缺损量为25%~27%。与3D MRI类似,需要特定的软件和额外程序对2D图像进行重建,以获得3D CT。与2D图像相比,3D重建可更具象化显示骨缺损[27]。肱骨头减影可更好地显示关节盂,肱骨头缺损反之亦然(图7-4)。针对关节盂和肱骨头已经开发了多种测量技术。CT关节造影可作为MRI禁忌证患者的替代方法。这种成像方式可以更有效地显示盂唇和盂唇关节囊复合体,但对其他软组织结构,如肩袖显示效果不佳。

CT的绝对禁忌证之一是妊娠。CT或3D CT最大的缺点是成本高、扫描后需要二期处理和辐射暴露。在美国,超过2/3的辐射暴露来源于CT[40]。一些机构在进行肌肉骨骼成像时减少了放射剂量,结果表明减少放射剂量仍可获得清晰的图像[41]。

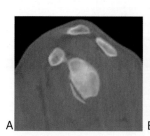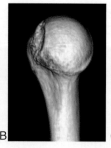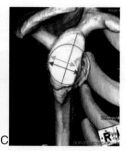

图7-4 （A）肩关节 CT 斜矢状位扫描显示 en face 位上骨性 Bankart 损伤。（B）肱骨头 3D CT 显示 Hill-Sachs 损伤。（C）肱骨头减影 3D CT 显示骨性 Hill-Sachs 损伤及关节盂轨迹[63]。红色垂线为关节盂长轴。红圈为虚拟圆，代表正常关节盂形状。紫色双箭头为关节盂轨迹，占正常关节盂宽度的83%。绿色虚线为关节盂缺损。蓝色双箭头为缺损状态下的关节盂轨迹，大小为关节盂宽度的83%。（Copyright BRW, printed with permission.）

关节盂骨缺损的测量方法

有多种测量方法使用 CT 或 MRI 计算关节盂骨缺损。这些方法可被归为宽度测量法和虚拟圆测量法（表7-1）[39]。到目前为止，量化关节盂骨缺损尚无金标准。

虚拟圆测量法

Nofsinger 等[49]对正常和异常关节盂的 3D 重建进行了解剖学研究，证实了正常关节盂下部是一个近乎完美的圆圈。虚拟圆测量法需联合使用肱骨头减影关节盂 3D 重建和关节盂 2D 斜矢状位图像。Huijsmans 及其同事[48]和 Gyftopolous 等[27]发现该技术也可通过 MRI 进行，其精确度与 3D CT 相似。利用完整的关节盂后下部分，绘制一个虚拟圆。前方骨缺损的百分比可以通过测量并除以圆的总表面积来计算，也可通过计算前后宽度丢失量来计算缺损程度。两种测量方法的阈值有所不同[39]。

Pico 法要求对两侧肩关节进行 CT 扫描并测量虚拟圆。患肩骨缺损根据健侧肩关节虚拟圆计算[46]。Sugaya 法先描绘和测量骨性 Bankart 损伤范围，然后和同侧关节盂的虚拟圆进行对比[3]。但该方法仅限于急性损伤，不能用于磨损性骨缺损。此外，Dumont 等[47]利用虚拟圆和前方骨缺损的位置设计了一种弧角测量法。根据弧角大小，利用表面积计算公式或转换图确定骨缺损百分比。

宽度测量法

关节盂缘测距法采用 CT 法测量关节盂裸点到前缘（距离 A）和后缘（距离 B）之间的距离。然后使用以下方程计算这些测量值，以确定前方骨缺损的量：骨缺损=[(B−A)/2B]×100%。关节盂缘测距法也在关节镜下使用[42]。

关节盂指数法对双侧肩关节进行斜矢状位 CT 扫描或 3D 重建，比较两侧下 2/3 关节盂的最大直径比值。关节盂指数<0.75 表明关节盂骨缺损达25%[43]。

宽长比测量法利用 CT 或 3D 重建测量健侧肩胛盂标准正面观的最大高度和宽度，并将测量值与患肩进行比较。通过喙突和下方关节盂中点的连线确定高度。通过下方关节盂圆心做高度直线的垂线确定宽度[44]。

Owens 及其同事[45]提出的另一种关节盂宽度测量技术，被称为西点测量法。该方法利用同侧肩的

表7-1 关节盂骨缺损的测量方法

宽度测量法	虚拟圆测量法
关节盂缘测距法[42]	Pico 法[46]
关节盂指数[43]	Sugaya 法[3]
宽长比[44]	Dumont 弧角测量法[4]
西点测量法[45]	MRI 测量法[27,48]

最常见的关节盂骨缺损测量法为宽度测量法和虚拟圆测量法。

MRI，以及1264名男性和女性肩胛盂标准正面观的长宽进行线性回归分析产生的性别特异性公式进行测量。他们评估发现，男性和女性的关节盂之间存在显著差异，但关节盂高度和宽度之间的关系相似。通过测量MRI矢状面斜位最外侧切面的关节盂高度和宽度，男性患者关节盂宽度=（1/3高度）+15mm，女性患者宽度=（1/3高度）+13mm。

关节盂测量方法比较

一项比较了X线、CT和MRI的多种关节盂测量技术的系统回顾显示，Pico法和关节盂指数法最准确，特别是使用3D重建时[39]。Bois等[44]的实验室研究表明，3D测量比2D测量的精确度和一致性更高。他们发现，由于2D图像难以正确选择切面并辨认解剖标记，2D的关节盂指数和宽长比测量法一直低估了骨缺损大小。他们确认使用3D CT的Pico法最可靠且准确。Bhatia及其同事[50]发现虚拟圆测量法倾向于过高估计了骨缺损量（平均3.9%±1.9%），真正的关节盂缺损接近20%时，误差最大。此外，Moroder等[51]注意到en face位任何角度的倾斜都会对测量结果产生巨大影响。也就是说，肩胛骨的位置经常会影响关节盂骨缺损的测量结果。Bakshi等[52]采用3D CT将关节镜下估计面积、Pico法、比值法和测距法进行比较，发现关节镜方法显著高估了关节盂骨缺损，而其他方法更为准确。

需要与健侧肩关节对照的CT测量技术的主要缺点是增加了辐射暴露风险。此外，一些机构的CT扫描未常规包含双肩，这也增加了相应成本。Milano等[53]的前瞻性队列研究比较了包含健侧肩关节或不包含健侧肩关节的关节盂骨缺损评估方法，结果显示两种测量结果之间无差异，这表明可能并不需要进行健侧CT扫描对比。

肱骨骨缺损的测量方法

不同的Hill-Sachs损伤的评估结果之间差异较大且存在争议，因此目前尚无Hill-Sachs损伤测量的金标准和明确的治疗建议。许多学者试图确定导致Hill-Sachs损伤的最重要因素，包括大小、深度、体积、方向和位置[39,54]。X线、CT和MRI也用于测量肱骨骨缺损，但研究成熟度不如关节盂。

X线测量

Kralinger等[17]描述了Hill-Sachs系数法：肱骨内旋60° Grashey位测量损伤深度和宽度，Bernageau位测量长度。另一种测量方法使用肱骨内旋的Grashey位，计算Hill-Sachs损伤深度和肱骨头半径比值。总体而言，多项研究均发现X线测量有一定可靠性[55,56]。

CT和MRI测量

Kodali及其同事[57]描述了一种使用2D CT来测量Hill-Sachs损伤大小的方法。该方法在肱骨头的轴位、矢状位和冠状位周围做一个虚拟圆。利用圆圈的外围测量每个平面的骨缺损。他们发现，精确度最高的位置是轴位，但仍有14%的误差。一些研究者仅使用缺损最大的CT或MRI的轴位切面来测量Hill-Sachs损伤[39,58,59]。

Stillwater等[29]描述了一种3D MRI的肱骨头测量技术。他们通过肩胛骨减影分离肱骨，并使用矢状内侧位进行肱骨关节面扫描。平行于Hill-Sachs损伤画一条线，确定肱骨头的最大高度（A）。垂直绘制第二条线，以确定残余肱骨头宽度（B）。假设肱骨头是一个完整的圆形，通过公式[（A−B/A）×100]计算肱骨头骨缺损的百分比。

关节盂轨迹和双相骨缺损的评估

大量肩关节前方不稳定患者同时有关节盂和肱骨头骨缺损，也被称为双相缺损[60,61]。以往主要关注关节盂骨缺损的评估及相关治疗，伴有肱骨头嵌入骨折的关节盂骨缺损在很大程度上被忽略了。既往认为只有20%的肱骨头存在嵌入骨折无临床意义，然而存在肱骨头嵌入骨折的患者超过40%会发生复发性脱位[4]。对于需要手术干预的肱骨骨缺损的阈值尚未达成共识。仅根据肱骨头嵌入骨折的程度来确定治疗方案，意味着忽略了其与关节盂和其他周围组织的相互作用，因此难以确定其临床意义。最早关于Hill-Sachs损伤和关节盂之间相互作用的讨论是2000年由Burkhart和De Beer[62]提出的。他们第一个在关节镜下对Hill-Sachs损伤进行了动态评估，并提出了啮合性Hill-Sachs损伤这一概念，即手臂处于运动功能位或外展外旋位时发生脱位。同样,如果该体位未导致Hill-Sachs损伤,则称为非啮合性Hill-Sachs损伤。

近年来,双相骨缺损已成为一个有争议的话题。评估肱骨头嵌入骨折及其与关节盂骨缺损之间的相互作用是指导治疗的另一个考虑因素。关节盂轨迹是指肩关节在正常ROM内,关节盂和肱骨头之间的接触区域,这一概念最早由Yamamoto等[60]在2007年的一项尸体研究中提出。他们发现,随着肩关节外展的增加,关节盂和肱骨头之间的接触区域从肱骨头下内侧转移至上外侧。通过测量不同程度外展的接触区域与肩袖之间的距离,进一步对关节盂轨迹进行了定义。关节盂轨道的内侧大致位于肩袖内侧18.4mm,约相当于关节盂宽度的84%,随着外展外旋的增加,关节盂剩余部分被肩袖进一步挤压(见图7-4C)。他们认为延伸至关节盂轨迹内侧的肱骨头嵌入骨折有更高的啮合风险。与之前的分类相反,该理论表明,Hill-Sachs损伤的位置和方向对治疗决策更为重要,而非长度和深度。此外,他们还确定关节盂轨道的宽度仅与关节盂宽度有关。因此,关节盂存在骨缺损时,发生肱骨头啮合和继发性盂肱关节脱位的风险更高,尤其是在关节盂骨轨迹面积减小时。

Di Giacomo及其同事[63]利用影像学检查和关节镜将双相骨缺损进一步划分为关节盂轨迹内和轨迹外损伤。他们使用关节盂轨迹概念和3D CT进行影像学测量,并通过随后的多项临床研究进行了验证(见图7-4C)[30,64,65]。Locher及其同事[64]回顾性分析了100例关节镜治疗患者的术前影像学检查。结果显示,轨迹外Hill-Sachs损伤患者的翻修率(33%)高于有轨道病变的患者(6%),优势比为8.3。Gyftopolous等[30]使用MRI对轨迹内/外关节盂损伤进行了评估,结果发现总体准确率为84.2%。此外,Shaha等[65]使用MRI对57例肩关节损伤患者进行了评估(轨迹外和轨迹内损伤分别为75%和8%)。关节盂轨迹法对翻修率的阳性预测值比关节盂骨缺损法高20%。另一项评估关节盂轨迹法可靠性和可重复性的研究发现,关节盂线性骨缺损时,该方法的观察者间一致性(分别为94%和96%)较好,结果发现轨迹外关节盂损伤的翻修率明显高于轨迹内损伤,但在评估Hill-Sachs损伤时,观察者间一致性较差,结果变异性大。在轨迹内和轨迹外分类方面,观察者间信度也较差(72%),但变异性较低

(80%~90%)[66]。

关节盂轨迹概念的提出和相关支持性研究表明,由于肩关节不稳定的病理因素存在很大变异性,因此,双相骨缺损的评估需要考虑多种因素,而不应仅依赖于单一阈值。Arciero及其同事[67]的生物力学尸体研究显示了关节盂和肱骨同时存在骨缺损可能产生的影响:少量关节盂骨缺损会增加盂唇关节囊复合体修复失败风险。他们发现,小至2mm的骨性Bankart损伤可影响轻度(0.87cm³)或中度(1.47cm³)Hill-Sachs损伤的软组织修复效果。同样,Gottshalk等[68]的尸体研究证实,相比于单独存在的骨缺损,较小的双相骨缺损即需要进行骨性重建。

综合研究:肩关节前方不稳定的治疗算法

近年来,由于保守治疗的高失败率和较差的成本效益,首次肩关节前方脱位运动员更倾向于早期手术治疗[69,70]。但对于最佳治疗策略仍未达成共识。Dickens等[69]最近的一项前瞻性队列研究发现首次脱位后关节盂骨缺损范围为6.8%~13.5%,这可能是导致非手术治疗后失败率高的原因。首次脱位后发生持续不稳定的其他风险因素包括年龄<20岁、男性、参与接触类或过顶运动,以及韧带过度松弛[18,71]。此外,与单次脱位后接受手术的患者相比,存在上述危险因素和既往多次脱位的患者术后不稳定的风险更高(分别为62%和29%)[72]。

对于原发性或复发性不稳定的接触类或上肢运动员,建议进行手术干预。在决定最佳手术方案时,需考虑多种因素。对于赛季内运动员,必须考虑手术时间[70]。正确选择患者和识别盂肱骨缺损是减少手术失败的最重要因素。Balg和Boileau基于已知的增加关节镜手术失败风险的患者因素,提出了不稳定严重程度指数(ISI)(表7-2)[71]。他们发现ISI得分>6分的患者关节镜修复术后失败的风险更高。之后的研究证实ISI是一种有效的术前规划工具,但上述阈值可能更低(>2分)[73,74]。相反,最近一项针对现役军人的研究发现,ISI评分与关节镜术后不稳定发病率之间并无相关性[75]。

以往建议对骨缺损<20%的关节盂损伤进行关节

表7-2 不稳定复发的相关危险因素

年龄<20岁

竞技类运动

接触类或过顶运动

肩关节过度松弛

外旋位X线正位检查可见Hill-Sachs损伤

AP位X线片显示关节盂轮廓消失

关节镜修复后不稳定复发风险增加相关的危险因素基于Balg和Boileau[71]提出的ISI评分。

镜修复,建议对骨缺损为20%~25%行骨增量技术,如喙突转位(即改良Latarjet术)或其他骨移植术(如胫骨远端异体移植、髂骨移植或自体锁骨远端移植)[18,60,61]。然而,越来越多的研究认为这些阈值可能设置得过高了。最近研究表明,在某些人群中,即使是很小的骨缺损也会导致关节镜软组织修复术后出现持续不稳定和较差的主观结果[76,77]。Shin及其同事[76]的一项研究将17.3%的骨缺损定为关节镜修复后导致复发性不稳定的最佳阈值。最近研究显示,现役军人中软组织修复后不稳定复发的关节盂骨缺损的亚临界值低至13.5%[77]。Lansdown等[78]发现,关节盂前方变平在3D重建关节盂的面部上,沿前关节盂上下画垂直线确定平坦的前关节盂,与(12.8±3)%的骨缺损相关,可用于有效检测亚临界骨丢失。在无急性或骨性Bankart碎片的情况下,资深学者(B.R.W.)在高危和(或)运动亚群中,对前关节盂丢失使用15%的手术决策阈值。

关于Hill-Sachs损伤的治疗算法,关节盂轨迹的概念使得人们更加关注损伤位置,以及损伤和关节盂之间的相互作用,而非其绝对大小。根据Di Giacomo等[63]的建议,无论关节盂骨缺损大小如何,轨迹内Hill-Sachs损伤均可不予处理,关节盂骨缺损则按照前文提及的方法进行处理。如果Hill-Sachs损伤伴有亚临界关节盂骨缺损,建议大多数患者同时进行关节镜下Bankart修复和冈下肌固定术。对于轨迹外Hill-Sachs损伤伴有更严重的关节盂骨缺损(>20%)患者,外科医生可能优先考虑Latarjet术或前侧关节盂骨性重建术联合/不联合Remplissage术(根据关节盂轨迹改良算法)。

结论

在前方不稳定的情况下,识别盂肱骨缺损对于避免手术失败至关重要。进行彻底的影像学评估,准确地对骨缺损大小进行量化,并通过关节盂轨迹评估其动态相互作用,对于指导治疗有重要意义。已证实轨迹内和轨迹外分类系统对治疗双相骨缺损有帮助。最近研究证明,20%~25%的骨缺损需行手术治疗的经典阈值并不适用于双相骨缺损。MRI技术的进步,特别是3D重建软件的出现和升级,有望减少与CT相关的辐射暴露、时间和经济成本。

致谢

感谢Stephen和Dara在影像图方面提供的帮助。

(李朔 徐卫东 译)

参考文献

1. Owens BD, Agel J, Mountcastle SB, Cameron KL, Nelson BJ. Incidence of glenohumeral instability in collegiate athletics. *Am J Sports Med.* 2009;37(9):1750-1754. doi:10.1177/0363546509334591.

2. Anakwenze O, Hsu JE, Abboud JA, Levine WN, Huffman GR. Recurrent anterior shoulder instability associated with bony defects. *Orthopedics.* 2011;34(7):538-544. doi:10.3928/01477447-20110526-21.

3. Sugaya H. Techniques to evaluate glenoid bone loss. *Curr Rev Musculoskelet Med.* 2014;7(1):1-5. doi:10.1007/s12178-013-9198-3.

4. Provencher MT, Frank RM, Leclere LE, et al. The Hill-Sachs lesion: diagnosis, classification, and management. *J Am Acad Orthop Surg.* 2012;20(4):242-252. doi:10.5435/JAAOS-20-04-242.

5. Trivedi S, Pomerantz ML, Gross D, Golijanan P, Provencher MT. Shoulder instability in the setting of bipolar (glenoid and humeral head) bone loss: the glenoid track concept. *Clin Orthop Relat Res.* 2014;472(8):2352-2362. doi:10.1007/s11999-014-3589-7.

6. Gil JA, DeFroda S, Owens BD. Current concepts in the diagnosis and management of traumatic, anterior glenohumeral subluxations. *Orthop J Sports Med.* 2017;5(3):2325967117694338. doi:10.1177/2325967117694338.

7. Jensen KL, Tirman P, Rockwood CA. Radiographic evaluation of shoulder problems. In: Matsen F, Lippitt S, eds. *Rockwood and Matsen's The Shoulder.* 5th ed. Philadelphia, PA: Elsevier; 2017:135-168.

8. Itoi E, Lee SB, Amrami KK, Wenger DE, An KN. Quantitative assessment of classic anteroinferior bony Bankart lesions by radiography and computed tomography. *Am J Sports Med.* 2003;31(1):112-118. doi:10.1177/03635465030310010301.

9. Jankauskas L, Rüdiger HA, Pfirrmann CW, Jost B, Gerber C. Loss of the sclerotic line of the glenoid on anteroposterior radiographs of the shoulder: a diagnostic sign for an osseous defect of the anterior glenoid rim. *J Shoulder Elbow Surg.* 2010;19(1):151-156. doi:10.1016/j.jse.2009.04.013.

10. Richards B, Riley J, Saithna A. Improving the diagnostic quality and adequacy of shoulder radiographs in a district general hospital. *BMJ Qual Improv Rep.* 2016;5(1). doi:10.1136/bmjquality.u209855.w3501.

11. Rokous JR, Feagin JA, Abbott HG. Modified axillary roentgenogram: a useful adjunct in the diagnosis of recurrent instability of the shoulder. *Clin Orthop Relat Res.* 1972;82:84-86.

12. Garth WP Jr, Slappey CE, Ochs CW. Roentgenographic demonstration of instability of the shoulder: the apical oblique projection. A technical note. *J Bone Joint Surg Am.* 1984;66(9):1450-1453.

13. Bernageau J, Patte D, Debeyre J, Ferrane J. Value of the glenoid profile in recurrent luxations of the shoulder [article in French]. *Rev Chir Orthop Reparatrice Appar Mot.* 1976;62(2 suppl):142-147.

14. Edwards TB, Boulahia A, Walch G. Radiographic analysis of bone defects in chronic anterior shoulder instability. *Arthroscopy.* 2003;19(7):732-739. doi:10.1016/s0749-8063(03)00684-4.

15. Pansard E, Klouche S, Billot N, et al. Reliability and validity assessment of a glenoid bone loss measurement using the Bernageau profile view in chronic anterior shoulder instability. *J Shoulder Elbow Surg.* 2013;22(9):1193-1198. doi:10.1016/j.jse.2012.12.032.

16. Murachovsky J, Bueno RS, Nascimento LG, et al. Calculating anterior glenoid bone loss using the Bernageau profile view. *Skeletal Radiol.* 2012;41(10):1231-1237. doi:10.1007/s00256-012-1439-9.

17. Kralinger FS, Golser K, Wischatta R, Wambacher M, Sperner G. Predicting recurrence after primary anterior shoulder dislocation. *Am J Sports Med.* 2002;30(1):116-120. doi:10.1177/03635465020300010501.

18. Streubel PN, Krych AJ, Simone JP, et al. Anterior glenohumeral instability: a pathology-based treatment strategy. *J Am Acad Orthop Surg.* 2014;22(5):283-294. doi:10.5435/JAAOS-22-05-283.

19. Lejay H, Holland BA. Technical advances in musculoskeletal imaging. In: Stoller DW, ed. *Magnetic Resonance Imaging in Orthopaedics and Sports Medicine.* 3rd ed. Philadelphia, PA: Lippincott Williams and Wilkins; 2007:1-28.

20. Gottsegen CJ, Merkle AN, Bencardino JT, Gyftopolous S. Advanced MRI techniques of the shoulder joint: current applications in clinical practice. *AJR Am J Roentgenol.* 2017;209(3):544-551. doi:10.2214/AJR.17.17945.

21. Stoller DW, Wolf EM, Li AE, et al. The shoulder. In: Stoller DW, ed. *Magnetic Resonance Imaging in Orthopaedics and Sports Medicine.* 3rd ed. Philadelphia, PA: Lippincott Williams and Wilkins; 2007:1131-1461.

22. Lo IK, Parten PM, Burkhart SS. The inverted pear glenoid: an indicator of significant bone loss. *Arthroscopy.* 2004;20(2):169-174. doi:10.1016/j.arthro.2003.11.036.

23. Bozzo A, Oitment C, Thornley P, et al. Humeral avulsion of the glenohumeral ligament: indications for surgical treatment and outcomes—a systematic review. *Orthop J Sports Med.* 2017;5(8):2325967117723329. doi:10.1177/2325967117723329.

24. Longo UG, Rizzello G, Ciuffreda M, et al. Humeral avulsion of the glenohumeral ligaments: a systematic review. *Arthroscopy.* 2016;32(9):1868-1876. doi:10.1016/j.arthro.2016.03.009.

25. Gombera MM, Sekiya JK. Rotator cuff tear and glenohumeral instability: a systematic review. *Clin Orthop Relat Res.* 2014;472(8):2448-2456. doi:10.1007/s11999-013-3290-2.

26. Takubo Y, Horii M, Kurokawa M, Mikami Y, Tokunaga D, Kubo T. Magnetic resonance imaging evaluation of the inferior glenohumeral ligament: non-arthrographic imaging in abduction and external rotation. *J Shoulder Elbow Surg.* 2005;14(5):511-515. doi:10.1016/j.jse.2005.02.015.

27. Gyftopolous S, Beltran LS, Yemin A, et al. Use of 3D MR reconstructions in the evaluation of glenoid bone loss: a clinical study. *Skeletal Radiol.* 2014;43(2):213-218. doi:10.1007/s00256-013-1774-5.

28. Naraghi A, White LM. Three-dimensional MRI of the musculoskeletal system. *AJR Am J Roentgenol.* 2012;199(3):W283-W293. doi:10.2214/AJR.12.9099.

29. Stillwater L, Koenig J, Maycher B, Davidson M. 3D-MR vs. 3D-CT

30. of the shoulder in patients with glenohumeral instability. *Skeletal Radiol.* 2017;46(3):325-331. doi:10.1007/s00256-016-2559-4.

30. Gyftopolous S, Beltran L, Bookman J, Rokito A. MRI evaluation of bipolar bone loss using the on-track off-track method: a feasibility study. *AJR Am J Roentgenol.* 2015;205(4):848-852. doi:10.2214/AJR.14.14266.

31. Samim M, Eftekhary N, Vigdorchik JM, et al. 3D-MRI versus 3D-CT in the evaluation of osseous anatomy in femoroacetabular impingement using Dixon 3D FLASH sequence. *Skeletal Radiol.* 2019;48(3):429-436. doi:10.1007/s00256-018-3049-7.

32. Magee T, Williams D, Mani N. Shoulder MR arthrography: which patient group benefits most? *AJR Am J Roentgenol.* 2004;183(4):969-974. doi:10.2214/ajr.183.4.1830969.

33. Tirman PF, Stauffer AE, Crues JV III, et al. Saline magnetic resonance arthrography in the evaluation of glenohumeral instability. *Arthroscopy.* 1993;9(5):550-559. doi:10.1016/s0749-8063(05)80403-7.

34. Magee T. 3-T MRI of the shoulder: is MR arthrography necessary? *AJR Am J Roentgenol.* 2009;192(1):86-92. doi:10.2214/AJR.08.1097.

35. Mandell JC, Cho CH. MRI safety update 2018: is contrast safe? *AAOS Now.* https://www.aaos.org/AAOSNow/2018/Apr/Special_Coverage/special_coverage12/. Published April 2018. Accessed March 27, 2019.

36. Saupe N, Zanetti M, Pfirrmann CW, Wels T, Schwenke C, Hodler J. Pain and other side effects after MR arthrography: prospective evaluation in 1085 patients. *Radiology.* 2009;250(3):830-838. doi:10.1148/radiol.2503080276.

37. Busfield BT. Glenohumeral joint sepsis after magnetic resonance imaging arthrogram. *Am J Orthop (Belle Mead NJ).* 2012;41(6):277-278.

38. Rajeev A, Andronic A, Mohamed A, Newby M, Chakravathy J. Secondary frozen shoulder following septic arthritis—an unusual complication of magnetic resonance arthrogram. *Int J Surg Case Rep.* 2015;11:1-4. doi:10.1016/j.ijscr.2015.04.015.

39. Saliken DJ, Bornes TD, Bouliane MJ, Sheps DM, Beaupre LA. Imaging methods for quantifying glenoid and Hill-Sachs bone loss in traumatic instability of the shoulder: a scoping review. *BMC Musculoskelet Disord.* 2015;16:164. doi:10.1186/s12891-015-0607-1.

40. Kubo T, Ohno Y, Kauczor HU, Hatabu H. Radiation dose reduction in chest CT—review of available options. *Eur J Radiol.* 2014;83(10):1953-1961. doi:10.1016/j.ejrad.2014.06.033.

41. Boothe EK, Tenorio LL, Zabak EM, et al. Radiation dose reduction initiative: effect on image quality in shoulder CT imaging. *Eur J Radiol.* 2017;95:118-123. doi:10.1016/j.ejrad.2017.08.007.

42. Burkhart SS, Debeer JF, Tehrany AM, Parten PM. Quantifying glenoid bone loss arthroscopically in shoulder instability. 2002;18(5):488-491. doi:10.1053/jars.2002.32212.

43. Chuang TY, Adams CR, Burkhart SS. Use of preoperative three-dimensional computed tomography to quantify glenoid bone loss in shoulder instability. *Arthroscopy.* 2008;24(4):376-382. doi:10.1016/j.arthro.2007.10.008.

44. Bois AJ, Fening SD, Polster J, Jones MH, Miniaci A. Quantifying glenoid bone loss in anterior shoulder instability: reliability and accuracy of 2-dimensional and 3-dimensional computed tomography measurement techniques. *Am J Sports Med.* 2012;40(11):2569-2577. doi:10.1177/0363546512458247.

45. Owens BD, Burns TC, Campbell SC, Svoboda SJ, Cameron KL. Simple method of glenoid bone loss calculation using ipsilateral magnetic resonance imaging. *Am J Sports Med.* 2013;41(3):622-624. doi:10.1177/0363546512472325.

46. Magarelli N, Milano G, Sergio P, Santagada DA, Fabbriciani C, Bonomo L. Intra-observer and interobserver reliability of the 'pico' computed tomography method for quantification of glenoid bone defect in anterior shoulder instability. *Skeletal Radiol.* 2009;38(11):1071-1075. doi:10.1007/s00256-009-0719-5.

47. Dumont GD, Russell RD, Browne MG, Robertson WJ. Area-based determination of bone loss using the glenoid arc angle. *Arthroscopy.*

2012;28(7):1030-1035. doi:10.1016/j.arthro.2012.04.147.

48. Huijsmans PE, Haen PS, Kidd M, Dhert WJ, van der Hulst VP, Willems WJ. Quantification of a glenoid defect with three-dimensional computed tomography and magnetic resonance imaging: a cadaveric study. *J Shoulder Elbow Surg.* 2007;16(6):803-809. doi:10.1016/j.jse.2007.02.115.

49. Nofsinger C, Browning B, Burkhart SS, Pedowitz RA. Objective preoperative measurement of anterior glenoid bone loss: a pilot study of a computer-based method using unilateral 3-dimensional computed tomography. *Arthroscopy.* 2011;27(3):322-329. doi:10.1016/j.arthro.2010.09.007.

50. Bhatia S, Saigal A, Frank RM, et al. Glenoid diameter is an inaccurate method for percent glenoid bone loss quantification: analysis and techniques for improved accuracy. *Arthroscopy.* 2015;31(4):608-614.e1. doi:10.1016/j.arthro.2015.02.020.

51. Moroder P, Plachel F, Huettner A, et al. The effect of scapula tilt and best-fit circle placement when measuring glenoid bone loss in shoulder instability patients. *Arthroscopy.* 2018;34(2):398-404. doi:10.1016/j.arthro.2017.08.234.

52. Bakshi NK, Patel I, Jacobson JA, Debski RE, Sekiya JK. Comparison of 3-dimensional computed tomography-based measurement of glenoid bone loss with arthroscopic defect size estimation in patients with anterior shoulder instability. *Arthroscopy.* 2015;31(10):1880-1885. doi:10.1016/j.arthro.2015.03.024.

53. Milano G, Saccomanno MF, Magarelli N, Bonomo L. Analysis of agreement between computer tomography measurements of glenoid bone defects in anterior shoulder instability with and without comparison with the contralateral shoulder. *Am J Sports Med.* 2015;43(12):2918-2926. doi:10.1177/0363546515608167.

54. Burkhart SS, Danaceau SM. Articular arc length mismatch as a cause of failed Bankart repair. *Arthroscopy.* 2000;16(7):740-744. doi:10.1053/jars.2000.7794.

55. Sommaire C, Penz C, Clavert P, Klouche S, Hardy P, Kempf JF. Recurrence after arthroscopic Bankart repair: is quantitative radiological analysis of bone loss of any predictive value? *Orthop Traumatol Surg Res.* 2012;98(5):514-519. doi:10.1016/j.otsr.2012.03.015.

56. Charousset C, Beauthier V, Bellaïche L, Guillin R, Brassart N, Thomazeau H; French Arthroscopy Society. Can we improve radiological analysis of osseous lesions in chronic anterior shoulder instability? *Orthop Traumatol Surg Res.* 2010;96(8 suppl):S88-S93. doi:10.1016/j.otsr.2010.09.006.

57. Kodali P, Jones MH, Polster J, Miniaci A, Fening SD. Accuracy of measurement of Hill-Sachs lesions with computed tomography. *J Shoulder Elbow Surg.* 2011;20(8):1328-1334. doi:10.1016/j.jse.2011.01.030.

58. Saito H, Itoi E, Minagawa H, Yamamoto N, Tuoheti Y, Seki N. Location of the Hill-Sachs lesion in shoulders with recurrent anterior dislocation. *Arch Orthop Trauma Surg.* 2009;129(10):1327-1334. doi:10.1007/s00402-009-0854-4.

59. Salomonsson B, von Heine A, Dahlborn M, et al. Bony Bankart is a positive predictive factor after primary shoulder dislocation. *Knee Surg Sports Traumatol Arthrosc.* 2010;18(10):1425-1431. doi:10.1007/s00167-009-0998-3.

60. Yamamoto N, Itoi E, Abe H, et al. Contact between the glenoid and the humeral head in abduction, external rotation, and horizontal extension: a new concept of glenoid track. *J Shoulder Elbow Surg.* 2007;16(5):649-656. doi:10.1016/j.jse.2006.12.012.

61. Yamamoto N, Itoi E. Osseous defects seen in patients with anterior shoulder instability. *Clin Orthop Surg.* 2015;7(4):425-429. doi:10.4055/cios.2015.7.4.425.

62. Burkhart SS, De Beer JF. Traumatic glenohumeral bone defects and their relationship to failure of arthroscopic Bankart repairs: significance of the inverted-pear glenoid and the humeral engaging Hill-Sachs lesion. *Arthroscopy.* 2000;16(7):677-694. doi:10.1053/jars.2000.17715.

63. Di Giacomo G, Itoi E, Burkhart SS. Evolving concept of bipolar bone loss and the Hill-Sachs lesion: from "engaging/non-engaging" lesion to "on-track/off-track" lesion. *Arthroscopy.* 2014;30(1):90-98. doi:10.1016/j.arthro.2013.10.004.

64. Locher J, Wilken F, Beitzel K, et al. Hill-Sachs off-track lesions as risk factor for recurrence of instability after arthroscopic Bankart repair. *Arthroscopy.* 2016;32(10):1993-1999. doi:10.1016/j.arthro.2016.03.005.

65. Shaha JS, Cook JB, Rowles DJ, Bottoni CR, Shaha SH, Tokish JM. Clinical validation of the glenoid track concept in anterior glenohumeral instability. *J Bone Joint Surg Am.* 2016;98(22):1918-1923. doi:10.2106/JBJS.15.01099.

66. Schneider AK, Hoy GA, Ek ET, et al. Interobserver and intraobserver variability of glenoid track measurements. *J Shoulder Elbow Surg.* 2017;26(4):573-579. doi:10.1016/j.jse.2016.09.058.

67. Arciero RA, Parrino A, Bernhardson AS, et al. The effect of a combined glenoid and Hill-Sachs defect on glenohumeral stability: a biomechanical cadaveric study using 3-dimensional modeling of 142 patients. *Am J Sports Med.* 2015;43(6):1422-1429. doi:10.1177/0363546515574677.

68. Gottschalk LJ IV, Walia P, Patel RM, et al. Stability of the glenohumeral joint with combined humeral head and glenoid defects: a cadaveric study. *Am J Sports Med.* 2016;44(4):933-940. doi:10.1177/0363546515624914.

69. Dickens JF, Slaven SE, Cameron KL, et al. Prospective evaluation of glenoid bone loss after first-time and recurrent anterior glenohumeral instability events. *Am J Sports Med.* 2019;47(5):1082-1089. doi:10.1177/0363546519831286.

70. Owens BD, Dickens JF, Kilcoyne KG, Rue JP. Management of midseason traumatic anterior shoulder instability in athletes. *J Am Acad Orthop Surg.* 2012;20(8):518-526. doi:10.5435/JAAOS-20-08-518.

71. Balg F, Boileau P. The instability severity index score. A simple preoperative score to select patients for arthroscopic or open shoulder stabilisation. *J Bone Joint Surg Br.* 2007;89(11):1470-1477. doi:10.1302/0301-620X.89B11.18962.

72. Marshall T, Vega J, Siqueira M, Cagle R, Gelber JD, Saluan P. Outcomes after arthroscopic Bankart repair: patients with first-time versus recurrent dislocations. *Am J Sports Med.* 2017;45(8):1776-1782. doi:10.1177/0363546517698692.

73. Loppini M, Delle Rose G, Borroni M, et al. Is the Instability Severity Index Score a valid tool for predicting failure after primary arthroscopic stabilization for anterior glenohumeral instability? *Arthroscopy.* 2019;35(2):361-366. doi:10.1016/j.arthro.2018.09.027.

74. Thomazeau H, Langlais T, Hardy A, et al; French Arthroscopy Society. Long-term, prospective, multicenter study of isolated Bankart repair for a patient selection method based on the Instability Severity Index Score. *Am J Sports Med.* 2019;47(5):1057-1061. doi:10.1177/0363546519833920.

75. Chan AG, Kilcoyne KG, Chan S, Dickens JF, Waterman BR. Evaluation of the Instability Severity Index score in predicting failure following arthroscopic Bankart surgery in an active military population. *J Shoulder Elbow Surg.* 2019;28(5):e156-e163. doi:10.1016/j.jse.2018.11.048.

76. Shin SJ, Kim RG, Jeon YS, Kwon TH. Critical value of anterior glenoid bone loss that leads to recurrent glenohumeral instability after arthroscopic Bankart repair. *Am J Sports Med.* 2017;45(9):1975-1981. doi:10.1177/0363546517697963.

77. Shaha JS, Cook JB, Song DJ, et al. Redefining "critical" bone loss in shoulder instability: functional outcomes worsen with "subcritical" bone loss. *Am J Sports Med.* 2015;43(7):1719-1725. doi:10.1177/0363546515578250.

78. Lansdown DA, Wang K, Yanke A, Nicholson GP, Cole BJ, Verma NN. The flat anterior glenoid: a simple, clinically useful pattern to recognize sub-critical glenoid bone loss. *Arthroscopy.* 2019;35(6):1788-1793. doi:10.1016/j.arthro.2018.12.034.

第8章

运动员肩关节前方不稳定的关节镜修复

Lauren A. Szolomayer, Robert Arciero

肩关节前方不稳定和复发性肩关节前脱位可导致运动受限及早期盂肱关节炎[1,2]。据报道,年轻患者肩关节脱位后,非手术治疗后的不稳定复发率高达90%[3]。急慢性肩关节不稳定有多种治疗方法。开放性 Bankart 修复术一直是治疗盂唇撕裂和肩关节不稳定的传统方法。随着关节镜技术的发展,关节镜下 Bankart 修复可显著降低急性初次肩关节前脱位的年轻运动员的复发率[4]。关节镜下 Bankart 修复的应用越来越广泛,研究报道称其治疗后复发率为13%~35%[5-7]。选择何种修复方法取决于不稳定的方向和程度、患者预期、关节盂或肱骨头的骨缺损以及既往手术情况。许多文献将复发性不稳定作为主要预后观察指标,但患者是否可恢复至伤前运动水平或自由活动也同样重要。西点军校的一项有关初次肩关节脱位的回顾性分析显示,常见伴随损伤包括 Bankart 损伤(65例患者中有63例)、2型上盂唇前后侧撕裂、关节囊撕裂、盂肱韧带肱骨段撕脱伤和22%的关节盂边缘撕脱或"骨性 Bankart 损伤"[3]。

本章将介绍关节镜下 Bankart 修复的适应证和禁忌证、软组织和骨性 Bankart 损伤、Hill-Sachs 损伤、前盂唇韧带骨膜袖套样剥脱伤(ALPSA)和前下盂缘损伤(GLAD)治疗、治疗效果、常见并发症,以及资深专家进行关节镜下 Bankart 修复的首选技术。

Bankart 损伤修复的适应证和禁忌证

评估运动员肩关节时应首先详细询问病史。是否发生创伤性脱位及脱位时间、脱位或半脱位的次数、活动水平,以及运动水平都是重要的评估内容。此外,如果既往进行过治疗,应对包括物理治疗和手术治疗在内的治疗方式进行评估。同时,应注意排除骨缺损。初次脱位时很少发生明显骨缺损。但如果患者病史包括多次脱位、睡眠时脱位、癫痫、翻修手术史或较小外展角恐惧试验阳性,意味着患者可能存在关节盂和肱骨骨缺损。青少年(10~19岁)和经历多次肩关节脱位的患者都是发生轨迹外 Hill-Sachs 损伤的独立危险因素,可能需要在关节镜下行 Bankart 修复的同时行 Remplissage 术[8]。

病例

一名21岁男性大学橄榄球运动员在季前赛中首次发生肩关节脱位,接受了康复和支具治疗。7天后,恐惧试验阴性,患者重返赛场。初次 MRI(图8-1)显示典型 Bankart 损伤,关节镜修复时需2枚或3枚锚钉固定。

快速重返赛场后,5场比赛内患者出现了3次半脱位。第6场比赛时,患者出现了严重的半脱位(图8-2)。再次行 MRI 检查,结果发现关节盂出现300°

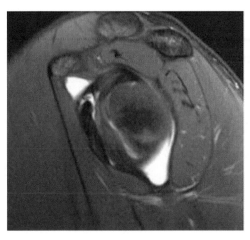
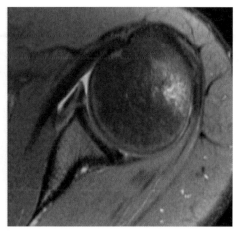

图8-1　初次脱位后MRI显示盂唇前方撕裂并伴有肱骨头后方水肿。

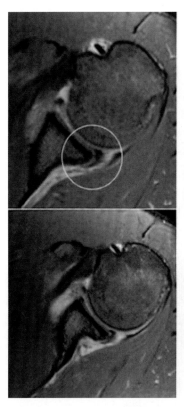
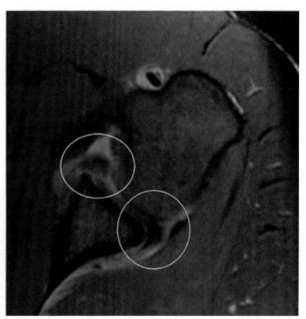

图8-2　第二次脱位后MRI显示300°盂唇撕裂。

撕裂,需要6个双缝合锚钉固定和关节镜修复。图8-3显示了多次不稳定事件后300°盂唇撕裂的关节镜图像。

体格检查

第3章已经对体格检查进行了详细介绍,重点见表8-1。恐惧试验应在肩关节外展外旋(ABER)位进行,通常在该位置上肩关节最不稳定,阳性时患者有恐惧感或发生脱位,单纯疼痛并非阳性。加载移位试验也应在ABER位进行,沿着肱骨轴向加压,然后前后移动肱骨头。加载移位试验通常分为0~3级:0级肱骨头无前方移位;1级肱骨头移位并骑跨于盂唇缘;2级肱骨头有脱位,但可自行复位;3级肱骨头脱位,无

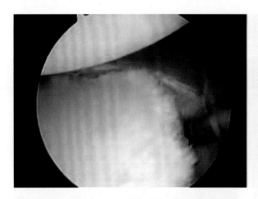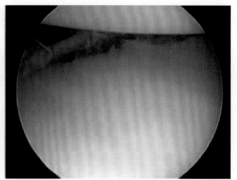

图8-3　关节镜下多次不稳定后的300°盂唇撕裂。

表8-1　体格检查——特殊试验

检查	描述	阳性结果	不稳定方向
凹陷征	肩关节外展向下牵引上臂	肩峰下出现明显凹槽	MDI,关节松弛
恐惧试验	肩关节置于ABER位,继续外展肩关节	患者有脱位的恐惧感	前方
复位试验	恐惧试验体位下向后方按压肱骨头	不适感缓解	前方
前方加载移位试验	ABER位向前移动肱骨	1级达关节盂边缘 2级超过关节盂边缘 3级脱位	前方
后方加载移位试验	ABER位向后移动肱骨	同上	后方

法自行复位。3级表示肱骨或关节盂侧存在骨缺损。其他试验可用于排除多向或后方不稳定。

影像学检查

初始影像学评估应包括Grashey位、Y位和西点位(评估骨缺损)。如果存在Hill-Sachs损伤,可被检测出来。所有年轻脱位患者均应进行MRI评估盂唇撕裂。MRA通过增加对比提高盂唇撕裂识别的敏感性和特异性,特别是在修复后复发的情况下。当X线检查或脱位的发生次数和易发生性,以及前面讨论的任何危险因素提示存在骨缺损时,需进行CT扫描。

治疗

现有证据支持对肩关节初次脱位的参加高强度运动的年轻运动员进行手术治疗[9-11]。关节镜治疗的适应证包括22岁以下首次脱位、过顶运动员、关节盂骨缺损<15%、轨迹内双相缺损,以及下盂唇损伤。对于其他运动员,以及那些赛季内不能或不愿意接受手术的运动员来说,可采取保守治疗。高水平、非投掷类运动员肩关节脱位后,若需立刻重返赛场,可佩戴支具进行固定。非手术治疗包括物理治疗,若有明确脱位,应进行短期制动。

Bankart损伤修复术

患者在麻醉诱导前通常进行周围神经阻滞,这有助于控制术后疼痛并减少术中麻醉用药。全身麻醉时无须完全肌松。

摆体位前应对麻醉状态下的健侧和患侧肩关节进行对比检查。此时可更准确地评估不稳定方向和程度,这是患者评估的一个重要步骤(图8-4)。

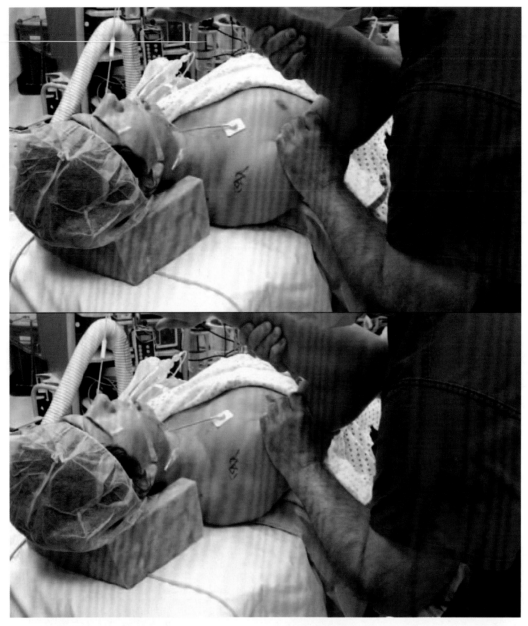

图8-4 麻醉状态下体格检查发现前方移位(加载移位试验3级)。

作者在进行关节镜手术时首选侧卧位,患臂用装置进行牵引(图8-5和图8-6)。

与沙滩椅位相比,该体位术后不稳定复发的风险较低[12]。这一体位还有利于修复Bankart损伤,拉紧IGHL,方便进入关节盂面的6点钟位并有助于解决关节囊松弛。可用牵引装置或无菌垫块使上臂外展,以增加盂肱关节的操作空间(图8-7)。

通常需建立3~4个通道(图8-8),包括紧贴肩峰后外侧缘和远端2cm的后侧通道,这两个通道可更好

地显示前下关节盂。在每个通道中插入8.5mm的鞘管。进入盂肱关节后,在肱二头肌肌腱后方的肩袖间隔内建立一个前上通道。该通道高于标准前侧通道,利于观察,还可为第二个前上方通道的建立留出足够空间。必要的话,还可建立一个经皮通道放置锚钉。

诊断性肩关节镜检查范围应包括关节盂和肱骨软骨表面、肱二头肌止点、上盂唇、前下盂唇、盂肱韧带肱骨段撕脱伤、肩胛下肌肌腱及其止点,以及肩袖止点。后侧通道可在观察到腋囊和关节盂后方前先

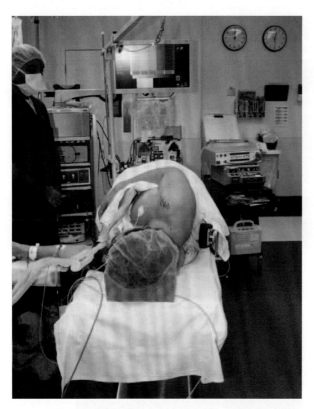

图8-5　患者左侧卧位进行右侧关节镜治疗。

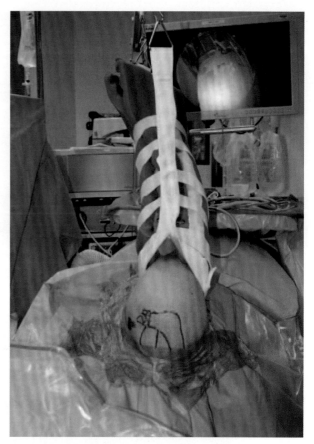

图8-6　患者左侧卧位,患肢使用装置进行牵引。

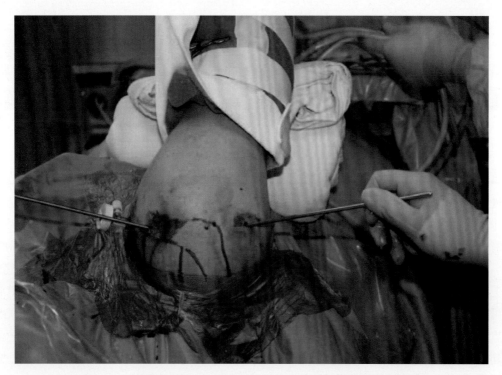

图8-7　于腋窝放置垫块,以便牵引后为关节镜检查提供更好的视野。

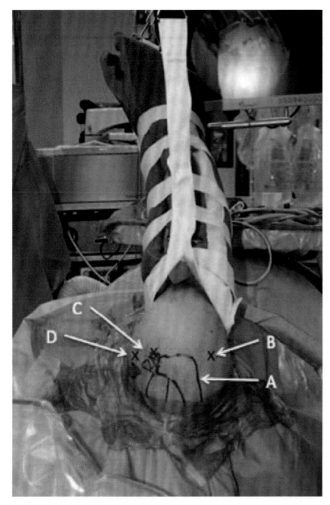

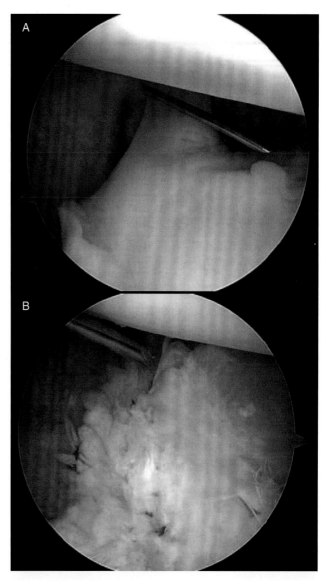

图8-8 患者取左侧卧位,如图所示。(A)标记出整个肩峰的边缘。(B)在肩峰外侧缘下方两横指处标记出后方通道位置。前上方通道位于肩峰前缘(C),前下通道位于喙突外侧缘(实心圆圈)(D)。在直视下标记上述通道位置。

图8-9 (A)前上方通道紧贴肱二头肌肌腱。(B)前上方通道视野下的前下通道。

观察到裸点和存在的Hill-Sachs损伤。

　　前上方通道位于肱二头肌肌腱上方,可在肌腱两侧进行观察(图8-9A)。前下方通道可经皮置入,从肩胛下肌肌腱上方进入关节腔(图8-9B)。注意将其置于喙突外侧。该通道方便固定缝合锚钉。

　　诊断性检查完成后,用骨锉将撕裂部分整体游离,并用磨头对关节盂表面进行修整,以促进骨愈合(图8-10)。这一步骤可通过前上方和后方通道交替进行。如果存在小型骨性Bankart损伤,应在术中连同上唇一同游离,磨头处理后一同修复。

　　如果存在轨道外Hill-Sachs损伤,应首先根据病变大小,利用1个或2个锚钉进行Remplissage术修复。

通常使用双线或三线缝合锚钉。缝线放置于肩袖后方,将内侧肌肉组织固定于缺损部位。建议先将缝合线留在鞘管外,在Bankart修复完成后再打结,以便后续操作。

　　第一个双线锚钉通常放置在关节盂下方6点钟位(图8-11)。

　　所有锚钉均应放置于肩胛盂侧边缘。将PDS缝线使用穿线器穿过部分下关节囊和关节盂下方盂唇,然后再将锚钉缝线穿过上述组织。使用上述方法穿入第二根缝线,进行水平褥式缝合。关节囊修补术应

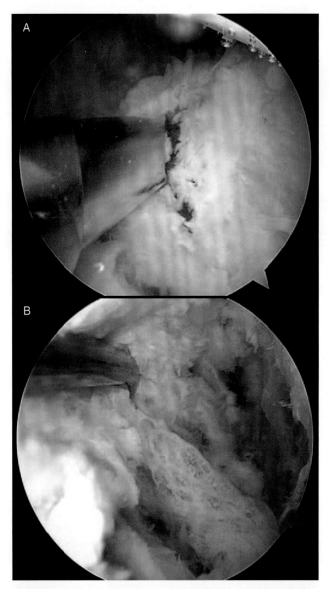

图8-10 磨头和骨锉对前下关节盂撕裂部位(A)进行清理和去皮质，直至肩胛颈(B)。

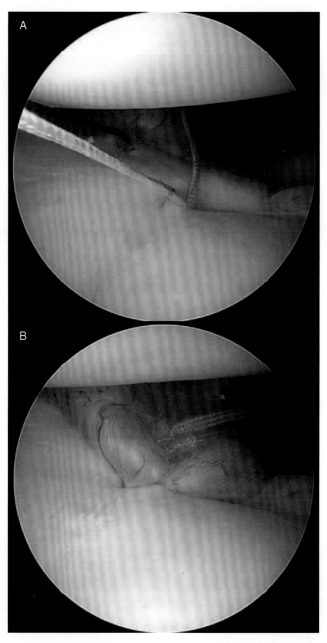

图8-11 左肩关节6点钟位。

将大部分前下关节囊固定至关节盂损伤处，从而重建IGHL的张力(见图8-11)。

如果撕裂向后延伸，使用双线锚钉固定，必要时可固定至关节盂后下缘。

典型Bankart损伤通常需要3~4个锚钉。从前方置入锚钉，将缝线穿过冗余的前下关节囊和盂唇进行打结，形成一个"保险杠"样结构(图8-12)。

其余锚钉沿关节盂前方放置于3点钟方向，进行水平褥式、单纯或混合式缝合。

如果组织质量较差，应用更多的关节囊组织修复

损伤。修复完成后如图8-13所示。

我们建议在Bankart修复中系结以加固缝合。此外，褥式缝合和单纯缝合联合使用效果更好，可达到类似开放手术的效果。通常，通过放置锚钉的通道进行打结。最近，无结锚钉使用率增加，似乎也可实现牢靠固定，但这并非作者偏好的锚钉。

ALPSA损伤偶尔同Bankart损伤一同出现，盂唇连同周围骨膜从关节盂前方撕脱，常使盂唇向内下方移位。应尽可能在前下方向内侧分离袖套样损伤直

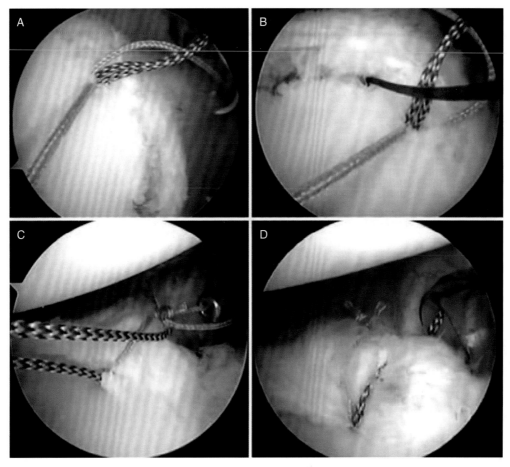

图8-12　左肩:(A)固定锚钉,穿线打结;(B)固定双线锚钉;(C)穿线器将单股缝线穿出;(D)在组织外侧反复打结。

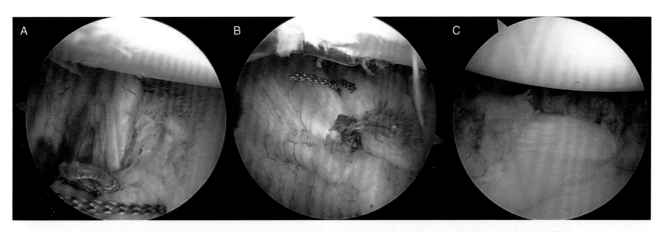

图8-13　右肩关节前方修复。(A)使用3枚锚钉。(B)恢复IGHL张力。(C)6点钟位"保险杠"样修复。

至关节盂窝,这一步骤很耗时。

GLAD损伤可由创伤性脱位导致,通常包含前下盂唇损伤并伴有相关软骨缺损。修复时,应将锚钉放置于损伤中心边缘(图8-14)。

Bankart损伤使用关节囊闭合进行治疗存在争议。一些研究表明,前方不稳定使用关节囊闭合会导致活动丧失的风险增加[13]。关节囊闭合治疗前方不稳定的生物力学结果优劣参半[14,15]。目前,作者有时在MDI

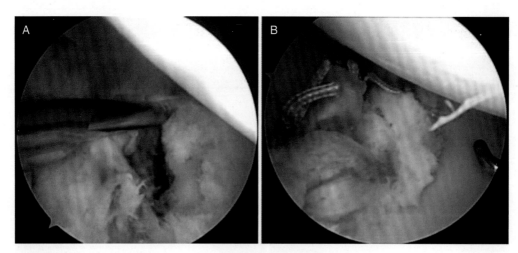

图8-14　右肩关节(A)GLAD损伤及其(B)修复后。

时采用关节囊封闭术。后方通道或前方肩袖间隙通道使用PDS缝线于关节囊外单纯缝合关闭。

术后患者通常使用肩肘带悬吊4~6周,可小范围活动。第2~6周开始增加活动范围,同时注意保护修复,第6~12周增加力量训练。12周以后,运动员可根据其运动情况,进行4~6个月的康复治疗。康复治疗将在其他章节详细描述。

结果

关节镜下Bankart损伤修复的常见并发症包括术后僵硬,特别是外旋受限。较少见并发症包括感染、深静脉血栓和神经血管损伤。复发性不稳定是最常见并发症[16]。在一项关节镜、开放性Bankart损伤修复术和Latarjet-Bristow术的比较研究中,与开放(1.0%)和关节镜下Bankart修复(0.6%)相比,Latarjet-Bristow术的总体并发症发病率最高(5.5%)[17]。根据Owens和美国矫形外科委员会(ABOS)的数据,神经损伤发病率为0.3%,受累神经通常为腋神经[18]。臂丛神经麻痹也有报道,但尚不确定是由手术还是由周围神经阻滞导致[19]。关节镜下Bankart修复术后的感染率较低,为0.22%[18]。缝线锚钉相关并发症较之前更少。据报道,炎症反应、骨溶解和软骨溶解与PLLA(聚乳酸)锚钉的使用有关,因此,PEEK(聚醚醚酮)锚钉的使用越来越广泛[20]。文献报道的创伤后OA发病率高低不一,术后8年可高达21%[21]。在一位经验丰富的外科

医生的系列研究中,1.6%(302例中有5例)的患者出现术后僵硬,所有僵硬均可通过物理治疗解决[19]。如果僵硬伴随剧烈疼痛,可考虑在物理治疗前注射皮质类固醇和酮咯酸。如果物理治疗失败,可行手法或关节镜下粘连松解治疗。

据Leroux等报道,外科医生熟练掌握适应证和手术技术后,关节镜下Bankart修复后的不稳定复发率可低至8%[22]。在这项研究中,进行手术治疗的患者无反复脱位/不稳定发作史,因此组织情况较好,无骨缺损。术中采用侧卧位,使用至少3个锚钉固定。存在骨缺损、关节囊-盂唇组织情况差、碰撞类运动员或关节过度松弛的患者最好采用其他手术方式,如开放性Bankart修复术或Latarjet术。Boileau及其同事[23]的研究表明,骨缺损和关节过度松弛是不稳定复发的危险因素,关节盂骨缺损超过25%,复发率为75%。其他学者证实的复发性不稳定的危险因素包括"倒置梨"形关节盂和Hill-Sachs损伤[24]。复发性不稳定将在下一章进行详细讨论。

有证据表明,接受关节镜下Bankart修复的患者比接受Latarjet术治疗的患者有更高的重返运动率,这可能与患者选择、脱位次数和骨缺损程度有关。总的来说,系统回顾显示的重返运动率为97.5%,平均时间为5.9个月[25]。

一项随访25年的影像学研究显示,初次脱位后无复发的患者的关节病发病率显著改善,为18%,若脱位后复发,则发病率为40%[11]。

结论

关节镜下 Bankart 修复术是治疗运动员肩关节前方不稳定最常用的手术方式。详细询问病史并进行体格检查将有助于确定哪些患者更适合关节镜治疗，哪些骨缺损者可能需要额外检查，哪些患者更适合 Latarjet 术。我们首选侧卧位，这一体位手术视野更好，更方便进入下关节盂，并可更好地恢复 IGHL 张力。通过对脱位患者进行早期干预，识别复发风险较高的患者，对盂唇进行细致修复并注意恢复关节囊张力，可降低前方不稳定的复发率。有效的重返运动方案可让患者恢复到他们期望的运动表现水平。

（李朔 徐卫东 译）

参考文献

1. Hovelius L, Saeboe M. Neer Award 2008: arthropathy after primary anterior shoulder dislocation—223 shoulders prospectively followed up for twenty-five years. *J Shoulder Elbow Surg*. 2009;18(3):339-347. doi:10.1016/j.jse.2008.11.004.

2. Galvin JW, Ernat JJ, Waterman BR, Stadecker MJ, Parada SA. The epidemiology and natural history of anterior shoulder instability. *Curr Rev Musculoskelet Med*. 2017;10(4):411-424. doi:10.1007/s12178-017-9432-5.

3. Taylor DC, Arciero RA. Pathologic changes associated with shoulder dislocations. Arthroscopic and physical examination findings in first-time, traumatic anterior dislocations. *Am J Sports Med*. 1997;25(3):306-311. doi:10.1177/036354659702500306.

4. Arciero RA, Wheeler JH, Ryan JB, McBride JT. Arthroscopic Bankart repair versus nonoperative treatment for acute, initial anterior shoulder dislocations. *Am J Sports Med*. 1994;22(5):589-594. doi:10.1177/036354659402200504.

5. van der Linde JA, van Kampen DA, Terwee CB, Dijksman LM, Kleinjan G, Willems WJ. Long-term results after arthroscopic shoulder stabilization using suture anchors: an 8- to 10-year follow-up. *Am J Sports Med*. 2011;39(11):2396-2403. doi:10.1177/0363546511415657.

6. Castagna A, Delle Rose G, Borroni M, et al. Arthroscopic stabilization of the shoulder in adolescent athletes participating in overhead or contact sports. *Arthroscopy*. 2012;28(3):309-315. doi:10.1016/j.arthro.2011.08.302.

7. Porcellini G, Campi F, Pegreffi F, Castagna A, Paladini P. Predisposing factors for recurrent shoulder dislocation after arthroscopic treatment. *J Bone Joint Surg Am*. 2009;91(11):2537-2542. doi:10.2106/JBJS.H.01126.

8. Lau BC, Conway D, Curran PF, Feeley BT, Pandya NK. Bipolar bone loss in patients with anterior shoulder dislocation: a comparison of adolescents versus adult patients. *Arthroscopy*. 2017;33(10):1755-1761. doi:10.1016/j.arthro.2017.04.004.

9. Longo UG, Loppini M, Rizzello G, Ciuffreda M, Maffulli N, Denaro V. Management of primary acute anterior shoulder dislocation: systematic review and quantitative synthesis of the literature. *Arthroscopy*. 2014;30(4):506-522. doi:10.1016/j.arthro.2014.01.003.

10. Godin J, Sekiya JK. Systematic review of rehabilitation versus operative stabilization for the treatment of first-time anterior shoulder dislocations. *Sports Health*. 2010;2(2):156-165. doi:10.1177/1941738109359507.

11. Gonçalves Arliani G, da Costa Astur D, Cohen C, et al. Surgical versus nonsurgical treatment in first traumatic anterior dislocation of the shoulder in athletes. *Open Access J Sports Med*. 2011;2:19-24. doi:10.2147/OAJSM.S17378.

12. Frank RM, Saccomanno MF, McDonald LS, Moric M, Romeo AA, Provencher MT. Outcomes of arthroscopic anterior shoulder instability in the beach chair versus lateral decubitus position: a systematic review and meta-regression analysis. *Arthroscopy*. 2014;30(10):1349-1365. doi:10.1016/j.arthro.2014.05.008.

13. Provencher MT, Dewing CB, Bell SJ, et al. An analysis of the rotator interval in patients with anterior, posterior, and multidirectional shoulder instability. *Arthroscopy*. 2008;24(8):921-929. doi:10.1016/j.arthro.2008.03.005.

14. Mologne TS, Zhao K, Hongo M, Romeo AA, An KN, Provencher MT. The addition of rotator interval closure after arthroscopic repair of either anterior or posterior shoulder instability: effect on glenohumeral translation and range of motion. *Am J Sports Med*. 2008;36(6):1123-1131. doi:10.1177/0363546508314391.

15. Provencher MT, Mologne TS, Hongo M, Zhao K, Tasto JP, An KN. Arthroscopic versus open rotator interval closure: biomechanical evaluation of stability and motion. *Arthroscopy*. 2007;23(6):583-592. doi:10.1016/j.arthro.2007.01.010.

16. Matsuki K, Sugaya H. Complications after arthroscopic labral repair for shoulder instability. *Curr Rev Musculoskelet Med*. 2015;8(1):53-58. doi:10.1007/s12178-014-9248-5.

17. Bokshan SL, DeFroda SF, Owens BD. Comparison of 30-day morbidity and mortality after arthroscopic Bankart, open Bankart, and Latarjet-Bristow procedures: a review of 2864 cases. *Orthop J Sports Med*. 2017;5(7):2325967117713163. doi:10.1177/2325967117713163.

18. Owens BD, Harrast JJ, Hurwitz SR, Thompson TL, Wolf JM. Surgical trends in Bankart repair: an analysis of data from the American Board of Orthopaedic Surgery certification examination. *Am J Sports Med*. 2011;39(9):1865-1869. doi:10.1177/0363546511406869.

19. Ahmed I, Ashton F, Robinson CM. Arthroscopic Bankart repair and capsular shift for recurrent anterior shoulder instability: functional outcomes and identification of risk factors for recurrence. *J Bone Joint Surg Am*. 2012;94(14):1308-1315. doi:10.2106/JBJS.J.01983.

20. Haneveld H, Hug K, Diederichs G, Scheibel M, Gerhardt C. Arthroscopic double-row repair of the rotator cuff: a comparison of bio-absorbable and non-resorbable anchors regarding osseous reaction. *Knee Surg Sports Traumatol Arthrosc*. 2013;21(7):1647-1654. doi:10.1007/s00167-013-2510-3.

21. Franceschi F, Papalia R, Del Buono A, Vasta S, Maffulli N, Denaro V. Glenohumeral osteoarthritis after arthroscopic Bankart repair for anterior instability. *Am J Sports Med*. 2011;39(8):1653-1659. doi:10.1177/0363546511404207.

22. Leroux TS, Saltzman BM, Meyer M, et al. The influence of evidence-based surgical indications and techniques on failure rates after arthroscopic shoulder stabilization in the contact or collision athlete with anterior shoulder instability. *Am J Sports Med*. 2017;45(5):1218-1225. doi:10.1177/0363546516663716.

23. Boileau P, Villalba M, Héry JY, Balg F, Ahrens P, Neyton L. Risk factors for recurrence of shoulder instability after arthroscopic Bankart repair. *J Bone Joint Surg Am*. 2006;88(8):1755-1763. doi:10.2106/JBJS.E.00817.

24. Burkhart SS, Debeer JF, Tehrany AM, Parten PM. Quantifying glenoid bone loss arthroscopically in shoulder instability. *Arthroscopy*. 2002;18(5):488-491. doi:10.1053/jars.2002.32212.

25. Abdul-Rassoul H, Galvin JW, Curry EJ, Simon J, Li X. Return to sport after surgical treatment for anterior shoulder instability: a systematic review. *Am J Sports Med*. 2019;47(6):1507-1515. doi:10.1177/0363546518780934.

第9章

前方不稳定的开放式手术治疗

Michael J. Pagnani, Jason A. Jones

开放式手术治疗肩关节前方不稳定有悠久的历史。此类手术的结果基本都较好，非特定人群术后复发率一般为0~5%[1-8]。但由于关节镜技术的普及[9]，在年轻矫形外科医生的培训中，开放式关节囊修复术常被忽视。关节镜修复术具有诸多优势（包括切口更小、对肩胛下肌的损伤更小、围术期疼痛更轻、更易康复，以及更可预测的术后恢复等），但在接触类运动员及关节囊松弛患者等高危人群中，其复发率较高[10-19]。Balg和Boileau[10]设计了一个ISI评分，建议大多数高危患者应避免行关节镜修复术。目前，通常建议高危患者需进行诸如Latarjet术等骨性增强手术。但在我们看来，这些手术本质上是从"A点到C点"。这些指南忽略了"B点"——开放式关节囊修复术。

开放式关节囊修复术的原理

关节镜治疗肩关节前方不稳定的"现代"技术预期是能达到与报道的开放式关节囊修复术相近的结果，但这一希望尚未实现。最近的荟萃分析显示关节镜修复术的复发率始终大于开放式手术的历史复发率[20,21]。Hohmann等在最近的系统回顾中指出，与1995—2004年报道的结果相比，2005—2015年期间关节镜手术的结果在统计学上并无改善[21]。Alkaduhimi及其同事[20]在2016年发表的另一篇系统性综述中总结道，"尽管在过去20年中手术技术和设备取得了进步，……但关节镜修复手术的复发率仅有微不足道的下降"。

有许多关节镜研究仔细筛选了患者，排除了诸如接触类运动员、肱骨头和肩胛盂骨缺损患者，以及关节囊松弛患者等高危人群，但失败率仍然较高[11,15,22-24]。高度挑选患者的关节镜手术结果，相比于无此类排除的开放式手术结果具有一定优势。此外，在过去20多年中，由于缺乏先进肩关节手术中心内经验丰富的外科医生的开放式手术的系列病例结果，也无法对"现代"开放式技术进行充分对比评估。但即便如此，在这个循证医学的时代，至少有7项独立荟萃分析得出结论认为，开放式手术的结果优于关节镜手术[15,20,21,25-28]。事实也是如此，Hohmann等[21]发现关节镜手术的复发率比开放式手术高37%。

开放式手术相对于关节镜手术的几个优点可以很好地解释复发率的差异：①开放式手术使外科医生能够彻底将关节囊与肩胛下肌分离，从而精准收紧关节囊而不会粘连到肩胛下肌；②开放式手术可以更好地显露并收紧肩袖间隙，开放式肩袖间隙闭合术对于肩关节平移或旋转的影响是不同于关节镜手术的[29,30]；③开放式修复术中，通过重叠关节囊可使其厚度增加一倍；④开放式手术时，手臂能够摆放在最佳位置；⑤开放式手术可以通过在关节外打结修复关节囊和盂唇，消除了肩关节表面缝线撞击的风险。

适应证

总体而言,肩关节前方不稳定的手术适应证是非常主观的,包括患者希望避免不稳定反复发作(包括需要经常去急诊室复位的情况)、反复疼痛、由于担心不稳定复发而无法从事某些运动,以及希望通过增加肩关节稳定性来改善运动能力等。保守治疗无效也是手术治疗的适应证。

开放式手术优于关节镜手术的适应证包括:①参加接触类或对抗类运动;②20岁以下男性不稳定患者;③肱骨头或肩胛盂有轻到中度骨缺损;④盂肱韧带肱骨侧撕脱;⑤关节镜手术失败;⑥非创伤性不稳定。基本上,ISI评分≥6分的患者(其报道的关节镜手术失败率高达70%)[10]应行开放式关节囊修复术。在我们的实践中,这类患者约占需手术治疗的前方不稳定患者的80%。在接下来的部分,我们将讨论其中的两个适应证。

接触类运动员

接触类运动员的关节镜手术结果普遍令人失望,失败率高达14%~60%[12,14-16,19,20,24]。最近一份来自纽约特种外科医院的报道显示,关节镜修复术后的复发率为26%[19]。当代系统回顾显示关节镜修复术后,接触类/对抗类运动员的失败率高达18%[15],对抗类运动员复发率是其他患者的8倍[20]。Okoroha及其同事[31]报道,NFL运动员术后复发率为26%。

相比之下,我们对58名美式橄榄球运动员进行了开放手术,复发率仅为3%,术后无完全脱位的复发病例,仅有2名运动员术后发生半脱位[4]。

肱骨头或肩胛盂骨缺损

肱骨头或肩胛盂骨缺损患者的关节镜下Bankart损伤修复术有较高的复发率[11,12]。Burkhart和De Beer[12]报道,有"咬合"型Hill-Sachs损伤或"倒置梨"形肩胛盂的接触类运动员的复发率高达89%。他们将Hill-Sachs损伤分为"咬合"和"非咬合"两种类型,这一分型在当下肩关节不稳定的讲座中经常使用,以明确关节镜修复术后不稳定的风险。最近,"在轨"和"脱轨"损伤的描述也开始普遍使用。这些术语的使用(以

及手术治疗后失败率较高的印象)也被错误地归结于开放式关节囊修复术。但实际上回顾以往发表的传统开放式关节囊修复术治疗伴有骨缺损的手术结果,也是完全可以接受的。Rowe等[5]在1978年发表的具有历史性意义的开放式Bankart修复术的最终结果显示,在肩胛盂边缘骨缺损患者中,术后复发率从3.5%降低至2%。Bigliani及其同事[32]报道,在肩胛盂骨缺损患者中,开放式关节囊转位术的复发率为12%。Rowe等[5]发现,中度或重度Hill-Sachs损伤患者开放式Bankart修复术后复发率仅略有增加(5%对3.5%)。Gill等[1,2]报道较大Hill-Sachs损伤的复发率为6%。

我们评估了不伴骨性增强的当代开放式手术治疗肩胛盂和(或)肱骨头骨缺损患者的复发率[3]。总复发率为2%(2/103),一例患者术后脱位,另一例患者半脱位。14例肩胛盂边缘骨缺损患者均无复发。有"咬合"型Hill-Sachs损伤的患者复发率为4%(1/28),但无统计学意义。9例肱骨头大量骨缺损患者中有1例(11%)复发,同样无统计学意义。这些结果表明,对于开放式关节囊修复术而言,肱骨头的大量骨缺损可能比肩胛盂缺损更具挑战。但总体来说,骨缺损患者的结果与Latarjet术等骨性阻挡手术结果相当。

我们认为,诸如Latarjet术等骨性阻挡手术的重新兴起存在着重大隐患。这类骨性增强手术曾在北美被广泛抛弃,直到最近这些年又开始流行,其流行引发了我们的担忧:①除非加以改进,否则这类手术方式无法解决关节囊松弛或关节囊盂唇分离问题;②由内固定物松动或骨不连引起的并发症风险较高;③翻修手术困难;④术后骨关节病发病率高。这些手术在恢复稳定性方面有效,但Latarjet术后并发症发病率可能非常高。我们对一批患者进行了一项观察性回顾,他们在另一机构行Latarjet术,术后因持续性肩关节功能障碍而到我们机构就诊[33],结果发现27例患者中21例有喙突转位骨不连。这21例患者中有19例发生断钉(事实上,21例喙突骨不连患者中只有5例有不稳定主诉,这一结果使我们好奇阻挡骨块在恢复稳定性上究竟起到了什么作用)。超过50%的患者有OA影像学证据,6例患者发生神经损伤,其中有2例患者因腋神经损伤导致永久残疾。此外,3例患者有肱二头肌疼痛和不对称,1例有肩胛下肌功能不全。这是一类经过挑选的人群,这些患者

在手术出现问题后寻求我们的帮助,但很显然,严重并发症并不少见,特别是由缺乏技术经验的外科医生进行 Latarjet 术时。

在另一项研究中[3],我们得出结论,肱骨头和(或)肩胛盂的大块缺损并不常见,即使在接触类运动员占比较高的三级肩关节中心也是如此。在 6 年的时间里,我们只遇到了 9 例肱骨头大块缺损(>4cm 长,>0.5cm 深)和 4 例肩胛盂大块缺损(>肩胛盂直径的 20%)。

基于单纯关节囊修复术的复发率低、活动度丢失等于或优于报道的骨性阻挡技术、并发症率相较于联合骨性增强的关节囊修复术更低等显而易见的前提,对于大多数伴有肩胛盂和(或)肱骨头骨缺损的患者而言,如果接受了当代开放式手术,则没有必要进行骨性阻挡或骨移植。

禁忌证

开放手术的禁忌证包括自发性不稳定和伴随有心理疾病的患者。大的 Hill-Sachs 损伤或肩胛盂损伤可能(在我们看来很少)需要联合骨移植来弥补缺损[34]。在我们的实践中,这些手术通常是为那些开放式关节囊修复术失败的患者保留的,这种情况并不多见。

我们更倾向于使用关节镜手术来治疗投掷运动员和其他无法接受任何术后运动限制的过顶运动员。如果对过顶运动员进行关节镜手术,我们强烈建议坦诚告知运动员及其家属他们术后重返接触类运动时不稳定复发的风险较高。我们鼓励参与多项运动的运动员优先考虑他或她对各种运动追求的重要性。如果优先考虑接触类运动,我们建议其行开放式手术。在这样的病例中,如果运动员较少出现不稳定,且可以继续在他或她认为可以接受的水平上比赛,我们会将手术干预推迟到赛季后。另一方面,如果他们认为过顶运动是主要的,我们鼓励其早期进行关节镜下修复术。在对他们进行开放手术的特殊情况下(例如在继续优先过顶运动的运动员关节镜修复失败后),我们使用 Jobe 及其同事[35]描述的肩胛下劈开技术,而非将其剥离。

前方不稳定的病理解剖学

肩关节的 ROM 是人体所有关节中最大的。骨骼对运动的限制很小,所以需靠周围软组织将肱骨头维持在肩胛盂上,但肩关节囊通常大而松弛且多余。肩关节囊前方有 3 条主要韧带,以防止半脱位或脱位。这些韧带被称为 SGHL、MGHL 和盂肱下韧带复合体(IGHLC)。IGHLC 像吊床一样支撑着肩关节囊下部,其损伤与大多数前方不稳定有关。涉及 IGHLC 的附着点与肩胛盂分离的 Bankart 损伤,是与创伤性前方不稳定相关的最常见的病理性损伤。SGHL 和 MGHL 的缺陷或损伤也可能导致不稳定[36]。

目标

肩关节不稳定手术治疗的主要目标是恢复稳定性,并为患者提供接近完全的、无痛的活动功能。早期开放式手术往往会限制肩关节的 ROM 以获得稳定性。极限肩关节运动常导致 OA。我们现在明白,保持运动范围可能比稳定肩关节更重要。因此,目前任何开放式手术的目标是既能提供接近完全的 ROM,又能提供足够的稳定性。

术前注意事项

病史

肩关节前脱位一般较容易诊断。患者通常有肩关节"脱出"而必需复位的创伤病史。脱位时手臂通常处于外展外旋状态。但在一些病例中,脱位可在无明显创伤病史时发生。后一类患者常有全身性韧带松弛和 MDI,较少表现为 Bankart 损伤。这类患者通常肩袖间隙增大且关节囊组织松弛。

而前方半脱位的诊断较为困难。患者主诉可能是运动感、疼痛或与某些活动有关的"咔嗒"声。主要主诉可能是疼痛而非不稳定。疼痛通常局限于肱二头肌间沟区域和冈下窝,这可能是由肩关节动态稳定结构的代偿性超负荷所致。

体格检查

恐惧试验是将肩关节放在不稳定的位置,进而诱发紧张和保护性肌肉收缩。前方恐惧试验时手臂置于外展外旋状态。随着检查者逐渐增加外旋程度,患者开始担心肩关节会"滑出"。这项测试在前方不稳定患者中均为阳性。

复位试验时,检查者将手放置于仰卧位患者的肩关节前上方。施加向后的力,以防肱骨头向前平移。而后如同在恐惧试验中一样将肩关节外展外旋。当前方的压力允许增加外旋并能减少相关疼痛和恐惧时,结果阳性。复位试验对过顶运动员的结果更可靠,而并非在所有前方不稳定患者中均为阳性。

还应进行压腹试验和抬离试验,以确认肩胛下肌完整性。

影像学检查

不稳定的常规影像学检查包括AP位(与矢状面呈30°~45°夹角,以平行于盂肱关节)、冈上肌出口(Y)位和腋位。俯卧腋位和喙突正位有助于确定肱骨头和肩胛盂的骨性损伤。

MRI有助于确定是否有Bankart损伤,也可用于评估是否伴随有肩袖或上盂唇病变。根据我们的经验,关节造影可以提高MRI确定盂唇病变的准确性。考虑到可能伴随有肩袖损伤,对于年龄较大的肩关节不稳定患者,应考虑行MRI检查,尤其是那些创伤后力量和运动恢复较慢的患者。

如果X线片上疑似有骨缺损,则应考虑行CT扫描。但外科医生需注意,CT往往高估了较大肩胛盂病变的尺寸,而对较小病变的测量结果并不优于关节镜。这些现象之前已有报道[37,38]。

开放式修复术的时间

如前所述,我们会将开放式手术的时间推迟到运动员完成本赛季之后。有越来越多的证据表明,当手术推迟或多次复发后,关节镜手术的结果会不尽如人意[39,40],但在我们的经验中,推迟开放式修复手术对复发率无负面影响。

手术技术

我们治疗复发性前方不稳定的开放手术步骤是对Bankart手术的改进,并将前方关节囊和盂唇修复至肩胛盂上。在大多数情况下,关节囊韧带都会被拉伸、分离,而本手术在设计上会解决所有异常松弛的问题。

麻醉

术前行经肌间沟阻滞麻醉并留置肌间沟导管用于术后镇痛。在大多数情况下,采用神经阻滞辅以喉罩通气全身麻醉。在合适的患者中,仅使用局部麻醉亦可完成手术。

关节镜探查

我们在开放手术之前会常规进行一次完整的关节镜探查。患者取沙滩椅位,头部抬高60°。在患者抬高头部前,将搁手板固定在手术台操作侧,并将折叠好的床单固定在搁手板上。而后可将搁手板靠着手术台一侧旋转,以建立肩关节镜入路,直到转换为开放手术。术中用机械臂来控制肩关节位置。通过标准前后关节镜入路进行探查。检查盂唇或肩袖损伤情况,如有必要,则创建补充入路。如有游离体,则采取镜下取出。当肩关节前方不稳定合并有上(通常较少)或后盂唇撕裂时,需在镜下对盂唇进行修补,因为开放式入路无法达到这些损伤部位。类似的,冈上肌或冈下肌病变也需在开放手术前通过关节镜处理。当高复发风险的不稳定患者合并有大的Hill-Sachs损伤时,我们通常在开放手术前进行关节镜下"填充"来覆盖缺损[41]。此外,关节镜探查有助于在开放手术前明确前方病变。

转换为开放手术体位

完成关节镜探查和治疗后,关闭后方入路并补充入路切口。拆下机械臂,以松开上肢。将手术台头部仰角调低至15°,旋转搁手板,以使上肢可在搁手板上外展45°。将叠好的床单固定在搁手板上,置于肘关节下方。床单可将手臂维持在胸部冠状面,并最大限度地减少肩关节伸展。

外科医生最初站在患者腋下位置,并需要两名助手协助。第一助手的主要职责是控制患者手臂位置,并在关节囊修复过程中维持肱骨头复位。第一助手需与外科医生交换位置。当外科医生在患者腋下时,第一助手站在患者手臂外侧。当外科医生移动到患者手臂外侧时,第一助手便转移到患者腋下。当使用肱骨头牵开器时,也需要第一助手来把持。第二助手站在手术台的另一侧,把持内侧(肩胛盂)牵开器。

开放手术技术

采用三角肌胸肌入路。关节镜前方入路并入皮肤切口。沿腋前皱襞(图9-1)朗格线方向纵向切开皮肤。当切口位于腋前皱襞时,可获得美观缝合的效果。切口位于喙突外侧。确认三角肌间隙后将头静脉向外侧牵拉,以扩大间隙。而后在联合腱外侧缘靠近其喙突止点处,切开锁骨胸筋膜,并拨开喙肩韧带,以暴露关节囊上表面,尤其是肩袖间隙区域。

然后将两个自持式牵开器放置于切口(图9-2)。牵开器可以解放助手,以协助维持手臂位置,并使患者肩关节复位。此时,外科医生从患者腋下转移至其手臂外侧。

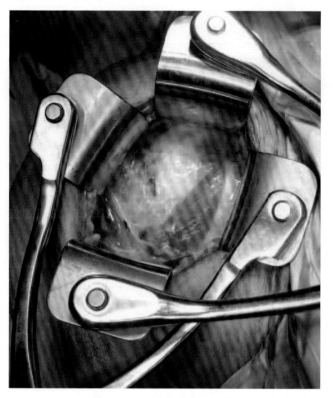

图9-2　放置自持式牵开器。

确认肱二头肌间沟和小结节位置。在肩胛下肌的小结节止点内侧约1cm处,用电刀将其垂直切断。肌腱的内侧部分用1号不可吸收编织聚酯缝线(爱惜邦,爱惜康公司)以改进的Kessler方式标记。随后以钝性和锐性相结合的方式仔细地将关节囊前方和肩胛下肌之间的间隙分离出来。处理肩胛下肌时需注意不能将其上下附着点完全剥离(保留上下附着点可在很大程度上消除术后肩胛下肌断裂的风险)。

我们认为劈开肩胛下肌[42](相较于将其切断)有两个明显的缺点:①若不切断肌腱,则较难进入肩袖间隙,且容易遗漏明显的肩袖间隙损伤;②当劈开肌腱时,由于部分关节囊仍与肩胛下肌相连,所以开放手术时很难消除关节囊过度松弛。我们认为这些因素是导致肩胛下肌劈开术后复发率较高的原因[43]。

在我们的实践中,劈开肩胛下肌技术是为那些投掷和过顶运动员的罕见翻修情况保留的。对于投掷和过顶运动员,我们倾向于将早期关节镜下修复作为其主要手术治疗方式。劈开肩胛下肌时,用电刀切开肌肉和肌腱,而后用骨膜剥离子钝性分离。用剥离子上下清扫,以使关节囊与肩胛下肌分离。然后以同样

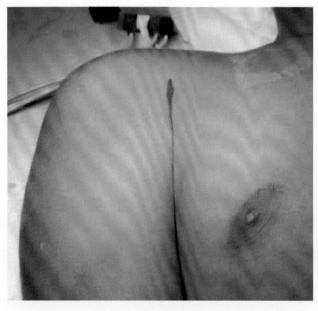

图9-1　沿腋前皱襞切开。

的方式继续分离内侧。而外侧需要用手术刀进行锐性分离，以使关节囊从牢固附着的肌腱处分离。

将前方关节囊与肩胛下肌分离后，进一步评估关节囊松弛程度和质量。如果肩袖间隙有损伤，则用1号不可吸收编织聚酯缝线（爱惜邦）将其缝合。然后水平切开关节囊（图9-3），并在关节内放置环形（福田）牵开器。检查前方肩胛盂颈部是否有Bankart损伤。然后冲洗关节，以清除残存的游离体。

若发现有Bankart损伤，则用剥离子或手术刀将前下肩胛盂颈部关节囊和盂唇向内侧进一步延伸分离，以便沿肩胛盂颈部放置牵开器。然后用骨刀或动力锉将肩胛盂颈部打磨粗糙，形成出血面。将两个或三个缝合锚钉置入前下肩胛盂颈部附近，注意不能置于肩胛盂关节面边缘。将下方关节囊瓣稍向内上方牵拉。使用锚钉缝线以水平褥式缝合将下方囊瓣重新固定到肩胛盂前方，以修复Bankart损伤（图9-4）。缝合打结时，将手臂维持在45°外展和45°外旋位，并保持肱骨头复位。其目的不是为了减少外旋，而是要消除过大的关节囊容积，并恢复IGHLC在肩胛盂止点的

功能。

修复Bankart损伤后（或在无Bankart损伤的情况下），将前方关节囊缝合以消除关节囊过度松弛。手臂维持在45°外展和45°外旋位，上下关节囊瓣用镊子重新固定。维持肩关节在复位状态。若关节囊瓣未重叠，则将上方关节囊瓣连接到下方囊瓣上缘。若关节囊瓣有重叠，则将关节囊转位，以消除多余的关节囊容积。若重叠<5mm（最常见的情况），则通过同一锚钉缝线水平褥式缝合将上囊瓣拉到下囊瓣上，以消除关节囊松弛（图9-5）。缝线在通过上方关节囊瓣后再次打结。而后将重叠的上方囊瓣用可吸收缝线固定在下方囊瓣上，从而使关节囊厚度加倍。

若关节囊重叠>5mm，则在关节囊的肱骨头外侧止点附近沿垂直方向切开关节囊，并行外侧关节囊"T字成形"转位（图9-6），将下外侧关节囊瓣向上外侧转位，而上外侧囊瓣向下外侧方向牵拉到下囊瓣上方。

关节囊处理满意后，用不可吸收缝线将肩胛下肌重新固定，但需注意不能有短缩。三角肌间隙用可吸收线缝合。而后常规关闭切口。

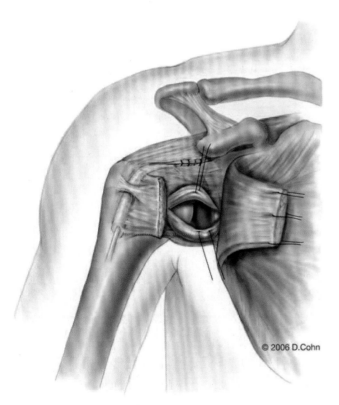

图9-3　水平切开关节囊。（Reprinted with permission from and copyrighted by Delilah Cohn.）

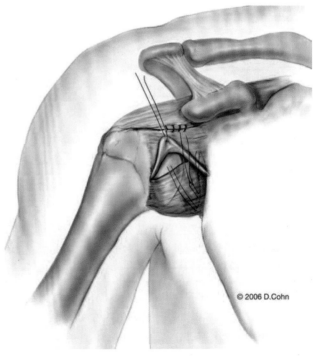

图9-4　下方关节囊瓣用于修复Bankart损伤。（Reprinted with permission from and copyrighted by Delilah Cohn.）

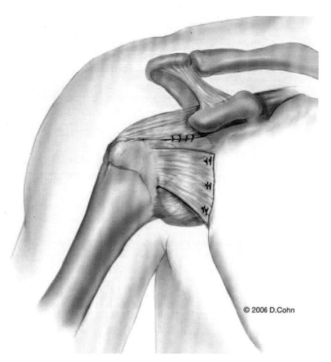

图9-5　缝线第二次穿过上方关节囊瓣,使修复厚度增加了1倍,并消除了关节囊过度松弛。(Reprinted with permission from and copyrighted by Delilah Cohn.)

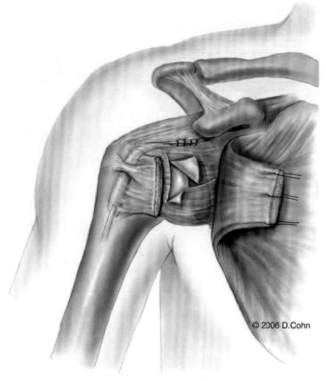

图9-6　关节囊明显松弛的患者行外侧关节囊T字成形转位。(Reprinted with permission from and copyrighted by Delilah Cohn.)

术后注意事项

康复

我们的标准康复方案见表9-1。

结果

复发

如前所述,公开发表的开放式手术治疗前方不稳定的复发率一般较低,大多数报道的复发率为0~5%[1-8]。值得注意的是,大多数开放性Bankart修复术的报道并未仔细挑选患者。有骨缺损或关节囊过度松弛的患者,以及参与接触类运动的运动员等均包含其中。接触类运动员和骨缺损患者开放式手术的结果似乎优于关节镜手术在相似人群中的报道[1-5,8,13-16,32]。

ROM

目前,开放技术所造成的活动力丧失也是可以接受的。根据我们的经验[4],84%的患者恢复了全部或几乎全部活动。与对侧相比,无患者外旋丢失超过15°。

重返赛场的时间

Stone和Pearsall[44]最近对29个系列开放性Bankart修复术进行了系统回顾,发现非接触类运动员可在12~16周重返赛场。而在我们看来,这似乎过于激进。与此相反,同一作者[44]发现,接触类运动员允许重返赛场的平均时间为23.2周(5.3个月)。Okoroha等指出,职业美式足球运动员在手术治疗后平均9个月才重返赛场[31]。这一延迟很可能是由职业足球漫长的休赛期导致。我们的方案是,若运动员已经以专门的方式完成了康复,且达到了治疗最终阶段的目标,那么若是在赛季中,则最早4.5个月可重返赛场,若无迫切重返比赛的需求,我们更倾向于等到6个月。我们认为,

表9-1　术后康复方案

0~4周

钟摆运动,肘关节屈伸活动

4~8周

被动活动和主动辅助活动,外旋限制在45°内

低外展水平下的三角肌等长收缩

当前屈能达到140°时,开始赛乐弹力带训练:患肢的内/外旋力量练习

进行肩胛骨康复:稳定性练习、等长收缩、夹肩、耸肩

进行闭链练习:手接触墙壁或球

特定的肩胛骨动作:抬高、下沉、后引、前引

纠正躯干、背部和臀部力量或柔韧性不足

8~12周

外旋限制在45°内

继续用弹力带进行内/外旋力量练习

　如果无撞击或肩袖症状,可随时间缓慢增加外展

拇指向上抬高肩胛骨("满罐"),外旋位俯卧水平外展至100°,中立位俯卧水平外展,俯卧划船

不要行空罐试验

进行肩胛骨旋转肌力量训练:俯卧撑、耸肩、开罐练习和桨叶振荡棒

进行徒手阻力肩胛骨稳定训练

12~16周

努力恢复极限外旋

进行侧卧哑铃或弹性管练习:在中立位和90°外展位外旋,在中立位和90°外展位内旋

进行对角模式伸展和对角模式屈曲练习

进行内/外旋肌群等长收缩练习

促进主动肌和拮抗肌共同收缩,以恢复力偶平衡

动态稳定练习:节奏稳定的本体感觉神经肌肉促进模式,节奏稳定地向墙壁投掷橡胶药球(www.donchu.com),做俯卧撑

进行增强式训练(双手练习):胸前传球、过顶掷球和侧向投掷

进展到单手练习

进行耐力训练:对墙药球抛接、壁上手臂绕环、上体回环、低重高频的等张负重练习

>16周

进行常规负重训练,为回归运动做好准备。评估外旋与内旋之比(理想>66%)

进行疲劳测试

如有必要,佩戴外展安全带

4.5个月即重返赛场会轻微增加复发风险,而对于康复良好的患者来说,等待时间超过6个月则几乎无更多获益。

重返赛场

重返赛场的比率受生理和心理因素的双重影响。一些并非肌肉骨骼的问题可能会妨碍运动员恢复到他/她以前的运动水平,包括对复发的恐惧、害怕再次手术和更长时间的康复、比赛焦虑,以及运动优先的变化,特别是当运动员在不太受欢迎的运动中受伤时。

现已证实手术治疗肩关节不稳定可以提高运动员重返运动的能力。Zaremski等[40]在最近的一项荟萃分析中报道,因肩关节不稳定而接受非手术治疗的青少年运动员重返赛场的比率为41%,而接受早期手术和延迟手术治疗者重返赛场的比率分别为95%和77%。Memon及其同事[45]评估了关节镜下Bankart修复术后恢

复至赛场的比率,结果发现只有53%的运动员能够恢复至之前的竞技水准。他们也报道了竞技运动员只有71%的时间能恢复到伤前水平。Aboalata等[34]发现,关节镜术后,只有49%的患者能恢复到伤前水平。在一项系统性回顾中,Ialenti等报道71%的接受外科治疗的患者能恢复到伤前水平[37]。我们发现在精英运动员的治疗中,这一重返赛场的比率是不可接受的。这些数字表明,对于接受肩关节不稳定治疗的运动员而言,每4名中最多只有3名能够恢复至相同的运动水平。

需要注意的是,重返赛场与不再复发不稳定地重返赛场是两回事,复发会影响运动员的表现和恢复水平。反复出现不稳定的运动员不太可能恢复到以前的水平。考虑到高需求患者关节镜术后的复发率较高,且先前报道的关节镜修复术后重返赛场的比率较低,所以我们热切希望读者能够同意并考虑本章所述的开放式技术。

近年来缺乏主要肩关节手术中心的关于开放式关节囊修复术结果的高质量研究。Ialenti等[37]的系统性回顾中仅纳入了3篇开放式Bankart修复的研究,Abdul-Roussel及其同事[46]仅发现了4篇。这些文献报道的开放式Bankart术后总的重返赛场率分别为66%和85%。后一项研究表明,86%的运动员在手术后能够恢复到以前的竞技水平。在我们对美式足球运动员进行开放式手术的研究中,58名运动员中有52名(89%)恢复至以前的运动水平[4]。在6名未重返运动的球员中,只有1名复发不稳定而停赛,另5名停赛的原因与其肩关节无关。

并发症

不稳定的复发是任何手术都要面临的最大问题。在3个大型分析开放式关节囊修复术失败原因的研究中(来自哈佛大学、哥伦比亚大学和纽约特种外科医院),研究者们均认为未解决关节囊过度松弛是失败的主要原因。另一方面,研究者们均不认为骨缺损是失败的常见原因[7,47,48]。

肩胛下肌功能不全常被认为是开放式手术的主要风险,但这一担忧似乎有些过度。在两篇提出开放式手术肩胛下肌损伤风险的文献发表之前[49,50],此类情况也仅是个案报道[5,51]。此外,在其中一篇文献中[49],只有一例患者通过MRI证实了有肩胛下肌功能不全。在另一篇文献中[50],在MRI上并未发现有肩胛下肌完全损伤,相反,在肌腱上部发现了一定程度的萎缩,而这在很大程度上被增大的下部代偿。临床中,开放式手术后肩胛下肌功能不全非常罕见(在我们超过25年的实践中也未曾有这样的病例)。两组开放式与关节镜下手术的肩关节力量的对比分析发现,开放组与关节镜组在术后1年无差异[18,52]。

从我们的经验来看,除复发不稳定外,皮下血肿形成是最常见的并发症(占我们病例的1.5%)。如果伤口未引流,一旦血肿形成,我们即可观察到。当血肿导致伤口持续渗出时,建议手术将其清除。在我们的患者中,我们几乎看不到因"关节囊修补术"所致骨关节病的证据,其中一些患者我们已经随访了25年以上。我们的印象是,这一群体中肩关节病的患病率并不高于普通人群。

结论

作为矫形外科医生和队医,我们需要为患者和运动员"做得更好"。关节镜下手术的高复发率促使骨性阻挡技术的发展。而除非在极特殊情况下,否则这样的骨性阻挡技术似乎并无必要。骨性阻挡技术并发症发病率较高,且将重要的临床功能依托于阻挡骨块本身就应值得怀疑。在关节镜术和Latarjet术之间有一个中间选择,那就是开放式关节囊修补术,这一技术在高危人群中也始终能得到较好的结果。

(王一鸣　徐卫东　译)

参考文献

1. Gill TJ, Micheli LJ, Gebhard F, Binder C. Bankart repair for anterior instability of the shoulder. Long-term outcome. *J Bone Joint Surg Am*. 1997;79(6):850-857. doi:10.2106/00004623-199706000-00008.

2. Gill TJ, Zarins B. Open repairs for the treatment of anterior instability. *Am J Sport Med*. 2003;31(1):142-153. doi:10.1177/03635465030 310011001.

3. Pagnani MJ. Open capsular repair without bone block of anterior instability in patients with and without bony defects of the glenoid and/or humeral head. *Am J Sports Med*. 2008;36(9):1805-1812. doi:10.1177/0363546508316284.

4. Pagnani MJ, Dome DC. Surgical treatment of traumatic anterior shoulder instability in American football players. *J Bone Joint Surg*. 2002;84(5):711-715. doi:10.2106/00004623-200205000-00002.

5. Rowe CR, Patel D, Southmayd WW. The Bankart procedure: a long-

term end-result study. *J Bone Joint Surg Am.* 1978;60(1):1-16.

6. Rowe CR, Zarins B. Recurrent transient subluxation of the shoulder. *J Bone Joint Surg Am.* 1981;63(6):863-872.

7. Rowe CR, Zarins B, Ciullo JV. Recurrent anterior dislocation of the shoulder after surgical repair. Apparent causes of failure and treatment. *J Bone Joint Surg Am.* 1984;66(2):159-168.

8. Wirth MA, Blatter G, Rockwood CA Jr. The capsular imbrication procedure for recurrent anterior instability of the shoulder. *J Bone Joint Surg Am.* 1996;78(2):246-260. doi:10.2106/00004623-199602000-00012.

9. Owens BD, Harrast JJ, Hurwitz SR, Thompson TL, Wolf JM. Surgical trends in Bankart repair: an analysis of data from the American Board of Orthopaedic Surgery certification examination. *Am J Sports Med.* 2011;39(9):1865-1869. doi:10.1177/0363546511406869.

10. Baig F, Boileau P. The Instability Severity Index Score. A simple pre-operative score to select patients for arthroscopic or open shoulder stabilization. *J Bone Joint Surg Br.* 2007;89(11):1470-1477. doi:10.1302/0301-620X.89B11.18962.

11. Boileau P, Villalba M, Héry JY, Balg F, Ahrens P, Neyton L. Risk factors for recurrence of anterior instability after arthroscopic Bankart repair. *J Bone Joint Surg Am.* 2006;88(8):1755-1763. doi:10.2106/JBJS.E.00817.

12. Burkhart SS, De Beer JF. Traumatic glenohumeral bone defects and their relationship to failure of arthroscopic Bankart repairs: significance of the inverted-pear glenoid and the humeral engaging Hill-Sachs lesion. *Arthroscopy.* 2000;16(7):677-694. doi:10.1053/jars.2000.17715.

13. Cole BJ, L'Insalata J, Irrgang J, Warner JJ. Comparison of arthroscopic and open anterior shoulder stabilization. A two to six-year follow-up study. *J Bone Joint Surg Am.* 2000;82(8):1108-1114,. doi:10.2106/00004623-200008000-00007.

14. Hubbell JD, Ahmad S, Bezenoff LS, Fond J, Pettrone FA. Comparison of shoulder stabilization using arthroscopic transglenoid sutures versus open capsulolabral repairs: a 5-year minimum follow-up. *Am J Sports Med.* 2004;32(3):650-654. doi:10.1177/0095399703258747.

15. Leroux TS, Saltzman BM, Meyer M, et al. The influence of evidence-based surgical indications and techniques on failure rates after arthroscopic shoulder stabilization in the contact or collision athlete with anterior shoulder instability. *Am J Sports Med.* 2017;45(5):1218-1225. doi:10.1177/0363546516663716.

16. Mazzocca AD, Brown FM Jr, Carreira DS, Hayden J, Romeo AA. Arthroscopic anterior shoulder stabilization of collision and contact athletes. *Am J Sports Med.* 2005;33(1):52-60. doi:10.1177/0363546504268037.

17. Mologne TS, Provencher MT, Menzel KA, Vachon TA, Dewing CB. Arthroscopic stabilization in patients with an inverted pear glenoid: results in patients with bone loss of the anterior glenoid. *Am J Sports Med.* 2007;5(8):1276-1283. doi:10.1177/0363546507300262.

18. Rhee YG, Lim CT, Cho NS. Muscle strength after anterior shoulder stabilization: arthroscopic versus open Bankart repair. *Am J Sports Med.* 2007;35(11):1859-1864. doi:10.1177/0363546507304329.

19. Voos JE, Livermore RW, Feeley BT, et al; HSS Sports Medicine Service. Prospective evaluation of arthroscopic Bankart repairs for anterior instability. *Am J Sports Med.* 2010;38(2):302-307. doi:10.1177/0363546509348049.

20. Alkaduhimi H, van der Linde JA, Willigenberg NW, Paulino Pereira, NR, van Deurzen DF, van den Bekerom MP. Redislocation risk after an arthroscopic Bankart procedure in collision athletes: a systematic review. *J Shoulder Elbow Surg.* 2016;25(9):1549-1558. doi:10.1016/j.jse.2016.05.002.

21. Hohmann E, Tetsworth K, Glatt V. Open versus arthroscopic surgical treatment for anterior shoulder dislocation: a comparative systematic review and meta-analysis over the past 20 years. *J Shoulder Elbow Surg.* 2017;26(10):1873-1880. doi:10.1016/j.jse.2017.04.009.

22. Arce G, Arcuri F, Ferro D, Pereira E. Is selective arthroscopic revision beneficial for treating recurrent anterior shoulder instability? *Clin Orthop Relat Res.* 2012;470(4):965-967. doi:10.1007/s11999-011-2001-0.

23. Bartl C, Schumann K, Paul J, Vogt S, Imhoff AB. Arthroscopic capsulolabral revision repair for recurrent anterior shoulder instability. *Am J Sports Med.* 2011;39(3):511-518. doi:10.1177/0363546510388909.

24. Rhee YG, Ha IH, Cho NS. Anterior shoulder stabilization in collision athletes. *Am J Sports Med.* 2006;34(6):979-985. doi:10.1177/0363546505283267.

25. Freedman KB, Smith AP, Romeo AA, Cole BJ, Bach BR Jr. Open Bankart repair versus arthroscopic repair with transglenoid sutures or bioabsorbable tacks for recurrent anterior instability of the shoulder: a meta-analysis. *Am J Sports Med.* 2004;32(6):1520-1527. doi:10.1177/0363546504265188.

26. Lenters TR, Franta AK, Wolf FM, Leopold SS, Matsen FA III. Arthroscopic compared with open repairs for recurrent anterior shoulder instability. A systematic review and meta-analysis of the literature. *J Bone Joint Surg Am.* 2007;89(2):244-254. doi:10.2106/JBJS.E.01139.

27. Mohtadi NG, Bitar IJ, Sasyniuk TM, Hollinshead RM, Harper WP. Arthroscopic versus open repair for traumatic anterior shoulder instability: a meta-analysis. *Arthroscopy.* 2005;21(6):652-658. doi:10.1016/j.arthro.2005.02.021.

28. Wang L, Liu Y, Su X, Liu S. A meta-analysis of arthroscopic versus open repair for treatment of Bankart lesions in the shoulder. *Med Sci Monit.* 2015;21:3028-3035. doi:10.12659/MSM.894346.

29. Mologne TS, Zhao K, Hongo M, Romeo AA, An KN, Provencher MT. The addition of rotator interval closure after arthroscopic repair of either anterior or posterior shoulder instability: effect on glenohumeral translation and range of motion. *Am J Sports Med.* 2008;36(6):1123-1131. doi:10.1177/0363546508314391.

30. Plausinis D, Bravman JT, Heywood C, Kummer FJ, Kwon YW, Jazrawi LM. Arthroscopic rotator interval closure: effect of sutures on glenohumeral motion and anterior-posterior translation. *Am J Sports Med.* 2006;34:1656-1661. doi:10.1177/0363546506289881.

31. Okoroha KR, Taylor KA, Marshall NE, et al. Return to play after shoulder instability in National Football League athletes. *J Shoulder Elbow Surg.* 2018;27(1):17-22. doi:10.1016/j.jse.2017.07.027.

32. Bigliani LU, Newton PM, Steinmann SP, Connor PM, McIlveen SJ. Glenoid rim lesions associated with recurrent anterior dislocation of the shoulder. *Am J Sports Med.* 1998;26(1):41-45. doi:10.1177/03635465980260012301.

33. Pagnani, MJ, Hill JE. Complications of the Latarjet procedure. Paper presented at: Closed Meeting, American Shoulder and Elbow Surgeons (ASES) 2013 Annual Meeting; October 12-15, 2013; Las Vegas, NV.

34. Aboalata M, Plath JE, Seppel G, Juretzko J, Vogt S, Imhoff AB. Results of arthroscopic Bankart repair for anterior-inferior shoulder instability at 13-year follow-up. *Am J Sports Med.* 2016;45(4):782-787. doi:10.1177/0363546516675145.

35. Jobe FW, Giangarra CE, Kvitne RS, Glousman RE. Anterior capsulolabral reconstruction of the shoulder in athletes in overhand sports. *Am J Sports Med.* 1991;19(5):428-434. doi:10.1177/036354659101900502.

36. Pagnani MJ, Warren RF. Stabilizers of the glenohumeral joint. *J Shoulder Elbow Surg.* 1994;3(3):173-190. doi:10.1016/S1058-2746(09)80098-0.

37. Ialenti MN, Mulvihill JD, Feinstein M, Zhang AL, Feeley BT. Return to play following shoulder stabilization: a systematic review and meta-analysis. *Orthop J Sports Med.* 2017;5(9):2325967117726055. doi:10.1177/2325967117726055.

38. Sugaya H, Moriishi J, Dohi M, Kon Y, Tsuchiya A. Glenoid rim morphology in recurrent anterior glenohumeral instability. *J Bone Joint Surg Am.* 2003;85(5):878-884. doi:10.2106/00004623-200305000-00016.

39. Owens BD, Cameron KL, Peck KY, et al. Arthroscopic versus open stabilization for anterior shoulder subluxations. *Orthop J Sports Med.* 2015;3(1):2325967115571084. doi:10.1177/2325967115571084.

40. Zaremski JL, Galloza J, Sepulveda F, Vasilopoulos T, Micheo W, Herman DC. Recurrence and return to play after shoulder instability events in young and adolescent athletes: a systematic review and

meta-analysis. *Br J Sports Med.* 2017;51(3):177-184. doi:10.1136/bjsports-2016-096895.

41. Wolf EM, Wilk RM, Richmond JC. Arthroscopic Bankart repair using suture anchors. *Oper Techn Orthop.* 1991;1(2):184-191. doi:10.1016/S1048-6666(05)80030-8.

42. Itoi E, Lee S-B, Amrami NN, Wender DE, An KN. Quantitative assessment of classic anteroinferior bony Bankart lesions by radiography and computed tomography. *Am J Sports Med.* 2003;31(1):112-118. doi:10.1177/03635465030310010301.

43. Mohtadi NG, Chan DS, Hollinshead RM, et al. A randomized clinical trial comparing open and arthroscopic stabilization for recurrent traumatic anterior shoulder instability: two-year follow-up with disease-specific quality-of-life outcomes. *J Bone Joint Surg Am.* 2014;96(5):353-360. doi:10.2106/JBJS.L.01656.

44. Stone GP, Pearsall AW IV. Return to play after open Bankart repair: a systematic review. *Orthop J Sport Med.* 2014;2(2):2325967114522960. doi:10.1177/2325967114522960.

45. Memon M, Kay J, Cadet ER, Shahsavar S, Simunovic N, Ayeni OR. Return to sport following arthroscopic Bankart repair: a systematic review. *J Shoulder Elbow Surg.* 2018;27(7):1342-1347. doi:10.1016/j.jse.2018.02.044.

46. Abdul-Rassoul H, Galvin JW, Curry EJ, Simon J, Li X. Return to sport after surgical treatment for anterior shoulder instability: a systematic review. *Am J Sports Med.* 2019;47(6):1507-1515. doi:10.1177/0363546518780934.

47. Levine WN, Arroyo JS, Pollock RG, Flatow EL, Bigliani LU. Open revision stabilization surgery for recurrent anterior glenohumeral instability. *Am J Sports Med.* 2000;28(2):156-160. doi:10.1177/03635465000280020401.

48. Zabinski SJ, Callaway GH, Cohen S, Warren RF. Revision shoulder stabilization: 2- to 10-year results. *J Shoulder Elbow Surg.* 1999;8(1):58-65. doi:10.1016/s1058-2746(99)90057-5.

49. Sachs RA, Williams B, Stone ML, Paxton L, Kuney M. Open Bankart repair: correlation of results with postoperative subscapularis function. *Am J Sports Med.* 2005;33(10):1458-1462. doi:10.1177/0363546505275350.

50. Scheibel M, Tsynman A, Magosch P, Schroeder RJ, Habermeyer P. Postoperative subscapularis muscle insufficiency after primary and revision open shoulder stabilization. *Am J Sports Med.* 2006;34(10):1586-1593. doi:10.1177/0363546506288852.

51. Greis PE, Dean M, Hawkins RJ. Subscapularis tendon disruption after Bankart reconstruction for anterior instability. *J Shoulder Elbow Surg.* 1996;5(3):219-222. doi:10.1016/s1058-2746(05)80010-2.

52. Hiemstra LA, Sasyniuk TM, Mohtadi NG, Fick GH. Shoulder strength after open versus arthroscopic stabilization. *Am J Sports Med.* 2008;36(5):861-867. doi:10.1177/0363546508314429.

第10章

运动员的Latarjet术和喙突转位术

Alexander Beletsky, Ian J. Dempsey, Brandon J.Menderle, Nikhil N. Verma

肩关节前方不稳定包括一系列生理表现,从看似良性的半脱位到肱骨头完全脱位等。在原发性前方不稳定患者中,多达40%~95%的患者可继续发展为复发性不稳定,而这具体取决于目标患者群体的不同[1-4]。反复肩关节不稳定会削弱重要的关节囊韧带结构,从而进一步破坏肩关节稳定性[5]。肱骨头在肩胛盂边缘上的反复移位可导致肩胛盂骨损伤、骨性Bankart损伤[6,7]和肱骨头骨损伤(即 Hill–Sachs 损伤)[8,9]。外科治疗是降低复发性脱位风险、防止肩胛盂和肱骨骨丢失进展,以及维持适当生活质量的一种手段[9,10]。治疗肩关节前方不稳定的外科手术包括开放式和关节镜下软组织手术,如Bankart修复术。当有骨性受累时,也有几种术式可供选择。当肩胛盂骨质有极少受累时,可进行开放式或关节镜下Bankart修复术同时处理小骨块。当有较大程度的肩胛盂骨质受累时,宜进行骨性手术,如Latarjet术、Bristow术、髂骨移植和胫骨远端同种异体移植(DTA)[11-14]。此外,髂骨植骨或DTA通常是在翻修中使用[9,15]。Hill–Sachs损伤也在复发性肩关节前方不稳定中起重要作用[16]。为了解决肱骨头骨缺损问题,可能需要进行软组织填充等软组织手术,或大量同种异体骨移植等骨性手术[17,18]。大多数复发性前方不稳定患者表现为骨性Bankart损伤或肩胛盂边缘不规则,但在肩胛盂和肱骨头均有骨性改变的情况下,也可能表现为"双极骨丢失"[8,19,20]。传统上认为行软组织修复手术时骨性丢失

超过20%的阈值,则失败风险增加[21,22],但新的文献表明,"亚临界"肩胛盂骨丢失也可能增加复发性不稳定风险[23-25]。因此,骨性手术受到越来越多的关注,尤其是在复发性不稳定,甚至伴有严重骨缺损的原发性不稳定患者中[26,27]。

评估和适应证

初始评估和诊断步骤

临床评估从细致询问病史、体格检查和适当的影像学检查开始。在最初的病史采集中,必须明确损伤机制(半脱位与脱位),并具体讨论肩关节脱位后如何复位(如自我复位、现场复位、需急诊评估、药物镇静等)。其他关键特征包括脱位和(或)半脱位的发生频率、过度松弛病史和运动因素(如碰撞类运动、游泳、过顶运动等)。体格检查应包括视诊、触诊、ROM 评估(即屈曲、伸展、外展、内旋、外旋)、力量等,并检查神经血管状态,以排除肩关节脱位常见的神经后遗症(即腋神经麻痹和臂丛神经麻痹)。激发试验用来评估是否存在特有的不稳定模式(即前方、后方、多向)。前方和后方不稳定可通过手臂牵引时的沟槽征和加载–移位试验相结合来评估[28]。再复位试验对于前方不稳定的诊断很有价值,其阳性预测值为98%,特异性为99%[29]。其他临床试验,如过度

外展试验、Kim 试验和 Jerk 试验等,可以评估下方和后方不稳定[30,31]。

影像学评估对于急性不稳定非常重要,可通过 X 线片确认是否已解剖复位。重要视图还包括真正的前后位(Grashey 位)、腋位和肩胛骨侧位等。这些图像对于确定肱骨头对位和诊断相关骨折都至关重要。CT 是评估肩胛盂骨缺损的最佳成像方式。肩胛盂骨缺损测量的首选方法是使用薄层 CT 结合 3D 重建并减去肱骨头影像,以提供肩胛盂的正视图。MRI 在评估包括肩关节囊盂唇复合体在内的潜在软组织损伤方面有重要作用。MRI 也可用于计算骨缺损,但不同模式之间的相关性为 0.39~0.64,而这取决于关注的维度[32-34]。在收集到这些重要信息后,术者应与运动员讨论其功能预期,因为这将会关系到未来的比赛。

骨丢失:肩胛盂、肱骨头还是双极?

无论是原发性还是复发性肩关节前方不稳定,均需评估骨丢失程度。在某些情况下,特定骨缺损可能预示着需急诊手术干预(如急性不稳定期的骨性 Bankart 损伤)[35]。当使用上述成像技术(如 3D CT)评估骨丢失时,评估肩胛盂和肱骨头的骨质变化至关重要。传统上,双极骨丢失是使用"咬合型或非咬合型"肱骨头损伤的概念来评估的,而该损伤有赖于对关节镜下 Bankart 修复术后重要失败危险因素的识别(即"倒置梨"形肩胛盂,是一种在外展外旋位与肩胛盂咬合的 Hill-Sachs 损伤)[36]。最近,Itoi 等利用 3D CT 将肩胛盂和肱骨头相接触的区域命名为"轨道"。"在轨"是指当 Hill-Sacks 损伤的内侧缘落在肩胛盂边缘上时发生的一种非咬合型 Hill-Sacks 损伤,所以内侧有骨性支撑。而另一方面,当 Hill-Sachs 损伤的边缘比肩胛盂轨道更偏向内侧时,就会发生"脱轨"或咬合型损伤,因此不存在骨性支撑[37,38]。

目前评估 Hill-Sachs 损伤是在轨还是脱轨时,是使用 3D CT 骨性重建来对肩胛盂和肱骨头建模实现的。肩胛盂骨缺损的大小可用多种方法评估,如肩胛盂长度[39]、宽长比[22]、肩胛盂指数[40]和缺损面积等[19]。我们首选的方法是肩胛盂指数,在 CT 矢状图上叠加一个包绕肩胛盂周缘的圆(图 10-1)。若行对侧肩关节 CT 检查,则可参考健侧来估计肩胛盂总宽度。否则,我们需模拟患侧肩胛盂的完美匹配圆,并测量该圆直径和缺损直径。用缺损直径除以该圆直径,得出估计的肩胛盂骨丢失百分比。计算出肩胛盂总宽度的 83% 减去骨缺损后所得数值[41]。而后估计出肩袖

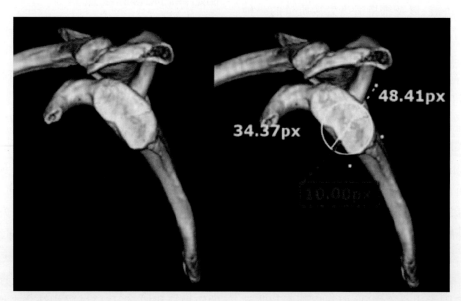

图 10-1 肩胛盂骨丢失的计算。肩胛盂骨丢失的测量是从骨丢失之前肩胛盂的完美匹配圆的直径中,将考虑到任何可能的肩胛盂骨丢失时的真实肩胛盂直径减去得到的。通过使用对侧肩胛盂完美匹配圆的估计值,可以最大限度地提高准确性,在对侧肩胛盂无骨丢失的情况下结果更为准确。

在肱骨头附着点的内侧缘,用刚才计算的数值标记出伴有肩胛盂骨缺损的肩胛盂轨道的内侧缘。如果Hill-Sachs损伤超出轨道的内侧缘,则认为该损伤脱轨[37](图10-2)。

治疗选择

既往有研究表明,多达97%的肩关节前方不稳定运动员会有盂唇或支持带损伤,但对于MRI上无Bankart损伤迹象的原发性肩关节不稳定患者而言,非手术治疗可能更受青睐[42]。运动员可以使用Sullivan支具来完成本赛季的比赛,但延迟治疗的获益必须与再脱位和进一步受伤的风险进行权衡。手术治疗通常适用于复发性不稳定运动员,其目的是预防进一步损伤,维持适当的神经血管状态,并重建对肩关节功能的信心。有软组织手术和骨性手术两种截然不同的术式可供选择。软组织修复技术主要是关节镜下Bankart修复术,通常使用沿肩胛盂下缘放置的带线锚钉进行修复[43-45]。骨性手术包括Latarjet术、Bristow术、髂骨植骨和DTA等,每种术式均采用不同类型的骨移植技术,并将它们转位到肩胛盂前方,为将来的前脱位提供骨性阻挡[12-14,46,47]。关节镜下初次手术后失败的危险因素包括:男性[48]、年龄<20岁[48]、术前有3次或3次以上脱位史[48]、仅使用3个或更少的带线锚钉[49],以及沙滩椅位[50,51]。严重肩胛盂或肱骨头骨丢失是文献中最为公认的危险因素。严重肩胛盂骨丢失

通常被定义为倒置梨形肩胛盂或>20%的肩胛盂骨丢失,而严重肱骨头骨丢失被定义为脱轨的咬合型Hill-Sachs损伤[8,14,37,49]。Greis及其同事证实,随着肩胛盂前方的骨性丢失,肩胛盂的接触区域会显著变小,从而导致前下象限的接触压力增加[52]。生物力学研究让我们可以重新审视对较轻程度"亚临界"骨丢失行骨性手术的获益。Jeon等证实对于肩胛盂骨丢失为15%~20%的患者,Bankart修复术和Latarjet术的结果相当[53],Shaha及其同事将13.5%定义为"临界"骨丢失阈值,因为骨丢失>13.5%会导致术后患者报道的结果评分降低[24]。所有相关危险因素均应与运动员对重返运动(RTS)的期望成绩和时间节点相平衡。最近的一项荟萃分析表明,与Latarjet术相比,接受Bankart修复术的患者恢复到伤前运动水平的比率最高(分别为91.5%和69.0%)[54]。因此,对于手术失败危险因素为低至中度的运动员而言,关节镜下Bankart修复结合软组织固定技术是最常见的一线治疗方法。当决策不明确时,可以参考ISI评分,根据年龄、参与的竞技运动和过度松弛等变量,更好地预测关节镜Bankart修复术后失败的风险[55]。

前方不稳定骨性手术:Latarjet术

Latarjet术,也被称为Latarjet-Bristow术,是治疗复发性肩关节前方不稳定的可靠治疗选择[56-58]。最近研究表明,即使是低至13.5%的"亚临界"水平的骨丢

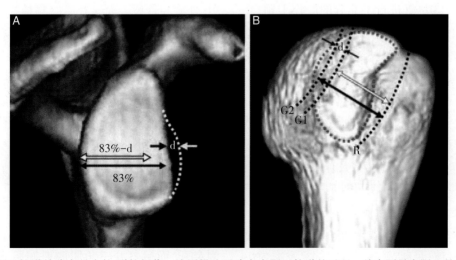

图10-2　明确肩胛盂轨道并确定是在轨/脱轨损伤。该图描述了确定肩胛盂轨道的过程。首先测量肩胛盂骨丢失的宽度(d),从总直径D的83%中减去d,以估算肩胛盂轨道的宽度(GT)。接下来,计算Hill Sachs(HS)的宽度,以及HS末端和肩袖止点之间的宽度,其总和称为Hill Sachs指数(HSI)。如果HSI>GT,则损伤是脱轨的咬合型,如果HSI<GT,则损伤是在轨的非咬合型。

失也会导致失败率增加，在此背景下，人们对 Latarjet 术的兴趣与日俱增[24,56]。这项手术技术的基础是将喙突从其本来所在的肩关节前方转位到肩胛盂骨缺损处前缘。以这种方式进行喙突转位，可能存在"三重效应"机制使盂肱关节稳定，包括：①"吊索效应"，肩胛下肌和（或）联合腱增加了盂肱关节的动态稳定力[58,59]；②"骨阻挡效应"，转位的骨块提供了一个硬性止点，以防肱骨头完全脱位[59-61]；③"Bankart"效应，关节囊盂唇复合体或喙肩韧带的修补为盂唇提供额外的稳定性[26]。与软组织修复相比，Latarjet 术在不稳定的复发、对脱位的恐惧和患者满意度方面均具有更好的效果[57,58]。Latarjet 术后不稳的复发率仅为个位数，而有报道软组织修复术后不稳定复发率>20%[57,62]。

Latarjet术的适应证和禁忌证

Latarjet 术的两个主要适应证包括：①初次软组织修复术后失败复发的前方不稳定；②对具有"严重"骨丢失的前方不稳定的一期手术治疗[63]。以往严重骨丢失（即>20%）的绝对阈值已被更为细化的观点所取代，即亚临界骨丢失（13.5%~20%）也可能导致软组织修复术失败[8,19,24,25,56]。因此，医疗服务提供者必须将这些信息与基于病史的已知危险因素（如年轻、男性、既往肩关节手术史、过度松弛等）综合起来，以适当指导患者做出明智的医疗决定。Latarjet 术的禁忌证包括：①伴随有巨大的不可修复肩袖撕裂的复发性前方不稳定；②合并肩胛盂边缘骨折需切开复位内固定的原发性创伤性脱位；③尽管进行了充分的医疗干预，仍有不受控制的癫痫发作患者；④高度怀疑为"微不稳定"的不稳定性疼痛的肩关节，这是一种相对较新的临床类别，其定义为任何病理性松弛导致的肩关节机制异常但无明显不稳定[26,64,65]。

运动员需要特别考虑肩关节前方不稳定的术式选择。美国大学运动员的肩关节损伤中有近1/4是盂肱关节不稳定[66]。像橄榄球和美式足球等碰撞类运动的特定运动人群，已被证明有复发性肩关节前方不稳定倾向。碰撞类运动员（如橄榄球、美式足球、冰球）在软组织修复术后的复发率为14.7%~28.6%，而接触类运动员（如曲棍球、足球、篮球、摔跤）的复发率为0~14.7%[67,68]。因此，在碰撞类运动员中，适当放宽骨性手术的适应证可能有价值，以期将复发性脱位的风险

和潜在翻修需求都降至最低[36]。但必须将这些益处与潜在缺点进行权衡，如与 Bankart 修复术相比，Latarjet 术报道的重返运动比率较低[54]。运动员在不同竞技状态（娱乐与竞技）和运动种类（碰撞类、接触类、非接触类）下，其重返运动的比率和时间差异仍需进一步研究确定。

Latarjet手术技术

本节详细介绍由资深术者进行的小切口 Latarjet 术，详细介绍关于入路、肩胛下肌的处理、最佳喙突技术（如标准化、关节面平整度等）、前方肩胛盂的最佳定位和关节囊处理等重要技术。

麻醉、患者体位和诊断性关节镜检查

Latarjet 术一般需全身麻醉，并通常与局部麻醉（通常是经肌间沟阻滞）联合使用，以提供适当的术中镇痛和充分的肌肉松弛。辅助性经肌间沟神经阻滞可减少开放式肩关节手术患者的术后疼痛和镇痛需求，并可提高患者肩关节术后满意度[69,70]。本节介绍的小切口技术旨在使用标准的三角肌胸肌入路，并限制切口大小。当患者麻醉起效后，在麻醉状态下再次进行查体，以确认先前肩关节不稳定的查体结果。诊断性肩关节镜检查采用标准双切口入路，患者取沙滩椅位，直立大约90°[71,72]。恰当的患者体位可使其肩胛骨内侧缘与床的外侧缘对齐，以便肩胛骨的完全后引、外旋和外展。而这在喙突移植物的获取时尤为关键，此时手臂应在外旋外展位，以便观察。行 Latarjet 术时需重新摆放体位，将床头降低至20°~30°的倾角，并将手臂置于外旋外展位。值得注意的是，文献表明关节镜下 Latarjet 术有陡峭的学习曲线，并由此产生了移植物位置不当和潜在再脱位风险，但关节镜下 Latarjet 术的使用频率却越来越高[73-77]。

三角肌胸肌入路、喙突显露和喙突截骨

沿着与喙突呈一直线的朗格线，在三角肌内下缘附近做一个5cm的三角肌胸肌切口。将头静脉向外侧牵开，而后打开三角肌胸肌间隔。辨识出肩胛下肌。放置牵开器时避免损伤到邻近神经血管结构。在喙突尖端附近辨识并标记出联合腱。重新放置牵

开器，以便能够观察到喙突的上、下、内、外侧面。在外侧，松解并切断喙肩韧带，保留 1cm 残端以便缝合。松解喙肱韧带至喙肩韧带深度，以免其妨碍截骨术后喙突的适当移动。在内侧，辨识胸小肌止点，并从骨膜下将其从喙突上剥离。一旦适当移动，便可触摸到喙突前部，以预估截骨范围（图 10-3）。可用电灼确认喙突顶部以及建议的截骨位点。此时，应在喙突基底部触摸喙锁韧带，以确保其在截骨术中不被破坏。截骨位点位于喙突前缘近端 2~3cm 处。喙突牵开器放置于内侧。使用 90°摆锯从内向外进行截骨。最后使用骨刀完成截骨。将附着在喙突内侧的软组织游离。切开时需注意肌皮神经位于喙突远端约 5cm 处。

喙突移植物的准备

　　游离喙突移植物后，使用喙突固定器进行准备工作。将移植物下表面打磨平整并去除皮质，以便骨质融合。将喙突钻头导向器附于移植物上，以确定两个钻孔的适当间距。自下向上将喙突钻两个孔，并烧灼标记。将偏置导向器放置到每一孔中，以确定与关节面的偏移量，这同时也确定了会用到哪一个偏置导向器来进行固定。用测深器测量喙突深度。值得注意的是，标准 Latarjet 术是将喙突下表面固定在前肩胛盂上（此处描述的技术），移植物外侧缘与肩胛盂关节面平齐。而这与全等弧法不同，该法是将内侧面固定在前方肩胛盂上，移植物下缘与肩胛盂关节面平齐[46]。但目前尚无这两种技术在运动员重返运动比率或手术结果等方面的比较。尸体研究表明，全等弧技术使植骨更接近于自然肩胛盂曲率，并能提供更宽的移植物，但同时也需要通过肩胛盂最薄的部分进行固定，而这可能导致移植物易在术中骨折（图 10-4）[78]。

肩胛盂显露、肩胛下肌的处理和喙突固定

　　准备好喙突骨移植物后，在肌腱中部（50 码线）沿与纤维走行一致的方向水平劈开肩胛下肌。水平劈开的角度通常是向头部偏斜 20°。这对于保持运动员患者的内旋和内收力量非常重要。肩胛下肌的其他处理方法包括部分肌腱切断术和 L 形切开技术，但这些技术在很大程度上并不适用于运动员患者，因为与水平劈开技术相比，这些技术有肩胛下肌萎缩和内旋转强度降低的风险[79,80]。劈开肩胛下肌后将其牵开，

辨识出关节囊，并将其与肩胛下肌分离。而后在关节囊上做水平切口，露出前方肩胛盂。放置 Fukuda 牵开器将肱骨头牵向外侧。放置前方肩胛盂牵开器，以显露关节囊。用电刀将关节囊 "T" 形切开，以显露前方肩胛盂。此时标记出关节囊的上下囊瓣，以便于牵开和最后缝合。

　　适当显露肩胛盂前表面后，对其进行清理并去皮质化，以作为喙突移植物界面。尽管移植物放置在前方肩胛盂的最佳位置仍有争议，但在时钟面 2~5 点钟位置之间放置是目前普遍的共识。根据临床经验，资深术者更倾向于放置在 3 点钟位置[81]。利用上述偏置导向器来钻孔，下方钻孔时需偏离关节线方向并钻透双层皮质。我们已知适当的偏移量，所以无须将喙突移植物归位即可完成以上操作。测量肩胛盂钻孔深度，并将该值与之前测量的喙突移植物深度相加，即得螺钉长度。螺钉长度通常为 32~38mm。将导针穿过螺钉和肩胛盂钻孔，从移植物一侧开始拧入螺钉和垫圈，移植物获得临时复位。此时螺钉尚未被最终拧紧，以便移植物相对于肩胛盂关节面能够适当旋转，以获得适当偏移。然后以与下方螺钉相似的方向将上方螺钉穿过移植物。同样需测量深度并放置垫圈。随后按顺序拧紧螺钉，使移植物压紧在肩胛盂表面。关节面的平整度检查非常关键，因为任何的不平整都可能改变肩关节的生物力学从而损害其功能[82]。残留的关节面不平可以用骨锉来修正。

关节囊的处理

　　关节囊的处理可能涉及多种不同的技术。垂直切开关节囊时，可将喙肩韧带的残端折叠到关节囊外侧，从而参与关节囊缝合。而水平劈开关节囊时，可在外侧将其自身做部分缝合，随后并入喙肩韧带的残端上。资深术者会在上下螺钉之间的喙突移植物上置入一个双线锚钉。将上下囊瓣做简单或水平褥式缝合。根据移植物大小的不同，上囊瓣有时可能无法修复。但为了避免下方不稳定，应尽量修补下囊瓣。在锚钉外侧，将肩胛下肌和关节囊行 8 字缝合，并在外旋 30° 下收紧打结，以免前方关节囊张力过大。仅有少量生物力学研究探讨了在不同关节 ROM 下，关节囊的处理在维持盂肱关节稳定性中的作用。Itoigawa 等的肩关节尸体研究显示，当对肩关节行基于喙突的关

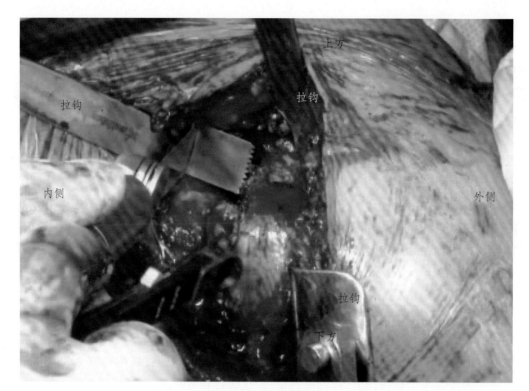

图10-3 喙突截骨术。

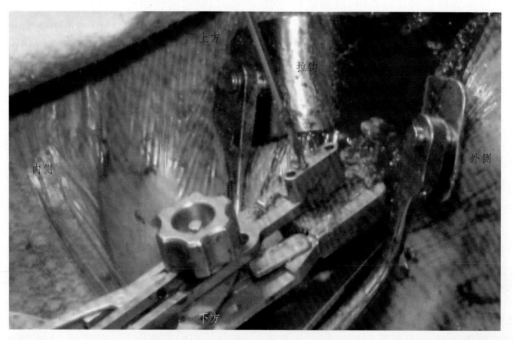

图10-4 喙突移植物的准备和偏置导向器。

节囊修复术时,在0°和60°外展位,外旋均可获得更好的结果[83]。然而,Kleiner及其同事进行的一项类似设计的生物力学研究表明,修复关节囊不会提供额外的稳定性,反而会在肩胛骨平面和冠状面限制肩关节外旋[84]。因此,有文献表明,沿喙突缝合关节囊具有潜在优势,可使喙突阻挡骨块位于关节外,并能降低长期随访时继发性OA的发病率[85,86]。但目前尚无研究来比较不同固定技术之间的生物力学价值(如带线锚钉、螺钉或单纯缝合），也无研究来证实在肩关节生物力学中观察到的变化是否具有临床意义[85]。

康复、结果和重返赛场

术后康复

Latarjet 术后康复对于运动员重返赛场至关重要。初期康复依赖于悬吊带和外展枕制动，以便在术后早期获得适当的骨愈合。在制动期间，术后即刻即允许肘、腕和手的被动活动，以防肌肉萎缩。可使用冰敷和非甾体抗炎药镇痛。约术后 10 天开始进行被动活动，被动外旋至 30°，被动前屈至 120°，被动内旋至 30°。此时可开始进行钟摆训练，伸展肩胛骨并外展，以对抗重力。4 周时停用悬吊带和外展枕制动，患者可恢复到所能耐受的最大 ROM。6~8 周时可实现最大被动 ROM，8~10 周时实现最大主动 ROM。促进最大主动 ROM 的训练包括次最大等长收缩、三角肌等长收缩训练、稳定肩胛骨、前锯冲拳及等张抗阻等。运动员患者倾向于在较早的时间节点达到最大主动ROM，并迅速进展到功能康复阶段，以求进一步强化。术后 8~12 周开始进行强化训练，包括抗阻训练、闭链训练、二头肌弯举和自由重量训练等。随着肩部力量和自信心的增强，可过渡到俯卧撑、弹力带训练、药球训练、肌肉增强训练和仰卧推举等。术后 16 周时行CT 扫描，以评估骨融合情况。若显示完全骨性愈合，则可以恢复完全不受限制的运动。只有当完全恢复被动和主动 ROM、无疼痛或不稳定症状，并通过肩袖和肩胛骨运动显示出良好的力量和控制，且得到手术医生许可后，患者方可重返运动。许多运动员需完成针对特定运动的康复计划，其中，肩关节康复重点是锻炼肌肉耐力并增强力量（如高尔夫球挥杆、棒球投掷等）。其他因素，如平衡本体感觉、增强核心力量和术后肩关节保护等也是针对运动员患者需要重点考虑的因素。可使用平衡板或滑板帮助运动员进一步提高平衡性。建议运动员在碰撞类和接触类运动中佩戴肩关节支具，虽然这不是必需的[87]。

运动员重返运动和结果

有许多研究调查了运动员在 Latarjet 术后 RTS 的比率[88-94]。在这些研究中，RTS 的比率为 65%~96.4%。但需要注意的是，报道重返比率为 65% 的是一组橄榄球运动员的研究，其中仅有一例患者因肩关节原因未重返运动[89]。在所有 Latarjet 术后 RTS 的研究中，恢复到伤前运动水平的比率略低于总 RTS比率，为 48%~71%[88-93]。值得注意的是，在这些研究中，肩关节不稳定复发率较低（0~5%），而研究报道的Bankart 修复术后肩关节不稳定复发率高达 20%[95,96]。Latarjet 术后低至个位数的脱位率是区别于 Bankart修复术的一个重要特征，后者通常有两位数的复发率（最高达 67%）[57,58,62]。

目前更多的研究是基于运动项目的类型和竞技水平进行的，这使得 Latarjet 术后的 RTS 预期变得更为复杂[91,93,94]。Kee 等的一项研究调查了碰撞类和非碰撞类运动员在 Latarjet 术后的 RTS，报道的总 RTS 率（96.4%）和恢复到伤前运动水平的比率（16.1%）之间存在较大差异[94]。此外，与碰撞类运动员相比，非碰撞类运动员恢复到与伤前相同运动水平的可能性更大（29.6% 对 3.4%）[94]。Privitera 及其同事[91]的一项研究也调查了接触类和碰撞类运动员的 RTS，报道显示恢复到伤前运动水平的比率为 49%，总 RTS 率为 89%。最后，Baverel 等最近的一项研究调查了竞技运动员和休闲运动员的 RTS，报道称 100% 的竞技运动员可以恢复到相同或更高的水平，而 69.4% 的休闲运动员达到了类似水平。由此可见，Latarjet 术有良好的 RTS率，若原发性肩关节不稳定患者有较高的再脱位风险（如碰撞类或接触类运动），则可考虑行 Latarjet 术[93]。

并发症

更为一般的研究结果显示 Latarjet 术后总满意率为 94.8%，在所有研究中，86% 的患者报道了良好到极好的结果[97]。尽管如此，并发症却并不少见，根据最近的一项系统评价显示，术后总并发症率为 15%[98]。并发症通常有一过性神经损伤、感染、内固定物相关并发症、脱位、半脱位和再次手术等[99,100]。术中需精细操作，以免损伤神经血管，如肩胛上神经、腋神经、肌皮神经及旋肱前动脉等。尽管如此，在报道的开放和关节镜手术中，神经血管损伤总发病率仍达 1.4%[77]。据报道感染的发病率高达 6%，在经过适当的冲洗和清创后可消除[101]。移植物骨折的风险可通过以下方法降到最低：①确保螺钉之间有适当的骨桥（约9mm）；②避免螺钉拧入过紧，但依然有移植物骨折的报道。也有报道论证了移植物位置对术后并发症的影响[59,102]。移植物位置过高易导致不稳定复发，而移植物位置过低则易导致骨不连[103]。在关闭切口前，要确认肩胛盂显露，并在直视下检查关节面平整度。其他常见术后并发症有血肿、肿胀、神经麻痹或神经丛病变等。血肿和肿胀在关节镜术后更为常见，血肿通常是由再出血引起的，术后肿胀在1周内趋于消退[104]。Latarjet术后很少有肌皮神经和肩胛上神经麻痹，但文献中确有记载[105,106]。以往有大量臂丛神经损伤的报道，这被归因于与现代开放式Latarjet术相比，在入路和手术技术上的不同造成的[81]。其他值得与患者讨论的长期并发症包括骨不连、骨溶解、不稳定和关节炎等，但骨不连和骨溶解的临床意义尚有争议[77,107]。

结论

Latarjet术是一种骨性修复技术，对于接触类（如篮球、足球）和碰撞类（如摔跤、美式足球、橄榄球）运动员而言，无论是采取开放式手术还是关节镜下手术，都具有重要价值，可对单纯软组织修复术后有复发不稳定倾向的肩关节施加动态应力，从而增加其稳定性。运动员患者可能需要在术前咨询、骨丢失阈值、手术技术（如肩胛下治疗、喙突移植物定位）和术后康复等方面进行特殊考虑。运动员的手术决策还必须强调复发率，因为据报道，与Latarjet术（<5%）相比，Bankart修复术后复发不稳定比率高达20%~67%[77,81,98]。肩胛下肌的处理是运动员另一个需要特别考虑的重要因素。部分肌腱切断术和L形切开技术与内旋力量降低和肩胛下肌萎缩有关[79,80]。水平劈开技术是维持肌腱外展和内旋能力的首选方法。最后，术后康复方案应结合CT来确定骨愈合状态，以确定是否允许完全活动。我们鼓励针对运动的专项康复计划，以满足运动员可能具有的运动和姿势专项需求，并通过特定的复合动作来增强力量。RTS研究结果表明，随着外科医生对手术技术的日益熟悉，Latarjet术后RTS比率也会增加。最近研究表明，RTS率普遍超过80%，与竞技运动员（100%）相比，休闲运动员（69.4%）的RTS率有所下降[93]。总而言之，在治疗肩关节前方不稳定运动员时，必须考虑到术前、术中手术技术和术后治疗等方面的特殊性，这也使得Latarjet术成为该患者群体中有特别吸引力的选择。

Latarjet术是一种旨在预防复发性肩关节前方不稳定的外科术式，最常用于伴随有肩胛盂骨丢失的患者。正确识别软组织手术失败的危险因素，通过CT或MRI量化骨丢失，并了解运动员对功能恢复的期望，这些对于共同决策至关重要。对于那些追求最大程度保留功能的运动员而言，最佳手术技术应是水平劈开肩胛下肌，并精确定位移植物，以免位置不良或骨折。术后康复重点是逐步达成ROM目标，并制订针对运动的专项康复计划，以满足运动员的特定需求。结果研究显示，Latarjet术后可获得良好的结果，RTS率为65%~96.4%，最近研究支持RTS率超过80%。与软组织手术和其他骨性手术治疗肩关节前方不稳定相比，Latarjet术最显著的特点是降低了复发率（<5%），特别是对于碰撞类和接触类运动员而言，更需要优先考虑Latarjet术。

（王一鸣　徐卫东　译）

参考文献

1. Olds M, Ellis R, Donaldson K, Parmar P, Kersten P. Risk factors which predispose first-time traumatic anterior shoulder dislocations to recurrent instability in adults: a systematic review and meta-analysis. *Br J Sports Med.* 2015;49(14):913-922. doi:10.1136/bjsports-2014-094342.

2. Sofu H, Gürsu S, Koçkara N, Öner A, Issın A, Çamurcu Y. Recurrent anterior shoulder instability: review of the literature and current concepts. *World J Clin Cases.* 2014;2(11):676-682. doi:10.12998/wjcc.v2.i11.676.

3. Leroux T, Wasserstein D, Veillette C, et al. Epidemiology of primary anterior shoulder dislocation requiring closed reduction in Ontario, Canada. *Am J Sports Med.* 2014;42(2):442-450. doi:10.1177/0363546513510391.

4. Roberts SB, Beattie N, McNiven ND, Robinson CM. The natural history of primary anterior dislocation of the glenohumeral joint in adolescence. *Bone Joint J.* 2015;97-B(4):520-526. doi:10.1302/0301-620X.97B4.34989.

5. Owens BD, Nelson BJ, Duffey ML, et al. Pathoanatomy of first-time, traumatic, anterior glenohumeral subluxation events. *J Bone Joint Surg Am.* 2010;92(7):1605-1611. doi:10.2106/JBJS.I.00851.

6. Godin JA, Altintas B, Horan MP, et al. Midterm results of the bony Bankart bridge technique for the treatment of bony Bankart lesions. *Am J Sports Med.* 2019;47(1):158-164. doi:10.1177/0363546518808495.

7. Skupiński J, Piechota MZ, Wawrzynek W, Maczuch J, Babińska A. The bony Bankart lesion: how to measure the glenoid bone loss. *Pol J Radiol.* 2017;82:58-63. doi:10.12659/PJR.898566.

8. Piasecki DP, Verma NN, Romeo AA, Levine WN, Bach BR Jr, Provencher MT. Glenoid bone deficiency in recurrent anterior shoulder instability: diagnosis and management. *J Am Acad Orthop Surg.* 2009;17(8):482-493. doi:10.5435/00124635-200908000-00002.

9. Haber DB, Sanchez A, Sanchez G, Ferrari MB, Ferdousian S,

Provencher MT. Bipolar bone loss of the shoulder joint due to recurrent instability: use of fresh osteochondral distal tibia and humeral head allografts. *Arthrosc Tech.* 2017;6(3):e893-e899. doi:10.1016/j.eats.2017.02.022

10. Hovelius L, Olofsson A, Sandström B, et al. Nonoperative treatment of primary anterior shoulder dislocation in patients forty years of age and younger. A prospective twenty-five-year follow-up. *J Bone Joint Surg Am.* 2008;90(5):945-952. doi:10.2106/JBJS.G.00070.

11. Giles JW, Degen RM, Johnson JA, Athwal GS. The Bristow and Latarjet procedures: why these techniques should not be considered synonymous. *J Bone Joint Surg Am.* 2014;96(16):1340-1348. doi:10.2106/JBJS.M.00627.

12. Dauzère F, Faraud A, Lebon J, Faruch M, Mansat P, Bonnevialle N. Is the Latarjet procedure risky? Analysis of complications and learning curve. *Knee Surg Sports Traumatol Arthrosc.* 2016;24(2):557-563. doi:10.1007/s00167-015-3900-5.

13. Ekhtiari S, Horner NS, Bedi A, Ayeni OR, Khan M. The learning curve for the Latarjet procedure: a systematic review. *Orthop J Sports Med.* 2018;6(7):2325967118786930. doi:10.1177/2325967118786930

14. Lo IK, Parten PM, Burkhart SS. The inverted pear glenoid: an indicator of significant glenoid bone loss. *Arthroscopy.* 2004;20(2):169-174. doi:10.1016/j.arthro.2003.11.036.

15. Fortun CM, Wong I, Burns JP. Arthroscopic iliac crest bone grafting to the anterior glenoid. *Arthrosc Tech.* 2016;5(4):e907-e912. doi:10.1016/j.eats.2016.04.011.

16. Fox JA, Sanchez A, Zajac TJ, Provencher MT. Understanding the Hill-Sachs Lesion in its role in patients with recurrent anterior shoulder instability. *Curr Rev Musculoskelet Med.* 2017;10(4):469-479. doi:10.1007/s12178-017-9437-0.

17. Boileau P, McClelland WB Jr, O'Shea K, et al. Arthroscopic Hill-Sachs remplissage with Bankart repair: strategy and technique. *JBJS Essent Surg Tech.* 2014;4(1):e4. doi:10.2106/JBJS.ST.M.00033.

18. SH, Cha JR, Lee CC, Hwang IY, Choe CG, Kim MS. The influence of arthroscopic remplissage for engaging Hill-Sachs lesions combined with Bankart repair on redislocation and shoulder function compared with Bankart repair alone. *Clin Orthop Surg.* 2016;8(4):428-436. doi:10.4055/cios.2016.8.4.428.

19. H, Moriishi J, Dohi M, Kon Y, Tsuchiya A. Glenoid rim morphology in recurrent anterior glenohumeral instability. *J Bone Joint Surg Am.* 2003;85(5):878-884. doi:10.2106/00004623-200305000-00016.

20. Nakagawa S, Ozaki R, Take Y, Iuchi R, Mae T. Relationship between glenoid defects and Hill-Sachs lesions in shoulders with traumatic anterior instability. *Am J Sports Med.* 2015;43(11):2763-2773. doi:10.1177/0363546515597668.

21. Yamamoto N, Muraki T, Sperling JW, et al. Stabilizing mechanism in bone-grafting of a large glenoid defect. *J Bone Joint Surg Am.* 2010;92(11):2059-2066. doi:10.2106/JBJS.I.00261.

22. Itoi E, Lee SB, Berglund LJ, Berge LL, An KN. The effect of a glenoid defect on anteroinferior stability of the shoulder after Bankart repair: a cadaveric study. *J Bone Joint Surg Am.* 2000;82(1):35-46. doi:10.2106/00004623-200001000-00005.

23. Rabinowitz J, Friedman R, Eichinger JK. Management of glenoid bone loss with anterior shoulder instability: indications and outcomes. *Curr Rev Musculoskelet Med.* 2017;10(4):452-462. doi:10.1007/s12178-017-9439-y.

24. Shaha JS, Cook JB, Song DJ, et al. Redefining "critical" bone loss in shoulder instability: functional outcomes worsen with "subcritical" bone loss. *Am J Sports Med.* 2015;43(7):1719-1725. doi:10.1177/0363546515578250.

25. Dickens JF, Owens BD, Cameron KL, et al. The effect of subcritical bone loss and exposure on recurrent instability after arthroscopic Bankart repair in intercollegiate American Football. *Am J Sports Med.* 2017;45(8):1769-1775. doi:10.1177/0363546517704184.

26. Domos P, Lunini E, Walch G. Contraindications and complications of the Latarjet procedure. *Shoulder Elbow.* 2018;10(1):15-24. doi:10.1177/1758573217728716.

27. Rossi LA, Bertona A, Tanoira I, Maignon GD, Bongiovanni SL, Ranalletta M. Comparison between modified Latarjet performed as a primary or revision procedure in competitive athletes: a comparative study of 100 patients with a minimum 2-year follow-up. *Orthop J Sports Med.* 2018;6(12):2325967118817233. doi:10.1177/2325967118817233.

28. Knesek M, Skendzel JG, Dines JS, Altchek DW, Allen AA, Bedi A. Diagnosis and management of superior labral anterior posterior tears in throwing athletes. *Am J Sports Med.* 2013;41(2):444-460. doi:10.1177/0363546512466067.

29. Lo IK, Nonweiler B, Woolfrey M, Litchfield R, Kirkley A. An evaluation of the apprehension, relocation, and surprise tests for anterior shoulder instability. *Am J Sports Med.* 2004;32(2):301-307. doi:10.1177/0095399703258690.

30. Gagey OJ, Gagey N. The hyperabduction test. *J Bone Joint Surg Br.* 2001;83(1):69-74. doi:10.1302/0301-620x.83b1.10628.

31. McFarland EG, Kim TK, Savino RM. Clinical assessment of three common tests for superior labral anterior-posterior lesions. *Am J Sports Med.* 2002;30(6):810-815. doi:10.1177/03635465020300061001.

32. Friedman LG, Ulloa SA, Braun DT, Saad HA, Jones MH, Miniaci AA. Glenoid bone loss measurement in recurrent shoulder dislocation: assessment of measurement agreement between CT and MRI. *Orthop J Sports Med.* 2014;2(9):2325967114549541. doi:10.1177/2325967114549541.

33. Stecco A, Guenzi E, Cascone T, et al. MRI can assess glenoid bone loss after shoulder luxation: inter- and intra-individual comparison with CT. *Radiol Med.* 2013;118(8):1335-1343. doi:10.1007/s11547-013-0927-x.

34. Stillwater L, Koenig J, Maycher B, Davidson M. 3D-MR vs. 3D-CT of the shoulder in patients with glenohumeral instability. *Skeletal Radiol.* 2017;46(3):325-331. doi:10.1007/s00256-016-2559-4.

35. Murray IR, Ahmed I, White NJ, Robinson CM. Traumatic anterior shoulder instability in the athlete. *Scand J Med Sci Sports.* 2012;23(4):387-405. doi:10.1111/j.1600-0838.2012.01494.x.

36. Burkhart SS, De Beer JF. Traumatic glenohumeral bone defects and their relationship to failure of arthroscopic Bankart repairs: significance of the inverted-pear glenoid and the humeral engaging Hill-Sachs lesion. *Arthroscopy.* 2000;16(7):677-694. doi:10.1053/jars.2000.17715.

37. Di Giacomo G, Itoi E, Burkhart SS. Evolving concept of bipolar bone loss and the Hill-Sachs lesion: from "engaging/non-engaging" lesion to "on-track/off-track" lesion. *Arthroscopy.* 2014;30(1):90-98. doi:10.1016/j.arthro.2013.10.004.

38. Itoi E. 'On-track' and 'off-track' shoulder lesions. *EFORT Open Rev.* 2017;2(8):343-351. doi:10.1302/2058-5241.2.170007.

39. Gerber C, Nyffeler RW. Classification of glenohumeral joint instability. *Clin Orthop Relat Res.* 2002;(400):65-76. doi:10.1097/00003086-200207000-00009.

40. Chuang TY, Adams CR, Burkhart SS. Use of preoperative three-dimensional computed tomography to quantify glenoid bone loss in shoulder instability. *Arthroscopy.* 2008;24(4):376-382. doi:10.1016/j.arthro.2007.10.008.

41. Yamamoto N, Itoi E, Abe H, et al. Contact between the glenoid and the humeral head in abduction, external rotation, and horizontal extension: a new concept of glenoid track. *J Shoulder Elbow Surg.* 2007;16(5):649-656. doi:10.1016/j.jse.2006.12.012.

42. Taylor DC, Arciero RA. Pathologic changes associated with shoulder dislocations. Arthroscopic and physical examination findings in first-time, traumatic anterior dislocations. *Am J Sports Med.* 1997;25(3):306-311. doi:10.1177/036354659702500306.

43. Castagna A, Markopoulos N, Conti M, Delle Rose G, Papadakou E, Garofalo R. Arthroscopic Bankart suture-anchor repair: radiological and clinical outcome at minimum 10 years of follow-up. *Am J Sports Med.* 2010;38(10):2012-2016. doi:10.1177/0363546510372614.

44. Hendawi T, Milchteim C, Ostrander R. Bankart repair using modern arthroscopic technique. *Arthrosc Tech.* 2017;6(3):e863-e870.

doi:10.1016/j.eats.2017.02.019.

45. Brown M, Wallace A, Lachlan A, Alexander S. Arthroscopic soft tissue procedures for anterior shoulder instability. *Open Orthop J.* 2017;11(suppl 6):979-988. doi:10.2174/1874325001711010979.

46. McHale KJ, Sanchez G, Lavery KP, et al. Latarjet technique for treatment of anterior shoulder instability with glenoid bone loss. *Arthrosc Tech.* 2017;6(3):e791-e799. doi:10.1016/j.eats.2017.02.009.

47. Amar E, Konstantinidis G, Coady C, Wong IH. Arthroscopic treatment of shoulder instability with glenoid bone loss using distal tibial allograft augmentation: safety profile and short-term radiological outcomes. *Orthop J Sports Med.* 2018;6(5):2325967118774507. doi:10.1177/2325967118774507.

48. Wasserstein D, Dwyer T, Veillette C, et al. Predictors of dislocation and revision after shoulder stabilization in Ontario, Canada, from 2003 to 2008. *Am J Sports Med.* 2013;41(9):2034-2040. doi:10.1177/0363546513492952.

49. Boileau P, Villalba M, Héry JY, Balg F, Ahrens P, Neyton L. Risk factors for recurrence of shoulder instability after arthroscopic Bankart repair. *J Bone Joint Surg Am.* 2006;88(8):1755-1763. doi:10.2106/JBJS.E.00817.

50. Frank RM, Saccomanno MF, McDonald LS, Moric M, Romeo AA, Provencher MT. Outcomes of arthroscopic anterior shoulder instability in the beach chair versus lateral decubitus position: a systematic review and meta-regression analysis. *Arthroscopy.* 2014;30(10):1349-1365.

51. Balg F, Boileau P. The Instability Severity Index Score. A simple pre-operative score to select patients for arthroscopic or open shoulder stabilisation. *J Bone Joint Surg Br.* 2007;89(11):1470-1477. doi:10.1302/0301-620X.89B11.18962.

52. Greis PE, Scuderi MG, Mohr A, Bachus KN, Burks RT. Glenohumeral articular contact areas and pressures following labral and osseous injury to the anteroinferior quadrant of the glenoid. *J Shoulder Elbow Surg.* 2002;11(5):442-451. doi:10.1067/mse.2002.124526.

53. Jeon YS, Jeong HY, Lee DK, Rhee YG. Borderline glenoid bone defect in anterior shoulder instability: Latarjet procedure versus Bankart repair. *Am J Sports Med.* 2018;46(9):2170-2176. doi:10.1177/0363546518776978.

54. Abdul-Rassoul H, Galvin JW, Curry EJ, Simon J, Li X. Return to sport after surgical treatment for anterior shoulder instability: a systematic review. *Am J Sports Med.* 2019;47(6):1507-1515. doi:10.1177/0363546518780934.

55. Leroux TS, Saltzman BM, Meyer M, et al. The influence of evidence-based surgical indications and techniques on failure rates after arthroscopic shoulder stabilization in the contact or collision athlete with anterior shoulder instability. *Am J Sports Med.* 2017;45(5):1218-1225. doi:10.1177/0363546516663716.

56. Freehill MT, Srikumaran U, Archer KR, McFarland EG, Petersen SA. The Latarjet coracoid process transfer procedure: alterations in the neurovascular structures. *J Shoulder Elbow Surg.* 2013;22(5):695-700. doi:10.1016/j.jse.2012.06.003.

57. Zimmermann SM, Scheyerer MJ, Farshad M, Catanzaro S, Rahm S, Gerber C. Long-term restoration of anterior shoulder stability: a retrospective analysis of arthroscopic bankart repair versus open Latarjet procedure. *J Bone Joint Surg Am.* 2016;98(23):1954-1961. doi:10.2106/JBJS.15.01398.

58. Burkhart SS, De Beer JF, Barth JR, Cresswell T, Roberts C, Richards DP. Results of modified Latarjet reconstruction in patients with anteroinferior instability and significant bone loss. *Arthroscopy.* 2007;23(10):1033-1041. doi:10.1016/j.arthro.2007.08.009.

59. Allain J, Goutallier D, Glorion C. Long-term results of the Latarjet procedure for the treatment of anterior instability of the shoulder. *J Bone Joint Surg Am.* 1998;80(6):841-852. doi:10.2106/00004623-199806000-00008.

60. Weaver JK, Derkash RS. Don't forget the Bristow-Latarjet procedure. *Clin Orthop Relat Res.* 1994;(308):102-110.

61. Yamamoto N, Muraki T, An KN, et al. The stabilizing mechanism of the Latarjet procedure: a cadaveric study. *J Bone Joint Surg Am.* 2013;95(15):1390-1397. doi:10.2106/JBJS.L.00777.

62. Owens BD, DeBerardino TM, Nelson BJ, et al. Long-term follow-up of acute arthroscopic Bankart repair for initial anterior shoulder dislocations in young athletes. *Am J Sports Med.* 2009;37(4):669-673. doi:10.1177/0363546508328416.

63. Chen AL, Hunt SA, Hawkins RJ, Zuckerman JD. Management of bone loss associated with recurrent anterior glenohumeral instability. *Am J Sports Med.* 2005;33(6):912-925. doi:10.1177/0363546505277074.

64. Chambers L, Altchek DW. Microinstability and internal impingement in overhead athletes. *Clin Sports Med.* 2013;32(4):697-707. doi:10.1016/j.csm.2013.07.006.

65. Castagna A, Nordenson U, Garofalo R, Karlsson J. Minor shoulder instability. *Arthroscopy.* 2007;23(2):211-215. doi:10.1016/j.arthro.2006.11.025.

66. Owens BD, Agel J, Mountcastle SB, Cameron KL, Nelson BJ. Incidence of glenohumeral instability in collegiate athletics. *Am J Sports Med.* 2009;37(9):1750-1754. doi:10.1177/0363546509334591.

67. Ranalletta M, Rossi LA, Alonso Hidalgo I, et al. Arthroscopic stabilization after a first-time dislocation: collision versus contact athletes. *Orthop J Sports Med.* 2017;5(9):2325967117729321. doi:10.1177/2325967117729321.

68. Saper MG, Milchteim C, Zondervan RL, Andrews JR, Ostrander RV III. Outcomes after arthroscopic Bankart repair in adolescent athletes participating in collision and contact sports. *Orthop J Sports Med.* 2017;5(3):2325967117697950. doi:10.1177/2325967117697950.

69. Baskan S, Cankaya D, Unal H, et al. Comparison of continuous interscalene block and subacromial infusion of local anesthetic for postoperative analgesia after open shoulder surgery. *J Orthop Surg (Hong Kong).* 2017;25(1):2309499016684093. doi:10.1177/2309499016684093.

70. Hughes MS, Matava MJ, Wright RW, Brophy RH, Smith MV. Interscalene brachial plexus block for arthroscopic shoulder surgery: a systematic review. *J Bone Joint Surg Am.* 2013;95(14):1318-1324. doi:10.2106/JBJS.L.01116.

71. Paxton ES, Backus J, Keener J, Brophy RH. Shoulder arthroscopy: basic principles of positioning, anesthesia, and portal anatomy. *J Am Acad Orthop Surg.* 2013;21(6):332-342. doi:10.5435/JAAOS-21-06-332.

72. Farmer KW, Wright TW. Shoulder arthroscopy: the basics. *J Hand Surg Am.* 2015;40(4):817-821. doi:10.1016/j.jhsa.2015.01.002.

73. Valenti P, Maroun C, Wagner E, Werthel JD. Arthroscopic Latarjet procedure combined with Bankart repair: a technique using 2 cortical buttons and specific glenoid and coracoid guides. *Arthrosc Tech.* 2018;7(4):e313-e320. doi:10.1016/j.eats.2017.09.009.

74. Lafosse L, Lejeune E, Bouchard A, Kakuda C, Gobezie R, Kochhar T. The arthroscopic Latarjet procedure for the treatment of anterior shoulder instability. *Arthroscopy.* 2007;23(11):1242.e1-e5. doi:10.1016/j.arthro.2007.06.008.

75. He Z. The arthroscopic Latarjet procedure: effective and safe. *Ann Transl Med.* 2015;3(suppl 1):S25. doi:10.3978/j.issn.2305-5839.2015.03.28.

76. Hurley ET, Lim Fat D, Farrington SK, Mullett H. Open versus arthroscopic Latarjet procedure for anterior shoulder instability: a systematic review and meta-analysis. *Am J Sports Med.* 2019;47(5):1248-1253. doi:10.1177/0363546518759540.

77. Griesser MJ, Harris JD, McCoy BW, et al. Complications and reoperations after Bristow-Latarjet shoulder stabilization: a systematic review. *J Shoulder Elbow Surg.* 2013;22(2):286-292. doi:10.1016/j.jse.2012.09.009.

78. Noonan B, Hollister SJ, Sekiya JK, Bedi A. Comparison of reconstructive procedures for glenoid bone loss associated with recurrent anterior shoulder instability. *J Shoulder Elbow Surg.* 2014;23(8):1113-1119. doi:10.1016/j.jse.2013.11.011.

79. Paladini P, Merolla G, De Santis E, Campi F, Porcellini G. Long-term subscapularis strength assessment after Bristow-Latarjet pro-

cedure: isometric study. *J Shoulder Elbow Surg.* 2012;21(1):42-47. doi:10.1016/j.jse.2011.03.027.

80. Ersen A, Birisik F, Ozben H, et al. Latarjet procedure using subscapularis split approach offers better rotational endurance than partial tenotomy for anterior shoulder instability. *Knee Surg Sports Traumatol Arthrosc.* 2018;26(1):88-93. doi:10.1007/s00167-017-4480-3.

81. Gupta A, Delaney R, Petkin K, Lafosse L. Complications of the Latarjet procedure. *Curr Rev Musculoskelet Med.* 2015;8(1):59-66. doi:10.1007/s12178-015-9258-y.

82. Ghodadra N, Gupta A, Romeo AA, et al. Normalization of glenohumeral articular contact pressures after Latarjet or iliac crest bone-grafting. *J Bone Joint Surg Am.* 2010;92(6):1478-1489. doi:10.2106/JBJS.I.00220.

83. Itoigawa Y, Hooke AW, Sperling JW, et al. Repairing the capsule to the transferred coracoid preserves external rotation in the modified Latarjet procedure. *J Bone Joint Surg Am.* 2016;98(17):1484-1489. doi:10.2106/JBJS.15.01069.

84. Kleiner MT, Payne WB, McGarry MH, Tibone JE, Lee TQ. Biomechanical comparison of the Latarjet procedure with and without capsular repair. *Clin Orthop Surg.* 2016;8(1):84-91. doi:10.4055/cios.2016.8.1.84.

85. Zumstein MA, Raniga S. The role of capsular repair in Latarjet procedures: commentary on an article by Yoshiaki Itoigawa, MD, PhD, et al.: "Repairing the capsule to the transferred coracoid preserves external rotation in the modified Latarjet procedure." *J Bone Joint Surg Am.* 2016;98(17):e75. doi:10.2106/JBJS.16.00686.

86. Bouju Y, Gadéa F, Stanovici J, Moubarak H, Favard L. Shoulder stabilization by modified Latarjet-Patte procedure: results at a minimum 10 years' follow-up, and role in the prevention of osteoarthritis. *Orthop Traumatol Surg Res.* 2014;100(4 suppl):S213-S218. doi:10.1016/j.otsr.2014.03.010.

87. Conti M, Garofalo R, Castagna A, Massazza G, Ceccarelli E. Dynamic brace is a good option to treat first anterior shoulder dislocation in season. *Musculoskelet Surg.* 2017;101(suppl 2):169-173. doi:10.1007/s12306-017-0497-5.

88. Blonna D, Bellato E, Caranzano F, Assom M, Rossi R, Castoldi F. Arthroscopic Bankart repair versus open Bristow-Latarjet for shoulder instability: a matched-pair multicenter study focused on return to sport. *Am J Sports Med.* 2016;44(12):3198-3205. doi:10.1177/0363546516658037.

89. Cerciello S, Edwards TB, Walch G. Chronic anterior glenohumeral instability in soccer players: results for a series of 28 shoulders treated with the Latarjet procedure. *J Orthop Traumatol.* 2012;13(4):197-202. doi:10.1007/s10195-012-0201-3.

90. Neyton L, Young A, Dawidziak B, et al. Surgical treatment of anterior instability in rugby union players: clinical and radiographic results of the Latarjet-Patte procedure with minimum 5-year follow-up. *J Shoulder Elbow Surg.* 2012;21(12):1721-1727. doi:10.1016/j.jse.2012.01.023.

91. Privitera DM, Sinz NJ, Miller LR, et al. Clinical outcomes following the Latarjet procedure in contact and collision athletes. *J Bone Joint Surg Am.* 2018;100(6):459-465. doi:10.2106/JBJS.17.00566.

92. Beranger JS, Klouche S, Bauer T, Demoures T, Hardy P. Anterior shoulder stabilization by Bristow-Latarjet procedure in athletes: return-to-sport and functional outcomes at minimum 2-year follow-up. *Eur J Orthop Surg Traumatol.* 2016;26(3):277-282. doi:10.1007/s00590-016-1751-5.

93. Baverel L, Colle PE, Saffarini M, Anthony Odri G, Barth J. Open Latarjet procedures produce better outcomes in competitive athletes compared with recreational athletes: a clinical comparative study of 106 athletes aged under 30 years. *Am J Sports Med.* 2018;46(6):1408-1415. doi:10.1177/0363546518759730.

94. Kee YM, Kim JY, Kim HJ, Lim CT, Rhee YG. Return to sports after the Latarjet procedure: high return level of non-collision athletes. *Knee Surg Sports Traumatol Arthrosc.* 2018;26(3):919-925. doi:10.1007/s00167-017-4775-4.

95. Castagna A, Delle Rose G, Borroni M, et al. Arthroscopic stabilization of the shoulder in adolescent athletes participating in overhead or contact sports. *Arthroscopy.* 2012;28(3):309-315. doi:10.1016/j.arthro.2011.08.302.

96. Rhee YG, Ha JH, Cho NS. Anterior shoulder stabilization in collision athletes: arthroscopic versus open Bankart repair. *Am J Sports Med.* 2006;34(6):979-985. doi:10.1177/0363546505283267.

97. Hurley ET, Jamal MS, Ali ZS, Montgomery C, Pauzenberger L, Mullett H. Long-term outcomes of the Latarjet procedure for anterior shoulder instability: a systematic review of studies at 10-year follow-up. *J Shoulder Elbow Surg.* 2019;28(2):e33-e39. doi:10.1016/j.jse.2018.08.028.

98. Longo UG, Loppini M, Rizzello G, et al. Remplissage, humeral osteochondral grafts, weber osteotomy, and shoulder arthroplasty for the management of humeral bone defects in shoulder instability: systematic review and quantitative synthesis of the literature. *Arthroscopy.* 2014;30(12):1650-1666. doi:10.1016/j.arthro.2014.06.010.

99. Gartsman GM, Waggenspack WN Jr, O'Connor DP, Elkousy HA, Edwards TB. Immediate and early complications of the open Latarjet procedure: a retrospective review of a large consecutive case series. *J Shoulder Elbow Surg.* 2017;26(1):68-72. doi:10.1016/j.jse.2016.05.029.

100. Yang JS, Mazzocca AD, Cote MP, Edgar CM, Arciero RA. Recurrent anterior shoulder instability with combined bone loss: treatment and results with the modified Latarjet procedure. *Am J Sports Med.* 2016;44(4):922-932. doi:10.1177/0363546515623929.

101. Shah AA, Butler RB, Romanowski J, Goel D, Karadagli D, Warner JJ. Short-term complications of the Latarjet procedure. *J Bone Joint Surg Am.* 2012;94(6):495-501. doi:10.2106/JBJS.K.01830.

102. Hovelius L, Korner L, Lundberg B, et al. The coracoid transfer for recurrent dislocation of the shoulder. Technical aspects of the Bristow-Latarjet procedure. *J Bone Joint Surg Am.* 1983;65(7):926-934.

103. Weppe F, Magnussen RA, Lustig S, Demey G, Neyret P, Servien E. A biomechanical evaluation of bicortical metal screw fixation versus absorbable interference screw fixation after coracoid transfer for anterior shoulder instability. *Arthroscopy.* 2011;27(10):1358-1363. doi:10.1016/j.arthro.2011.03.074.

104. Verma NN. Editorial commentary: arthroscopic Latarjet: is it ready for prime time? *Arthroscopy.* 2019;35(4):1062-1063. doi:10.1016/j.arthro.2019.01.015.

105. Bach BR Jr, O'Brien SJ, Warren RF, Leighton M. An unusual neurological complication of the Bristow procedure. A case report. *J Bone Joint Surg Am.* 1988;70(3):458-460.

106. Maquieira GJ, Gerber C, Schneeberger AG. Suprascapular nerve palsy after the Latarjet procedure. *J Shoulder Elbow Surg.* 2007;16(2):e13-e15. doi:10.1016/j.jse.2006.04.001.

107. Di Giacomo G, Costantini A, de Gasperis N, et al. Coracoid graft osteolysis after the Latarjet procedure for anteroinferior shoulder instability: a computed tomography scan study of twenty-six patients. *J Shoulder Elbow Surg.* 2011;20(6):989-995. doi:10.1016/j.jse.2010.11.016.

第11章

肩胛盂骨丢失的骨性增强术式

Matthew L. Vopat, Liam A. Peebles, Maj. Travis J. Dekker, Matthew T. Provencher

盂肱关节的骨性结构允许其进行大范围的运动和旋转,因此具有固有不稳定风险。据估计,在美国普通人群中,盂肱关节不稳定的发病率为每年 0.08/1000人,在活动人群、接触类/碰撞类运动人群和军事人群中,发病率明显更高[1-5]。且最近有文献报道,与普通人群相比,美国军事人群发生肩关节半脱位或脱位的风险要高 20 倍[3,6]。研究发现这些患者通常是高度活跃的年轻运动员,该人群复发不稳定的风险最高。此外,随着患者活动水平的增加,复发性不稳定的风险也随之增加[4,5]。我们不仅需要明确哪些患者面临原发性不稳定的风险,而且对有复发性不稳定风险的特定患者群体也要有明确的认识,因为许多临床研究已经报道,术后复发不稳定的比率与肩胛盂骨丢失(GBL)的严重程度之间存在显著相关性[7-10]。

许多研究均指出,在复发性盂肱关节不稳定病例中,肩胛盂骨性损伤的发病率为 36%~93.7%,骨丢失率越高,不稳定发病率也越高[11-14]。而且据报道,即使GBL 低至仅 13.5%,初次修复术后的功能结果也会较差[15,16]。为了通过恢复盂肱关节的固有解剖结构和功能来降低复发性不稳定风险,学者们已经开发出多种类型的骨移植和骨性增强手术,包括:①髂骨移植(ICBG);②胫骨远端同种异体移植(DTA);③锁骨远端同种异体移植。使用自体喙突移植物的 Latarjet 术长期以来一直被认为是治疗严重 GBL 肩关节前方不稳定的金标准,但这些较新的植骨方案在避免 Latarjet

术后一些常见潜在并发症方面取得了早期成功,并在高度活跃和运动人群中取得了良好的临床效果。

不稳定和骨丢失的术前评估

体格检查

尽管复发性前方不稳定通常由肩胛盂唇的 Bankart 损伤引起,但在复发性半脱位或脱位时,患者通常会伴随有肩胛盂骨缺损。在最初创伤性肩关节脱位或半脱位后,由于肩胛盂边缘骨折或磨损性骨丢失,关节囊盂唇复合体对关节的静态约束作用可能会受到影响,从而导致未来复发性不稳定概率增加。根据患者病史和体格检查结果,准确评估潜在骨缺损对于外科医生治疗的整体成功率至关重要。深入了解导致盂肱关节前方不稳定的临床因素,如年龄、性别、活动水平和复发性不稳定等,有助于外科医生在影像学检查之前对此类肩胛盂骨缺损做出准确预测和诊断。

若患者遭受接触类或碰撞类损伤,手臂处于轴向负载、外展 70°以上或伸展 30°以上位置,查体结果也进一步支持时,则需怀疑 GBL 的诊断[17,18]。这些患者通常是较年轻且高度活跃的运动员,因为该人群复发性不稳定的风险最大,且现已发现复发性不稳定会随患者活动水平的增加而直接增加[4,5]。有潜在 GBL 病史和查体的患者,他们通常会有较长时间的不稳定症状,随着时间的推移,这些不稳定症状以及活动肩关节时出现的机械性"咔哒"声会进行性缓解。应将先前的治疗(无论是手术治疗还是非手术治疗)及其各自结果,以及先前的手术报告和影像学研究等结合起来进行整体评估,以便更清楚地描述最初的损伤机制,并针对患者的病理学情况拟定充分的治疗方案。这些从患者病史中提取的信息非常关键,外科医生可根据这些信息,对患者患肢和健肢进行有针对性的体格检查。

在查体过程中,需对患肢和健肢进行对比检查,以明确畸形、既往手术瘢痕、肩胛骨的运动障碍和(或)潜在肩袖萎缩等[9,18]。对双侧肩关节进行诸如Jobe复位试验[19]、Gagey过度外展试验[20]、恐惧试验[21]和凹陷征[22]等体格检查有助于量化肩关节松弛的方向和程度。除上述评估盂肱关节松弛的试验外,主要体格检查还应包括对整个上肢进行仔细的神经血管评估、主动和被动肩关节运动测试、肩袖强度评估和盂唇激发试验等。在轻至重度前方GBL的情况下,患者通常在肩关节外展90°和外旋90°时恐惧试验阳性,也可能表现为肱骨头在肩胛盂边缘明显的前移或下移。这些体格检查表现提示GBL损害了盂肱关节的稳定性,应进一步行诊断性影像学检查。

诊断性影像学检查

2D CT和3D CT

文献中已经提出了许多量化GBL程度和严重性的方法。这些技术通常是基于表面积或直径进行测量。在正视图中,关节盂下方具有与真圆相似的形状和曲率,GBL的测量正基于此,据此可以通过测量骨丢失的总表面积或比较测量值与对侧健康肩关节的比率,来计算骨丢失程度[11,23]。本节主要介绍这些测量技术及其临床意义,虽然文献报道仍缺乏共识和异质性。

GBL的百分比可以使用表面积技术来计算,测量未被肩胛盂表面覆盖的重叠圆的面积,并将该面积除以最佳拟合圆的总面积,从而得到GBL百分比[24]。Sugaya等[23]首先描述了确定骨丢失面积百分比的"圆形法",Baudi及其同事[25]对此进行了进一步扩展,并称之

为"Pico"法。此方法是将一个水平直径为3~9点钟的圆叠加到健康的肩胛盂下部,而后计算圆的面积,通常以"mm²"为单位。而后将此圆转移到对侧有缺陷的肩胛盂上,即可指示出骨丢失区域的轮廓,外科医生可据此计算骨丢失百分比。

最近研究发现,使用双侧CT对GBL进行量化(如肩胛盂指数)可对GBL进行最准确的评估。此方法还包括比较受伤肩胛盂与健康肩胛盂的测量宽度之比[26]。Altan等[27]的一项临床研究指出,在GBL>6%的患者中,肩胛盂指数计算和基于表面积的测量技术之间在统计学上无显著差异。但值得注意的是,随着骨丢失量的增加,测量值的差异也会增加,虽然并不显著[27]。单受累侧肩关节CT是资深术者的首选,因为其在保持较高准确性的同时,还能减少患者的辐射暴露。

据报道,肩胛盂缺损的位置也是线性测量技术量化骨丢失准确性的一个基本变量[28]。这主要是因为线性测量技术在显示AP平面之外的缺损时较为受限。这导致位于肩胛盂前下部的缺损被严重低估。Provencher等[17]的研究着重强调了这一点,他们报道当缺陷位于肩胛盂前下方与长轴呈45°角时,基于直径的测量最不准确。

最近一项采用3D CT的研究对基于直径的测量提出了质疑。因为据报道,这些测量严重高估了GBL,而这有可能误导外科医生的治疗决策[24]。关于最佳拟合圆技术,有人指出,其不准确主要是由于错误地使用了几何公式,该公式更适用于计算正方形面积,而非圆形面积[29]。Bhatia及其同事[29]的研究指出,当骨缺损范围为15%~25%时误差最大。因此这些研究表明,由于高估了骨丢失的量,认为其超过了复发性不稳定的20%~21%的临界阈值,使得许多患者接受了本不必要的骨性增强手术[29-31]。

MRI

采用MRI诊断和量化GBL的主要优势在于能够同时评估软组织和骨性病理改变,并使患者避免了过度辐射[32]。但肩胛骨有倾斜,且在软组织存在的情况下难以显示肩胛盂边缘,这些限制了MRI评估GBL的准确性[33]。由于很难获得真正的肩胛盂正位,也很难确定肩胛盂的准确边缘(而这在通过宽度-长度法量

化骨丢失时至关重要），这些固有局限性导致测量并不准确。

文献中对于MRI是否可以替代CT仍未达成共识，但既往许多研究指出，MRI和CT测量结果并无显著差异[33,34]。Gyftopoulos等[33]得出结论，当使用最佳拟合圆方法时，MRI测量与3D CT测量精度相仿，误差较小。同样的，Huijsmans及其同事[34]也报道说，使用最佳拟合圆方法时，精确度差异很微小且并不显著。还有其他研究也报道了MRI和3D CT测量之间的高精度和强相关性[35,36]，但最终证明在敏感性和可靠性方面，MRI不如3D CT[37]。总体而言，由于上述缺点，诸如长宽比等2D测量法可能不如表面积测量法可靠[38]。因此，在术前使用MRI评估GBL时，建议使用更适于临床的Pico法或其他最佳拟合圆等表面积测量法[32,34]。

影像学评估

常规X线片在患者诊断检查的第一步中很常见，它提供了一种高效、低成本、低辐射的诊断方法来替代上述其他成像方式，临床医生可据此来评估肩胛盂骨质破坏[39]。考虑到X线片的以上优势，许多学者都提倡使用X线片，但其诊断敏感性、特异性和准确性受体位影响较大[30]。X线片拍摄体位推荐使用腋位、西点位、真正的AP位和Bernageau位等。最近研究指出，相较于3D CT成像[30,39,40]，Bernageau位的准确性和可靠性最佳，但这种方法很难评估下方的骨损伤[30]。真正的AP位片可用于确定沿前下方肩胛盂边缘是否有轮廓丢失或硬化线中断。西点位有潜在识别骨丢失的作用，但在临床环境中可能并不准确，无法指导最终手术决策[30]。

治疗GBL的植骨方式

开放手术的患者体位

在经肌间沟神经阻滞麻醉后，将患者置于头部抬高30°的沙滩椅位（图11-1）。在肩胛骨内侧缘下方放置一个小垫块或毛巾，以防前移和内旋。患者手臂可放于搁手板上，也可使用带衬垫的Mayo支架使患肢游离，以便自由操作[67]。

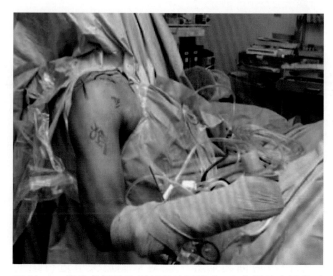

图11-1 将患者摆放为倾斜的沙滩椅位，在肩胛骨内侧缘下方放置一个小垫块或毛巾。本例中，患者手臂由手术台一侧的搁手板支撑。

骨移植的标准三角肌胸肌入路

用10号刀片从喙突尖端向腋窝皱襞做一标准Bankart切口，长8~10cm。辨识出三角肌胸肌间隙后，将头静脉向外侧牵拉加以保护[41]。深部钝性分离后，可发现肱二头肌肌腹的短头与联合腱毗邻。用Gelpi或Weitlaner牵开器显露联合腱上覆盖的筋膜，准确辨识后将其切开，并用放置于三角肌外侧下方的Kolbel牵开器，将联合腱外侧面向内侧牵拉。在肩胛盂后方放置Fukuda牵开器，将肱骨头和三角肌向外侧牵拉。而后即能辨识肩胛下肌止点，并解除与周围的粘连。确认肩胛下肌上2/3和下1/3的连接处，并在此处沿肩胛下肌纤维走行方向将其锐性切开，需注意内侧不能超过喙突，以免造成医源性神经损伤。但在翻修手术中，肩胛下组织的质量可能较差，以致无法完成上述操作，此时可能需要将其切断。如若如此，则用2号纤维丝线（Arthrex）将其标记，以便于随后辨识和修复。当把肩胛下肌从盂肱关节囊上分离后，用15号刀片将内侧关节囊做T形切开，以显露盂肱关节。而后将关节囊从内侧以骨膜下的方式从肩胛盂颈上剥离。在翻修手术中，用咬骨钳和骨膜剥离子来移除内固定物、瘢痕组织和先前的移植物。用高速骨锉，保持与肩胛盂表面垂直的方向，处理前方肩胛盂的颈部和边缘，以形成均匀的出血骨床，从而完成受区的准备工作。还应评估肱骨头是否存在Hill-Sachs损伤,而这可通过先前的诊断性关节镜检查来确定[41]。

髂骨移植

使用骨移植物对肩胛盂前方进行骨性增强,以此来增大关节弧度和与肱骨头的有效连接,这种方法已有一个多世纪的历史。Eden[42]和Hybbinette[43]最初使用的骨移植物是远端胫骨,但他们随后都立即改为使用自体髂骨移植(ICBG)。最初的手术使用双层皮质的髂骨移植,更现代的方法改为使用三层皮质[44,45]。髂骨是自体骨移植的主要来源,其便于获取且远大于植骨所需骨量,并且可根据外科医生的习惯灵活选择三层或双层皮质骨移植。有多种方式可选,从无须固定的J形骨块到双皮质螺钉,再到最近的皮质悬吊钢板等[46-52]。髂骨最常用于翻修手术,但在那些Latarjet喙突转位无法弥补的前方大型GBL(GBL>30%),髂骨移植也是主要方法。本节将讨论手术适应证、各种ICBG肩胛盂骨性增强技术,以及迄今为止的相关结果。

适应证和禁忌证

对于肩关节前方不稳定而言,GBL占多大比例需行骨性增强手术仍充满争议。最近,Shaha等将13.5%的骨丢失定义为关键点,超过这一比例将会导致不可接受的临床结果,需进行骨性增强手术[15]。但传统生物力学模型和临床研究将单纯软组织修复手术和骨性增强手术的临界点定为20%~25%[7,9,10,17,31,53-55]。此外,肩胛盂轨道这一概念彻底改变了治疗方法,其可帮助外科医生通过病变位置来识别咬合型Hill-Sachs损伤,而不必考虑GBL或Hill-Sachs损伤的大小。在轨与脱轨的概念是基于Hill-Sachs损伤大小和位置的数学方程得来的,并将其与剩余的肩胛盂骨量进行比较。若损伤为"脱轨",则为咬合型损伤,此时若单纯行软组织修复手术,则预后较差[56,57]。目前,资深术者一般在翻修手术(即Latarjet术后失败)或广泛磨损性骨丢失>30%的患者中使用三层或双层皮质的ICBG技术。

术前准备与Latarjet术相似,首先需明确患者有前方不稳定且恐惧试验阳性。术前影像学检查应包括标准肩关节X线片(AP位/后斜位/冈上肌出口位/侧腋位),以及3D CT等高级成像,以定量分析GBL(图11-2)。资深术者使用CT重建后的正视图,并应用拟合圆的方法来量化GBL[23,25]。

手术技术

伴有骨丢失的肩关节前方不稳定的肩胛盂骨性

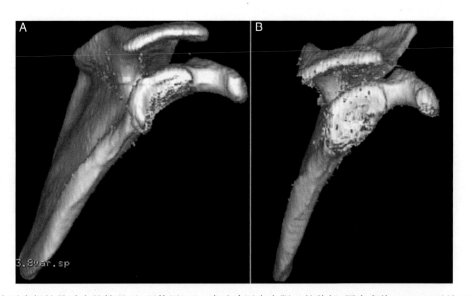

图11-2　(A)在广泛磨损性骨丢失的情况下,可使用ICBG来重建固有肩胛盂的前部,图中术前3D CT显示约45%的GBL。(B)术后3D CT显示,在自体三层皮质髂骨移植进行骨性增强后,成功地将肩胛盂-肱骨接触界面延伸至接近自然状态。

增强技术在开放手术和关节镜下均可实现。据称,关节镜技术的优点是可以完全保留肩胛下肌,切口较小,且易于接近ICBG的获取位点。缺陷同所有新式关节镜技术一样,学习曲线过于陡峭,并且可能会增加肌皮神经和腋神经损伤风险,以及潜在移植物并发症[47,49,50,52]。Fortun及其同事[47]报道了他们的关节镜技术,该技术将ICBG置于关节外,同时能够进行较大的关节囊转位。此外,他们提倡常规使用70°关节镜,以使前方肩胛盂边缘和颈部完全可视化。Giannakos等使用双套管穿过前下方的"J切口",以便双皮质骨移植物的通过和固定[48]。也有术者在关节镜下使用双皮质螺钉结合皮质悬吊钢板的固定方式,以提供牢固可靠的髂骨皮质平台[49]。

开放式ICBG技术治疗前方肩胛盂骨缺损,其优点是能直接显示移植物/肩胛盂界面,但在Latarjet术后失败翻修时的显露方面有一定的技术挑战[45,51]。资深术者在用ICBG处理前方GBL时多采用开放式技术。

髂骨移植物的获取

从髂前上棘后方2cm处开始,用10号刀片沿髂嵴做一个5cm的曲线切口。用电刀暴露出阔筋膜张肌和腹外斜肌之间的平面,确保外展肌止点完整。髂嵴上方完全显露后,用钝性牵开器将其向内外侧牵开,完全显露以便获取骨移植物。用电刀标记并测量移植物尺寸(通常长3cm,宽2cm)。使用1cm的小摆锯截骨,而后使用小型直形或弧形骨刀,完成移植物的获取。骨块的内侧缘制成与固有肩胛盂轮廓近似的形状,最终需与肱骨头相关联。

移植物的固定

制备成形后,用适当尺寸的克氏针将移植物固定,再用两枚4mm空心螺钉和垫圈将其做初始固定(图11-3)。螺钉通道需控制在与肩胛盂表面平行的10°范围内,螺钉应尽可能位于移植物内侧,以免与肱骨头相接。可使用小骨锉对移植物/肩胛盂界面进行微调和重塑,以确保从肩胛盂到移植物的完美平滑过渡。而后移除肱骨头牵开器,并重新检测关节稳定性。然后用垫圈上的高强度缝线将关节囊盂唇韧带复合体修复到移植物边缘。在翻修手术或慢性骨丢失的情况下,关节囊外侧通常无法修复。在肱骨外旋30°位下,将关节囊固定在肩胛下肌的下表面,从而使外侧关节囊得到有效延伸[45]。然后用2-0薇乔缝线缝合真皮层,最后使用3-0可吸收缝线完成缝合。包扎切口并用支具固定。

术后康复

术后1周允许患者进行最初的康复运动——钟摆练习。4周后,患者开始接受正式的物理治疗,并可使用手臂进行日常活动。完善系列影像学检查,以验证移植物愈合情况,从而制订主动和被动辅助运动方案。6周后,患者可开始水疗,3个月后进行正式力量训练。4个月后,患者可开始进行娱乐性非接触类运动,8个月时可参与包括接触类/专业化在内的所有体育活动。

临床结果和重返赛场

在前方GBL时使用ICBG来延伸肩胛盂-肱骨头接触界面的作用,已得到生物力学模型的证实。将ICBG作为肩胛盂骨性增强的骨移植物,需考虑到远期有进展为OA的可能[58-60],所以移植物与前方肩胛盂平齐非常重要。Ghodadra及其同事[61]报道,平齐的髂骨移植物可使接触压力的峰值恢复到正常值的116%。但若移植物隆起不平,则前下象限的峰值压力可达250%,后上象限可达200%,这显著增加了进展为OA的风险。经证实,ICBG内侧面可恢复肩胛盂的深度,但与全等弧Latarjet术相比,并未恢复冠状曲率半径[62]。此外,ICBG对肩胛盂表面积和轴向曲率半径具有良好的恢复效果[63]。Willemot等[63]指出,ICBG可影响引发复发性不稳定的峰值压力。理想情况下,植入物应放置在中线以下50%~75%,以优化移植物的生物力学稳定性。综上,生物力学研究表明,ICBG是翻修和30%以上骨丢失时骨性增强的最佳选择。

目前临床结果研究仅限于病例系列和回顾性队列研究。用ICBG完成前方肩胛盂骨性增强手术的结果总体上是积极的,在最短随访时间(2~17年)为2年的这些研究中结果良好,其中,良好到极好的结果为68%~78%[45,46,64,65]。Lunn及其同事[64]报道,在一项平均随访6.8年的队列研究中,79%(27/34)的患者报道了良好到极好的结果,68%的患者能够恢复到术前的运动水平。另有11.8%(4/34)的患者报道用ICBG进行

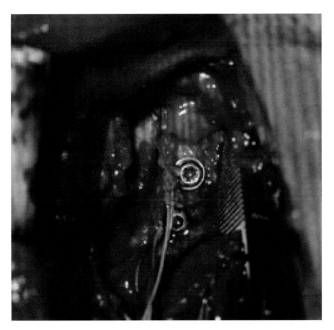

图 11-3　对髂骨移植物适当成形后，用克氏针进行初始定位和固定。而后将其取出，并用两枚 4mm 空心螺钉及缝线垫圈将移植物进行最终固定，用附带的缝线重建关节囊。

前方肩胛盂骨性增强的翻修术后复发脱位而失败[48,64]。Mascarenhas 等[51]报道，在平均 16 个月的随访中，ASES 评分、SST 和 WOSI 等所有临床结果评分在统计学上都有显著改善。此外，所有患者在最终随访时恐惧/再复位试验均为阴性，且有足够的肩关节力量。Moroder 等在一项平均随访 8 年的研究中证实 WOSI 评分、Rowe 评分和 0.5/10 疼痛水平均有改善，再脱位率仅为 3%[46]。总而言之，ICBG 作为一种替代性骨性增强手术，提供了一致且可靠的结果，改善了临床结果评分，且大多数患者病理情况复杂，但依然能恢复伤前的活动。

ICBG 后最常见并发症包括不稳定复发和 OA 的进展。Lunn 等[64]报道，ICBG 后 OA 发病率为 29%（10/34），34 例患者中有 6 例被评定为中度或重度。Moroder 及其同事[46]报道了迄今为止使用 ICBG 治疗前方 GBL 的最大病例系列，其中，26%（9/35）的患者无骨关节病，63%（22/35）的患者为轻度，11%（4/35）的患者为中度至重度。任何骨性增强手术均有骨不连风险，据报道其发生率约为 20%[51]。Giannakos 等[48]报道了骨不连发病率约为 22%（4/18），这直接导致临床结果较差。Steffen 和 Hertel 报道了另一种罕见并发症，在开放式

ICBG 后，40 例患者中有 1 例（2.5%）发生肩胛下肌功能不全[65]。总体而言，ICBG 不能阻止影像学上 OA 征象的出现，但大多数患者均无症状，能够恢复活动。

胫骨远端同种异体移植（DTA）

对于伴有肩胛盂骨缺损的复发性肩关节前方不稳定的患者，Latarjet 术已成为近年来最受青睐的治疗方法。Latarjet 术，乃至于 ICBG 均获得了良好的结果，但早期症状性盂肱关节炎的进展却也越来越受到关注。而这可能是由肩胛盂前方骨面的非解剖学重建和移植物的重吸收所致[66,67]。相比之下，DTA 正成为一种更受欢迎的治疗严重 GBL 的选择，因为其具有高度一致的致密承重骨组织来源，且其软骨面可以弥补软骨缺损，从而获得额外收益[41]。此外有研究发现，喙突自体移植和 DTA 都具有与固有肩胛盂相似的半径[68,69]。但 Bhatia 等[70]发现，与 Latarjet 术中使用的自体喙突移植相比，DTA 可能有更好的关节一致性，且在 60° 外展位和外展外旋位时，峰值压力均更低。这或可证明对诸如 DTA 这种具有优越生物力学特性移植物的需求，因其具有与固有肩胛盂相似曲率半径的软骨组织关节层，可为有严重 GBL 的肩关节前方不稳定患者提供更好的功能结果。本节将讨论 DTA 肩胛盂骨性增强技术的手术适应证、手术技术及其相关的最新结果。

适应证和禁忌证

术前影像学检查应包括标准肩关节 X 线片（AP 位/后斜位/冈上肌出口位/侧腋位），以及 3D CT 等高级成像，以定量分析 GBL。资深术者使用 CT 重建后的正视图，并应用拟合圆方法来量化 GBL[23,25]。

传统上，20%~25% 的 GBL 是骨性重建的适应证[7,18,71]。但这一临界 GBL 值目前仍有争议。例如，Shaha 及其同事[15]报道，对于 GBL>13.5% 的患者，单纯行软组织修复是不够的，这种骨量丢失应行骨性增强重建手术。Latarjet 术现已成为骨性重建的金标准之一。但遗憾的是，在 Latarjet 术失败的情况下，因旧的自体喙突移植物持续不稳定和（或）骨溶解而需行翻修手术时，资深术者指出 DTA 可能是一个很有价值的选择。此外，资深术者行 DTA 的另一个指征是严重 GBL（>30%）的原发性肩关节前方不稳定患者或翻修

患者,在这些病例中,Latarjet术的自体喙突移植是不足以完成的[72]。值得注意的是,即便DTA是一种很好的移植物选择,但其成本高昂,且在美国以外的地区难以获得。近4年的随访结果初步证实DTA的骨溶解程度最小[66],且术后结果也与Latarjet术相当[73]。但因Latarjet术后常并发盂肱关节炎,故仍需进一步研究,以确定术后盂肱关节炎的进展和恶化。

手术技术

同种异体移植物的准备

同种异体移植物的准备是在后台进行的。从新鲜DTA的外1/3切取制备骨移植物,并切割至骨缺损大小。切割移植物时应使用生理盐水持续冲洗,以免造成热损伤。然后在移植物固定器导向下,在移植物上钻两个4.0的钻孔。接下来,在固定移植物前,对移植物进行脉冲灌洗,以去除所有骨髓成分,持续约5min。脉冲灌洗后,可将移植物浸泡在自体血浆和富血小板血浆的混合物中。在此步骤之前,需从患者身上采集60cm³外周血,离心约10min,将不同血液成分分离[41]。也可使用切割夹具,以便精确控制同种异体移植骨块的大小,平均上下径为17~23mm,前后径为7~10mm,并有5°、10°或15°的夹角(图11-4)。

移植物的固定

然后将同种异体移植物放置在肩胛盂前缘,用两根克氏针以双皮质方式固定在肩胛盂后方。如有必要,可用第三根克氏针辅助固定。接下来测量克氏针进针深度,以确定螺钉长度(通常为32~36mm)。通过拉力螺钉加压技术,用空心钻穿过克氏针,钻穿移植物上的4.0mm钻孔,并钻入肩胛盂的近侧皮质。然后取出克氏针,拧入两枚3.75mm非空心全螺纹界面螺钉和缝线垫圈(Arthex)。完成移植物固定后,应彻底评估移植物软骨是否与肩胛盂软骨表面齐平(图11-5)。完成确认后,使用缝线垫圈上的缝线修复前下关节囊。在翻修病例中,通过2号纤维丝线(Arthrex)标记肩胛下肌,并通过双排技术用多个带线锚钉修复。然后用2-0薇乔缝线缝合真皮层,最后使用3-0可吸收缝线完成缝合。包扎切口并用支具固定[41]。

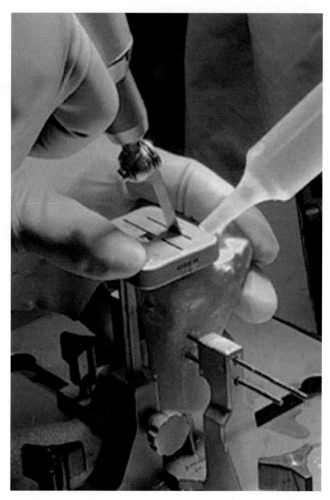

图11-4 能恢复骨性解剖的移植骨块尺寸的关键信息,可根据术前计划的CT影像来获得。利用DTA工作站,用生理盐水对移植物进行冲洗,并按顺序切割成合适的尺寸。

术后康复

患者术后佩戴肩关节支具4~6周。康复分为6个阶段[41]。在第一阶段(前2周),不进行肱二头肌训练。固定自行车和水平地面行走等有氧运动的时间为30min。每周进行4次被动活动度(PROM)练习,并达到以下目标:前屈(FF)120°,肩胛骨平面(SC)活动120°,外旋(ER)30°,外展(AB)90°。在此阶段允许患者进行腕关节和肘关节主动活动。一旦患者达成第一阶段PROM目标,则进入第二阶段(第2~4周)。有氧运动可进行45~60min。此阶段PROM的目标为:FF 150°,SC 150°,ER 45°,AB 90°。此时可开始进行伸展、ER、内旋和AB的等长收缩训练。第二阶段目标

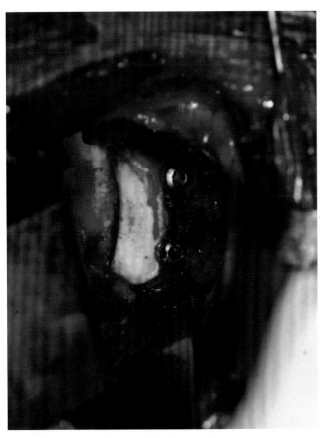

图 11-5　在充分准备好肩胛盂植骨界面后,将胫骨远端移植物用两枚 3.75mm 非空心全螺纹界面螺钉固定。应确认肩胛盂软骨表面与移植物软骨表面之间平滑过渡。

实现后,取下肩关节支具。然后进入第三阶段(第 6~12 周),此时 PROM 的目标为 : FF 160°,SC 160°,ER 45°,AB 140°。4 周时开始进行三角肌等长收缩训练。第四阶段开始进行倾斜跑步机训练,从主动辅助运动过渡到主动运动,并增强内外旋练习。第 12~16 周的目标是恢复力量,主要通过 90° 内外旋时的缆绳、俯卧撑和增强式训练来实现。以上目标均实现后则进入最后阶段,通常需要 16 周以上。患者可以开始进行游泳、肩部推举和背部下拉等训练。也可开始进行投掷训练,但需从短距离到长距离循序渐进。最后根据患者个体目标和个人基础,恢复到完全活动[41]。

临床结果和重返赛场

　　这种新型 DTA 重建技术的早期文献显示出良好的短期随访结果。Provencher 等[66]对 27 例复发性肩关节前方不稳定的男性患者进行了评估,其中采用

DTA 重建术患者的平均 GBL 为(23.7±6.7)%(15.9%~35.2%)。他们研究发现,在平均 45 个月的随访中,ASES 评分(63~91 分 , $P<0.01$)、WOSI 评分(46%~11% , $P<0.01$)和单数评估评分(50~90.5 分 , $P<0.01$)等功能结果评分从术前到术后均有明显改善。此研究中无复发不稳定病例。他们还在平均随访 1.4 年时对其中 25 例患者进行了 CT 评估。结果发现同种异体骨移植物的愈合率为 89%,骨溶解率仅为 3%。此外他们发现,角度<15° 的骨移植物在愈合和转化方面结果更好。这些结果表明,骨移植物的放置位置对于固有肩胛盂骨性愈合的重要性。

　　Frank 及其同事[73]发现,与 Latarjet 重建等传统骨性增强手术相比,接受 DTA 重建患者的 GBL 缺损明显更大 , 分别为(22.4±10.3)% 和(28.6±7.4)%。接受 Latarjet 重建的患者 GBL 较轻,但也仅在 SST($P=0.011$)中具有明显更好的功能结果。ASES 评分、WOSI 评分和单数评估评分等均无显著差异。总并发症率为 10%,Latarjet 组和 DTA 组各 5%。总再手术率为 6%(每组 3%)。总不稳定复发率为 1%,为一例患者在 DTA 重建术 16 个月后发生创伤性跌倒所致。根据这些结果,他们得出结论,DTA 重建可提供与 Latarjet 重建相似的结果。

　　总之,对于复发性肩关节前方不稳定患者,DTA 重建术后短期随访结果的早期文献认可了其在功能结果、最低程度的移植物骨溶解和不稳定复发等方面的表现。但仍需进行长期随访和进一步研究,以评估接受 DTA 重建患者恢复运动和(或)活动的情况。

锁骨远端同种自体移植(DCA)

　　Tokish 等[74]首次描述了采用 DCA 作为骨性增强治疗复发性肩关节前方不稳定伴 GBL 的病例。自那时起,DCA 就因为其作为自体骨软骨移植的潜在优势而受到关注,其关节软骨表面与肩胛盂软骨相似。DCA 也是一种皮质松质骨移植,可提供广泛的愈合表面,以使其能牢靠固定在固有肩胛盂上[74]。与不能提供关节软骨的 Latarjet 术和 ICBG 相比,人们越来越关注与移植物相关的早期症状性盂肱关节炎的进展[66,67]。此外,由于 DCA 是自体骨软骨移植,与 DTA 相比,这种移植物方案更经济,可用性更高,且无抗原性,感染风险更低,愈合潜力更大。有关应用 DCA 骨性增强技术治

疗伴GBL的复发性肩关节前方不稳定的临床疗效,目前仍知之甚少。本节将讨论DCA潜在的适应证/禁忌证、手术技术、术后康复,以及支持DCA的文献。

适应证和禁忌证

与本章其他章节所述类似,DCA的术前准备与Latarjet术相同,首先需明确患者有前方不稳定且恐惧试验阳性。术前影像学检查应包括标准肩关节X线片(AP位/后斜位/冈上肌出口位/侧腋位),以及3D CT等高级成像,以定量分析GBL。资深术者使用CT重建后的正视图,并应用拟合圆方法来量化GBL[23,25]。此外,外科医生应查看肩关节AP位片以评估肩锁关节炎,若DCA可提供的关节软骨丢失,则为手术相对禁忌证[74]。

20%~25%的GBL一直是肩关节前方不稳定患者骨性增强手术的传统临界值[7,18,71]。但Shaha及其同事[15]最近研究表明,对于GBL>13.5%的患者,单纯行软组织修复是不够的,需进行骨性增强重建手术。无临床证据支持DCA可以成功修复的GBL占比,但有研究表明,15%~30%的GBL可通过DCA成功治疗。但需要注意的是,在进行DCA时,切割锁骨远端不能超过1.5cm,否则会增加肩锁关节不稳定风险[75,76]。这在理论上制约了DCA可以成功治疗的GBL大小。然而,Kwapisz等[79]的一项尸体研究发现,切除1cm的DCA可以恢复固有肩胛盂直径的44%。因此,需要更多的临床研究来确定DCA可以成功治疗的GBL确切大小。

也有研究表明,与Latarjet术相比,在年轻患者中使用DCA可能有助于保护组织,防止腋神经和肌皮神经损伤[77]。而且与Latarjet术相比,DCA还不破坏正常解剖结构。这一点在未来可能的翻修手术中很重要[78]。此外,DCA具有与DTA和ICBG相同的优点,可用于伴随有GBL后方不稳定的情况[78]。还需要注意的是,在某些不能常规使用DTA的地区,DCA可能是另一个可用于肩胛盂骨性增强固定的选择。

DCA有以上这些潜在益处,但Choate及其同事[78]仍认为应限制其在涉及前方关节囊的复杂性肩关节不稳定中的应用,因为其无法处理前方关节囊问题。对于有诸如Ehlers-Danlos等胶原病的患者、既往接受过热关节囊成形紧缩术的患者,或多次行手术的患者,Choate等建议使用其他技术来解决这些问题。

手术技术

Tokish等[74]首次描述了使用自体DCA作为骨性增强治疗复发性肩关节前方不稳定伴GBL的病例。首先通过诊断性关节镜检查来评估其他病理学情况,并用3mm刻度探针测量GBL的确切大小。在确定准确的GBL后,以开放式Mumford锁骨远端切除术的方式进行DCA(图11-6)。而后在关节镜下用两枚3.75mm空心钛螺钉(Arthrex)或两条3.0mm生物复合缝线(Arthrex)将DCA固定到肩胛盂。最后将固有盂唇固定在骨性增强固定物顶部[74]。

术后康复

术后6周内,患肢用中立位旋转支具悬吊固定,但术后即刻即允许进行钟摆训练[74,78]。术后3周开始PROM,其目标是在8周时恢复完全的ROM。在8周随访时行影像学检查,以确定移植物是否开始愈合。若DCA移植物与固有肩胛盂骨性愈合,则可开始进行主动活动训练。术后4个月内禁止进行力量训练。术后6个月时进行评估,以确定是否可完全恢复活动。

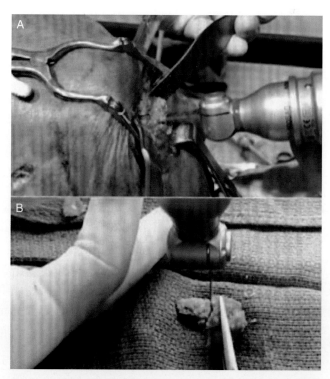

图11-6 (A)用摆锯切取自体锁骨远端移植物。(B)根据术前模板测量调整移植物大小,以匹配肩胛盂骨缺损。

此时应拍摄最终 X 线片,以确保移植物已愈合[74,78]。

临床结果和重返赛场

目前缺乏有关 DCA 的临床研究。然而,最近有生物力学和尸体研究评估了 DCA 在治疗伴随 GBL 的肩关节不稳定中的作用[79,80]。Petersen 及其同事[80]从生物力学角度比较了尸体喙突移植物和 DCA 在不同盂肱关节位置时的接触面积和压力。他们发现 DCA 在所有测试位置的平均压力最低,在所有肱骨头位置的接触面积最小,但在统计学上,差异并不显著。因此他们得出结论,DCA 在盂肱关节接触面积和恢复 GBL 的接触压力方面均与喙突骨移植物相当[80]。

同样的,Kwapisz 等[79]的尸体研究也将 DCA 与喙突移植物进行了比较,但他们评估的是这两种移植物对固有肩胛盂半径的恢复程度。他们发现 DCA 与喙突恢复肩胛盂的程度分别为 44% 和 33%。此研究指出 DCA 可恢复的 GBL 上限,但同时也必须注意 DCA 需控制在 1.5cm 以内,以免造成肩锁关节不稳定[75,76]。因此,需要更多的临床研究,以量化 DCA 可以恢复的 GBL 确切大小。此外,本研究还评估了盂肱关节和 DCA 的关节软骨厚度。作者发现在所有标本中,DCA 比盂肱关节薄 1.5mm。但当排除患有 OA 的锁骨标本时,DCA 仅薄 1mm,这进一步证明了 DCA 在恢复与固有肩胛盂相似关节面方面的优势[79]。

DCA 是第一个用于治疗伴有 GBL 的肩关节不稳定的自体骨软骨移植技术,其在恢复固有肩胛盂关节软骨面上的优势与 DTA 相同,但不会增加额外成本且易获得,且不会像 DTA 那样增加感染风险[74]。然而,即便 DCA 在治疗伴有 GBL 的肩关节前方不稳定方面有这些潜在优势,目前仍缺乏相关临床研究文献,以明确可能的并发症、功能结果、重返运动的时机,以及远期预后等情况。

结论

当选择手术治疗以恢复肩关节盂肱关节稳定性时,应考虑患者特定因素,并通过高级成像对骨丢失进行评估,从而为患者量身定制最佳治疗方案。最佳手术治疗旨在将肩关节不稳定的复发风险降至最低。在伴有严重 GBL 的情况下,DTA 和髂骨移植或锁骨远端自体移植均已被证实能有效恢复肩胛盂的骨性结构和整体关节稳定性,使患者预后良好。展望未来,这些骨性增强手术还需要进一步的临床研究,以确定术后潜在并发症、功能结果和重返运动的比率。

（王一鸣　徐卫东　译）

参考文献

1. Porcellini G, Campi F, Pegreffi F, Castagna A, Paladini P. Predisposing factors for recurrent shoulder dislocation after arthroscopic treatment. *J Bone Joint Surg Am*. 2009;91(11):2537-2542. doi:10.2106/JBJS.H.01126.

2. Hovelius L, Augustini BG, Fredin H, Johansson O, Norlin R, Thorling J. Primary anterior dislocation of the shoulder in young patients. A ten-year prospective study. *J Bone Joint Surg Am*. 1996;78(11):1677-1684. doi:10.2106/00004623-199611000-00006.

3. Owens BD, Duffey ML, Nelson BJ, DeBerardino TM, Taylor DC, Mountcastle SB. The incidence and characteristics of shoulder instability at the United States Military Academy. *Am J Sports Med*. 2007;35(7):1168-1173. doi:10.1177/0363546506295179.

4. Pagnani MJ, Dome DC. Surgical treatment of traumatic anterior shoulder instability in American football players. *J Bone Joint Surg Am*. 2002;84(5):711-715. doi:10.2106/00004623-200205000-00002.

5. Buckup J, Welsch F, Gramlich Y, et al. Back to sports after arthroscopic revision Bankart repair. *Orthop J Sports Med*. 2018;6(2):2325967118755452. doi:10.1177/2325967118755452.

6. Owens BD, Dawson L, Burks R, Cameron KL. Incidence of shoulder dislocation in the United States military: demographic considerations from a high-risk population. *J Bone Joint Surg Am*. 2009;91(4):791-796. doi:10.2106/JBJS.H.00514.

7. Boileau P, Villalba M, Héry JY, Balg F, Ahrens P, Neyton L. Risk factors for recurrence of shoulder instability after arthroscopic Bankart repair. *J Bone Joint Surg Am*. 2006;88(8):1755-1763. doi:10.2106/JBJS.E.00817.

8. Balg F, Boileau P. The Instability Severity Index Score. A simple pre-operative score to select patients for arthroscopic or open shoulder stabilisation. *J Bone Joint Surg Br*. 2007;89(11):1470-1477. doi:10.1302/0301-620X.89B11.18962.

9. Burkhart SS, De Beer JF. Traumatic glenohumeral bone defects and their relationship to failure of arthroscopic Bankart repairs: significance of the inverted-pear glenoid and the humeral engaging Hill-Sachs lesion. *Arthroscopy*. 2000;16(7):677-694. doi:10.1053/jars.2000.17715.

10. Lo IK, Parten PM, Burkhart SS. The inverted pear glenoid: an indicator of significant glenoid bone loss. *Arthroscopy*. 2004;20(2):169-174. doi:10.1016/j.arthro.2003.11.036.

11. Griffith JF, Antonio GE, Tong CW, Ming CK. Anterior shoulder dislocation: quantification of glenoid bone loss with CT. *AJR Am J Roentgenol*. 2003;180(5):1423-1430. doi:10.2214/ajr.180.5.1801423.

12. Guity MR, Akhlaghpour S, Yousefian R. Determination of prevalence of glenoid bony lesions after recurrent anterior shoulder dislocation using the 3-D CT scan. *Med J Islam Repub Iran*. 2014;28:20.

13. Carrazzone OL, Tamaoki MJ, Ambra LF, Neto NA, Matsumoto MH, Belloti JC. Prevalence of lesions associated with traumatic recurrent shoulder dislocation. *Rev Bras Ortop*. 2011;46(3):281-287. doi:10.1016/S2255-4971(15)30196-8.

14. Edwards TB, Boulahia A, Walch G. Radiographic analysis of bone defects in chronic anterior shoulder instability. *Arthroscopy*. 2003;19(7):732-739. doi:10.1016/s0749-8063(03)00684-4.

15. Shaha JS, Cook JB, Song DJ, et al. Redefining "critical" bone loss in shoulder instability: functional outcomes worsen with "sub-

critical" bone loss. *Am J Sports Med.* 2015;43(7):1719-1725. doi:10.1177/0363546515578250.

16. Dickens JF, Owens BD, Cameron KL, et al. The effect of subcritical bone loss and exposure on recurrent instability after arthroscopic Bankart repair in intercollegiate American football. *Am J Sports Med.* 2017;45(8):1769-1775. doi:10.1177/0363546517704184.

17. Provencher MT, Bhatia S, Ghodadra NS, et al. Recurrent shoulder instability: current concepts for evaluation and management of glenoid bone loss. *J Bone Joint Surg Am.* 2010;92(suppl 2):133-151. doi:10.2106/JBJS.J.00906.

18. Piasecki DP, Verma NN, Romeo AA, Levine WN, Bach BR Jr, Provencher MT. Glenoid bone deficiency in recurrent anterior shoulder instability: diagnosis and management. *J Am Acad Orthop Surg.* 2009;17(8):482-493. doi:10.5435/00124635-200908000-00002.

19. Jobe FW, Kvitne RS, Giangarra CE. Shoulder pain in the overhand or throwing athlete. The relationship of anterior instability and rotator cuff impingement. *Orthop Rev.* 1989;18(9):963-975.

20. Gagey OJ, Gagey N. The hyperabduction test. *J Bone Joint Surg Br.* 2001;83(1):69-74. doi:10.1302/0301-620x.83b1.10628.

21. Magee DJ. *Orthopedic Physical Examination.* 2nd ed. Philadelphia, PA: WB Saunders; 1992.

22. Neer CS II, Foster CR. Inferior capsular shift for involuntary inferior and multidirectional instability of the shoulder. A preliminary report. *J Bone Joint Surg Am.* 1980;62(6):897-908.

23. Sugaya H, Moriishi J, Dohi M, Kon Y, Tsuchiya A. Glenoid rim morphology in recurrent anterior glenohumeral instability. *J Bone Joint Surg Am.* 2003;85(5):878-884. doi:10.2106/00004623-200305000-00016.

24. Bakshi NK, Cibulas GA, Sekiya JK, Bedi A. A clinical comparison of linear- and surface area-based methods of measuring glenoid bone loss. *Am J Sports Med.* 2018;46(10):2472-2477. doi:10.1177/0363546518783724.

25. Baudi P, Righi P, Bolognesi D, et al. How to identify and calculate glenoid bone deficit. *Chir Organi Mov.* 2005;90(2):145-152.

26. Chuang TY, Adams CR, Burkhart SS. Use of preoperative three-dimensional computed tomography to quantify glenoid bone loss in shoulder instability. *Arthroscopy.* 2008;24(4):376-382. doi:10.1016/j.arthro.2007.10.008.

27. Altan E, Ozbaydar MU, Tonbul M, Yalcin L. Comparison of two different measurement methods to determine glenoid bone defects: area or width? *J Shoulder Elbow Surg.* 2014;23(8):1215-1222. doi:10.1016/j.jse.2013.11.029.

28. Saito H, Itoi E, Sugaya H, Minagawa H, Yamamoto N, Tuoheti Y. Location of the glenoid defect in shoulders with recurrent anterior dislocation. *Am J Sports Med.* 2005;33(6):889-893. doi:10.1177/0363546504271521.

29. Bhatia S, Saigal A, Frank RM, et al. Glenoid diameter is an inaccurate method for percent glenoid bone loss quantification: analysis and techniques for improved accuracy. *Arthroscopy.* 2015;31(4):608-614. e1. doi:10.1016/j.arthro.2015.02.020.

30. Itoi E, Lee SB, Amrami KK, Wenger DE, An KN. Quantitative assessment of classic anteroinferior bony Bankart lesions by radiography and computed tomography. *Am J Sports Med.* 2003;31(1):112-118. doi:10.1177/03635465030310010301.

31. Yamamoto N, Itoi E, Abe H, et al. Effect of an anterior glenoid defect on anterior shoulder stability: a cadaveric study. *Am J Sports Med.* 2009;37(5):949-954. doi:10.1177/0363546508330139.

32. Martins e Souza P, Brandão BL, Brown E, Motta G, Monteiro M, Marchiori E. Recurrent anterior glenohumeral instability: the quantification of glenoid bone loss using magnetic resonance imaging. *Skeletal Radiol.* 2014;43(8):1085-1092. doi:10.1007/s00256-014-1894-6.

33. Gyftopoulos S, Hasan S, Bencardino J, et al. Diagnostic accuracy of MRI in the measurement of glenoid bone loss. *AJR Am J Roentgenol.* 2012;199(4):873-878. doi:10.2214/AJR.11.7639.

34. Huijsmans PE, Haen PS, Kidd M, Dhert WJ, van der Hulst VP, Willems WJ. Quantification of a glenoid defect with three-dimensional computed tomography and magnetic resonance imaging: a cadaveric study. *J Shoulder Elbow Surg.* 2007;16(6):803-809. doi:10.1016/j.jse.2007.02.115.

35. Tian CY, Shang Y, Zheng ZZ. Glenoid bone lesions: comparison between 3D VIBE images in MR arthrography and nonarthrographic MSCT. *J Magn Reson Imaging.* 2012;36(1):231-236. doi:10.1002/jmri.23622.

36. Lee RK, Griffith JF, Tong MM, Sharma N, Yung P. Glenoid bone loss: assessment with MR imaging. *Radiology.* 2013;267(2):496-502. doi:10.1148/radiol.12121681.

37. Moroder P, Plachel F, Huettner A, et al. The effect of scapula tilt and best-fit circle placement when measuring glenoid bone loss in shoulder instability patients. *Arthroscopy.* 2018;34(2):398-404. doi:10.1016/j.arthro.2017.08.234.

38. Saliken DJ, Bornes TD, Bouliane MJ, Sheps DM, Beaupre LA. Imaging methods for quantifying glenoid and Hill-Sachs bone loss in traumatic instability of the shoulder: a scoping review. *BMC Musculoskelet Disord.* 2015;16:164. doi:10.1186/s12891-015-0607-1.

39. Pansard E, Klouche S, Billot N, et al. Reliability and validity assessment of a glenoid bone loss measurement using the Bernageau profile view in chronic anterior shoulder instability. *J Shoulder Elbow Surg.* 2013;22(9):1193-1198. doi:10.1016/j.jse.2012.12.032.

40. Murachovsky J, Bueno RS, Nascimento LG, et al. Calculating anterior glenoid bone loss using the Bernageau profile view. *Skeletal Radiol.* 2012;41(10):1231-1237. doi:10.1007/s00256-012-1439-9.

41. Sanchez A, Ferrari MB, Akamefula RA, Frank RM, Sanchez G, Provencher MT. Anatomical glenoid reconstruction using fresh osteochondral distal tibia allograft after failed Latarjet procedure. *Arthrosc Tech.* 2017;6(2):e477-e482. doi:10.1016/j.eats.2016.11.003.

42. Eden R. Zur Operation der habituellen Schulterluxation unter Mitteilung eines neues Verfahrens bei Abriss am inneren Pfamnnenrande. *Dtsch Ztsch Chir.* 1918;144:269. doi:10.1007/BF02803861.

43. Hybbinette S. De la transplantation d'un fragment osseux pour remedier aux luxations recidivantes de l'epaule; constations et resultats. *Acta Chir Scand.* 1932;71:411-445.

44. Lynch JR, Clinton JM, Dewing CB, Warme WJ, Matsen FA III. Treatment of osseous defects associated with anterior shoulder instability. *J Shoulder Elbow Surg.* 2009;18(2):317-328. doi:10.1016/j.jse.2008.10.013.

45. Warner JJ, Gill TJ, O'Hollerhan J D, Pathare N, Millett PJ. Anatomical glenoid reconstruction for recurrent anterior glenohumeral instability with glenoid deficiency using an autogenous tricortical iliac crest bone graft. *Am J Sports Med.* 2006;34(2):205-212. doi:10.1177/0363546505281798.

46. Moroder P, Plachel F, Becker J, et al. Clinical and radiological long-term results after implant-free, autologous, iliac crest bone graft procedure for the treatment of anterior shoulder instability. *Am J Sports Med.* 2018;46(12):2975-2980. doi:10.1177/0363546518795165.

47. Fortun CM, Wong I, Burns JP. Arthroscopic Iliac Crest Bone Grafting to the Anterior Glenoid. *Arthrosc Tech.* 2016;5(4):e907-e912. doi:10.1016/j.eats.2016.04.011.

48. Giannakos A, Vezeridis PS, Schwartz DG, Jany R, Lafosse L. All-arthroscopic revision Eden-Hybinette procedure for failed instability surgery: technique and preliminary results. *Arthroscopy.* 2017;33(1):39-48. doi:10.1016/j.arthro.2016.05.021.

49. Kalogrianitis S, Tsouparopoulos V. Arthroscopic iliac crest bone block for reconstruction of the glenoid: a fixation technique using an adjustable-length loop cortical suspensory fixation device. *Arthrosc Tech.* 2016;5(6):e1197-e1202. doi:10.1016/j.eats.2016.07.007.

50. Kraus N, Amphansap T, Gerhardt C, Scheibel M. Arthroscopic anatomic glenoid reconstruction using an autologous iliac crest bone grafting technique. *J Shoulder Elbow Surg.* 2014;23(11):1700-1708. doi:10.1016/j.jse.2014.03.004.

51. Mascarenhas R, Raleigh E, McRae S, Leiter J, Saltzman B, MacDonald PB. Iliac crest allograft glenoid reconstruction for recurrent anterior shoulder instability in athletes: surgical technique and results. *Int J Shoulder Surg.* 2014;8(4):127-132. doi:10.4103/0973-6042.145269.

52. Scheibel M, Kraus N, Diederichs G, Haas NP. Arthroscopic reconstruction of chronic anteroinferior glenoid defect using an autologous tricortical iliac crest bone grafting technique. *Arch Orthop Trauma Surg.* 2008;128(11):1295-1300. doi:10.1007/s00402-007-0509-2.

53. Itoi E, Lee SB, Berglund LJ, Berge LL, An KN. The effect of a glenoid defect on anteroinferior stability of the shoulder after Bankart repair: a cadaveric study. *J Bone Joint Surg Am.* 2000;82(1):35-46. doi:10.2106/00004623-200001000-00005.

54. Bigliani LU, Newton PM, Steinmann SP, Connor PM, McLlveen SJ. Glenoid rim lesions associated with recurrent anterior dislocation of the shoulder. *Am J Sports Med.* 1998;26(1):41-45. doi:10.1177/03635 465980260012301.

55. Mologne TS, Provencher MT, Menzel KA, Vachon TA, Dewing CB. Arthroscopic stabilization in patients with an inverted pear glenoid: results in patients with bone loss of the anterior glenoid. *Am J Sports Med.* 2007;35(8):1276-1283. doi:10.1177/0363546507300262.

56. Yamamoto N, Itoi E, Abe H, et al. Contact between the glenoid and the humeral head in abduction, external rotation, and horizontal extension: a new concept of glenoid track. *J Shoulder Elbow Surg.* 2007;16(5):649-656. doi:10.1016/j.jse.2006.12.012.

57. Shaha JS, Cook JB, Rowles DJ, Bottoni CR, Shaha SH, Tokish JM. Clinical validation of the glenoid track concept in anterior glenohumeral instability. *J Bone Joint Surg Am.* 2016;98(22):1918-1923. doi:10.2106/JBJS.15.01099.

58. Brox JI, Finnanger AM, Merckoll E, Lereim P. Satisfactory long-term results after Eden-Hybbinette-Alvik operation for recurrent anterior dislocation of the shoulder: 6-20 years' follow-up of 52 patients. *Acta Orthop Scand.* 2003;74(2):180-185. doi:10.1080/00016470310013923.

59. Wildner M, Wimmer B, Reichelt A. Osteoarthritis after the Eden-Hybbinette-Lange procedure for anterior dislocation of the shoulder. A 15 year follow up. *Int Orthop.* 1994;18(5):280-283. doi:10.1007/bf00180226.

60. Zuckerman JD, Matsen FA III. Complications about the glenohumeral joint related to the use of screws and staples. *J Bone Joint Surg Am.* 1984;66(2):175-180.

61. Ghodadra N, Gupta A, Romeo AA, et al. Normalization of glenohumeral articular contact pressures after Latarjet or iliac crest bonegrafting. *J Bone Joint Surg Am.* 2010;92(6):1478-1489. doi:10.2106/JBJS.I.00220.

62. Noonan B, Hollister SJ, Sekiya JK, Bedi A. Comparison of reconstructive procedures for glenoid bone loss associated with recurrent anterior shoulder instability. *J Shoulder Elbow Surg.* 2014;23(8):1113-1119. doi:10.1016/j.jse.2013.11.011.

63. Willemot LB, Akbari-Shandiz M, Sanchez-Sotelo J, Zhao K, Verborgt O. Restoration of articular geometry using current graft options for large glenoid bone defects in anterior shoulder instability. *Arthroscopy.* 2017;33(9):1661-1669. doi:10.1016/j.arthro.2017.04.002.

64. Lunn JV, Castellano-Rosa J, Walch G. Recurrent anterior dislocation after the Latarjet procedure: outcome after revision using a modified Eden-Hybinette operation. *J Shoulder Elbow Surg.* 2008;17(5):744-750. doi:10.1016/j.jse.2008.03.002.

65. Steffen V, Hertel R. Rim reconstruction with autogenous iliac crest for anterior glenoid deficiency: forty-three instability cases followed for 5-19 years. *J Shoulder Elbow Surg.* 2013;22(4):550-559. doi:10.1016/j.jse.2012.05.038.

66. Provencher MT, Frank RM, Golijanin P, et al. Distal tibia allograft glenoid reconstruction in recurrent anterior shoulder instability: clinical and radiographic outcomes. *Arthroscopy.* 2017;33(5):891-897. doi:10.1016/j.arthro.2016.09.029.

67. Di Giacomo G, Costantini A, de Gasperis N, et al. Coracoid graft osteolysis after the Latarjet procedure for anteroinferior shoulder instability: a computed tomography scan study of twenty-six patients. *J Shoulder Elbow Surg.* 2011;20(6):989-995. doi:10.1016/j.jse.2010.11.016.

68. Dehaan A, Munch J, Durkan M, Yoo J, Crawford D. Reconstruction of a bony Bankart lesion: best fit based on radius of curvature. *Am J Sports Med.* 2013;41(5):1140-1145. doi:10.1177/0363546513478578.

69. Rios D, Jansson KS, Martetschläger F, Boykin RE, Millett PJ, Wijdicks CA. Normal curvature of glenoid surface can be restored when performing an inlay osteochondral allograft: an anatomic computed tomographic comparison. *Knee Surg Sports Traumatol Arthrosc.* 2014;22(2):442-447. doi:10.1007/s00167-013-2391-5.

70. Bhatia S, Van Thiel GS, Gupta D, et al. Comparison of glenohumeral contact pressures and contact areas after glenoid reconstruction with Latarjet or distal tibial osteochondral allografts. *Am J Sports Med.* 2013;41(8):1900-1908. doi:10.1177/0363546513490646.

71. Bhatia S, Ghodadra NS, Romeo AA, et al. The importance of the recognition and treatment of glenoid bone loss in an athletic population. *Sports Health.* 2011;3(5):435-440. doi:10.1177/1941738111414126.

72. Provencher MT, Ghodadra N, LeClere L, Solomon DJ, Romeo AA. Anatomic osteochondral glenoid reconstruction for recurrent glenohumeral instability with glenoid deficiency using a distal tibia allograft. *Arthroscopy.* 2009;25(4):446-452. doi:10.1016/j.arthro.2008.10.017.

73. Frank RM, Romeo AA, Richardson C, et al. Outcomes of Latarjet versus distal tibia allograft for anterior shoulder instability repair: a matched cohort analysis. *Am J Sports Med.* 2018;46(5):1030-1038. doi:10.1177/0363546517744203.

74. Tokish JM, Fitzpatrick K, Cook JB, Mallon WJ. Arthroscopic distal clavicular autograft for treating shoulder instability with glenoid bone loss. *Arthrosc Tech.* 2014;3(4):e475-e481. doi:10.1016/j.eats.2014.05.006.

75. Novak PJ, Bach BR Jr, Romeo AA, Hager CA. Surgical resection of the distal clavicle. *J Shoulder Elbow Surg.* 1995;4(1 pt 1):35-40. doi:10.1016/s1058-2746(10)80006-0.

76. Harris RI, Vu DH, Sonnabend DH, Goldberg JA, Walsh WR. Anatomic variance of the coracoclavicular ligaments. *J Shoulder Elbow Surg.* 2001;10(6):585-588. doi:10.1067/mse.2001.118480.

77. Delaney RA, Freehill MT, Janfaza DR, Vlassakov KV, Higgins LD, Warner JJ. 2014 Neer Award Paper: neuromonitoring the Latarjet procedure. *J Shoulder Elbow Surg.* 2014;23(10):1473-1480. doi:10.1016/j.jse.2014.04.003.

78. Choate SW, Kwapisz A, Tokish JM. Distal clavicle autograft—I would like to use my own osteochondral graft please. *Ann Joint.* 2017;2(77). doi:10.21037/aoj.2017.10.12.

79. Kwapisz A, Fitzpatrick K, Cook JB, Athwal GS, Tokish JM. Distal clavicular osteochondral autograft augmentation for glenoid bone loss: a comparison of radius of restoration versus Latarjet graft. *Am J Sports Med.* 2018;46(5):1046-1052. doi:10.1177/0363546517749915.

80. Petersen SA, Bernard JA, Langdale ER, Belkoff SM. Autologous distal clavicle versus autologous coracoid bone grafts for restoration of anterior-inferior glenoid bone loss: a biomechanical comparison. *J Shoulder Elbow Surg.* 2016;25(6):960-966. doi:10.1016/j.jse.2015.10.023.

第12章

关节镜下 Latarjet 术

Laurent LaFosse, Christian Moody, Leonard Achenbach

肩关节前方不稳定可能有多种不同的表现:肩关节脱位、半脱位或单纯性疼痛。一旦发生肩关节脱位,IGHL便可能会受损,并伴有盂唇分离和潜在骨性损伤。当这些问题结合在一起时,通常会导致复发性不稳定。根据我们的经验,对于单纯性盂唇分离,通常关节镜下复位效果较好,但一旦脱位涉及IGHL,单纯软组织复位的远期效果会很差。处理年轻碰撞类运动员的肩关节不稳定时,若单纯进行软组织手术,则会遗留高翻修率和高复发率的风险[1,2]。本书中介绍了多种开放式和关节镜下治疗方法。对于运动员、复发性前方不稳定、继发于骨性Bankart损伤的不稳定、包括双极损伤在内的脱轨损伤,以及盂肱韧带撕脱伤(HAGL)患者,我们的首选技术均为关节镜下 Latarjet 术。与1954年描述的传统开放式Latarjet术相比[3],关节镜下 Latarjet 术有以下优点:能更好地显示整个关节,从而实现最佳的移植物放置,并可同时处理伴随的后方和上方盂唇损伤。此外,腋神经和周围血管组织的直接可视化可减少神经血管损伤风险[4,5]。

Latarjet术能成功固定肩关节主要是通过以下关键机制实现的。首先,喙突转位通过增加肩胛盂表面积来提供静态稳定性,从而形成更大的关节弧度,防止了Hill-Sachs损伤咬合肩胛盂前缘。其次,联合腱作为下方关节囊的动态增强结构提供了"吊床"效应,尤其是当肩关节处于最为脆弱的外展外旋位时。最后,被劈开的肩胛下肌和联合腱之间的交叉处为肩胛下肌下部提供了进一步的动态张力,同样是在最脆弱的位置时具有最大的张力[4,5]。下文将详细描述所有病理学和稳定机制。

自2007年我们首次发表关节镜下 Latarjet 术以来,我们的技术也在不断发展[4]。值得注意的是,这一手术应由具有充分关节镜专业知识的外科医生来完成。我们建议在常规关节镜检查或手术中应尽可能熟悉肩关节前方间隙,包括喙突下间隙。而后,第一次完整手术过程应在实验室中用尸体标本完成,若条件允许,则可多次练习。最后,可邀请当地导师在现场协助指导,以提供重要提示并帮助解决困难。

肩关节前方不稳定损伤

"肩关节前方不稳定"通常包括盂肱关节病理性前下移位的所有症状。但随着我们对肩关节认识的加深,我们需要更精确的概念。

此概念必须能描述症状的严重程度与病变位置之间的直接关系。

根据症状的严重程度,法国关节镜学会定义了3组患者。

(1)第Ⅰ组(56%):脱位(至少有一次需要他人帮助复位的完全性脱位)。

(2)第Ⅱ组(26%):半脱位(肩关节不曾完全脱位,

但经体格检查证实有肩关节不稳定的感觉）。

（3）第Ⅲ组（18%）：肩关节不稳定性疼痛（患者主诉肩关节疼痛，外科医生确定是由不稳定造成，如盂唇分离）。

进一步细分包括以下内容：

软组织损伤的范畴很广，从单纯Bankart损伤，到前方盂唇韧带从骨膜上袖套样撕脱、复杂的盂唇裂伤（Detrisac Ⅱ型或Ⅲ型），以及HAGL的肱骨侧撕脱等更为复杂的关节囊盂唇复合体损伤等，都可归为软组织损伤。在最常见的仅涉及软组织的不稳定脱位病例（第Ⅰ组）中，肱骨向前、内和下方移位。此时，IGHL必然受累，且在大多数情况下软组织受损严重（韧带拉伸或撕裂、HAGL肱骨止点撕脱伤）。除韧带损伤外，盂唇环常被撕裂，从而导致对愈合过程至关重要的完整环向心力的丧失。

在脱位瞬间，肱骨和肩胛盂侧都会产生相关的骨性损伤。肱骨后方水平的Hill-Sachs损伤，以及造成永久性肩胛盂骨丢失的Bankart/肩胛盂边缘骨折，均可能会进一步损害剩余的稳定性。5例肩关节前方不稳定患者中的4例有"双极损伤"，即同时存在Hill-Sachs损伤和肩胛盂骨性损伤[6]。Itoi将肩胛盂和肱骨头之间的接触区域定义为"肩胛盂轨道"。根据Hill-Sachs损伤位置，其要么为脱位并与肩胛盂咬合（脱轨型损伤），要么无咬合并保持复位状态（在轨型损伤）[6]。

为什么要进行喙突转位

对于单纯软组织Bankart损伤，开放性和关节镜下Bankart修复术均能获得极好的效果。但对于诸如HAGL肱骨侧撕脱伤、复杂的盂唇损伤、不可修复的软组织损伤等尚不明确的软组织损伤，以及骨缺损病例，这种技术不足以使肩关节获得足够的稳定性。对于年轻患者（年龄<20岁）、过顶运动员和参与接触类运动的患者，应避免进行单纯软组织修复手术。

Boileau于2006年指出了Bankart手术失败的几个原因[1]。肩胛盂或肱骨侧骨丢失和下方韧带松弛是已明确的最重要危险因素。而这通常是由初次脱位拉伤导致的。这种复合损伤可导致软组织修复术后高达75%的复发率[1,7]。

似乎很明显的是，当HAGL撕裂或减弱时，单纯将盂唇复位到肩胛盂上的Bankart修复术并不能恢复肩关节软组织的稳定性。进一步说，如果合并有肩胛盂骨丢失或咬合的Hill-Sachs损伤，单纯软组织修复并不能延长肩胛盂的关节弧度，而这是防止未来可能会出现的咬合和复发所必需的。所以在这些情况下，必须采取其他方法。

Bristow术的最初描述是用摆锯切下喙突远端的骨条，而后单纯将联合腱转位到肩胛下肌中。Helfet[8]改良了Bristow术式，将更大的喙突骨块用一枚螺钉固定在前方肩胛盂颈上。

Latarjet术

Latarjet术利用前方肩胛盂与喙突骨块曲率一致的优势，将50%的喙突固定在平坦位置上。更大尺寸的骨块可进行双螺钉固定，这样具有更好的旋转稳定性且更便于加压，同时也就更利于修复肩胛盂的骨丢失。将联合腱穿过肩胛下肌的下半部分以完成韧带成形，操作时需注意要略向下方和后方倾斜[4]。如此便对下方关节囊和肩胛下肌施加了一个动态张力，这在外旋时表现尤为明显，从而加强了前方的约束作用。通过增强肩胛盂的骨性轮廓，可以防止咬合型Hill-Sachs损伤的发生。目前的技术是在肩胛下肌的上2/3和下1/3之间将其水平劈开，而不再是最初描述的那样通过L形切口将其从上方离断。

自体骨和髂骨移植

自体骨或髂骨移植等替代手术是已常规开展的开放式手术，并成为内固定物故障、复发性脱位或骨不连等情况下的抢救性术式。

单独联合腱转位

将联合腱单独从肩胛下肌上方转位到肩胛盂颈，以替代撕裂的HAGL的悬吊作用，但这仍无法解决下方韧带无力和（或）肩胛盂骨丢失的问题。

Latarjet术或改良Bristow术，在进行骨性手术的同时，将联合腱穿过肩胛下肌，从而完成了韧带成形，均获得了成功。Itoi的生物力学研究证明，骨性重建可以恢复100%的固有肩胛盂，而骨性重建与联合腱固定相结合，则可以获得130%的肩关节稳定性。但 Latarjet 术中顶部的关节囊重建则并不会影响结果[9]。

为什么要进行关节镜下 Latarjet 术

与开放式 Latarjet 术相比,关节镜下有以下优势:

(1)在关节镜下可以将移植骨块放置得更准确。关节镜技术可提供多个视角,不仅可以将移植物放置得更准确,还可以减少悬垂和撞击的发生。

(2)与开放手术不同的是,关节镜手术可以治疗诸如上盂唇自前向后损伤和后盂唇损伤等伴随病变。

(3)可在一次关节镜手术中同时放置前方和后方阻挡骨块,以解决双向不稳定的问题,而这在同一次开放式手术中是无法完成的。

(4)开放式手术时骨块固定的强度允许早期活动,但与关节镜相比,开放式手术粘连和肩关节僵硬的风险都更高。

(5)若在计划的 Bankart 修复术中发现传统开放式手术已无法修复软组织,可能需要使患者重新变换体位,那么关节镜下 Latarjet 术可成为替代方案。

(6)关节镜具有术后疼痛轻、活动早、康复和恢复运动快等优点。

(7)关节镜手术切口小且美观。

关节镜下 Latarjet 术有以下不足:

(1)术中很多操作步骤难度较高。

(2)有肿胀相关的风险。

(3)肩胛骨定位困难,可能会导致移植物和螺钉位置不良。

(4)有神经和血管损伤风险。

(5)如果手术条件不理想,关节镜下 Latarjet 术是无法完成的,而这在很大程度上取决于与麻醉团队的完美配合。

重要的是要记住,在任何阶段,Latarjet 术都可从关节镜下转为开放式手术。

关节镜下 Latarjet 术的适应证

完成详细的病史采集、临床检查和影像学检查,在术中评估韧带稳定性后即可确定合适的手术方式。下文将展示不同手术适应证的示例。

GBL

许多学者报道了由 GBL 导致软组织修复失败的病例[10]。生物力学研究证实了前下方肩胛盂磨损所造成的机械性后果,并通过 X 线片、CT 和关节镜可视化(倒置梨形)等不同技术对其进行了评估[11]。在某些情况下,可在关节镜下用锚钉和缝线对小骨块进行复位修复。但这样总比原肩胛盂小,且不像骨性阻挡那样坚固牢靠。

GBL 是复发性不稳定的常见原因,可表现为骨性 Bankart 损伤,或前方或下方肩胛盂边缘的真正骨折。标准 AP 位 X 线片可能显示出前下方肩胛盂边缘的骨折或更细微的轮廓缺失。肩胛盂下线表观密度的降低通常意味着 3~6 点钟位置之间的肩胛盂边缘磨损。当肩胛盂有骨丢失时,腋位或更好的 Bernageau 位可以显示此区域变平[12]。总之,可通过多种方法评估骨丢失程度,包括 X 线片、特定 MRI 序列、3D 容积再现的 CT 扫描和关节镜下评估、测量等[13]。CT 重建提供了比关节镜视图更稳健的静态测量结果。在关节镜下测量从裸点到肩胛盂边缘的距离,有助于外科医生识别倒置梨形肩胛盂,确认大量骨丢失,并评估单纯软组织修复术失败的可能性。即使有骨块存在,但由于坏死骨愈合困难,对其进行复位修复并不足以恢复骨性肩胛盂的关节弧度。在这些情况下,应考虑采用 Latarjet 术进行骨性重建。

肱骨骨丢失

Hill-Sachs 损伤的位置和深度因每个病例而异,有时小而浅,有时深而广,个别情况下会有双重损伤。Hill-Sachs 损伤的存在造成了肩关节的持续性不稳定,即使在 Bankart 术修复很好的情况下也会如此。很难对其进行精确评估,但可通过简单的内旋位 X 线片和 2D CT 或 3D CT 扫描来简单评估。冈下肌填充手术已经取得了令人满意的结果,但外旋会受限,且远期结果尚未报道。

Hill-Sachs 损伤的位置和大小决定了关节弧度是否会减小,以及是否会与肩胛盂咬合。在肩关节外展外旋位,甚至在过顶运动范围内进行动态关节镜检查将显示是否为咬合型损伤。骨性阻挡手术将增加前方肩胛盂弧度,从而增加 Hill-Sachs 损伤接近肩胛盂边缘之前所能达到的外旋程度。我们认为,通过骨移植来扩大肩胛盂的关节弧度并不会增加关节外旋时的接触压力。但填充手术不仅会造成外旋受限,且在外旋过程中可能会引起关节软骨接触压力的增加。

肩胛盂合并肱骨骨丢失

如前所述,"双极损伤"是许多复发性不稳定的主要原因。而每个单独损伤的严重程度可能会有很大不同。可在术前通过体格检查、X线片和CT扫描等进行评估。在进行动态可视化关节镜探查时,需注意仔细寻找这两处损伤。

不可修复性软组织损伤/复杂软组织损伤

HAGL损伤有时可通过MRI或CT关节造影获得诊断,但在大多数情况下是在关节镜检查时发现的。根据肱骨侧撕脱位置的不同,可能采用不同的缝合和锚定复位技术,但我们使用该技术的结果反馈较差,因为术后多发生关节僵硬。

此外,在多向脱位患者中,HAGL的内在结构通常紊乱,尽管这在宏观上可能并不明显。单纯将这些受损组织修复到肩胛盂上并不能恢复肩关节稳定性。这就像是重新挂起一个毁坏松弛的吊床一样。最后一种情况是盂唇撕裂,而这通常与HAGL损伤相关。在这种情况下,盂唇环被破坏,即使修复后也无法达到完整盂唇环的强度。在这些情况下,需要进行伴随骨性阻挡的韧带成形术。根据我们的经验,完全脱位与下方韧带撕脱相关,是韧带损伤的不良预后因素。多向完全性脱位会对软组织结构造成进一步损伤。

Bankart修复翻修术

在开放性或关节镜下Bankart修复术后,通常以有无复发性脱位来衡量成功与否。在某些情况下,关节稳定性不足,这是由患者久坐缺乏运动的生活方式所致,但也不会出现明显的不稳定症状。这在一定程度上可以解释在短期随访中所看到的一系列优秀的结果。而我们发现5~7年后,这群特殊的患者可能会继续发展为不稳定和(或)关节炎。在这些病例中,最初的手术被认为是成功的,但损伤从未得到真正修复,且随后肩胛盂也会逐渐受到侵蚀。同样的,这些患者也可以采用伴随骨性阻挡的韧带成形术来治疗。

特殊患者

有些患者参加高风险运动(攀岩、美式足球、橄榄球)或工作(木工),或者由于其强度和动作(投掷者)而具有较高的复发风险。对于这些患者而言,Latarjet术可以为他们提供牢固固定和快速康复。

关节镜下Latarjet手术技术

关节镜下Latarjet手术技术可分为5个步骤。这些步骤包括关节评估和暴露、喙突骨块的获取、肩胛下肌劈开、喙突转位和最终的喙突固定。

患者取沙滩椅位,使用搁手板以摆放好手臂和肩胛骨的位置。

我们采用7个入路(图12-1)。

(1)入路A:标准后方入路。

(2)入路E:从前外侧进入肩袖间隙(RI)。

(3)入路D:肩峰前外侧角水平的前外侧。

(4)入路I:腋窝皱襞上方与喙突平齐。

(5)入路J:位于入路I和入路D之间,与肩胛下肌纤维平行。

(6)入路M:经胸大肌的最前内侧入路,与肩胛盂表面平齐。

(7)入路H:喙突上方的前上方入路。

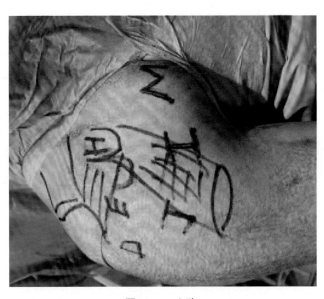

图12-1 入路。

步骤1：关节评估和暴露

从标准后方入路A开始进入关节腔。通过由外向内技术建立前外侧入路E，将探针穿入RI。通过该探针，可以进行诸如动态稳定性评估等诊断性关节镜检查，且可以寻找有无肩胛盂和肱骨头骨缺损，以及诸如HAGL等的软组织损伤。

打开RI显露出肩胛下肌两侧，并为处理肩胛盂颈部做好准备。在肩胛下肌上缘打开盂肱关节，在2~5点钟位置分离前下盂唇和内侧盂肱韧带，以显露出肩胛盂颈部。这可以使用射频来完成。显露出预计的骨移植部位，在肩胛盂颈部和肩胛下肌之间劈开关节囊。如有必要，可去除病理性前关节囊和骨性Bankart损伤。肩胛盂颈部用骨锉打磨，以为移植物愈合提供良好基础。然后显露出肩胛下肌的两侧，要特别注意其关节侧。这些组织的松解对于帮助喙突移植物转位非常必要。任何关节内病变均应在此阶段处理，如后方盂唇修复。如此便完成了关节内的准备。

喙突软组织准备包括：将一根长腰穿针平行于肩胛下肌的上部刺入，以确保入路D的最佳位置。而后在入路D中进行操作。去除喙突下滑囊的末端，显露联合腱至胸大肌水平。

在联合腱后面有一内侧组织屏障，将臂丛与喙突下滑囊分开。轻轻解剖，显露出诸如腋神经等独立的神经。在劈开肩胛下肌并放置移植物时，需直视该神经并了解其位置。将滑囊与喙突之间粘连的软组织进一步松解，以便游离喙突并转位。

确认喙肩韧带的喙突侧止点并将其剥离。应注意凝住胸肩峰动脉的终末支。将联合腱的前面从三角肌筋膜中分离出来。松解下限为胸大肌。劈开喙突前的三角肌筋膜有助于其显露。

现在将镜头从入路A转换到入路D。分离联合腱和胸小肌（PM）之间的粘连。松解喙突内侧缘的PM肌腱，在这一步中需注意要紧贴骨面松解。彻底清除喙突上部的软组织，以完成喙突的最终准备。完成解剖并了解神经位置后，我们即可知联合腱外侧是安全的。

步骤2：喙突的获取

建立入路I、J和M，以完成前方入路准备。

使用由外向内技术，在腋窝皱襞上方与喙突平齐的位置建立入路I。当镜头穿过由探针建立的入路I时，预期能看到喙突的4个面。入路J位于入路I和入路D的弧线中点。其提供了更正面的喙突视图，而入路D则提供了更好的侧视图。两个垂直视图是确保最佳喙突准备所必需的。

入路M是最内侧的。其应与肩胛盂表面平齐，并能平行于肩胛盂进行喙突固定。尽管很靠内侧，只要不穿透PM，此入路即是安全的。而一旦PM被剥离，神经丛便与入路M连成一条线，此时使用入路M务必小心。

PM分离包括：镜头从入路I进入后，射频从入路M进入，并定位PM的上部和下部。将PM与联合腱分离的操作比较困难，但也非常关键。在显露出肌皮神经前，射频应保持在浅表操作且劈开时需格外小心。而后将PM从喙突上完全剥离。此时可以看到神经丛，但无须解剖游离。

此时镜头从入路J进入而射频换为入路I。为了确定入路H，需从入路D置入关节镜交换棒，并抬高喙突上方的空间（就像在开放式手术中使用牵开器一样）。我们习惯将其另一端穿过塑料集液袋，以使"牵开器"保持在需要的位置上。用一根垂直于轴线的长腰穿针再次定位喙突中点。这将用于引导喙突钻头导向器的位置。定位满意后，做上方切口即为入路H。

将15°喙突钻导向器平齐放置在喙突顶部，以钻取喙突并插入前顶帽。应注意随时调整镜头视角，以确保此时插入的喙突钻导向器的内外侧对齐。将导向器置于喙突外侧2/3和内侧1/3交界处。使用7mm的新钻孔导向器（DePuy-Synthes）装置，确保与喙突外侧面正确对线（图12-2）。

用克氏针钻取α孔（下方和远端）。进行此操作时，要注意需在喙突下方直视观察，以确保克氏针方向与喙突上表面垂直，并避免穿入太深损伤臂丛。定位β孔相对于轴线的最终位置。旋转对齐喙突钻孔导向器，然后钻取β（近端）克氏针。

拆下钻孔导向器，保留克氏针并检查其位置。使用喙突阶梯钻进一步钻孔。为了确保钻透双层皮质，钻孔时，可在克氏针末端放置一夹钳。当夹钳（以及克氏针）开始旋转时，表明已穿过第二层皮质。

拆下夹钳和钻头，但仍保留克氏针。

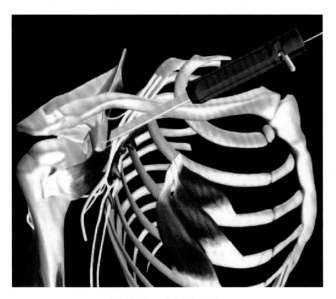

图 12-2 喙突导向器。

攻丝钻孔用以准备顶帽和肩胛盂螺钉。取下 β 克氏针。将前顶帽插入 α 钻孔中后移除克氏针。首先,将骨刀置于喙锁韧带正前方的内侧最近端。

喙突准备好后,即可通过入路 H 进行喙突截骨。首先,将骨刀放置于喙锁韧带正前方的内侧最近端。在这里进行喙突内侧 1/4 截骨。在外侧面也进行同样的操作。而后第三步,将骨刀放置在前两次截骨的连线上,完成最终截骨(图 12-3)。

在此阶段,通常有筋膜将喙突维持在上方。需松解此筋膜,但要注意保护后方腋神经。

步骤 3:肩胛下肌的劈开

确定劈开肩胛下肌的水平位置。通过入路 J 用刨刀将肌腱和肌肉前面的滑囊彻底清除。同时通过入路 M 进行射频止血。确定"三姐妹"(一条动脉和两条静脉)和腋神经沿肌肉走行的位置,以避免神经血管损伤。明确肩胛下肌的上 2/3 和下 1/3 位置。

劈开肩胛下肌如图 12-4 所示。将手臂外旋,以免肱骨头前移。用射频沿肩胛下肌纤维走行方向,从其在小结节外侧止点处开始,向内侧靠近腋神经方向直到肩胛盂颈部将其劈开。专家提示:从腋神经内侧开始沿肌纤维向外侧移动,当移动到更深层肌肉时,使用交换棒将已劈开肌肉的上缘抬起,以抵消张力。

从入路 A 引入一个探针,用以维持肩胛下肌窗的开放。

步骤 4:肩胛盂骨床的制备和移植物修整

操作时将搁手板轻微内旋,肩胛骨后引,以减小肩胛下肌张力,且便于螺钉定向。利用这个机会观察前方肩胛盂颈部,确保其表面平整可以接受喙突移植物。可从入路 M 中置入骨锉来处理额外的骨磨损。接下来通过入路 M 将 15°喙突导向器(CPG)穿过劈开的肩胛下肌,嵌入准备好的前方肩胛盂上。应将导向器放置在 3~5 点钟位置,并与肩胛盂平齐。将 CPG 置于正确的方向,使其孔指向下方。正确测量两个钻孔到肩胛盂表面的距离可以确保喙突移植物与肩胛盂

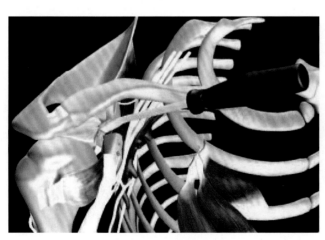

图 12-3 喙突截骨。

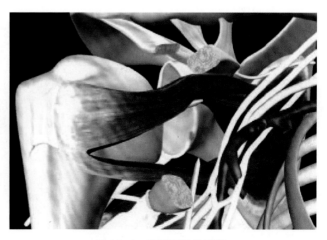

图 12-4 肩胛下肌的劈开。

表面的正确对位。通过入路A引入一个7mm的探针（与喙突上钻孔到其外侧缘的距离相同）并找出正确钻孔位置，从而确定克氏针钻孔之间的距离。

通过CPG上的α孔插入肩胛盂克氏针，并将肩胛盂钻通。克氏针会从肩关节后方皮肤穿出，此时在其上放置夹钳。将套管手柄推向内侧，以使克氏针与肩胛盂表面之间的夹角最小。专家提示：比入路A偏内2~3cm则意味着克氏针方向良好。从后方用3.2号空心肩胛盂钻头对克氏针进一步钻孔，以钻通双层皮质。移去钻头。从后方插入空心测深器，直到感觉到皮质阻力。移去克氏针。使用测深器观察并记录肩胛盂深度，以确定固定喙突的螺钉长度。

移植物的修整如图12-5所示。将镜头转移至入路J。拆下CPG并将游离的喙突穿过CPG（入路M）。手动拧入喙突定位套管至顶帽，将其固定到CPG上。清除移植物上PM和内侧筋膜的所有残留粘连。操作过程中需注意避免损伤肌皮神经。喙突骨块的基底部通常有一个内侧棘突，必须对其修整，以使骨块与肩胛盂有良好的骨性接触。当通过入路D引入骨锉时，为了稳定喙突，需将克氏针置入α喙突螺钉孔，而后穿过保留在肩胛盂骨质中的空心测深器。这根克氏针将确保喙突在准备过程中不会移动，并保护邻近神经丛。

为了实现这一操作，改由助手扶住镜头，术者使用双手技术，一只手控制移植物在套管上，另一只手用骨锉对其进行修整（通过入路D）。此时移植物可以转位并固定到肩胛盂上。

步骤5：喙突转位和喙突固定

将喙突定位套管上的喙突沿克氏针放置于肩胛盂颈部。用交换棒将劈开的肩胛下肌抬起，如此操作会相对容易。将移植物水平穿过肩胛下肌，而后将其旋转90°，以达到在肩胛盂上所需的位置。此位置不能突出于肩胛盂表面，而要与软骨下骨平齐。

将移植物放置在所需位置后，开始着手用螺钉固定。最后一步，将螺钉拧入每个准备好的钻孔中。螺钉长度已在先前由测深器确定。交替拧紧螺钉，以使移植物加压固定在肩胛盂颈部。而后从后面取下克氏针。

通过入路D和入路J（图12-6）对移植物和螺钉的位置进行最终检查，在此阶段可用骨锉对其进行最后修整。移植物上任何的突起都要磨锉到与肩胛盂平齐。

缝合皮肤后，将患肢用外展枕固定。

术后行X线片检查确认移植物已固定良好。只有通过3D CT才能准确评估移植物的位置（图12-7）。我们通常在术后6周和3个月对患者进行随访。

并发症的处理

围术期并发症主要是喙突骨折和神经血管损伤。当在关节镜下操作过于困难时（无法控制的出血、过度肿胀、螺钉定位困难等），应转为开放式手术，以使Latarjet术获得最佳效果。

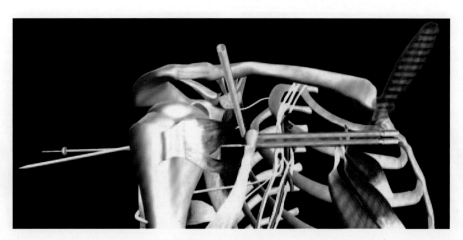

图12-5 喙突准备。

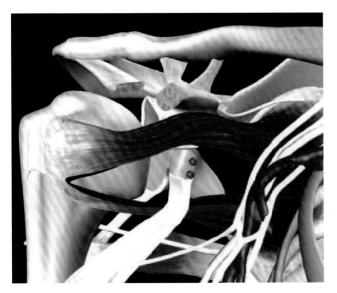

图 12-6　喙突固定的最终视图。

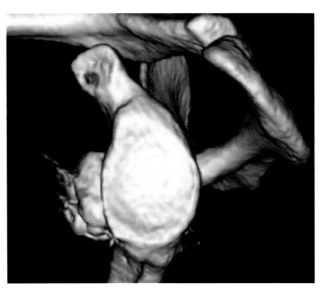

图 12-7　术后 3D CT。

术后早期并发症极为罕见,但仍需注意控制并监测有无肿胀。血肿罕见,但需密切关注,以发现任何可能的血管损伤迹象。

随着顶帽垫圈的使用,移植物骨不连的并发症已较少发生,因为顶帽可使移植物承受更大的加压。

加压后,通常在 6 周内成功愈合。但远期移植物骨吸收是一个更为常见的问题,这导致螺钉头在前方露出。而这会使一些患者出现疼痛和肌腱撞击,此后在关节镜下将螺钉取出可使症状得以缓解。

不稳定复发不常见却很难处理,但好在关节镜下髂骨植骨(Eden-Hybbinette)翻修术在恢复稳定性方面已取得良好的结果[14]。因邻近上肢神经血管结构,在翻修手术时应注意避免损伤。

康复和重返赛场的注意事项

用两枚螺钉固定的初始强度允许进行早期康复。术后固定取决于对疼痛的耐受。当患者感到疼痛缓解后,可停用肩肘带。肩肘带最长使用 2 周,而后患者开始进行自由被动活动和辅助主动活动。康复方案必须能适应患者个体情况,以及术中可能伴随的其他问题,如上盂唇自前向后损伤或后方 Bankart 修复等。

康复应逐步从闭链训练过渡为开链训练。开链训练应从基本的肩袖训练发展到完全恢复投掷能力,其中,重点是内外旋力量和爆发力训练。肩胛骨康复和动链训练也是必需的。

我们建议患者在术后 3 个月内不要恢复高风险(投掷)和碰撞类运动。对于投掷运动员而言,应特别注意外旋肌群的力量,因为这是投掷过程中最重要的盂肱关节减速机制。而 Latarjet 术后可尽早恢复外旋力量训练,所以这对投掷运动员很有益处。

结果

在 2015 年 12 月法国关节镜学会的一次研讨会中,我们分析了与会的 10 名成员进行的开放式和关节镜下 Latarjet 术的多中心研究。

通过对 390 例患者进行术后 CT 扫描,我们前瞻性地分析比较了二者在并发症、临床及影像学结果、移植物位置和演变等方面的区别。结果显示,开放式和关节镜下 Latarjet 术两者之间无显著性差异。这两项技术均取得了良好的结果,且并发症发病率低。我们还评估了围术期关节镜技术遇到的困难,结果发现最大的困难包括可视化、肩胛下肌劈开和螺钉定位等。

开放式和关节镜下 Latarjet 术并发症发病率为 5%[15]~30%[16]。在最大的关节镜下 Latarjet 术研究系列中,对 1555 例患者进行了回顾性评估,发现总并发症发病率为 4.2%,神经系统并发症发病率为 0.2%[17]。

结论

肩关节前方不稳定是肩关节外科医生面临的一个常见问题,在过去20年中,手术治疗的选择已经大大增加。关节镜可帮助诊断许多不稳定病例中既往未被识别的软组织病变。结合影像学检查,关节镜提高了我们对肩胛盂和肱骨头骨性损伤的认识,也加深了对肩关节不稳定影响的理解。

关节镜下Latarjet术是我们的首选治疗方法,尤其是对于那些伴有严重骨丢失的病变,以及参与接触类运动或投掷的运动员而言更是如此。关节镜技术要求外科医生能通过不同入路,从不同角度观察肩关节,这对手术结果至关重要。我们强烈建议从开放式手术开始,熟练掌握后再进行关节镜手术,且在必要时立即转为开放式手术。如此便可逐步提高关节镜手术技术,且在遇到困难时也有可靠的解决方案可用。

(王一鸣 徐卫东 译)

参考文献

1. Boileau P, Villalba M, Héry JY, Balg F, Ahrens P, Neyton L. Risk factors for recurrence of shoulder instability after arthroscopic Bankart repair. *J Bone Joint Surg Am*. 2006;88(8):1755-1763. doi:10.2106/JBJS.E.00817.

2. Walch G, Boileau P, Levigne C, Mandrino A, Neyret P, Donell S. Arthroscopic stabilization for recurrent anterior shoulder dislocation: results of 59 cases. *Arthroscopy*. 1995;11(2):173-179. doi:10.1016/0749-8063(95)90063-2.

3. Latarjet M. Treatment of recurrent dislocation of the shoulder [article in French]. *Lyon Chir*. 1954;49(8):994-997.

4. Lafosse L, Lejeune E, Bouchard A, Kakuda C, Gobezie R, Kochhar T. The arthroscopic Latarjet procedure for the treatment of anterior shoulder instability. *Arthroscopy*. 2007;23(11)1242.e1-e5. doi:10.1016/j.arthro.2007.06.008.

5. Ravenscroft M, Odak S. Arthroscopic Latarjet: tips for success. *Oper Tech Sports Med*. 2019;27(2):69-76. doi:10.1053/j.otsm.2019.03.004.

6. Itoi E. 'On-track' and 'off-track' shoulder lesions. *EFORT Open Rev*. 2017;2(8):343-351. doi:10.1302/2058-5241.2.170007.

7. Gill TJ, Micheli LJ, Gebhard F, Binder C. Bankart repair for anterior instability of the shoulder. Long-term outcome. *J Bone Joint Surg Am*. 1997;79(6):850-857. doi:10.2106/00004623-199706000-00008.

8. Griesser MJ, Harris JD, McCoy BW, et al. Complications and re-operations after Bristow-Latarjet shoulder stabilization: a systematic review. *J Shoulder Elbow Surg*. 2013;22(2):286-292. doi:10.1016/j.jse.2012.09.009.

9. Helfet AJ. Coracoid transplantation for recurring dislocation of the shoulder. *J Bone Joint Surg Br*. 1958;40-B(2):198-202.

10. Yamamoto N, Muraki T, Sperling JW, et al. Stabilizing mechanism in bone grafting of a large glenoid defect. *J Bone Joint Surg* Am. 2010;92(1):2059-2066. doi:10.2106/JBJS.I.00261.

11. Burkhart S, De Beer J, Tehrany A, Parten PM. Quantifying glenoid bone loss arthroscopically in shoulder instability. *Arthroscopy*. 2002;18(5):488-491. doi:10.1053/jars.2002.32212.

12. Burkhart S, De Beer J. Traumatic glenohumeral bone defects and their relationship to failure of arthroscopic Bankart repairs: significance of the inverted-pear glenoid and the humeral engaging Hill-Sachs lesion. *Arthroscopy*. 2000;88(8):677-694. doi:10.1053/jars.2000.17715.

13. Wellmann M, Petersen W, Zantop T, et al. Open shoulder repair of osseous glenoid defects: biomechanical effectiveness of the Latarjet procedure versus a contoured structural bone graft. *Am J Sports Med*. 2009;37(1):87-94. doi:10.1177/0363546508326714.

14. Bernageau J, Patte D, Debeyre J, Ferrane J. Value of the glenoid profile in recurrent luxations of the shoulder [article in French]. *Rev Chir Orthop Reparatrice Appar Mot*. 1976;62(2 suppl):142-147.

15. Giannakos A, Vezeridis PS, Schwartz DG, Jany R, Lafosse L. All-arthroscopic revision Eden-Hybinette procedure for failed instability surgery: technique and preliminary results. *Arthroscopy*. 2017;33(1):39-48. doi:10.1016/j.arthro.2016.05.021.

16. Gartsman G, Waggenspack WN Jr, O'Connor DP, Elkousy HA, Edwards TB. Immediate and early complications of the open Latarjet procedure: a retrospective review of a large consecutive case series. *J Shoulder Elbow Surg*. 2017;26(1):68-72. doi:10.1016/j.jse.2016.05.029.

17. Lafosse L, Leuzinger J, Brzoska R, et al; French Arthroscopy Society. Complications of arthroscopic Latarjet: a multicenter study of 1555 cases. *J Shoulder Elbow Surg*. 2017;26(5):e148. doi:0.1016/j.jse.2016.12.007.

第13章

Hill-Sachs 损伤的处理

Morad Chughtai, Andrew Swiergosz, Linsen T. Samuel, Anthony Miniaci

Hill-Sachs 损伤常发生于肩关节前方脱位,肱骨头后外侧和肩胛盂前方边缘发生碰撞而导致的骨缺损(图13-1和图13-2)。运动员发生上述损伤的处理取决于损伤区域的大小,以及盂肱关节是否存在咬合。大部分损伤较小且并不明显,外科处理大部分可通过间接处理关节盂来完成,如Bankart修复或关节盂重建将会在其他章节讨论。本章旨在讨论对于肱骨头骨缺损的手术处理策略及技术要点,从而使运动员以最佳状态重返赛场。

对于有症状咬合Hill-Sachs损伤的治疗有诸多文献报道。如旋转截骨的传统技术目前已停止或较少应用,上述方法往往存在一些并发症,目前已被诸多成功的技术所取代[1-5]。前方开放手术,如关节囊缝合术或水平方向皱缩术通过关节盂轨迹的内移及上移达到稳定,从而限制外旋,进而达到限制肱骨头缺损处发生咬合的目的[2,3]。然而,这些不采用骨性处理或增强的技术对于合并有肱骨头较大骨缺损的病例就显得不够可靠了。此外,对于运动员,其关节ROM缺失可能意味着影响其重返竞技场及后续关节病的发生[6]。

本章旨在讨论当下流行的对于运动员肱骨头骨缺损导致不稳定的外科手术选择,包括:①Remplissage术;②肱骨头自体或异体骨移植;③肱骨头假体植入,其他实验性或补救性技术对于运动员则无充分依据,仅做简单讨论;④肱骨成形术;⑤关节成形术。

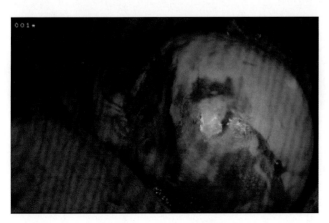

图13-1 Hill-Sachs损伤。

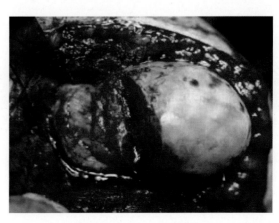

图13-2 Hill-Sachs损伤。

手术策略

Remplissage术

技术

　　"Remplissage"是一个法语单词,意为"填满"或"填充"。在肩关节手术过程中,采用肌腱或关节囊填充肱骨头。这样做的结果是使肱骨头缺损由关节内转为关节外,进而防止了缺损部位与前方盂唇发生咬合。有效地采用软组织覆盖的方法使缺损转移至关节外,防止了前方关节盂边缘咬合的发生。该技术最早由Connolly报道,采用开放手术下冈下肌填塞缺损部位,使得肌腱与肱骨大结节的一部分连为一体[7]。全镜下技术由Wolf和Pollack[8]报道,采用后方关节囊固定术、冈下肌固定填塞肱骨头缺损,以及标准Bankart修复手术(图13-3和图13-4)。该技术一般适用于前方关节盂骨缺损 < 25%的病例。对于更大的骨缺损则推荐采用关节盂增强技术,如Bristow-Latarjet术[9](图13-5和图13-6)。Koo等[10]报道,采用两枚锚钉双滑轮技术,将冈下肌填充于缺损处,可使得缝线在肌腱表面而非肌腱内部收紧,这是一种更符合解剖且保护软组织的操作方法(图13-7)。Elkinson等[11]采用尸体标本研究Remplissage术,采用不同锚钉置钉位置的研究,发现内侧缝线穿冈下肌肌腹的方法,会发生肩关节最大程度的关节ROM受限及关节僵硬。

结果

　　Remplissage术被认为是一种非解剖状态,可能会导致活动度丢失及后续翻修手术,但临床结果还是相当成功的(表13-1)。几篇相关报道表明在维持ROM的患者2年的随访后发现,发生各个方向复发性不稳定的比例为7%[4]。Zhu等[12]报道,49例患者实施Remplissage术,术后至少随访2年,他们发现患者有平均8°的前屈上举活动度提高,以及平均1.9°的外旋丢失。基于风湿病的7个Remplissage术合并Bankart修复的研究(Ⅱ级、Ⅲ级和Ⅳ级)表明3.4%合并复发性脱位。

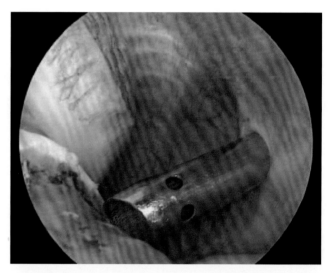

图13-4　Hill-Sachs损伤(关节镜下观)。

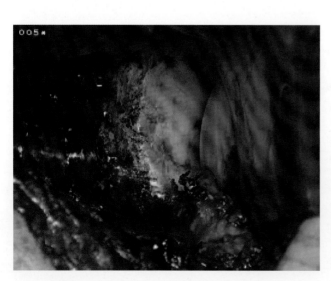

图13-3　前方关节盂骨缺损(Bankart损伤)。

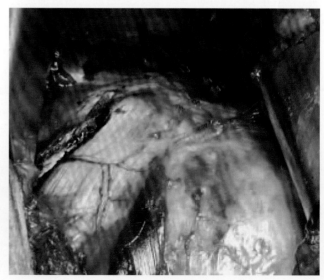

图13-5　联合腱及由Bristow-Latarjet术显露的喙突。

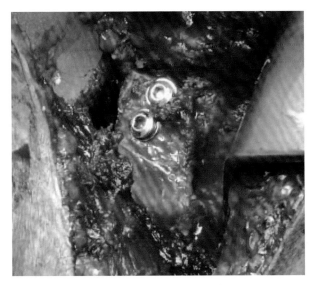

图13-6 Bristow-Latarjet术的喙突转位。

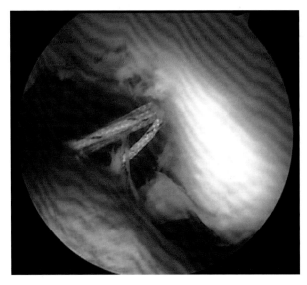

图13-7 Hill-Sachs损伤的Remplissage缝合。

表13-1 Remplissage术结果的评估举例

参考文献	患者例数	技术应用	结果或表现
Lazarides等，2019[15]	567例患者（570个肩关节）	检测临床结果和生物力学数据支持Remplissage术的应用	5.8%的肩关节（33/570）在关节镜下Remplissage术后出现复发性不稳定。在复发性不稳定患者中，42.4%（14/33）的患者实施了二次手术。检测所有患者术前和术后报道的结果，显示关节镜下Remplissage术改善了患者术后结果，结果具有统计学意义
Liu等，2018[16]	694例患者	关节镜Remplissage术后统计如下结果，肩关节前方不稳定患者合并亚临界关节盂骨缺损，合并复发不稳定、重返运动及ROM改变	复发性肩关节脱位，0~20%。外展90°位外旋−11.3°~1.0°极度外展位外旋−8.0°~4.5°。Remplissage术后重返赛场率为56.9%~100%。关节镜下Remplissage术+Bankart修复与单纯Bankart修复相比，降低了0.07%~0.88%的复发性不稳定发病率
Camus等，2018[17]	146例患者	比较Bankart修复+Remplissage术与单纯Bankart修复治疗合并Hill-Sachs损伤的肩关节前方不稳定	单纯Bankart修复复发肩关节脱位发病率为14.8%（11/74），Bankart修复+Remplissage术为1.4%（1/72）。结果存在统计学差异[RR = 4.52，95% CI（1.04~19.6），P=0.04]，单纯Bankart修复术后脱位风险高4倍
Rashid等，2016[18]	207例患者	肩关节前方不稳定患者关节镜下Remplissage术后评估临床结果及并发症	平均再脱位率为（4.2±3.9）%（0~15%），平均不稳定复发率为（3.2±3.8）%（0~15%）。唯一报道的并发症是肩关节后上方疼痛和僵硬
Buza等，2014[19]	167例患者	Remplissage术用于治疗前方盂肱关节不稳定合并肱骨头缺损结果评估	Rowe评分术前对术后为36.1分对87.6分（P<0.001）。肩关节功能活动评估，肩关节术后活动未受到影响（P>0.05），平均前屈上举自术前的165.7°变为术后的170.3°，平均外旋由57.2°变为54.6°。167例患者中有9例发生复发性盂肱关节不稳定（整体发病率为5.4%）
McCabe等，2014[20]	30例患者（31个肩关节）	初次和翻修肩关节镜下Remplissage术治疗肩关节不稳定合并主要骨缺损的评估	先前稳定手术失败的11例患者实施关节囊盂唇重建及Remplissage术（"翻修手术"）。翻修病例的失败率（36%）明显高于初次手术失败率（0）（P=0.01）。4例由于创伤而失败，无患者需要进一步手术治疗。所有患者的ASES评分从术前的50分提高到术后的91分（P<0.001），在初次和翻修术后无显著统计学差异（P=0.13）

（待续）

表13-1(续)

参考文献	患者例数	技术应用	结果或表现
Longo等， 2014[21]	769个肩关节	合并肱骨头骨缺损的肩关节前方、 后方不稳定换为实施Remplis- sage术、Weber截骨术、肱骨头同 种异体骨移植、肩关节置换术、 半肩置换后评估临床结果	肩关节置换术后存在较高的复发率及较差的术后临床结果。 Remplissage术联合Bankart修复与单纯Bankart修复术相比， 术后复发率较低(发病率:0.05;95% CI:0.01~0.25;P=0.001)

缩写:ASES,美国肩肘外科;RR,相关风险。

在经过平均26个月的随访后[13]，研究者得出结论，Remplissage术后无明显临床ROM丢失。且7项中的4项研究表明术后影像显示了较高的愈合比例及冈下肌填塞部分组织填充。类似的，一项11例患者平均随访18个月的研究表明，肌腱最早在8个月实现了肱骨头长入[14]。

Boileau等[22]报道47例关节镜下Remplissage术：外旋平均丢失($8°\pm7°$)，外展平均丢失($9°\pm7°$)，但其不会造成功能受限。经过2年的随访，47例患者中的41例术前参与体育运动，其中，37例(90%)重返体育运动，28例(68%)恢复到之前的竞技水平，包括过顶运动。

自体或同种异体肱骨头增强

技术

考虑到肩关节脱位导致Hill-Sachs损伤的发生机制，一些技术被报道可恢复肱骨头骨缺损，从而恢复肱骨头的关节弧面。上述技术用于有手术指征的年轻患者[23]。有两种同种异体骨重建术式:尺寸匹配的容量移植和骨软骨塞移植(见图13-6和图13-7)。

准备一个相应尺寸或尺寸匹配的骨软骨肱骨头同种异体移植物对于恢复肱骨头良好的曲率半径十分必要($\pm2mm$)(图13-8)。骨块一般采取新鲜冷冻或冷藏保存[24]。采用三角肌胸大肌入路，切开关节囊，显露检查关节囊盂唇及关节盂复合体异常情况。一般情况下，Hill-Sachs损伤呈现V形，实施肱骨头截骨术，切割匹配的同种异体骨块，以适应肱骨头缺损处形状。采用埋头螺钉拉力螺钉技术固定同种异体骨块(图13-9至13-11)。有文献报道骨软骨塞移植，但相关文献较少[25,26]。

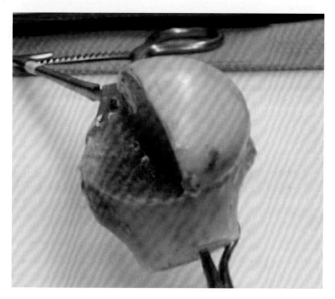

图13-8　肱骨近端异体骨尺寸及边缘匹配。

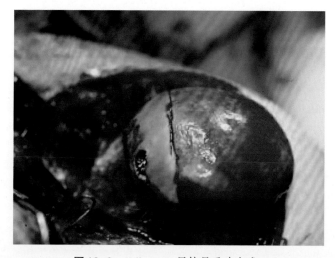

图13-9　Hill-Sachs异体骨重建完成。

结果

Miniaci等[23,27]报道了18例先前固定手术失败病例，采用上述技术进行18例辐照同种异体骨病例。

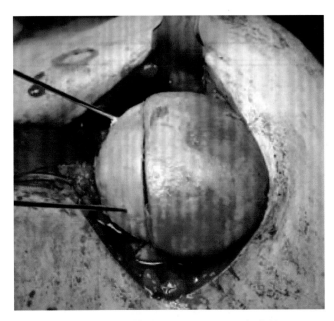

图13-10 将异体骨块置于Hill-Sachs损伤处。

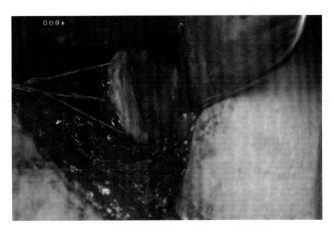

图13-11 异体骨重建用于前方盂唇缺损。

术后平均随访50个月(24~96个月)的结果表明无继发性不稳定发生,18例患者中有16例(89%)重返工作,平均Constant评分为79分,WOSI术后评分降低,并获得良好的生活质量。然而,并发症包括18例患者中的2例出现影像学下的部分骨块塌陷、3例出现早期OA(边缘骨赘),以及1例轻度半脱位(后方)[23,27]。并且,其中2例患者2年内需要二次手术取出引起刺激的螺钉。

Diklic等[28]的另外一项研究表明,对于有25%~50%肱骨头Hill-Sachs损伤的13例患者,采用新鲜冰冻股骨头同种异体骨块重建Hill-Sachs损伤。平均随访54个月,平均Constant评分为87分。13例患者中有

12例获得了肩关节稳定。然而,1例患者最终发展为骨坏死。

总之,针对同种异体骨移植重建,需要更多长期高质量的研究,但其也存在一些局限性,因为该技术适应证较窄,且需要专业的技术。对于骨软骨塞移植治疗肱骨头骨缺损,临床报道较少,但在12个月的随访过程中,仍然显现出良好的结果[25,26]。目前,这些技术对于试图重返赛场的运动员都不是最好的,但在传统方法失败的情况下也是一种选择。

肱骨头假体增强手术

技术

肱骨头假体部分表面植入术也是一种选择。该技术采用球面杯状钴铬合金假体移植物填充Hill-Sachs损伤。该技术类似于同种异体骨移植,但避免了诸如潜在疾病传播、骨不连和骨块再吸收等并发症[24,29](图13-12)。但采用假体置换依然存在如假体松动和关节盂磨损等假体置换的固有副作用。

结果

表13-2列举了有关肱骨头假体增强术的研究。几项早期系列研究表明,不管是否合并与关节盂骨缺损相关的关节盂骨性手术操作,其结果都是成功

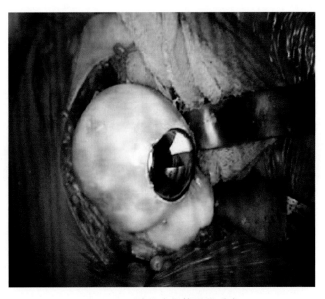

图13-12 肱骨头假体增强手术。

的[23,27,30,31]。这些研究表明，无复发性脱位或假体并发症发生，无金属移植物相关关节盂磨损的早期证据[23,27,31]。2009年，Raiss及其同事[32]对合并较大Hill-Sachs损伤的10例慢性锁定前脱位患者实施非骨水泥关节假体表面置换。平均随访24个月，患者的Constant评分从术前的20分上升至术后61分（P<0.007）。但仍有2例患者由于脱位及发生关节盂侵蚀而再次接受手术。10例患者中有9例术后影像学评估无确定的松动迹象。

Scalise及其同事[38]认为，严重Hill-Sachs损伤合并慢性锁定脱位的患者由于骨质质量，推荐对其肱骨头骨骺部位施以足够数量及质量的骨移植，以实现移植部位的牢固固定。

然而，对于运动倾向性及有重返运动需求的患者，Bessette等[33]的回顾性队列研究表面，16例习惯性或锁定性肩关节不稳定Hill-Sachs损伤患者进行了部分肱骨头表面假体置换（图13-13）。平均随访36个月，无复发性脱位的发生。此外，81%的患者可恢复

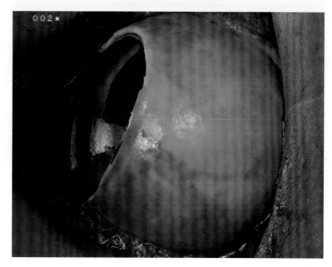

图13-13　半杯填充Hill-Sachs损伤。

表13-2　肩关节部分表面置换的研究评估

参考文献	患者例数	技术应用	结果或表现
Bessette等，2017[33]	21例患者	评估一组巨大Hill-Sachs损伤和反向Hill-Sachs损伤病例，治疗方法包括肱骨头半杯填塞。期望通过上述治疗成功防止再脱位的发生并改善患者结果	患者采用肱骨头部分表明置换成功地预防了再脱位的发生，并发症发病率低，患者达到满意的运动和活动水平
Ranalletta等，2019[34]	9例患者	报道部分肱骨头表面置换（半杯置换）治疗肱骨头缺血坏死患者的短期结果和并发症	患者术前和末次随访相比在功能评分和运动能力方面均获得明显改善。Constant评分从35分升高至79分（P<0.001），ASES评分从31分提高至76分，前屈和外旋分别从101°提高至150°（P<0.001），24°提高至45°（P<0.001）
Ingoe等，2018[35]	87个完整杯，75例患者	多名外科医生10年随访的全杯表面置换生存分析	7年组件更换最终比例为80%（95% CI，93~65），任何原因的再手术最终比例为62%（95% CI，82~50）
Ramhamadany和Modi，2016[36]		回顾目前针对复发性盂肱关节前方不稳定合并骨缺损的治疗方法	现有概念用于判断和治疗上述患者。现有文章存在局限性，未来需要进一步的高水平证据来研究探讨各种不同方法的利弊，特别是在合并肱骨头和关节盂缺损领域
Visco等，2011[37]	10例患者	实施半杯表面关节置换系统和外科手术技术，评估其初次治疗和（或）二次治疗肩关节OA的结果	所有患者表示其对外科治疗结果满意。平均UCLA评分：30分，平均模拟疼痛评分：2分

缩写：UCLA，加州大学洛杉矶分校。

至受伤前的运动水平。宾夕法尼亚大学肩关节评分变为36分,表明对于运动型患者实施部分肱骨头表面重建的潜在有效性。

肱骨头成形术

肱骨头成形术或肱骨头嵌塞解除术是另一种潜在但临床较少使用的方法。该项技术一般是切开,或反复应用椎体后凸成形术气囊经皮或顶棒处理肱骨头损伤。Stachowicz等[39]报道,对于18例尸体肩关节Hill-Sachs损伤,利用经皮球囊技术实现肱骨头成形术,可恢复初始99.3%的缺损量。Kazel及其同事[40]报道在尸体研究中,采用顶棒技术也可使肱骨头缺损体积从1755mm³降至50mm³[41]。

关节置换术

可将全肩关节表面置换或单纯肱骨头置换(半肩置换)考虑用于合并Hill-Sachs损伤>40%关节面的患者[42]。

对于年轻患者、运动活跃患者或运动员实施半肩或全肩关节置换则需要注意部分肱骨头表面置换对于存在相当骨缺损的病例更为合适[23,27,31]。潜在继发翻修也可能由于关节盂磨损、关节组件磨损和假体松动而发生[43]。Pritchett和Clark[42]报道,对7例合并明显Hill-Sachs损伤和慢性脱位的患者实施半肩或全肩置换,患者平均年龄55岁(36~67岁),平均随访2年。7例患者中有5例获得良好结果,无继发性脱位发生。总之,这些手术对于关节面缺损>40%和(或)关节面明显退行性变的高龄或运动偏少患者相对适合。对于年轻的试图重返运动的运动员,应强调其不可避免地会导致磨损、关节假体损坏、继发翻修及相关后果。

结论

Hill-Sachs损伤或导致肩关节脱位的肱骨头缺损等病理情况初期需要通过Bankart修复或关节盂骨重建等外科手术间接实现。处理方法需考虑损伤对肱骨头侧的影响,处理需要基于损伤大小、患者情况及治疗目标而定。

我们建议一开始选择更为保守的外科治疗,例如对于缺损<肱骨头直径20%的损伤采用Remplissage术治疗。对于>20%的缺损,需行骨移植或部分关节

表面置换术。肱骨头的较高失败率的病理因素与对前方盂唇软组织及骨修补部位的明显施压有关[44]。

部分关节表面置换被认为可对肩关节稳定性和功能提供更为有效和可靠的结果。当其他方法失效时,也可考虑肩关节置换。对于年轻、运动积极的患者,也可考虑更贴近解剖的表面置换或半肩置换。然而,对于关节盂磨损患者,则需行全肩关节置换术。

(王谦 易诚青 译)

参考文献

1. Rowe CR, Patel D, Southmayd WW. The Bankart procedure: a long-term end-result study. *J Bone Joint Surg Am.* 1978;60(1):1-16.

2. Burkhart SS, Danaceau SM. Articular arc length mismatch as a cause of failed Bankart repair. *Arthroscopy.* 2000;16(7):740-744. doi:10.1053/jars.2000.7794.

3. Burkhart SS, De Beer JF. Traumatic glenohumeral bone defects and their relationship to failure of arthroscopic Bankart repairs: significance of the inverted-pear glenoid and the humeral engaging Hill-Sachs lesion. *Arthroscopy.* 2000;16(7):677-694. doi:10.1053/jars.2000.17715.

4. Purchase RJ, Wolf EM, Hobgood ER, Pollock ME, Smalley CC. Hill-Sachs "remplissage": an arthroscopic solution for the engaging Hill-Sachs lesion. *Arthroscopy.* 2008;24(6):723-726. doi:10.1016/j.arthro.2008.03.015.

5. Weber BG, Simpson LA, Hardegger F. Rotational humeral osteotomy for recurrent anterior dislocation of the shoulder associated with a large Hill-Sachs lesion. *J Bone Joint Surg Am.* 1984;66(9):1443-1450.

6. Bigliani LU, Weinstein DM, Glasgow MT, Pollock RG, Flatow EL. Glenohumeral arthroplasty for arthritis after instability surgery. *J Shoulder Elb Surg.* 1995;4(2):87-94. doi:10.1016/s1058-2746(05)80060-6.

7. Connolly JF. Humeral head defects associated with shoulder dislocation: their diagnostic and surgical significance. *AAOS Instr Course Lect.* 1972;21:42-54.

8. Wolf EM, Pollack ME. Hill-Sachs "remplissage": an arthroscopic solution for the engaging Hill-Sachs lesion (SS-32). *Arthroscopy.* 2004;20(suppl 1):e14-e15. doi:10.1016/j.arthro.2004.02.033.

9. Sekiya JK, Wickwire AC, Stehle JH, Debski RE. Hill-Sachs defects and repair using osteoarticular allograft transplantation. *Am J Sports Med.* 2009;37(12):2459-2466. doi:10.1177/0363546509341576.

10. Koo SS, Burkhart SS, Ochoa E. Arthroscopic double-pulley remplissage technique for engaging Hill-Sachs lesions in anterior shoulder instability repairs. *Arthroscopy.* 2009;25(11):1343-1348. doi:10.1016/j.arthro.2009.06.011.

11. Elkinson I, Giles JW, Boons HW, et al. The shoulder remplissage procedure for Hill-Sachs defects: does technique matter? *J Shoulder Elbow Surg.* 2013;22(6):835-841. doi:10.1016/j.jse.2012.08.015.

12. Zhu YM, Lu Y, Zhang J, Shen JW, Jiang CY. Arthroscopic Bankart repair combined with remplissage technique for the treatment of anterior shoulder instability with engaging Hill-Sachs lesion. *Am J Sports Med.* 2011;39(8):1640-1648. doi:10.1177/0363546511400018.

13. Leroux T, Bhatti A, Khoshbin A, et al. Combined arthroscopic Bankart repair and remplissage for recurrent shoulder instability. *Arthroscopy.* 2013;29(10):1693-1701. doi:10.1016/j.arthro.2013.06.007.

14. Park MJ, Garcia G, Malhotra A, Major N, Tjoumakaris FP, Kelly JD IV. The evaluation of arthroscopic remplissage by high-resolution magnetic resonance imaging. *Am J Sports Med.* 2012;40(10):2331-2336. doi:10.1177/0363546512456974.

15. Lazarides AL, Duchman KR, Ledbetter L, Riboh JC, Garrigues GE. Arthroscopic remplissage for anterior shoulder instability: a systematic review of clinical and biomechanical studies. *Arthroscopy.* 2019;35:617-628. doi:10.1016/j.arthro.2018.09.029.

16. Liu JN, Gowd AK, Garcia GH, Cvetanovich GL, Cabarcas BC, Verma NN. Recurrence rate of instability after remplissage for treatment of traumatic anterior shoulder instability: a systematic review in treatment of subcritical glenoid bone loss. *Arthroscopy.* 2018;34:2894-2907.e2. doi:10.1016/j.arthro.2018.05.031.

17. Camus D, Domos P, Berard E, Toulemonde J, Mansat P, Bonnevialle N. Isolated arthroscopic Bankart repair vs. Bankart repair with "remplissage" for anterior shoulder instability with engaging Hill-Sachs lesion: a meta-analysis. *Orthop Traumatol Surg Res.* 2018;104(6):803-809. doi:10.1016/j.otsr.2018.05.011.

18. Rashid MS, Crichton J, Butt U, Akimau PI, Charalambous CP. Arthroscopic "remplissage" for shoulder instability: a systematic review. *Knee Surg Sport Traumatol Arthrosc.* 2016;24(2):578-584. doi:10.1007/s00167-014-2881-0.

19. Buza JA, Iyengar JJ, Anakwenze OA, Ahmad CS, Levine WN. Arthroscopic Hill-Sachs remplissage. *J Bone Joint Surgery Am.* 2014;96:549-555. doi:10.2106/JBJS.L.01760.

20. McCabe MP, Weinberg D, Field LD, O'Brien MJ, Hobgood ER, Savoie FH. Primary versus revision arthroscopic reconstruction with remplissage for shoulder instability with moderate bone loss. *Arthroscopy.* 2014;30:444-450. doi:10.1016/j.arthro.2013.12.015.

21. Longo UG, Loppini M, Rizzello G, et al. Remplissage, humeral osteochondral grafts, Weber osteotomy, and shoulder arthroplasty for the management of humeral bone defects in shoulder instability: systematic review and quantitative synthesis of the literature. *Arthroscopy.* 2014;30(12):1650-1666. doi:10.1016/j.arthro.2014.06.010.

22. Boileau P, O'Shea K, Vargas P, Pinedo M, Old J, Zumstein M. Anatomical and functional results after arthroscopic Hill-Sachs remplissage. *J Bone Joint Surgery Am.* 2012;94(7):618-626. doi:10.2106/JBJS.K.00101.

23. Miniaci A, Martineau PA. Humeral head bony deficiency (large Hill-Sachs). In: El Attrache NS, ed. *Surgical Techniques in Sports Medicine.* Philadelphia, PA: Lippincott Williams & Wilkins; 2006.

24. Miniaci A, Mascia AT, Salonen DC, Becker EJ. Magnetic resonance imaging of the shoulder in asymptomatic professional baseball pitchers. *Am J Sports Med.* 2002;30(1):66-73. doi:10.1177/03635465020300012501.

25. Chapovsky F, Kelly JD IV. Osteochondral allograft transplantation for treatment of glenohumeral instability. *Arthroscopy.* 2005;21(8):1007. doi:10.1016/j.arthro.2005.04.005.

26. Kropf EJ, Sekiya JK. Osteoarticular allograft transplantation for large humeral head defects in glenohumeral instability. *Arthroscopy.* 2007;23(3):322.e1-e5. doi:10.1016/j.arthro.2006.07.032.

27. Miniaci A, Gish MW. Management of anterior glenohumeral instability associated with large Hill-Sachs defects. *Tech Shoulder Elb Surg.* 2004;5(3):170-175. doi:10.1097/01.bte.0000137216.70574.ba.

28. Diklic ID, Ganic ZD, Blagojevic ZD, Nho SJ, Romeo AA. Treatment of locked chronic posterior dislocation of the shoulder by reconstruction of the defect in the humeral head with an allograft. *J Bone Joint Surg Br.* 2010;92(1):71-76. doi:10.1302/0301-620X.92B1.22142.

29. Armitage MS, Faber KJ, Drosdowech DS, Litchfield RB, Athwal GS. Humeral head bone defects: remplissage, allograft, and arthroplasty. *Orthop Clin North Am.* 2010;41(3):417-425. doi:10.1016/j.ocl.2010.03.004.

30. Moros C, Ahmad CS. Partial humeral head resurfacing and Latarjet coracoid transfer for treatment of recurrent anterior glenohumeral instability. *Orthopedics.* 2009;32(8). doi:10.3928/01477447-20090624-21.

31. Grondin P, Leith J. Case series: combined large Hill-Sachs and bony Bankart lesions treated by Latarjet and partial humeral head resurfacing: a report of 2 cases. *Can J Surg.* 2009;52(3):249-254.

32. Raiss P, Aldinger PR, Kasten P, Rickert M, Loew M. Humeral head resurfacing for fixed anterior glenohumeral dislocation. *Int Orthop.* 2009;33(2):451-456. doi:10.1007/s00264-007-0487-6.

33. Bessette MC, Frisch NC, Kodali P, Jones MH, Miniaci A. Partial resurfacing for humeral head defects associated with recurrent shoulder instability. *Orthopedics.* 2017;40:e996-e1003. doi:10.3928/01477447-20171012-01.

34. Ranalletta M, Bertona A, Tanoira I, Rossi LA, Bongiovanni S, Maignón GD. Resultados de la artroplastia parcial de superficie para el tratamiento de pacientes con necrosis ósea avascular del húmero proximal [Results of partial resurfacing of humeral head in patients with avascular necrosis]. *Rev Esp Cir Ortop Traumatol.* 2019;63(1):29-34. doi:10.1016/j.recot.2018.08.001.

35. Ingoe H, Holland P, Tindall E, Liow R, McVie JL, Rangan A. Seven-year survival analysis of the Global® CAP® (Conservative Anatomic Prosthesis) shoulder resurfacing. *Shoulder Elbow.* 2018;10(2):87-92. doi:10.1177/1758573217704818.

36. Ramhamadany E, Modi CS. Current concepts in the management of recurrent anterior gleno-humeral joint instability with bone loss. *World J Orthop.* 2016;7(6):343-354. doi:10.5312/wjo.v7.i6.343.

37. Visco A, Vieira LAG, Gonçalves FB, et al. Surface arthroplasty for treating primary and/or secondary shoulder osteoarthrosis by means of the Hemicap-Arthrosurface® system. *Rev Bras Ortop.* 2011;46(3):288-292. doi:10.1016/S2255-4971(15)30197-X.

38. Scalise JJ, Miniaci A, Iannotti JP. Resurfacing arthroplasty of the humerus: indications, surgical technique, and clinical results. *Tech Shoulder Elb Surg.* 2007;8(3):152-160

39. Stachowicz RZ, Romanowski JR, Wissman R, Kenter K. Percutaneous balloon humeroplasty for Hill-Sachs lesions: a novel technique. *J Shoulder Elbow Surg.* 2013;22(9):e7-e13. doi:10.1016/j.jse.2012.12.035.

40. Kazel MD, Sekiya JK, Greene JA, Bruker CT. Percutaneous correction (humeroplasty) of humeral head defects (Hill-Sachs) associated with anterior shoulder instability: a cadaveric study. *Arthroscopy.* 2005;21:1473-1478. doi:10.1016/j.arthro.2005.09.004.

41. Ratner D, Backes J, Tokish JM. Arthroscopic reduction and balloon humeroplasty in the treatment of acute Hill-Sachs lesions. *Arthrosc Tech.* 2016;5:e1327-e1232. doi:10.1016/j.eats.2016.08.007.

42. Pritchett JW, Clark JM. Prosthetic replacement for chronic unreduced dislocations of the shoulder. *Clin Orthop Relat Res.* 1987;(216):89-93.

43. Denard PJ, Raiss P, Sowa B, Walch G. Mid- to long-term follow-up of total shoulder arthroplasty using a keeled glenoid in young adults with primary glenohumeral arthritis. *J Shoulder Elbow Surg.* 2013;22(7):894-900. doi:10.1016/j.jse.2012.09.016.

44. Gottschalk LJ, Walia P, Patel RM, et al. Stability of the glenohumeral joint with combined humeral head and glenoid defects. *Am J Sports Med.* 2016;44:933-940. doi:10.1177/0363546515624914.

第14章

运动员赛季和术后康复

Kevin E. Wilk, Lenny Macrina

肩关节不稳定是运动员及爱好运动人士的一种常见病理改变。盂肱关节是全身大关节中最易发生脱位的关节。其可能原因是肩关节固有松弛,以及施加于肩关节的大量应力导致的大范围关节 ROM。因此,许多人先天存在盂肱关节不稳定。Mannava 等[1]报道 NFL 运动员当中有 15% 会发生盂唇撕裂。Brophy 等[2,3]报道这是 NFL 中占比第 4 位的损伤,另外,其也是大学橄榄球运动员中占比第 4 位的损伤[4]。

在发生损伤或实施手术后,我们相信适当的经过良好设计的康复治疗对于获得良好的结果非常重要。康复需要基于一些因素(随后我们将会讨论),但也许最重要的一点是团队参与康复过程。内科医生及物理治疗师需要沟通实施的手术类型,外科医生需基于软组织质量和骨质量等因素,宏观把握整体进程效率。特殊的几点因素将在本章具体讨论。

在本章,我们将讨论不同手术方式的术后康复指导,如 Bankart 修复、Latarjet 术及 Remplissage 术。此外,我们将讨论患者重返运动及高水平功能活动的标准。

康复因素

在为肩关节不稳定患者设计康复过程时需考虑以下 9 个关键因素(表 14-1)。我们将简要介绍以下几个因素,以及它们在康复过程中的重要性。

发病因素

在肩关节不稳定患者的康复过程中,首先需要考虑到的问题就是发病因素。肩关节不稳定一般继发于急性或创伤性事件,或为慢性反复发作。康复治疗目标与损伤因素及机制密切相关。

发生创伤性半脱位或脱位后,患者会出现明显的软组织损伤、疼痛及恐惧。一般初次脱位较反复脱位的疼痛更加明显。

相反,患者如果为非创伤性或慢性不稳定,一般合并有伴随症状的反复损伤病史。在大多数情况下,患者不会抱怨有肩关节不稳定经历,而是会感觉肩关节松弛,或在做某些特定动作时发生不稳定。

表14-1 肩关节不稳定康复过程中需要考虑的 9 个关键因素

1. 发病因素
2. 不稳定程度:半脱位对脱位
3. 脱位频率:慢性对急性
4. 不稳定方向:前方、后方、多向
5. 伴随病症
6. 神经肌肉控制的终止范围
7. 发病前的活动水平
8. 患者年龄
9. 期望活动水平

不稳定程度

第二个因素是肩关节不稳定程度,以及与患者相关的对关节功能的影响。肩关节不稳定程度可从隐性半脱位到明显(不可控制的)不稳定。

半脱位是一种可发生自发性复位的关节面分离。相反,脱位发生的关节面分离则需要特殊动作或人工复位才能使关节归位。这将会导致深层关节囊组织发生损伤。因此,在发生肩关节脱位的情况下,盂肱关节的骨质及软组织损伤程度会更加严重。

Speer等[5]报道,在发生肩关节脱位后势必会发生Bankart损伤,且盂肱关节囊两侧也会发生软组织损伤。因此,急性创伤性脱位往往会发生前方关节囊从关节盂处撕脱(Bankart损伤)及后方关节囊拉伸,使得肱骨头处于脱位状态,也就是Warren等提出的"环形稳定概念"[6]。

频率

另一个影响康复治疗的因素是脱位或半脱位的频率。初次创伤性肩关节脱位一般采用肩带固定或早期控制主动活动(PROM)训练,特别是初次脱位尤其如此。反复脱位的发病率为17%~96%,平均为67%,患者年龄为21~30岁[7-18]。因此,对于年轻患者及运动员的康复需格外谨慎。

需要注意的是,Hovelius等[26-29]报道,肩关节发生再次脱位的频率与患者年龄相关而不受损伤后肩关节制动时间的影响。19~29岁患者更容易发生多次不稳定。Hovelius等[10,19-21]报道,20岁患者复发性脱位发病率为60%,而30~40岁患者复发性脱位的发病率不到20%。在青少年中,复发性脱位的发病率高达92%[22]~100%[23]。

慢性半脱位常见于非创伤性肩关节不稳定,其也许需要更为激进的治疗,因为其软组织损伤较少,炎症更轻。需注意避免肩关节进行过度ROM训练,以免肩关节囊过度拉伸,其目标是恢复患者ROM,增强肌力、本体感觉、动态稳定性及对于神经肌肉的控制。尤其是对于活动到特定位置及方向引起肩关节不稳定患者,需要特别注意。

不稳定方向

第四点是肩关节不稳定方向,三种常见类型包括前方、后方及多向。前方不稳定是创伤性肩关节不稳定的最常见类型。有报道称这种类型占创伤性肩关节不稳定的90%~95%[15]。然而,后方不稳定的发生取决于患者的人群类型[24]。例如,职业或大学橄榄球运动员发生后方不稳定的概率高于普通人群。这尤其多见于边线球员,因为他们在防守阻拦过程中需要用到推顶技术。Mair等[25]报道了9名肩关节后方不稳定的运动员患者,其中8名是边线球员,他们之中有7名是进攻性边线球员。在大部分情况下,这些患者需接受手术,Mair及其同事[25]还报道,75%的患者需接受手术固定治疗。Kaplan及其同事[4]在一项针对大学橄榄球运动员的研究中报道,78%的患者需接受外科固定治疗。与接触类运动员相比,过顶类运动员在实施后方盂唇术后,更少能恢复到伤前的竞技水平[26]。

MDI被认为是肩关节在超过一个平面方向的不稳定。MDI患者往往具有先天性倾向,并表现为基于关节囊过多胶原弹性的韧带松弛。此外,Rodeo等[27]报道,这种类型的患者与纤维正常的患者相比,表现为更多的弹性纤维积聚及更小尺寸的胶原纤维。作者认为沟槽试验中肩关节向下方移位>10mm(图14-1),以及上臂内收显著运动过大提示有明显先天性松弛[28]。

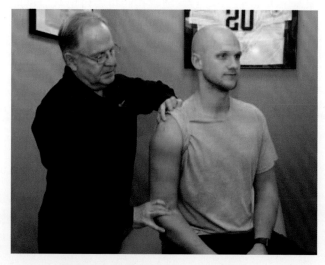

图14-1 沟槽试验评估下关节囊松弛度。

由于非创伤性损伤机制及缺乏急性软组织损伤，肩关节ROM可以正常，也可以较大。MDI导致的复发性肩关节不稳定一般合并肩袖、三角肌和肩胛肌力弱，动态稳定性较差，且缺乏足够的静态稳定。

发病前软组织状态

第五个需要考虑的因素是可能受到影响的其他软组织情况，以及发病前的软组织状态。创伤可能导致关节盂前方关节囊盂唇复合体撕裂，进而发生前方Bankart损伤。同时，也常合并发生骨性损伤。例如，肩关节在复位过程中肱骨头后上方挤压前方盂唇常伴随有Hill-Sachs损伤的发生，文献报道肩关节脱位过程中其发病率高达80%[29-31]。相反，反Hill-Sachs损伤往往发生于肩关节后脱位时前方肱骨头的压缩[32]。并且，脱位发生后，20%~25%的关节盂骨缺损被认为是明显的可能导致长期不稳定的临床表现。近期研究表明，<15%的关节盂骨性缺损也可能是一种严重情况[33-35]。

偶尔，部分持续肩关节脱位患者会有上肢活动受限，影响康复过程中的早期负重，患者会表现为骨挫伤。一些罕见的严重损伤可能会合并臂丛神经损伤[36]。Burkhart和De Beer[37]报道，一些患者由于早期缺乏准确诊断及恰当治疗，往往会呈现出骨缺损表现，或出现倒梨形关节盂。其他常见肩关节不稳定损伤还包括上盂唇损伤（SLAP损伤），如表现为延及前上方盂唇、前方关节囊Bankart损伤的V型SLAP损伤[38]。往往会发现存在肩袖损伤，并且，这些损伤会明显影响康复进程及患者的长期功能结果。伴随损伤也将明显影响康复进程及组织愈合。

神经肌肉控制

第六个因素是患者的神经肌肉控制水平，特别是终末ROM。神经肌肉控制被认为是输出的，或者是输入响应动力输出的，或者是感觉性输入[13,28]。传入性输入是指探测到盂肱关节位置及空间运动能力，并且作为输出响应动态稳定，从而配合关节囊实现肱骨头稳定。由神经肌肉控制不足引发的损伤可能会对患者产生不良影响。因此，如果肱骨头不位于关节盂中心，会影响关节周围的静态稳定。神经肌肉控制差的患者可能会引发肱骨头过度位移，从而导致潜在损

伤、炎性反应，以及动态稳定结构的反射性抑制。

几位学者报道盂肱关节的神经肌肉控制会受到关节不稳定的负面影响。Lephart等[13]比较了正常肩关节、不稳定肩关节及手术修复肩关节患者识别被动活动，以及再现关节位置的能力。结果表明，与正常组和肩关节手术稳定组相比，肩关节不稳定组患者的本体感觉和运动觉明显降低。Smith和Brunolli[39]报道肩关节脱位后本体感觉明显减弱。Blasier及其同事[40]报道肩关节囊松弛的患者和正常患者相比，其本体感觉呈减弱情况。Zuckerman等[41]指出，本体感觉受患者年龄影响，与年轻患者相比，老年患者的本体感觉减弱会更为明显。因此，创伤或后天获得性肩关节不稳定患者可能会表现出较差的本体感觉和神经肌肉控制。

优势手

对于肩关节不稳定患者的非手术康复，第七点需要提到的是患者的优势手及期望活动水平。如果患者术后需进行过顶运动，或参加如网球、排球或投掷类运动，那么康复过程就需要集中于针对性动态稳定训练、神经肌肉控制训练、过顶位置满载增强式训练及无痛ROM训练，并需达到适当力度。患者的功能需求包括肩下水平渐进式训练，以恢复完全ROM和力量。患者优势手发生创伤性肩关节脱位后，重返过顶运动的比例极低[42,43]。优势手也可能会明显影响最终结果。不稳定的复发率与患者年龄、活动水平及优势手相关。在对抗性运动员中，不稳定的复发率为86%~94%[8,44-47]。

患者年龄

下一个因素是患者年龄。年轻患者（17~24岁）与中老年患者（>40岁）相比，损伤类型有所不同。年轻患者一般表现为Bankart损伤，一些患者甚至表现为盂肱韧带附着处的肱骨止点撕脱骨折。相反，中老年患者则表现为前方盂唇的骨膜撕脱伤[48]。对于复发性不稳定患者，年龄是一个明显的影响因素，其对于手术策略的选择也非常重要。

患者目标

第九点也是最重要的一点，即患者的运动水平，

以及患者是否需要恢复肩关节ROM及对力量的要求。对于需要重返激烈竞技运动,特别是过顶类或碰撞类运动的患者,如果盂唇损伤,则需进行手术修补。相反,对于参加非激烈运动或对运动水平要求偏低的患者,非手术治疗也可获得满意结果。

非手术康复指南

患者肩关节不稳定大致分为两种类型:创伤性及非创伤性。下面将概述针对每名患者的特殊康复指导方案。下面是一个四阶段创伤性肩关节不稳定康复过程,也包含各变异和非创伤性(先天性)松弛的关键康复原则。

创伤性肩关节不稳定

阶段I,急性阶段

伴随着初次创伤性肩关节脱位或半脱位,患者将呈现出一定程度的疼痛、肌肉痉挛和急性炎症反应。患者一般自限患肢于内旋内收位,并放于体侧,以保护患肩。急性阶段的目标包括:①减轻疼痛和炎症;②促进软组织愈合;③预防炎症的副作用;④重建基本的关节动态稳定性;⑤预防盂肱关节囊的进一步损伤(表14-2)。

我们允许一些创伤性脱位患者(18~28岁)进行即刻有限的控制性活动,但应限制29~45岁患者的活动。

表14-2 创伤性脱位方案

肩关节脱位非手术康复
　方案的实施因人而异,主要依据以下几点因素:
　1. 严重程度和发病因素
　2. 不稳定程度
　3. 不稳定的方向
　4. 伴随病症
　5. 患者年龄及活动水平
　6. 优势手
　7. 期望目标和活动程度
I. 阶段I,急性活动阶段
　　目标:促进关节囊结构愈合
　恢复无痛性ROM
　减轻疼痛、炎症和肌肉痉挛
　延迟肌肉萎缩/完成自主肌肉活动
　恢复动力学稳定性
　改善本体感觉
　**在早期康复阶段,需注意的是将关节囊置于压力之下,直到关节动态稳定性恢复。这样在康复早期阶段可在极度ROM过程中起到限制作用
　减轻疼痛/炎症
　肩带或外展架的使用应舒适并取决于患者年龄(医生习惯)
　　• 治疗方式(冰敷、经皮神经电刺激等)
　　• NSAID
　　• 轻柔的关节活动(I~II级)有利于疼痛神经协调
　*不要拉伸患侧关节囊
　ROM训练
　　• 轻微活动,不要拉伸
　　• 钟摆运动
　　• 绳索及滑轮训练
　　　抬高肩胛骨平面至可耐受

(待续)

表14-2(续)

屈曲

30°外展位于臂内旋

30°外展位手臂外旋

–活动仅在无痛情况下进行*

对于前方不稳定不要进行外旋或水平位外展

对于后方不稳定不要进行过度内旋或水平位内收

- 拉伸/PRN训练
  - 等长收缩(手臂放置于体侧)

屈曲

外展

伸展

内旋(多角度)

外旋(多角度)

肱二头肌

肩胛收缩/伸展,抬高/降低(坐位手动抗阻)

*电刺激可用于外旋等长收缩

- 有节律的固定

肩胛骨平面外旋/内旋(无痛角度,多角度)

- 重心转换、手放于桌上(闭链练习)(仅前方不稳定)
- 本体感觉训练,活动关节模仿本体感觉训练(外旋、内旋、屈曲)

Ⅱ. 阶段Ⅱ,中间阶段

目标:重塑并提高肌肉张力

关节运动正常化

提高本体感觉和运动觉

增强动态稳定

提高肩关节神经肌肉控制

进入阶段Ⅱ的标准

1. 接近全部主动ROM(外旋可能仍受限)

2. 极小或轻微疼痛

3. "良好的"内旋、外旋、屈曲及外展徒手肌力测试

4. 动态稳定

- 耐受90°外展(无痛)
- 初始张力增强
  - 外旋

外旋/内旋

肩胛骨外展抬高

外展至90°

侧卧外旋至45°

站立位外旋夹管手动抗阻

推球扶墙抗阻稳定训练

仰卧伸展至中立位

仰卧水平位外展

仰卧位划船动作

下方及中间斜方肌

侧卧神经肌肉训练

俯卧撑至桌子

坐位手动肩胛抗阻

肱二头肌卷曲

(待续)

表14-2(续)

肱三头肌下推

电刺激可用于外旋训练

- 提高肩关节神经肌肉控制

  启动 PNF

  节律性稳定训练

  外旋/内旋90°外展(限制外旋角度)

  屈曲/伸直/水平100°位屈曲,10°水平位外展

  终末关节 ROM 训练

  开链训练

  本体感觉促进疗法

  手动维持外旋(仰卧→侧卧→偏心俯卧位划船)

  外旋/内旋夹管固定

  开链训练合并固定

  扶球推墙固定

推墙,边对边运动训练肩胛肌和三角肌

  球上俯卧撑位静态维持

  斜板俯卧撑

  核心

  腹部加强

  躯干加强/下腰

  臀肌加强

- 后续使用的方法(必要时)

  冰敷和电疗法

Ⅲ. 阶段Ⅲ,进阶增强阶段

  目标:提高力量/爆发力/持久力

  提高神经肌肉控制

  增强动态稳定性

  患者准备/运动员活动

  进入阶段Ⅲ的标准

  1. 完全无痛关节 ROM

  2. 无触痛

  3. 持续抗阻训练

  4. 良好:正常肌力、动态稳定性、神经肌肉控制

- 后续使用的方法(必要时)

- 持续等张加强(渐进抗阻)

  终止关节活动稳定训练

  完全关节 ROM 增强

  压凳限制关节 ROM(限制水平位外展关节 ROM)

  水平和倾斜压胸(负重)限制运动

  坐位划船及侧位拉起-放下(前方)限制位功能活动

- 强调本体感觉神经肌肉促进疗法

  - 在45°、90°和145°保持节律稳定

- 高级神经肌肉控制训练

  桌上掷球

  终末范围90°外展抗阻节律性稳定

  球上/摇杆板俯卧撑节律性稳定

  手动肩胛神经肌肉控制训练

开始扰动活动(外旋夹管终末关节活动度节律性稳定)

表14-2(续)

增强训练

    定时往复训练:30~60s

    增加重复测试(每组重复15~20次)

    每天多组(3×)

初始增强式训练

    双手训练:

    过胸投掷

    边对边投掷

    过顶投掷

    多度到单手训练:

    90/90棒球投掷

    运球

    90/90棒球对墙投掷

    继续避免对关节囊过度施加压力

Ⅳ. 阶段Ⅳ, 重返运动阶段

    目标:维持理想的肌力/爆发力/耐力水平

    渐进提高运动水平,运动员进行全功能训练,以重返运动

    进入阶段Ⅳ的标准

    1. 完全关节ROM

    2. 无痛或无触痛

    3. 等速测试满意

    4. 临床检查满意

    • 继续阶段Ⅲ的所有训练

    • 渐进等张加强训练

    • 恢复正常抬举训练(医生决定)

    • 初始间隔运动训练(合适情况下)

    • 继续其他方式:冰敷、电刺激疗法等(必要时)

    • 对于接触类运动员继续使用盂肱关节固定支具

    随访

        • 等速测试(外旋/内旋和外展/内收)

        • 渐进间歇训练

        • 保持训练项目

限制活动的目的是防止引起进一步的组织衰退。对于17~29岁患者,应进行短期而非长期制动,以肩带固定7~14天,从而达到控制疼痛或预防形成瘢痕的目的,进而增加肩关节稳定性,这对于减少肩关节复发性脱位并保持良好的肩关节稳定性很有帮助[10,49]。对于年龄>29岁的患者,一般制动2~4周使损伤的关节囊瘢痕化。盂肱关节适宜的制动位置一般是上臂内旋贴于体侧。制动的潜在并发症可能会导致特定年龄群患者的关节本体感觉减弱、肌肉失用性萎缩及关节ROM丧失。因此,创伤性肩关节脱位的长时间制动不适用于所有患者。

PROM一般基于患者症状,限制和保护肩关节活动。早期活动的目的是促进愈合、增强胶原组织、刺激关节机械感受器,以及在神经肌肉调控过程中减轻患者疼痛[17,50-52]。可进行无痛主动辅助关节活动度(AAROM)训练,如钟摆运动和L-棒(Breg公司)45°外展位外旋/内旋。PROM训练也可实施无痛弧形运动。此外,在限制活动中也需考虑被动/主动关节位置。其他方法,如冰敷、低强度激光或经皮电神经刺激疗法也有利于减轻疼痛和炎症。

力量训练最初也可采用亚极量无痛等长收缩,以延迟肌肉萎缩。后方肩袖肌肉组织电刺激疗法可于

康复早期阶段用于增强肌纤维,在患者进行等张加强活动阶段进行(图14-2)。Reinold等[53]报道,急性损伤后即刻采用电刺激疗法可促进肩袖力量的产生,尤其是外旋肌。

动态稳定训练也可用于重建关节动态稳定性。患者维持在静态位置,康复医生实施手动节律性固定操作,以便肌肉协同收缩。这些手动节律性固定操作可使肩关节在无痛条件下在肩胛骨平面30°外展位内外旋,且不会影响关节囊愈合。节律性固定操作也可在肩关节100°屈曲、10°水平外展位实施。力量训练也针对肩胛骨的牵开和压低,可使肩胛骨在适当的位置复位。肩胛骨力量对于成功康复至关重要。

闭链训练,如球上转移训练,可使盂肱关节周围肌肉组织协同收缩,并可促进关节机械感受器,以增强本体感觉。转移训练一般可在伤后即刻实施,除非存在后方不稳定或合并存在关节软骨损伤(骨挫伤)。

阶段Ⅱ,中间阶段

中间阶段,强调重新获得完全关节ROM,联合肩

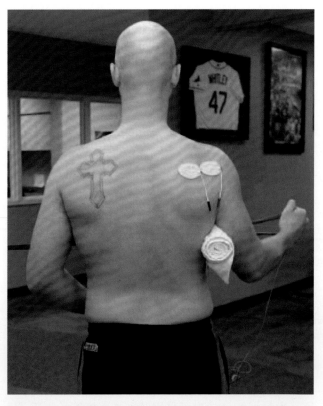

图14-2　电刺激用于后方肩袖训练过程中促进肌肉纤维收缩。

袖渐进力量训练,重建盂肱关节肌肉平衡、肩胛骨稳定及肩关节周围肌肉。患者进入Ⅱ阶段前需符合一些标准,包括疼痛和炎症减弱、静态稳定满意,以及足够的神经肌肉控制。

为达到该阶段的理想目标,PROM用于使患者达到希望达到的接近完全关节ROM的耐受力。AAROM训练采用绳子和滑轮在屈曲和外旋/内旋位训练,90°外展位L-棒训练用于训练上述组织的无压力耐受力。应外展90°位外旋,限制在65°~70°位置4~8周,以免对前方关节囊韧带结构施加过度应力,最终在患者能够耐受的情况下增加至完全关节ROM。

也可在该阶段实施等张加强训练。重要的是增强内外旋肌群和肩胛肌肌力,以达到最大动态稳定性。增强阶段的最终目标是重塑创伤后的肌肉平衡。Kibler等[12]认为盂肱关节不稳定可导致肩胛骨位置不良和力量缺乏。训练包括0°外展位夹管内外旋,连同侧位外旋和俯卧位划船训练。在该阶段后期,训练还包括"渐进式等张加强训练"(表14-3),以增强肩袖和肩胸肌力(图14-3)。手动抗阻训练,如侧卧位外旋和俯卧位划船运动已被证明对临床医生在关节ROM过程中的抗阻运动有益。结合手动和偏心训练,以及推荐的节律性稳定训练,可增强神经肌肉控制和动态稳定性(图14-4)。

如果患者可耐受,可进行渐进性闭链训练,包括肩胛骨水平手撑墙稳定训练(图14-5)。可先进行俯卧撑,从桌上过渡到球上或不稳定平面,同时康复师实施节律性稳定操作,合并或不合并上肢,沿躯干整合动态稳定和核心力量(斜板、球等)(图14-6)。应注意实施闭链训练需后方稳定6~8周,以达到充分的组织愈合和张力。此外,患者存在明显的肩胛翼时,需行俯卧撑[54]直到达到足够的肩胛骨力量。实施核心稳定训练增强肩胛骨控制。而且,力量训练需要在抗阻、重复次数和套数方面予以增强,使患者获得提高。终末幅度节律稳定训练以前臂0°内收或45°外展位进行训练。我们一般倾向于做扰动训练。也需进行夹管手动抗阻及终末幅度节律稳定训练(图14-7)。此组训练目的是提高终末幅度本体感觉和神经肌肉控制。在大多数情况下,这些训练需要患者坐在一个稳定的训练球上,以恢复核心力量,使患者维持良好的稳定和姿势。

表14-3 渐进式等张力量训练

该过程主要用于训练肩关节主要肌肉群。训练目的是形成一套有序、精确的训练步骤。此外,所有训练用于提高肩关节肌肉的肌力、爆发力和耐久力

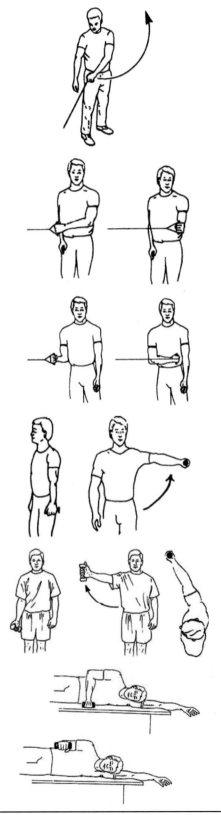

1. 对角线方向D2屈曲:手握管型把手,起始姿势为自前臂体侧45°,掌心向后。手掌旋前后,逐步屈肘带动上臂向上过肩。掌心向下返回上臂至起始位置。每天___次,每次重复___组,每组___次

2. (A)0°外展位外旋:以肘关节贴于体侧站立,屈肘90°前臂越过身前。抓握管型把手,另一端固定。拉开前臂,保持肘关节于体侧。缓慢控制放回管型把手。每天___次,每次重复___组,每组___次

(B)0°外展位内旋:以肘关节贴于体侧站立,屈肘90°肩关节向外旋转。抓握管型把手,另一端固定。肘关节置于体侧,肘关节越过身前拉动前臂。缓慢控制放回管型把手。每天___次,每次重复___组,每组___次

3. 肩关节90°外展:上臂置于体侧,肘关节伸直,手掌对于体侧。掌心向下抬高上臂,直至达到90°(肩关节平面)。每天___次,每次重复___组,每组___次

4. 上臂外旋:以肘关节伸直,拇指向上姿势站立,于身前30°平面抬肩,不超过肩关节平面。坚持2s,缓慢放下。每天___次,每次重复___组,每组___次

5. 侧卧外旋:取健侧卧位,患侧上臂置于体侧,肘关节屈曲90°。保持患肘固定于体侧,抬高前臂。坚持2s,缓慢放下。每天___次,每次重复___组,每组___次

(待续)

表14-3(续)

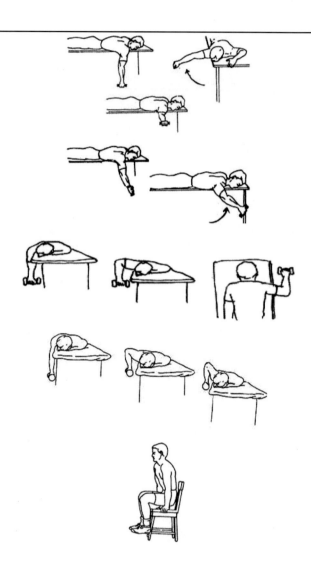

6.(A)俯卧位水平外展(中立):面朝下趴于桌上,患侧上臂自然
下垂至地面,手掌向下。打开上臂至平行于地面。坚持2s,
然后缓慢放下。每天___次,每次重复___组,每组___次

(B)俯卧位水平外展(完全外旋,100°外展):面朝下趴于桌
上,患侧上臂自然下垂至地面,拇指向上(搭便车手势)。在
肩关节前方打开手臂,平行于地面。坚持2s,然后缓慢放下。
每天___次,每次重复___组,每组___次

(C)俯卧位划船:腹部朝下,上臂悬垂于桌子侧面,手持哑铃,
肘关节伸直。缓慢抬起上臂,屈曲肘关节,尽量拉动哑铃抬
起至最高。在最高点坚持2s,然后缓慢放下。每天___次,每
次重复___组,每组___次

(D)俯卧位外旋划船:腹部朝下,上臂悬垂于桌子侧面,手持
哑铃,肘关节伸直。缓慢抬起上臂,屈曲肘关节,尽量拉动哑
铃抬起至最高。停顿1s,随后向上旋转肩关节,直至哑铃与
桌面平行,保持肘关节于90°位。在最高点坚持2s,2~3s内缓
慢放下。每天___次,每次重复___组,每组___次

7.俯卧撑:坐于椅子或桌上,双手牢固地握住椅子或桌子边缘,
拇指向下,其余四指向外。手与肩同宽。双手缓慢下撑抬起
身体,在撑起位保持2s后缓慢下降。每天___次,每次重复
___组,每组___次

8.(A)坐位划船:坐于椅子上,抓握滑轮把手置于前方,肘关节位
于体侧。肘关节向后拉直至躯干平面,挤压肩胛骨,随后缓慢
返回至开始位置。每天___次,每次重复___组,每组___次
(B)坐位机械凳加压(受限动作):坐位,抓握器械手柄并伸展
肘关节向前,停顿并返回初始位置。应避免伸展超过身体平
面,以免关节囊过度受压。每天___次,每次重复___组,每组
___次
(C)背阔肌下拉(限制动作):取坐位,背阔肌下拉器械,手持
手柄稍宽于肩宽。后倾上身约45°,将手柄拉向胸部,然后返
回至起始位置。当将手柄拉向胸部时,禁止肘关节超过身体
平面。并且当返回至起始位置时避免完全伸直肘关节。每
天___次,每次重复___组,每组___次

9.俯卧撑:起始于低位,手臂置于舒适位置。双手置于稍宽于肩
宽位置。尽量撑起身体至最高,肘关节伸直,使肩关节转向前
方。首先对墙面做俯卧撑,然后在可耐受的情况下逐步过渡
到桌面甚至地面。每天___次,每次重复___组,每组___次

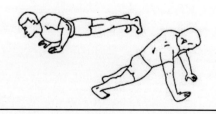

(待续)

表14-3(续)

10. (A)肘关节伸直:取站立位,上臂置于体侧,掌心向内,屈肘
过程中逐步掌心向上。坚持2s,然后缓慢放下。每天___次,
每次重复___组,每组___次

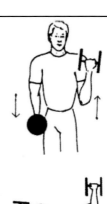

(B)肘关节伸展(外展):患肢手臂过顶。健侧手掌辅助支撑
患侧肘关节。伸展手臂过顶。坚持2s,然后缓慢放下。每天
___次,每次重复___组,每组___次

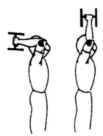

11. (A)手腕伸展:支撑前臂掌面向下,手部尽可能抬起重物。
坚持2s,然后缓慢放下。每天___次,每次重复___组,每组
___次

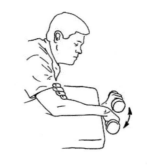

(B)手腕屈曲:支撑前臂掌面向上,手部尽可能放下重物,随
后向上尽可能卷起。坚持2s,然后缓慢放下。每天___次,每
次重复___组,每组___次

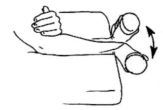

(C)旋后:支撑前臂,手腕处于中立位。利用重物或锤子,滚
动手腕至掌心向上。坚持2s,然后缓慢放下。每天___次,每
次重复___组,每组___次

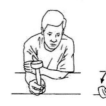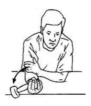

(D)旋后:支撑前臂,手腕处于中立位。利用重物或锤子,滚
动手腕至掌心向下。坚持2s,然后缓慢放下。每天___次,每
次重复___组,每组___次

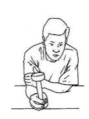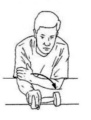

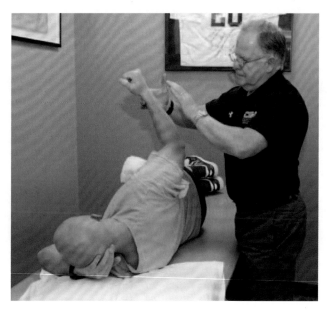

图14-3　侧卧手动外旋,同时检查者对患者实施终末位节律稳定训练。

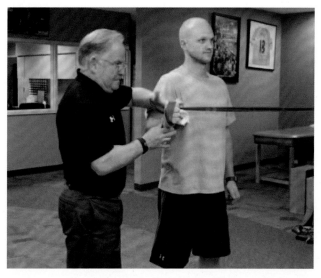

图14-4　手动节律稳定训练:外旋/内旋节律稳定训练,以促进肌肉协同收缩和节律稳定。

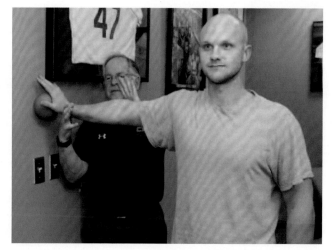

图14-5　墙壁稳定训练:肩胛骨平面手推球,同时实施节律性稳定训练。

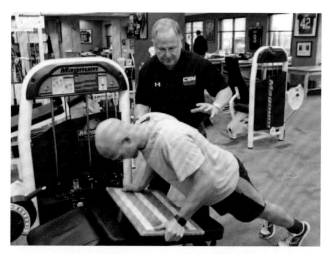

图14-6　节律性稳定训练:在一个不稳定的平面(斜板)做俯卧撑,以考验患者的神经肌肉控制并提高动态稳定性。

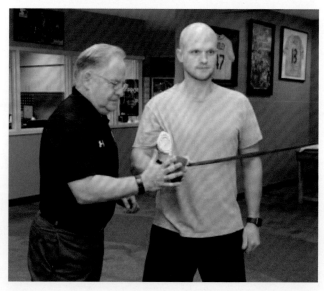

图14-7　外旋夹管,同时检查者在活动过程中人为施加阻力。

阶段Ⅲ,进阶增强训练阶段

进阶增强训练阶段着重于提高力量、动态稳定性和神经肌肉控制,从而接近终末活动度,并试图通过一系列渐进力量训练,使患者逐步恢复活动。进入该阶段的标准包括:①轻微疼痛和触痛;②完全 ROM;③关节囊活动对称;④良好的(至少4/5的手动肌力测试)肌力、耐力、肩胸及上肢肌肉动态稳定性。

肌肉乏力一般与神经肌肉控制减弱相关。Carpenter 及其同事[55]报道,在肩关节90°外展及90°外旋位观察肩关节被动活动。结果报道,出现伴随运动乏力的内外旋运动。因此,针对增强上肢耐受力的训练,如低抗阻和高重复(重复20~30次/组)训练需在本阶段实施。这些训练包含夹管内外旋、增强式运球,以及亚极量手动抗阻训练。

建议在实施渐进等张抗阻训练过程中实施积极的上身增强训练。应逐步增加抗阻,同时建议通过实施90°外展位夹管训练增强外旋和内旋,从而发展为更加功能性的位置。此外,高强度等张增强训练,如压凳、坐位划船及背阔肌下拉训练可被包含于保护性关节ROM训练过程中。并且,投手十项运动可帮助重建肩带肌力和耐久力[56]。在压凳训练和坐位划船过程中,患者应被告知避免伸直上肢超过身体平面,以减少肩关节囊压力。且该阶段应由康复师采用夹管90°外展位,持续实施节律性稳定训练,以增强动态稳定性。

对期望重返运动的患者,需实施上肢增强训练。这些运动可以帮助重获残留的功能性ROM,并提高神经肌肉控制。最初行双手近身训练,如采用3~5磅的机械球,进行过胸、边对边及过顶掷球(图14-8),从而增强盂肱关节的动态稳定性。一般采用双手操作,靠近重心中央,逐步远离身体重心延长力臂。医生应常规监测运动员在训练过程中的过度疼痛。

在近2周的无痛双手训练后,运动员可逐步过渡到采用小医用球(1~2磅)单手增强式训练。增强式墙壁运球采用90/90位置(图14-9),以提高过顶肌肉耐力。

阶段IV,重返运动阶段

重返运动阶段的目标是逐步渐进增强患者重返非限制性运动,或恢复日常活动中的肩关节功能。其他目标包括:维持患者的肌力、耐力、动态稳定性及功能性ROM。进入此阶段的标准包括:①完全功能性ROM;②充分的静态稳定性;③满意的肌力和耐力;④足够的动态稳定性;⑤临床检查满意。

继续进行维持训练,以提高肌力、动态稳定性及神经肌肉控制,同时维持完全关节功能和无痛ROM。运动员则需进行积极的力量训练,如增强式训练、本体感受神经肌肉促进训练,以及等张增强训练。此

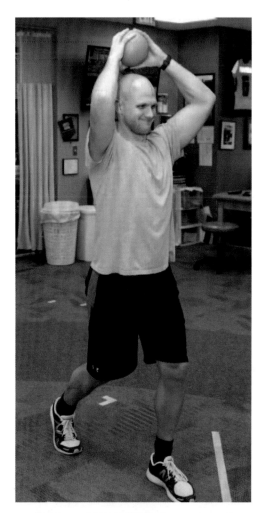

图14-8 双手过顶投掷。(Exertools, Inc)

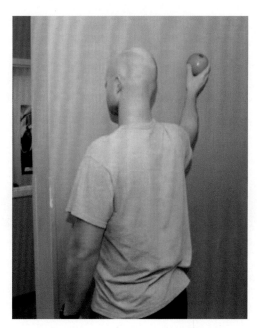

图14-9 于90/90位进行2磅增强式墙壁运球,以锻炼肩关节肌肉耐力。

外,运动员需通过间歇性重返运动训练,开始功能性体育运动。通过针对性训练,可使患者逐步重返运动并获得功能,以增强上肢运动的信心[57-59]。这些间歇性运动过程减少了患者的再损伤,从而有助于达到个体期望的运动水平。此外,每一个训练过程需要考虑到患者的损伤程度、技术水平和运动目标。每个过程的持续时间需基于以下几个因素,包括损伤程度、运动,以及不同赛季时间的竞技水平。当运动员完成了设计合理的康复过程,并得到满意的临床检查,包括完全 ROM、力量、充分的动态稳定性及神经肌肉控制,可允许其重返非限制性体育运动。对于过顶运动员,我们参考投掷者系列,常规实施等速测试[60,61]。开始间隔运动过程的标准包括,外旋/内旋力量达66%~76%,或高于180°/s,以及外旋至外展比例达67%~75%,或高于180°/s[60,61]。患者在初期重返对抗类运动,如曲棍球、足球及橄榄球阶段时,需佩戴肩关节稳定支具(DonJoy),以便重返赛场(图14-10)。

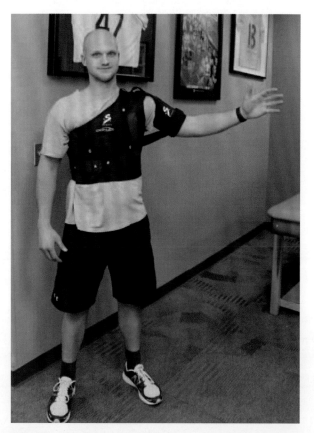

图14-10　使用DonJoy肩关节稳定支具,从而预防肩关节过度活动。

非创伤性肩关节不稳定的非手术康复

先天性肩关节不稳定患者的康复对于康复科医生来说是一个不小的挑战。患者一般有多次肩关节不稳定病史,这些将限制患者完成某些特定的动作,包括日常工作、休闲娱乐及体育运动。肩关节不稳定可能由一些因素引起,包括肩关节过度冗余和松弛及骨性结构较差,如关节盂窝低平或盂肱和肩胛肌肉组织力弱,导致神经肌肉控制减弱。任何这些因素的单独或合并将导致盂肱关节病理性不稳定。

非创伤性不稳定患者的康复需要专注于提高本体感觉、动态稳定性和神经肌肉控制,以增强肌肉力量,优化肩胛骨位置及肌肉力量,使患者在无限制的情况下逐步恢复功能性运动。之前提到,早期阶段的康复包括减少由运动引起的肩关节疼痛和肌肉抑制,以及由此引起的恐惧。

先天性松弛患者与正常人或肩关节稳定人群的肩关节肌肉激活有所不同[62-67]。正常的力偶使得盂肱关节发生动态稳定变化,导致肱骨头过度位移,或产生半脱位感觉。Burkhead 和 Rockwood[42]发现,康复训练对于80%的非创伤性不稳定有效。Misamore 等[68]报道康复训练可改善28例非创伤性运动员患者的长期随访结果(共59例)。

非创伤性肩关节不稳定患者的康复过程(表14-4)包括慢速恢复性运动,且不对相关组织产生过度压力。患者在康复过程中需经常实施过度肩关节 ROM训练,因此,保护性肩关节活动训练在康复过程中并不是重点。需要特别注意的是,应避免肩关节发生位置、运动或拉伸方面的问题,从而导致患肩被置于不稳定状态。冷冻疗法、电离子透入疗法、低剂量激光或经皮神经电刺激等疗法被用于减轻疼痛和炎症。可通过轻微活动、NSAID 和保护性肩关节 ROM训练来缓解肩关节疼痛。

康复的早期阶段首先聚焦于进一步减轻肌肉萎缩和反射性抑制,以及由此引起的失用、反复半脱位和疼痛。训练聚焦于实现创造动态稳定、优化肩胛骨位置、增强本体感觉及整体肌肉力量。等长收缩训练需针对盂肱肌肉,特别是肩袖组织。节律性稳定训练用于促进肌肉共收缩/共激活作用,以提高神经肌肉控

表14-4 非创伤性不稳定方案

非创伤性不稳定的非手术康复

这一多阶段项目被用于使患者/运动员能更快、更安全地恢复至伤前的功能水平。每一阶段的时间因个体的损伤严重程度、
ROM/肌力缺乏,以及患者期望的活动需求而异

阶段Ⅰ,急性阶段

　目标:减轻疼痛/炎症

　　重建功能性ROM

　　完成自主肌肉运动

　　重建肌肉平衡

　提高本体感觉

- 减轻疼痛/炎症
  - 治疗方法(冰敷、电疗等)
  - NSAID
  - 针对疼痛神经调节的轻柔关节活动(Ⅰ级和Ⅱ级)
- ROM
  - 轻柔的ROM训练,不要伸展
  - 钟摆运动
  - 绳索和滑轮
    - 抬高至90°,渐进至145°~150°屈曲
  - L-棒
    - 屈曲至90°,渐进至完全ROM
    - 上臂肩胛骨平面45°外展内旋
    - 上臂肩胛骨平面45°外展外旋
      - 上臂渐进90°外展
  - 力量训练
    - 等长收缩(手臂置于体侧)
      - 屈曲
      - 外展
      - 伸直
      - 0°外展位外旋
      - 0°外展位内旋
      - 肱二头肌
      - 肩胛肌等长收缩
        - 收缩/牵张
        - 抬高/降低
      - 肩胛骨平面重心转移(闭链训练)
      - 节律性稳定训练(仰卧位)
        - 30°外展位内旋/外旋
        - 45°及90°外展位屈曲/伸直
  - 注意:在康复早期需要避免极度ROM下的运动,以减少对关节囊的压力
  - 本体感觉/运动觉
    - 外旋/内旋位积极关节复位

阶段Ⅱ,中间阶段

　目标:肩关节复合体运动学正常化

　　重获或提高盂肱关节和肩胛肌肌力

　　提高肩关节复合体神经肌肉控制

　　增强本体感觉和运动觉

　　过渡到阶段Ⅱ的标准

　　　-完全功能性ROM

(待续)

表14-4(续)

- –微小疼痛或触痛
  - –"良好的"MMT
- 激发等张肌力训练
  - 内旋(侧卧位哑铃)
  - 外旋(侧卧位哑铃)
  - 肩胛骨面外展至90°
  - 外展至90°
  - 俯卧位水平外展
  - 俯卧位划船
  - 肱二头肌
  - 下斜方肌增强
- 激发0°外展位偏心训练
  - 内旋
  - 外旋
  - 提高肩关节复合体神经肌肉控制
    - 内侧、中立位、外侧ROM节律性稳定训练(外旋/内旋及屈曲/伸直)
    - 激发神经肌肉本体感觉
      - 肩胸肌肉组织
      - 盂肱肌肉组织
        - 在关节活动的起始及中间阶段的开链训练
          - PNF
          - 手动抗阻
            - 内旋
              - 仰卧位置过渡到侧卧
              - 俯卧位划船
          - 外旋/内旋节律稳定
      - 开链训练
        - 墙壁稳定训练
          - 肩胛骨平面起始
          - 渐进过渡到推球稳定
          - 球上重心转移
      - 初始核心稳定训练
        - 腹部
        - 脊柱伸直
        - 臀肌力量
      - 继续使用其他方法(必要时)
        - 冰敷、电疗

阶段Ⅲ,进阶增强阶段
　目标:增强动态稳定性
　提高肌力/耐力
　提高神经肌肉控制
　准备患者活动
　进入阶段Ⅲ的标准
　　–完全无痛性ROM
　　–无疼痛或触痛
　　–持续性渐进抗阻训练
　　–良好至正常的肌力
　• 继续采用其他方法(必要时)

(待续)

表14-4(续)

- 持续等张增强
  - 功能性肩关节训练
- 持续偏心增强
- 强调PNF训练(D2模式)联合节奏性稳定支持

继续渐进式神经肌肉控制训练
- 开链运动
  - PNF和手动抗阻训练
- 闭链运动
  - 节律性稳定俯卧撑
    - 渐进至不稳定平面
    - 推球墙面稳定训练

肩胛神经肌肉控制训练
- 侧卧手动训练
- 过渡至节律性稳定和运动

强调耐久性训练
- 往复训练30~60s
- 增加重复次数
- 一天内多次(2次/天)

阶段Ⅳ,重返运动阶段
目标:维持肌力/爆发力/耐力
活动水平自患者/运动员准备过渡到完全功能活动至重返运动
过渡到阶段Ⅳ的标准
- 完全无痛性ROM
- 无疼痛或触痛
- 等速测试满意
- 临床检查满意
- 持续阶段Ⅲ中的所有训练
- 开始间歇性运动训练(合适情况下)
- 患者教育
- 持续功能性肩关节训练

制并增强输入性机械感受器的敏感性[13],其目的是创造一个更为有效的兴奋/拮抗共收缩,以提高关节活动过程中的力偶和关节稳定性。

本书作者认为节律性稳定训练和闭链运动可以促进共收缩并提高本体感受,从而使患者受益。轴位加压训练需从站立逐步过渡到四点和三点位桌面训练,但如果合并存在后方不稳定,上述训练则需避免。节律性稳定训练需包括患肢的核心和躯干训练,以进一步提高患者的动态稳定性和神经肌肉控制。不稳定平面,如斜板、泡沫、大号练习球及Biodex稳定系统(Biodex公司)也可用于进一步提高患者在闭链位置上的动态稳定性,进而促进周围肌肉结构的共激活或共收缩作用(图14-11)。

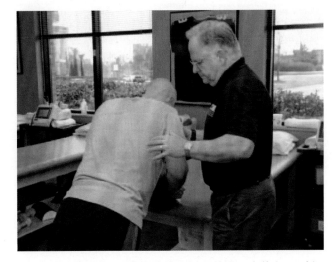

图14-11 轴位加压训练:不稳定平面的重心变换(Plyo球)。同时检查者对患肩和躯干实施节律性稳定训练。

合并先天肩关节松弛的患者往往表现为肩袖和肩胛肌力缺乏，特别是外旋肌、肩胛收缩肌和肩胛抑制肌。渐进的等张训练用于提高肩袖和肩胛肌肌力、耐久力和动态稳定性。恰当的肩胛骨稳定和运动对于肩关节的无症状运动非常重要。肩胛肌力可以提高患者功能活动中的近端稳定性和远端部分的机动性。这些训练包括0°外展位外旋、侧卧位外旋、站立位90°外展位外旋、俯卧位外旋、俯卧位划船、俯卧位伸展和俯卧位100°水平外展位外旋。其他肩胛骨训练一般包括前锯肌增强的仰卧位锯肌出拳和动力拥抱。双侧肩胛骨收缩位外旋和肩胛骨收缩位的桌板下压也可增强下斜方肌肌力。肩胛肌神经肌肉控制训练通过康复师手动肩胛骨抗阻活动实现。以上训练的目的是增强肩胛肌肌力、耐力并提高本体感觉。

一定不要忽视这些患者的神经肌肉控制。功能性训练包括反射性肌肉反馈的位置稳定训练[28,69,70]，其可预防未来再次损伤及复发性不稳定的发生。关节重新定位、PNF和等长训练对唤起神经肌肉反应起到有利作用。我们鼓励在稳定球上进行训练。通过在不稳定平面上进行训练，上述训练可增加盂肱和肩胛肌力。一般这些训练方法为，在稳定球上单足落地，对侧手臂用持续抓握哑铃训练（图14-12和图14-13）。

一旦肩胛肌和后方肩袖足够稳定，鼓励患者将患肩放置于稳定的位置，即肱骨抬高时肩胛骨平面的位

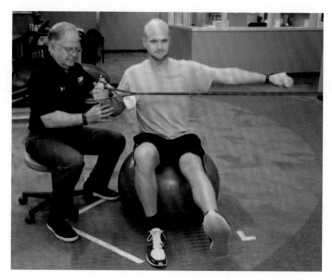

图14-13　动态稳定性训练，坐在稳定球上单足落地持续握持哑铃，以提高肩关节肌肉活动。

置。需避免合并或不合并半脱位或脱位的患者诱发肩关节不稳定的感觉。只有当患者通过渐进性训练获得了协调性和自信心后，才可以真正尝试进行不稳定位置的活动。为使患者重返运动，使用盂肱关节支具也十分必要，这样可以提高稳定性及控制肩关节ROM，以预防肩关节进一步损伤。

对于先天性肩关节不稳定患者，早期康复需要关注于增强肩袖肌力和平衡性，增强肩胛骨核心稳定性。一旦症状减轻，获得了足够的肌力，患者就可以开始包括体育运动在内的正常肩关节功能活动。

肩关节不稳定的术后康复

前方Bankart修复术后康复

关节镜Bankart修复术后康复包括渐进式盂肱关节恢复性PROM，同时需考虑到组织愈合的限制。许多学者提倡术后4~6周制动和谨慎的功能活动。Wickiewicz及其同事[71]建议制动4周，连同AAROM和PROM训练4周，以及8~10周的全肩关节功能活动训练。不同患者的支具固定或制动时间不同[72]。一些学者建议制动3周[44,73]，也有肩关节镜术后制动4周和6周的建议。Grana及其同事[73]提出有些患者也许无须严格的长时间制动，因为关节镜手术后疼痛较轻微，

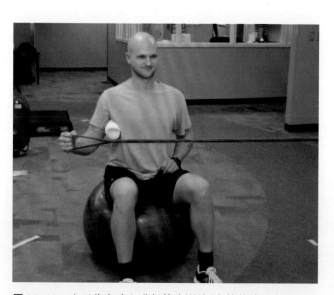

图14-12　坐于稳定球上进行等张训练（夹管外旋和内旋），以增强动态稳定性。

这些患者可以早期恢复活动。

康复过程分为4个特殊阶段。第Ⅰ阶段需要考虑最人限度地保护和限制运动。术后即刻将患肩置于外展架,外展架需持续佩戴2~4周,并且术后在睡眠过程中仍需佩戴4~6周。在开始的2周,患者被允许进行AAROM和PROM训练。辅助运动需限制在外展位45°,前屈60°、内旋45°及外旋5°~10°。此外,PROM需在最大屈曲90°、外展位45°实施。应严格限制活动,以防手术部位前下方关节囊的潜在不良受力。在这一阶段,患者也可实施亚极量和亚疼痛肩关节肌肉组织等长收缩。另外,冷冻疗法和其他疗法也可用于减少术后疼痛和炎症。

3~4周时,可增强ROM训练但应受到限制,PROM和AAROM屈曲可允许达到90°,而外旋位ROM训练限制在20°~30°。并且患者可以实施轻度增强训练,如针对肩关节肌群的外旋/内旋肌和亚极量等长收缩节律稳定训练,两种训练都可以恢复关节动态稳定性。4周时,可以去除肩关节悬吊带,这基于肩关节稳定的临床评估和患者对手术的反应和疼痛水平。偶尔,患者也被鼓励在睡眠时持续使用外展枕,以限制肩关节不可控的极度活动及姿势。同时,AAROM和PROM训练需持续渐进实施,以提高外展、外旋、屈曲和内旋功能。

在开始的6周应限制患肩活动,以防修复关节囊部位的过载和过度受压。并且,我们试图逐步恢复运动,以有助于预防制动引起的不良后果,以及胶原的塑形和重构。在最初的6周,医生需要尤其注意避免对修复组织和固定软组织部位的过度施压。

在术后近6周时间内,目标是逐渐恢复运动并开始肩袖及肩胛稳定组织的轻度等张增强训练。可进行45°外展位外旋/内旋拉伸和运动训练,对前方关节囊(外旋过程中)产生中度拉伸。患者被鼓励逐步提高肩关节屈曲,渐进达到约140°屈曲。同时,允许患者进行轻度抗阻等张增强训练。可通过夹管进行外旋/内旋肌训练。此外,可在较轻的重量(1~2磅)实施90°外展、90°屈曲和肩胛肌组织增强训练,如俯卧位划船和俯卧位伸展。

阶段Ⅱ,中度保护阶段,开始自第6~14周。该阶段的目标是:①渐进式恢复完全无痛ROM;②保证修复部位完整;③恢复肌肉力量和耐力;④允许一些功能性活动。

在这一阶段,所有动作都需渐进进行。肩关节屈曲和外展至180°。肩关节90°外展位内旋和外旋,第7~8周时,患者应达到75°~80°外旋和完全内旋(70°~75°)。第9~10周时,期望达到完全ROM,外旋应接近85°~90°。第12周时,渐进式拉伸投掷者达到肩部超过90°或达到外旋115°~125°的目标。

所有力量训练渐都应进实施,以提高肩袖和肩胛肌力,恢复肩关节肌肉平衡,并增强盂肱关节复合结构动态稳定性。不允许患者在上举器械上进行诸如压凳或套衫运动。

阶段Ⅲ为较少保护阶段,为第14~22周。该阶段的目标是:①维持完全ROM;②提高肌力和耐力;③逐步开始功能活动。在第14~16周时,可进行90°外展位轻度游泳训练、增强式训练和高尔夫摇摆运动。如果患者标准符合,间隔投掷训练,或其他间歇运动训练可自第16~18周开始。

进阶力量训练自第22~26周。该阶段进行积极的力量训练,如增强式训练、PNF训练、等张增强训练和功能性运动训练。对于过顶投掷运动员,也可进行投球训练。在该阶段也可进行对抗运动。术后7~9个月仍不能实施对抗性投掷运动。

后盂唇修补和(或)稳定术后康复

后方盂唇稳定术和(或)后方盂唇修补术的康复过程和前方稳定术的康复术相比更加保守。后方稳定术后康复有更多的限制和预防考量,因此过程更为缓慢。两者最大的不同是术后采用的固定支具不同,术后佩戴支具的时间不同,肩关节活动限制,以及重返运动前的康复时间不同。

术后患肢于肩关节中立位或轻度外旋位用肩关节支具固定,以减少后方肩关节囊的张力。术后肩关节支具需固定6周,患者被告知需全天佩戴支具,睡眠时同样需要佩戴支具。只有当患者进行功能训练或洗澡时,才可以取下支具。允许患者术后早期即刻进行严格限制的PROM训练。功能训练从外展45°、内旋至中立位、外旋至接近20°~25°。PROM训练肩关节屈曲90°至肩胛骨平面。我们还针对肩胛和肩袖肌群进行等长节律性稳定性训练。所有力量训练均需在无痛情况下实施,且肩关节位于旋转中立位。

康复的前8周,目标是渐进增加患者的PROM,不额外增加过度和非预期的肩关节后方松弛,同时渐进增加患者肌力及动态稳定性。在这一阶段,我们限制过度肩关节内旋及超过中立位的水平外展,并且8~12周内不进行推动运动。直至术后10~12周,患者肩关节接近完全PROM,外展90°位外旋90°,屈曲165°~170°,外展90°位接近45°~50°内旋。在这一阶段,患者应进行肩袖及肩胛力量训练,以及之前所述的用于提高神经肌肉控制的训练,以增强肩关节动态稳定性。

术后第12~26周,需增强此力量及动态稳定训练。此外,也可进行等张力量训练,如开展坐位划船训练(第10周)、坐位推举训练(第14~16周)及第12~16周的双手增强式训练。当患者进行了特殊标准的特殊训练,并且考虑了患者的运动类型及位置,患者才可以渐进进行特殊训练。对于过顶类运动员,术后6~7个月才能考虑重返运动,直至约9个月才能重返竞技运动。对于接触类运动员,需要7~9个月重返竞技运动,但同时需要考虑运动员在场上的位置。橄榄球线卫一般术后7~9个月重返运动。

几位学者报道了肩关节镜稳定术后的优良预后结果。Provencher等[74]报道,对33例患者连续随访39个月,83%的患者获得了稳定的肩关节。Savoie及其同事[75]报道了131例患者,平均随访28个月,97%的患者获得稳定的结果。Lenart等[76]报道,34例患者关节镜修补术后,94%的患者术后36个月肩关节稳定。

前方Latarjet术后康复

Latarjet术源于法国医生Laurent Lafosse,近年来用于治疗慢性肩关节不稳定[77-79]。该手术用于肩关节盂无法修补的病例。该手术的适应证是肩关节脱位合并肩胛盂骨折、大的Hill-Sachs损伤,或者是咬合Hill-Sachs损伤合并肩关节持续不稳定或功能丧失。并且,有的患者之前也实施过肩关节重建、肩胛盂修补或多次肩关节稳定术,以治疗肩关节不稳定。

术后即刻,患肢被置于外展枕上康复。康复专家应在8周内渐进恢复患者的PROM。鉴于手术本身的特点,术后早期需保护肩胛下肌,并获得喙突的骨性融合。因此,外展30°位PROM在第2~4周需限制在20°~30°。术后8~10周缓慢康复至外旋PROM,使患者获得良好的愈合且不以肌肉的完整性为代价。

肩关节周围肌肉力量训练应开始于亚极量及无痛等长收缩。内旋力量训练在术后6周内受限,以获得良好愈合。前文所述的轻度等张收缩训练可在术后6~8周实施。并且,其目标是在术后约16周时提高肩关节力量、动态稳定性及神经肌肉控制。文献报道该术式可使运动员,特别是接触类运动员在重返运动方面获得优良结果,且并发症较少[77,80,81]。

稳定术后康复

关节囊移位或皱缩缝合术

MDI患者的手术治疗旨在减小过度增加的盂肱关节的关节囊容积,以提高静态稳定性。对于这一特定人群,沟槽试验阳性提示肩袖间隙和下方关节囊的下方肱骨头过度位移。最终目标是恢复关节的生物力学和运动学,使患者恢复正常功能,避免进一步不稳定的发生。该手术操作对于患者恢复损伤前的功能,以及获得良好的功能结果都是有效的[82,83]。

术后的首要目标是通过制动装置或外展枕保护修复的组织至少6周。康复治疗师需要在开始的4~6周,通过控制性加压对患者实施轻柔的PROM和AAROM训练,将患肩抬高至90°~100°。轻柔的等长力量训练用于防止周围肌肉组织萎缩。术后6周,渐进实施PROM和AAROM训练,直至10~12周达到完全关节功能活动。这一过程需小心,以避免组织拉伸,否则会引起肱骨头过度位移和功能结果不佳。缓慢的ROM过程旨在达到长期良好的功能结果。针对肩袖和肩胛骨稳定肌肉的等张力量训练可以提高如之前所述的动态稳定性和神经肌肉控制。这将提高肩关节不稳定人群的本体感觉并纠正其不良姿势。这些简单的纠正对于患者重新获得完全的关节功能和进一步预防肩关节不稳定至关重要。

重返运动的客观标准

近年来几位研究者报道,仿照前交叉韧带重建手术的客观标准,再损伤率大幅度降低。Grindem等[84]报道当实施特殊标准后,再损伤发生率降低84%。我们完成了5个阶段的评估,以降低再损伤发生率,以达到肩关节稳定：

(1)ROM评估(被动和主动)。

(2)稳定性测试。

(3)力量评估。

(4)特殊测试(SLAP、肱二头肌测试、肩胛骨运动障碍测试)。

(5)功能测试。

我们对于运动员重返运动需要达到的肩关节稳定性进行5项功能测试。测试包括：单边压胸、俯卧撑测试、Davies闭链上肢稳定测试(CKCUEST)、单边投球测试,以及上1/4 Y平衡测试。

投球测试

投球测试用于评估耐力,以及快速移动的意愿和动态稳定性。俯卧位上臂外展90°,肘关节伸直,测试时采用2磅的球,使上臂完全抬离底座,以测试肩关节的动态稳定性。该测试进行30s,以和健侧对比释放和达到的次数,以及完成的比例。统计结果表明,优势侧肢体与非优势侧肢体相比完成率达到110%或更高。评分基于收集的临床数据和作者的临床经验。

俯卧撑测试

俯卧撑测试用于评估上身和肩关节复合体的肌肉耐力。该测试采用标准的俯卧撑姿势,评估运动员在60s内,自地面到一拳高度能够完成的俯卧撑次数。完成两组训练,第一组是热身训练,运动员在第二组训练中可以完成更多数量的俯卧撑。

CKCUEST

CKCUEST可评估上1/4的稳定性、灵活性和力量[85-88]。该测试通过俯卧撑姿势进行,患者双手分开置于36英寸(1英寸≈2.54cm)条带两侧位置。患者交替双手穿过身体,在反手下触碰到条带。交叉身体,触摸动作在15s内完成并记录,休息45s,计算平均触摸次数。

一次重复最大(1RM)压凳测试

1RM压凳测试用于测试上肢力量[89]。该测试用于对称性运动。如果可行的话,1RM最大的抬高分数用于辅助对照功能性力量。

单边最大压胸测试

单边最大压胸测试可被医生利用等张力量机制压胸完成。本文章编者Kevin E. Wilk将该测试用于对比运动员患侧肩关节与健侧肩关节。这是一项有效的临床测试,但无数据或研究证实该测试有效。

上1/4 Y平衡测试

上1/4 Y平衡测试类似于下1/4 Y平衡测试,由Westrick等[90]作为上1/4闭链康复训练的补充报道。该测试包括一侧上肢维持单边姿态,另一侧触及腹部或位于中间、外上、外下方向的控制性位置。Westrick等[90]和Gorman及其同事[91]报道了良好的测试-再测试(组内相关系数：0.91,0.92和0.80~0.99)和评判间信度(组内相关系数：1.00)。Taylor等[92]报道了男女大学生运动员的标准数据。

结论

盂肱关节由于动态和静态稳定特点,是一种内在不稳定的关节。其中,任何因素的干扰或不良发展都会导致不稳定、疼痛及功能丧失。康复训练计划需根据不稳定类型和关键因素制订。综合训练过程用于恢复完全ROM、平衡关节囊活动、增强肌力及神经肌肉控制。通过采取特殊性姿势及间歇运动训练来实现功能康复,可使运动员逐步恢复运动能力。该运动康复过程可以最大程度地降低关节不稳定再发生率,以保证患者达到安全恢复功能性运动的结果。

(王谦 易诚青 译)

参考文献

1. Mannava S, Frangiamore SJ, Murphy CP, et al. Prevalence of shoulder labral injury in collegiate football players at the National Football League Scouting Combine. *Orthop J Sports Med.* 2018;6(7):2325967118783982.

2. Brophy RH, Barnes R, Rodeo SA, Warren RF. Prevalence of muscu-loskeletal disorders at the NFL Combine—trends from 1987 to 2000. *Med Sci Sports Exerc.* 2007;39(1):22-27.

3. Brophy RH, Chehab EL, Barnes RP, Lyman S, Rodeo SA, Warren RF. Predictive value of orthopedic evaluation and injury history at the NFL Combine. *Med Sci Sports Exerc.* 2008;40(8):1368-1372.

4. Kaplan LD, Flanigan DC, Norwig J, Jost P, Bradley J. Prevalence and variance of shoulder injuries in elite collegiate football players. *Am J Sports Med.* 2005;33(8):1142-1146.

5. Speer KP, Deng X, Borrero S, Torzilli PA, Altchek DA, Warren RF. Biomechanical evaluation of a simulated Bankart lesion. *J Bone Joint Surg Am.* 1994;76(12):1819-1826.

6. Warren RF, Kornblatt IB, Marchand R. Static factors affecting posterior shoulder instability. *Orthop Trans.* 1984;8:89-93.

7. Aronen JG, Regan K. Decreasing the incidence of recurrence of first time anterior shoulder dislocations with rehabilitation. *Am J Sports Med.* 1984;12(4):283-291.

8. Henry JH, Genung JA. Natural history of glenohumeral dislocation—revisited. *Am J Sports Med.* 1982;10(3):135-137.

9. Hoelen MA, Burgers AM, Rozing PM. Prognosis of primary anterior shoulder dislocation in young adults. *Arch Orthop Trauma Surg.* 1990;110(1):51-54.

10. Hovelius L, Augustini BG, Fredin H, Johansson O, Norlin R, Thorling J. Primary anterior dislocation of the shoulder in young patients. A ten-year prospective study. *J Bone Joint Surg Am.* 1996;78(11):1677-1684.

11. Kazar B, Relovszky E. Prognosis of primary dislocation of the shoulder. *Acta Orthop Scand.* 1969;40(2):216-224.

12. Kibler WB. The role of the scapula in athletic shoulder function. *Am J Sports Med.* 1998;26(2):325-337.

13. Lephart SM, Warner JP, Borsa PA, Fu FH. Proprioception of the shoulder joint in healthy, unstable, and surgically repaired shoulders. *J Shoulder Elbow Surg.* 1994;3(6):371-380. doi:10.1016/S1058-2746(09)80022-0.

14. McLaughlin HL, MacLellan DI. Recurrent anterior dislocation of the shoulder. II. A comparative study. *J Trauma.* 1967;7(2):191-201.

15. Rowe CR. Prognosis in dislocations of the shoulder. *J Bone Joint Surg Am.* 1956;38(5):957-977.

16. Simonet WT, Cofield RH. Prognosis in anterior shoulder dislocation. *Am J Sports Med.* 1984;12(1):19-24.

17. Tipton CM, Matthes RD, Maynard JA, Carey RA. The influence of physical activity on ligaments and tendons. *Med Sci Sports.* 1975;7(3):165-175.

18. Yoneda B, Welsh RP, MacIntosh DL. Conservative treatment of shoulder dislocation in young males. *J Bone Joint Surg Br.* 1982;64:254-255.

19. Hovelius L. Anterior dislocation of the shoulder in teen-agers and young adults. Five-year prognosis. *J Bone Joint Surg Am.* 1987;69(3):393-399.

20. Hovelius L, Eriksson K, Fredin H, et al. Recurrences after initial dislocation of the shoulder. Results of a prospective study of treatment. *J Bone Joint Surg Am.* 1983;65(3):343-349.

21. Hovelius L, Nilsson JA, Nordqvist A. Increased mortality after anterior shoulder dislocation: 255 patients aged 12-40 years followed for 25 years. *Acta Orthop.* 2007;78(6):822-826.

22. Postacchini F, Gumina S, Cinotti G. Anterior shoulder dislocation in adolescents. *J Shoulder Elbow Surg.* 2000;9(6):470-474. doi:10.1067/mse.2000.108385.

23. Marans HJ, Angel KR, Schemitsch EH, Wedge JH. The fate of traumatic anterior dislocation of the shoulder in children. *J Bone Joint Surg Am.* 1992;74(8):1242-1244.

24. Antosh IJ, Tokish JM, Owens BD. Posterior shoulder instability. *Sports Health.* 2016;8(6):520-526.

25. Mair SD, Zarzour RH, Speer KP. Posterior labral injury in contact athletes. *Am J Sports Med.* 1998;26(6):753-758.

26. DeLong JM, Jiang K, Bradley JP. Posterior instability of the shoulder: a systematic review and meta-analysis of clinical outcomes. *Am J Sports Med.* 2015;43(7):1805-1817.

27. Rodeo SA, Suzuki K, Yamauchi M, Bhargava M, Warren RF. Analysis of collagen and elastic fibers in shoulder capsule in patients with shoulder instability. *Am J Sports Med.* 1998;26(5):634-643.

28. Wilk KE, Arrigo CA, Andrews JR. Current concepts: the stabilizing structures of the glenohumeral joint. *J Orthop Sports Phys Ther.* 1997;25(6):364-379.

29. Caspari RB, Geissler WB. Arthroscopic manifestations of shoulder subluxation and dislocation. *Clin Orthop Relat Res.* 1993(291):54-66.

30. Goubier JN, Duranthon LD, Vandenbussche E, Kakkar R, Augereau B. Anterior dislocation of the shoulder with rotator cuff injury and brachial plexus palsy: a case report. *J Shoulder Elbow Surg.* 2004;13(3):362-363.

31. O'Brien SJ, Warren RF, Schwartz E. Anterior shoulder instability. *Orthop Clin North Am.* 1987;18(3):395-408.

32. Beltran J, Rosenberg ZS, Chandnani VP, Cuomo F, Beltran S, Rokito A. Glenohumeral instability: evaluation with MR arthrography. *Radiographics.* 1997;17(3):657-673.

33. Warner JJ, Flatbow EL. Anatomy and biomechanics. In: Bigliani LU, ed. *The Unstable Shoulder.* Rosemont, IL: American Academy of Orthopaedic Surgeons; 1996.

34. Shaha JS, Cook JB, Song DJ, et al. Redefining "critical" bone loss in shoulder instability: functional outcomes worsen with "subcritical" bone loss. *Am J Sports Med.* 2015;43(7):1719-1725.

35. Shin SJ, Jun BJ, Koh YW, McGarry MH, Lee TQ. Estimation of anterior glenoid bone loss area using the ratio of bone defect length to the distance from posterior glenoid rim to the centre of the glenoid. *Knee Surg Sports Traumatol Arthrosc.* 2018;26(1):48-55.

36. Shin SJ, Koh YW, Bui C, et al. What is the critical value of glenoid bone loss at which soft tissue Bankart repair does not restore glenohumeral translation, restricts range of motion, and leads to abnormal humeral head position? *Am J Sports Med.* 2016;44(11):2784-2791.

37. Burkhart SS, De Beer JF. Traumatic glenohumeral bone defects and their relationship to failure of arthroscopic Bankart repairs: significance of the inverted-pear glenoid and the humeral engaging Hill-Sachs lesion. *Arthroscopy.* 2000;16(7):677-694.

38. Maffet MW, Gartsman GM, Moseley B. Superior labrum-biceps tendon complex lesions of the shoulder. *Am J Sports Med.* 1995;23(1):93-98.

39. Smith RL, Brunolli J. Shoulder kinesthesia after anterior glenohumeral joint dislocation. *Phys Ther.* 1989;69(2):106-112.

40. Blasier RB, Carpenter JE, Huston LJ. Shoulder proprioception. Effect of joint laxity, joint position, and direction of motion. *Orthop Rev.* 1994;23(1):45-50.

41. Zuckerman JD, Gallagher MA, Lehman C, Kraushaar BS, Choueka J. Normal shoulder proprioception and the effect of lidocaine injection. *J Shoulder Elbow Surg.* 1999;8(1):11-16. doi:10.1016/s1058-2746(99)90047-2.

42. Burkhead WZ Jr, Rockwood CA Jr. Treatment of instability of the shoulder with an exercise program. *J Bone Joint Surg Am.* 1992;74(6):890-896.

43. Thorsness R, Alland JA, McCulloch CB, Romeo A. Return to play after shoulder surgery in throwers. *Clin Sports Med.* 2016;35(4):563-575.

44. Arciero RA, Wheeler JH, Ryan JB, McBride JT. Arthroscopic Bankart repair versus nonoperative treatment for acute, initial anterior shoulder dislocations. *Am J Sports Med.* 1994;22(5):589-594.

45. Larrain MV, Botto GJ, Montenegro HJ, Mauas DM. Arthroscopic repair of acute traumatic anterior shoulder dislocation in young athletes. *Arthroscopy.* 2001;17(4):373-377.

46. Watson S, Allen B, Grant JA. A clinical review of return-to-play considerations after anterior shoulder dislocation. *Sports Health.* 2016;8(4):336-341.

47. Wheeler JH, Ryan JB, Arciero RA, Molinari RN. Arthroscopic versus nonoperative treatment of acute shoulder dislocations in young athletes. *Arthroscopy.* 1989;5(3):213-217.

48. Yoneda M. Neviaser's contribution to the treatment of ALPSA lesions. *J Bone Joint Surg Am.* 2001;83(4):621-622. doi:10.2106/00004623-200104000-00027.

49. Kiviluoto O, Pasila M, Jaroma H, Sundholm A. Immobilization after primary dislocation of the shoulder. *Acta Orthop Scand.* 1980;51(6):915-919. doi:10.3109/17453678008990894.

50. Dehne E, Torp RP. Treatment of joint injuries by immediate mobilization. Based upon the spinal adaptation concept. *Clin Orthop Relat*

Res. 1971;77:218-232.

51. Haggmark T, Eriksson E, Jansson E. Muscle fiber changes in human skeletal muscle after injuries and immobilization. *Orthopedics.* 1986;9(2):181-185.

52. Salter RB, Hamilton HW, Wedge JH, et al. Clinical application of basic research on continuous passive motion for disorders and injuries of synovial joints: a preliminary report of a feasibility study. *J Orthop Res.* 1984;1(3):325-342.

53. Reinold MM, Macrina LC, Wilk KE, Dugas JR, Cain EL, Andrews JR. The effect of neuromuscular electrical stimulation of the infraspinatus on shoulder external rotation force production after rotator cuff repair surgery. *Am J Sports Med.* 2008;36(12):2317-2321.

54. Decker MJ, Hintermeister RA, Faber KJ, Hawkins RJ. Serratus anterior muscle activity during selected rehabilitation exercises. *Am J Sports Med.* 1999;27(6):784-791. doi:10.1177/03635465990270061601.

55. Carpenter JE, Blasier RB, Pellizzon GG. The effects of muscle fatigue on shoulder joint position sense. *Am J Sports Med.* 1998;26(2):262-265.

56. Wilk KE, Yenchak AJ, Arrigo CA, Andrews JR. The Advanced Throwers Ten exercise program: a new exercise series for enhanced dynamic shoulder control in the overhead throwing athlete. *Phys Sportsmed.* 2011;39(4):90-97. doi:10.3810/psm.2011.11.1943.

57. Ellenbecker TS, Mattalino AJ. *The Elbow in Sport: Injury, Treatment, and Rehabilitation.* Champaign, IL: Human Kinetics; 1997.

58. Reinold MM, Wilk KE, Reed J, Crenshaw K, Andrews JR. Interval sport programs: guidelines for baseball, tennis, and golf. *J Orthop Sports Phys Ther.* 2002;32(6):293-298.

59. Wilk KE, Reinold MM, Andrews JR. Postoperative treatment principles in the throwing athlete. *Sports Med Arthrosc Rev.* 2001;9(1):69-95.

60. Wilk KE, Andrews JR, Arrigo CA. The abductor and adductor strength characteristics of professional baseball pitchers. *Am J Sports Med.* 1995;23(6):778. doi:10.1177/036354659502300627.

61. Wilk KE, Andrews JR, Arrigo CA, Keirns MA, Erber DJ. The strength characteristics of internal and external rotator muscles in professional baseball pitchers. *Am J Sports Med.* 1993;21(1):61-66.

62. Barden JM, Balyk R, Raso VJ, Moreau M, Bagnall K. Atypical shoulder muscle activation in multidirectional instability. *Clin Neurophysiol.* 2005;116(8):1846-1857.

63. Kronberg M, Broström LA, Németh G. Differences in shoulder muscle activity between patients with generalized joint laxity and normal controls. *Clin Orthop Relat Res.* 1991;(269):181-192.

64. Kronberg M, Németh G, Broström LA. Muscle activity and coordination in the normal shoulder. An electromyographic study. *Clin Orthop Relat Res.* 1990;(257):76-85.

65. Morris AD, Kemp GJ, Frostick SP. Shoulder electromyography in multidirectional instability. *J Shoulder Elbow Surg.* 2004;13(1):24-29.

66. Myers JB, Ju YY, Hwang JH, McMahon PJ, Rodosky MW, Lephart SM. Reflexive muscle activation alterations in shoulders with anterior glenohumeral instability. *Am J Sports Med.* 2004;32(4):1013-1021.

67. von Eisenhart-Rothe RM, Jäger A, Englmeier KH, Vogl TJ, Graichen H. Relevance of arm position and muscle activity on three-dimensional glenohumeral translation in patients with traumatic and atraumatic shoulder instability. *Am J Sports Med.* 2002;30(4):514-522. doi:10.1177/03635465020300041101.

68. Misamore GW, Sallay PI, Didelot W. A longitudinal study of patients with multidirectional instability of the shoulder with seven- to ten-year follow-up. *J Shoulder Elbow Surg.* 2005;14(5):466-470.

69. Wilk KE, Arrigo C. Current concepts in the rehabilitation of the athletic shoulder. *J Orthop Sports Phys Ther.* 1993;18(1):365-378.

70. Wilk KE, Voight ML, Keirns MA, Gambetta V, Andrews JR, Dillman CJ. Stretch-shortening drills for the upper extremities: theory and clinical application. *J Orthop Sports Phys Ther.* 1993;17(5):225-239.

71. Wickiewicz TL, Pagnani MJ, Kennedy K. Rehabilitation of the unstable shoulder. *Sports Med Arthrosc Rev.* 1993;1:227-235.

72. DeFroda SF, Mehta N, Owens BD. Physical therapy protocols for arthroscopic Bankart repair. *Sports Health.* 2018;10(3):250-258.

73. Grana WA, Buckley PD, Yates CK. Arthroscopic Bankart suture repair. *Am J Sports Med.* 1993;21(3):348-353.

74. Provencher MT, Bell SJ, Menzel KA, Mologne TS. Arthroscopic treatment of posterior shoulder instability: results in 33 patients. *Am J Sports Med.* 2005;33(10):1463-1471.

75. Savoie FH III, Holt MS, Field LD, Ramsey JR. Arthroscopic management of posterior instability: evolution of technique and results. *Arthroscopy.* 2008;24(4):389-396.

76. Lenart BA, Sherman SL, Mall NA, Gochanour E, Twigg SL, Nicholson GP. Arthroscopic repair for posterior shoulder instability. *Arthroscopy.* 2012;28(10):1337-1343.

77. Lafosse L, Boyle S. Arthroscopic Latarjet procedure. *J Shoulder Elbow Surg.* 2010;19(2 suppl):2-12. doi:10.1016/j.jse.2009.12.010.

78. Lafosse L, Boyle S, Gutierrez-Aramberri M, Shah A, Meller R. Arthroscopic Latarjet procedure. *Orthop Clin North Am.* 2010;41(3):393-405. doi:10.1016/j.ocl.2010.02.004.

79. Lafosse L, Lejeune E, Bouchard A, Kakuda C, Gobezie R, Kochhar T. The arthroscopic Latarjet procedure for the treatment of anterior shoulder instability. *Arthroscopy.* 2007;23(11):1242 e1241-1245.

80. Schmid SL, Farshad M, Catanzaro S, Gerber C. The Latarjet procedure for the treatment of recurrence of anterior instability of the shoulder after operative repair: a retrospective case series of forty-nine consecutive patients. *J Bone Joint Surg Am.* 2012;94(11):e75.

81. Schroder DT, Provencher MT, Mologne TS, Muldoon MP, Cox JS. The modified Bristow procedure for anterior shoulder instability: 26-year outcomes in Naval Academy midshipmen. *Am J Sports Med.* 2006;34(5):778-786.

82. Jacobson ME, Riggenbach M, Wooldridge AN, Bishop JY. Open capsular shift and arthroscopic capsular plication for treatment of multidirectional instability. *Arthroscopy.* 2012;28(7):1010-1017.

83. Pollock RG, Owens JM, Flatow EL, Bigliani LU. Operative results of the inferior capsular shift procedure for multidirectional instability of the shoulder. *J Bone Joint Surg Am.* 2000;82(7):919-928.

84. Grindem H, Snyder-Mackler L, Moksnes H, Engebretsen L, Risberg MA. Simple decision rules can reduce reinjury risk by 84% after ACL reconstruction: the Delaware-Oslo ACL cohort study. *Br J Sports Med.* 2016;50(13):804-808. doi:10.1136/bjsports-2016-096031.

85. Goldbeck TG, Davies GJ. Test-retest reliability of the Closed Kinetic Chain Upper Extremity Stability Test: a clinical field test. *J Sport Rehabil.* 2000;9(1):35-46. doi:10.1123/jsr.9.1.35.

86. Pontillo M, Spinelli BA, Sennett BJ. Prediction of in-season shoulder injury from preseason testing in division I collegiate football players. *Sports Health.* 2014;6(6):497-503. doi:10.1177/1941738114523239.

87. Roush JR, Kitamura J, Waits MC. Reference values for the Closed Kinetic Chain Upper Extremity Stability Test (CKCUEST) for collegiate baseball players. *N Am J Sports Phys Ther.* 2007;2(3):159-163.

88. Tjong VK, Devitt BM, Murnaghan ML, Ogilvie-Harris DJ, Theodoropoulos JS. A qualitative investigation of return to sport after arthroscopic Bankart repair: beyond stability. *Am J Sports Med.* 2015;43(8):2005-2011. doi:10.1177/0363546515590222.

89. Seo DI, Kim E, Fahs CA, et al. Reliability of the one-repetition maximum test based on muscle group and gender. *J Sports Sci Med.* 2012;11(2):221-225.

90. Westrick RB, Miller JM, Carow SD, Gerber JP. Exploration of the Y-Balance Test for assessment of upper quarter closed kinetic chain performance. *Int J Sports Phys Ther.* 2012;7(2):139-147.

91. Gorman PP, Butler RJ, Plisky PJ, Kiesel KB. Upper Quarter Y Balance Test: reliability and performance comparison between genders in active adults. *J Strength Cond Res.* 2012;26(11):3043-3048. doi:10.1519/JSC.0b013e3182472fdb.

92. Taylor JB, Wright AA, Smoliga JM, DePew JT, Hegedus EJ. Upper-extremity physical-performance tests in college athletes. *J Sport Rehabil.* 2016;25(2):146-154. doi:10-1123/jsr.2014-0296.

第15章

运动员肩关节前方不稳定术后重返赛场前评估

Brian Busconi, Jonathon A. Hinz, Benjamin J. Brill, Vickie Dills

由于受到多种因素的影响，竞技运动员肩关节不稳定的治疗具有很大的挑战性。2018年，一项名为MOON的肩关节不稳定队列研究证实了与肩关节不稳定有关的一些预测危险因素，包括男性、接触类运动，年龄<30岁和肩关节前方不稳定[1]。此研究进一步指出了一个在<25岁研究人群中肩关节不稳定复发的重要危险因素。Hovelius研究发现12~25岁研究人群的肩关节不稳定复发率已接近50%[2]。大量其他类似研究的结果与此数据相仿，甚至有些研究的结果远超过50%[3]。从各项研究中获得的数据使得我们能够更精准地预测肩关节不稳定的复发率，从而对运动员群体进行更好的治疗。对运动员肩关节不稳定的治疗主要包括非手术治疗和手术干预，手术干预又包括关节镜下和开放手术下的肩关节固定术。在本章，我们将着重讨论运动员肩关节不稳定术后重返赛场前的评估。

身体因素

解剖学

肩关节稳定性解剖结构主要包括肩关节动态稳定结构和被动阻挡结构（表15-1）[4]。Turkel等在1981年首次描述了在外展0°、45°和90°时肩关节前方的稳定性[5]。在此研究中，作者描述了肩胛下肌在肩关节

表15-1　肩关节的动态稳定结构和被动阻挡结构

动态稳定结构	被动阻挡结构
三角肌	关节面
肩袖	骨性结构
肱二头肌	关节盂唇
	关节囊结构
	韧带结构

外展0°时的作用，MGHL和肩胛下肌在肩关节外展45°时的作用，以及IGHL在肩关节外展90°时的作用（图15-1）。在进行肩关节不稳定手术时需要重视的另一个被动阻挡结构是盂唇。根据生物力学分析，盂唇遭到破坏会使肩关节稳定性降低10%~15%[32]。这个结果为一系列关于关节囊和盂唇对肩关节稳定性重要性的研究提供了依据，且对肩关节不稳定手术决策有重要的指导作用。

Lee及其同事对由肩袖组织（RTC）产生的动态稳定性进行研究，并引入了动态稳定指数的概念。动态稳定指数不仅考虑到了施加在肩关节上的压应力，也涉及剪切力[6]。Lee等研究推断，当肩关节达到最大ROM时，肩关节处于不稳定状态，此时，前方肩袖（肩胛下肌）和后方肩袖（冈下肌和小圆肌）在维持肩盂肱骨关节的稳定性上起到主要作用。

Bigliani等指出在适中活动范围内肩关节表面良

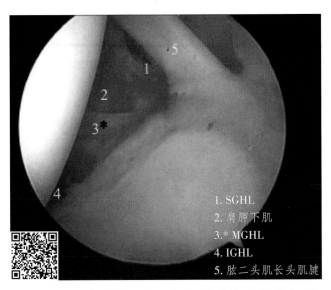

1. SGHL
2. 肩胛下肌
3. * MGHL
4. IGHL
5. 肱二头肌长头肌腱

图 15-1　通过肩关节镜后方入路可观察到的已标记的肩盂肱关节解剖标志。SGHL，盂肱上韧带；MGHL，盂肱中韧带；IGHL，盂肱下韧带。（扫码看彩图）

好的吻合度，以及肩袖组织提供的动态稳定是维持肩关节稳定的主要方式[7]。当对肩关节施加一个旋转应力，就会导致肩关节平行位移增加，如肩关节处于前脱位时的位置就与盂肱韧带，特别是 IGHL 有很大关联[7]。

肩关节复合体错综复杂的结构和功能展现了在肩关节活动时维持肩关节动态稳定结构和被动阻挡结构精细平衡的重要性。通过外科手术重建肩关节盂肱关节前方的稳定性会恢复维持肩关节稳定性的静态限制结构。然而，要充分认识动态稳定性的重要，因为其是术后进行常规功能训练所必需的。

鉴于维持动态稳定结构和被动阻挡结构平衡的重要性，无论采用何种手术方式重建肩关节静态稳定，都必须完全修复肩关节复合体的动态稳定结构才能达到最理想的效果。

治疗

为肩关节不稳定运动员进行临床治疗决策规划需要综合考虑多方面的因素。患者此时可能处于赛季前、赛季中或赛季后。他们有可能是第一次发生关节脱位，或是长期受到慢性关节不稳定的困扰。引发肩关节不稳定的病理因素可能与软组织或骨组织有关。上述诸多影响因素会导致整个治疗过程变得更

加复杂。2012 年，Owens 及其同事为赛季中发生肩关节不稳定的患者编制了一套治疗流程图。流程开始是对患者进行 X 线片和 MRI 等影像学检查。接下来，根据是骨组织还是软组织来确定主要病理因素。如果主要病理因素来源于骨性结构（骨缺损 > 25%），就有了手术指征。如果主要病理因素来源于软组织，那么接下来的临床决策需要根据患者的病史及体格检查情况综合判断。如果当前患者的主要问题是复发性肩关节不稳定，那么手术治疗就成了第一选择。如果患者是首次发生肩关节不稳定，那么包括运动专项训练在内的系统康复训练将会是首选。在此套治疗方案中，如有患者能够重返运动，那么在赛季后将会制订进一步治疗计划。其中也提到了针对复发性肩关节不稳定的手术治疗方案[8]（图 15-2）。

非手术治疗

目前的非手术治疗过程包括一段时间的限制活动，接下来是物理治疗，最终才能让患者重返比赛。非手术治疗目标与手术治疗一致，即恢复肩关节 ROM、力量和稳定性。目前有关经非手术治疗后重返比赛的文献结果不尽相同。最近，Shanley 等发表的研究结果显示，在高中运动员群体中，85% 的前方肩关节不稳定患者经过保守治疗后可以重返接下来的赛季，但同时有 6.2% 的复发率[9]。对比两项之前已发表的研究结果显示肩关节不稳定经保守治疗后的复发率可达 80% 和 60%[3,10]。

众多研究结果不一致是由于受到了多种因素的影响，但我们不应忽视非手术治疗的重要性。首先，当我们去阅读有关重返赛场的相关文献时，我们需要去评估那些我们预期得到的结果。一些研究将观察终点设定为患者重返比赛，而另外一些则将观察终点设定为肩关节不稳定复发。结合这些已发表文献的研究数据，以及患者对恢复的渴望，患者、医生和其他治疗人员才能通力合作来共同实现患者的康复目标。

手术治疗

以往关于肩关节镜治疗肩关节不稳定的研究显示术后复发率为 10%~12%[3,11]，而开放性修复手术的复发率通常只有 3%~5%[12-14]。Petrera 及其同事发表的一篇荟萃分析，研究比较了关节镜下单纯使用锚钉

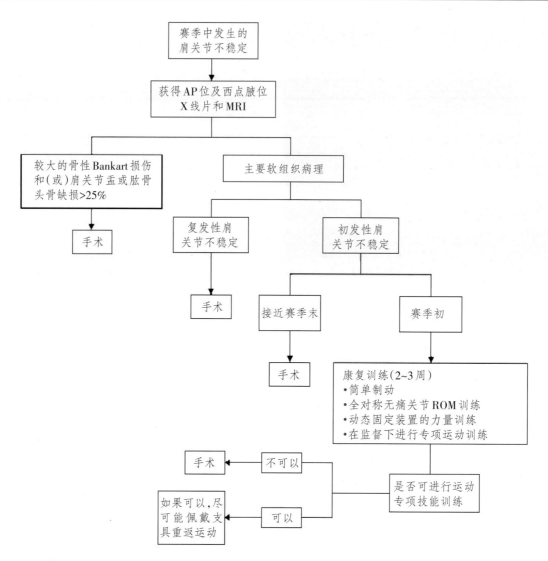

图15-2　文中提到的为赛季中发生肩关节不稳定患者编制的一套治疗流程图。(Reprinted with permission from Owens BD, Dickens JF, Kilcoyne KG, et al. Management of mid-season traumatic anterior shoulder instability in athletes. *J Am Acad Orthop Surg*. 2012;20[8]:518-526.doi:10.5435/JAAOS-20-08-518.)

缝线技术与传统开放Bankart技术,最终发现两种手术方式间的肩关节不稳定复发率无统计学差异(6%对6.7%)[15]。在讨论部分中他们指出,之前的肩关节镜相关数据使用的是一些早期的手术技术,并不能代表目前的固定方式,从而会导致存在统计学差异。在2017年发布的有关NCAA足球运动员发生肩关节不稳定重返比赛的相关数据中,报道了168例肩关节镜手术,其中只进行前方不稳定手术的患者有82.4%在术后重新回到了赛场[16]。

对于存在骨缺损的患者,常需要考虑使用骨扩增技术。无论在何时开展肩关节不稳定治疗都必须要

考虑到这一点,特别是当患者由于存在超过25%的骨量丢失而产生一些较差的临床疗效,甚至患者存在仅低于13%的骨量丢失而产生一些更差的临床疗效时[17,18]。这些关于重返赛场比率的相关论文显示,橄榄球运动员重返赛场的比率为65%,而在碰撞和非碰撞运动中,重返赛场的比率总计为96.4%[19,20]。

术后康复

绝大多数术后康复训练方案都应当遵循相似的原则,其中包括恢复关节的正常ROM和灵活性,同时

恢复关节力量,且全程都应为无痛[21]。对于竞技运动员来说,重返赛场的一个重要问题在于是否达到功能康复,其原则是肩关节在受伤后能否恢复本体感觉及对神经肌肉的控制力[22]。

关节镜下肩关节固定术常需要一个较为漫长的康复过程[21,23,24]。患者经常被要求在进行被动活动和主动辅助关节 ROM 训练时,对患肢进行4~6周的悬吊固定保护。这一保护阶段对软组织早期愈合至关重要,其也已被证实对术后关节稳定非常重要[25]。接下来的4~6周康复训练阶段主要是提升关节 ROM,接下来是力量的恢复,最后是功能康复和运动专项。以重返运动为目标的全过程康复计划通常需要7~9个月。

像关节囊移位和 Latarjet 术这类开放性关节固定术的整个术后康复周期可能会略有缩短[24]。相较于关节镜下修复手术,此类手术后关节 ROM 和力量训练可以更早一些开展,预期大约6个月可重返赛场。同样的,这一预测是建立在影响功能康复及运动专项活动症状都消失的基础上。

功能康复的作用涉及重建与本体感觉相关的感觉运动传导通路。在整个康复过程中,Myers 和 Oyama 描述了有关功能康复的4个方面:注意恢复患者的本体感觉,修复关节动态稳定性,促进储备性和活性肌肉的生长,最后重复日常的功能活动[22]。如上所述的这些方面都要在康复计划的不同阶段去完成。恢复

患者的本体感觉应该从最基础的关节 ROM 训练开始,恢复关节动态稳定性需要先恢复肌肉力偶的收缩性,促进活性肌肉的生长,最后重复日常功能活动可使患者在一个可控的环境中重返体育活动。

一位资深学者在表15-2中展示了其在进行关节镜下修复 Bankart 损伤术后对患者进行康复治疗的整个过程。其中包括在重返比赛阶段康复治疗需要使用的功能测试。整个康复计划被划分为 Ⅰ~Ⅴ 5个阶段。每一阶段都设定了目标,并有预期效果。第 Ⅰ 阶段在手术后就立即开始,为保护阶段,目标包括保护修复的组织结构,并减少制动带来的副作用。这一阶段开始时进行被动和主动辅助关节 ROM 训练。第 Ⅰ 阶段的后半程开始进行肩胛稳定性、力量康复训练和初始本体感觉训练。在第 Ⅱ 阶段,更加强调对恢复正常关节 ROM、本体感觉和核心肌肉稳定性的训练。第 Ⅲ 阶段要开始进行有关肌肉强度和力量的训练,可进行拉伸训练。运动间歇训练计划应与功能训练相结合,并开始进行运动专项本体感觉训练。第 Ⅳ 阶段意味着进入了更进一步的强化阶段,目标是使患者的力量、移动性和耐力恢复到受伤前的水平。在康复阶段需要完成的功能测试也在表15-2中进行了概述。第 Ⅴ 阶段是重返体育运动。通过适当的判断标准和功能测试,运动员得以重新进行无限制的体育运动,接下来还要进行加强训练。

表15-2　前方肩关节不稳定患者术后康复计划

阶段 Ⅰ:术后立即开始	
• 目标	• 肩胛骨平面抬高60°
• 保护已修复组织	• 肩关节外展30°时外旋/内旋(被动/主动辅助下)
• 预防制动带来的不利影响	• 外旋10°
• 改善动态稳定性/本体感觉	• 内旋45°
• 减少疼痛和炎症反应	• 肩胛骨收缩
• 不要做拉伸运动	• 第3~4周
• 不要主动外旋/外展或牵引患肢	• 停止患肢悬吊固定
• 第1~2周	• 被动训练/主动辅助关节 ROM 训练
• 患肢悬吊固定	• 屈曲达90°
• 睡眠时固定患肢	• 肩胛骨平面抬高90°
• 肘关节/手部关节 ROM 训练	• 肩关节在肩胛骨平面外展45°时外旋/内旋
• 被动/轻微的主动辅助关节 ROM 训练	• 外旋20°
• 1周内屈曲达70°	• 内旋60°
• 2周内屈曲达90°	• 本体感觉训练
	• 球稳定训练

(待续)

表15-2(续)

- 平衡板站立训练
  - 跑步机UE行走训练
- 核心肌群稳定性训练
- 肩胛固定/强化训练
- 第5~6周
  - 从主动辅助ROM训练升级到主动关节ROM训练
    - 屈曲达140°
    - 肩关节在肩胛骨平面外展45°时外旋/内旋
      - 外旋50°
      - 内旋60°
  - 开始伸展圈套/上提肌拉伸训练
  - 在第6周侧卧位进行外旋/内旋训练
  - 肩胛部加强训练
  - 三角肌/冈上肌/锯肌加强训练
  - 继续规律地进行稳定性训练
  - 一只手或双手中立位抓握体刃训练

阶段Ⅱ:中间阶段
- 目标
  - 逐渐恢复完全关节ROM
  - 保护修复结构完整性
  - 恢复肌肉力量和平衡
  - 加强神经肌肉控制
- 第7~9周
  - 逐渐增加关节ROM
    - 屈曲达160°
    - 肩胛骨平面外展160°
    - 肩关节外展90°时开始进行外旋/内旋训练
    - 肩关节在肩胛骨平面外展60°时外旋/内旋
      - 外旋70°
      - 内旋75°
  - 等张力量加强训练
    - 仰卧位锯肌卧推
    - 肩胛周围稳定性训练
  - 本体感觉加强训练
    - 推墙训练
    - 墙上Plyo球训练
    - 升级体刃训练
  - 规律的稳定性训练
  - 核心肌群稳定性训练
- 第10~13周
  - 升级力量训练
    - 坐位划船、肱二头肌训练、俯卧位拉伸和屈曲训练、侧卧位外旋训练
  - 升级等张力量强化训练
  - 升级拉伸训练
  - 站立位外旋拉伸训练
    - Plyo球对角线训练、接球训练
    - 进展到常规俯卧撑训练

阶段Ⅲ:最低强度保护阶段
- 目标
  - 保持完全关节ROM
  - 增强肌肉控制力、强度、力量和耐力
  - 开始进行功能活动
  - 核心肌群的稳定化和调节训练
- 进入阶段Ⅲ的判断标准
  - 全范围无痛关节ROM
  - 稳定性满意
  - 无疼痛或压痛
- 第15~18周
  - 继续拉伸训练
  - 继续核心肌群强化训练
  - 继续肩关节强化训练
  - 功能训练并限制部分体育运动
- 第18~21周
  - 升级的间歇性体育训练

阶段Ⅳ:到达强化阶段
- 目标
  - 保持完全关节ROM
  - 增强肌肉强度、力量和耐力
  - 进一步功能活动
- 进入阶段Ⅳ的判断标准
  - 全范围无痛关节ROM
  - 稳定性满意
  - 患侧肌力力量达到对侧的80%
  - 无疼痛或压痛
- 第22~26周
  - 继续柔韧性训练
  - 继续等张强化训练
  - 神经肌肉控制训练
  - 冲击式训练
  - 升级的间歇性体育训练
- 通过功能测试
  - 躯干稳定俯卧撑
    - 控制下进行3组闭锁式
  - 闭锁式肢体稳定性测试
    - 15s内21次触碰
  - 上肢Y形平衡测试
    - 3组连续进阶训练

阶段Ⅴ:重返运动阶段
- 目标
  - 增强肌肉强度、力量和耐力
  - 通过所有功能测试
  - 保持移动性
- 进入阶段Ⅴ的判断标准
  - 全范围无痛关节ROM
  - 静态稳定性满意

(待续)

表15-2(续)

• 患侧肌肉力量达到对侧的80%	• 单手跳测试
• 无疼痛或压痛	• 5个循环
• 第26~32周	• 长臂平板触球测试
• 升级到无限制参与体育活动	• 控制身体平衡下完成10组双向触球
• 通过功能测试	• 平板支撑堆叠配重测试
• 继续拉伸和强化训练	• 堆叠4个1磅重物
• 后方肩关节耐力训练	• 过顶触碰弹力带测试
• 达到对侧关节的85%	• 维持身体稳定

功能测试

一名运动员是否有能力重返体育运动是由一些与力量和关节ROM相关的客观测量指标决定的。但这并不意味着运动员有能力去高效、自信地完成那些与运动相关的技巧动作。

基于运动员表现的测试在评估其运动障碍及功能障碍时必不可少,其可用于识别运动员的受伤倾向是否增加。功能测试被用于判断受伤与未受伤之间的关系,判定运动员的表现是"正常"还是"异常"。有必要意识到的是,运动员在损伤和接受手术治疗后,其运动水平均会降低。这种影响可能是全身性的,不仅会影响接受手术的肢体,也会影响运动员全身的力量、稳定性和耐力。

从功能测试阶段转向重返赛场的判断标准

- 在无支具保护下完全无痛肩关节ROM。
- 无肩关节不稳定。
- 能进行无痛主动运动。
- 休息时肩胛骨形态正常,肩关节活动时能保持肩胛骨动态稳定,能进行强化运动。
- 肌肉力量达到对侧的75%~80%。
- 患者肩关节活动评分达到满意水平。

功能测试

(1)躯干稳定俯卧撑测试:在进行闭锁式(CKC)运动时,上肢做对称下推动作,测试保持脊柱和臀部在矢状位稳定的能力。许多体育运动需要上肢和下肢同时用力时,均需保持躯干的稳定性。

(2)CKC上肢稳定性测试:测试肢体的速度、灵活性和力量。在进行多轮重复超过15s的测试时,观察运动员的运动稳定性,有无胸椎后凸、翼状肩胛骨、腰椎前凸和骨盆旋转。

(3)上肢Y形平衡测试(图15-3):是对上肢、肩关节复合体,以及躯干移动性和稳定性进行最大程度考验的动态测试。其结合了肩胛稳定性和移动性,以及胸椎旋转和核心肌群稳定性。

(4)后方肩关节耐力测试:此测试用于评估肩胛肌肉群的耐力。

(5)单手跳测试:用于比较损伤上肢与对侧上肢的动态性能。

(6)长臂平板击球测试:用于评估关节稳定性、耐力和本体感觉。

(7)平板支撑堆叠重物测试(图15-4):用于评估肢体核心和肩胛部肌群的动态稳定性,以及右侧对比左侧的稳定性和本体感觉。

(8)过顶触碰橡胶带测试:评估运动员在伸手触碰不同方向时保持肩胛和核心肌群稳定性的能力,可展现关节在全范围运动时起作用的肩袖组织的ROM。运动员必须保持适当的肩胸协调,才能避免显露上方的斜方肌、躯干倾斜和骨盆倾斜/腰椎前凸。

躯干稳定俯卧撑测试

开始时,运动员处于俯卧位。男性的姿势是拇指置于前额,女性的姿势是拇指置于下颚。运动员保持膝关节充分伸展,足踝保持中立位,双足保持与地板垂直。运动员保持这一姿势完成一次俯卧撑。这项测试每次最多进行3次。

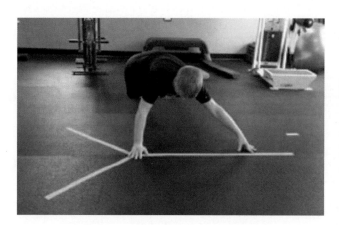

图15-3　患者进行上肢Y形平衡测试。

较差的表现为患者没有能力去保持机体核心的稳定。此外,上肢力量减弱和(或)肩胛稳定性较差,以及髋部或脊柱活动受限也会导致在此项测试中表现较差。

CKC上肢稳定性测试

男运动员处于俯卧平板支撑姿势,女运动员处于改良跪坐俯卧撑姿势。运动员被要求在15s的规定时间内,双侧上肢交替支撑,用一只手去触碰相距36英寸的两根线中的一根。运动员先进行热身运动,随后进行3组测试,每组测试间休息45s。所得分数是在规定的15s内患者触碰到线的平均次数。分数<21分表明运动员在未来有损伤风险。

上肢Y形平衡测试

准确测量上肢长度:运动员保持肩关节90°外展站立位。测量从C7颈椎棘突到第三指远端指尖,取最近的半厘米读数。

设定运动员开始位置是将测试手置于稳定的平面上,拇指内收,与起始线对齐。

此项测试的表现包含运动员用另外一只自由活动的手触碰三个不同方向(内侧、上外侧、下外侧),同时保持俯卧撑姿势,余下双足与肩同宽。

测试顺序:右内侧、右下外侧、右上外侧、左内侧、左下外侧、左上外侧。

测试结果如为以下情况需弃用或重做:

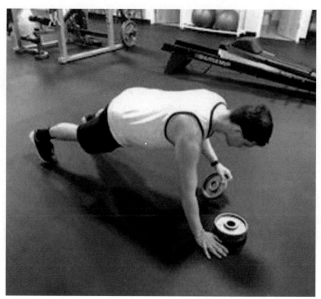

图15-4　患者进行平板支撑堆叠重物测试。

· 运动员无法在平面上保持单侧站立姿态。

· 运动员无法在控制下完成触碰手返回到起始姿势。

· 运动员在测试中将任何一只脚抬离地面。

记录外侧支撑手到触碰手最远端部分的距离。整个测试过程需重复进行,直到每只手都完成三个方向的测试。最大触碰距离均要除以患者的上肢长度,以使触碰距离标准化。复合触碰距离用于分析测试中运动员的综合表现,其计算方法是取3个标准化触碰距离中最大的测试数值的平均数。右手和左手在前方、后外侧和后内侧方向的最远触碰距离不应超过4cm[26,27]。

后方肩关节耐力测试

运动员在基座上保持俯卧位,手持相当于其体重2%的重物。

开始时运动员的手臂垂直于地面,随后,以30次/分的节奏使手臂水平外展至90°。

测试要一直重复此动作,直到参与者力竭,表现为以下任一条件:

· 无法在规定的时间内(1s)将手臂一直保持在运动弧线最顶端。

· 需要抬高整个上半身进行补偿。

· 运动员表示无法继续进行测试。

单手跳测试

要求运动员保持单手俯卧撑姿势,背部平坦,双足和肩同宽,负重上肢保持与地面垂直。

要求运动员将不负重手臂放置于腰部后方。

运动员使用负重手臂跳上台阶,将整个手掌落在台阶的橡胶部分。

接下来,患者使用负重手臂从台阶上跳下来,使手掌返回到接近台阶的起始位置。

此动作需重复5次,越快越好。

可以接受的测试被定义为:在测试中,运动员能够将手掌跳跃至台阶的橡胶部分,未使用另一只手,且膝关节未着地,背部保持平坦,双足保持在原来位置。

通常来说,非优势上肢的测试表现会比优势上肢慢4.4%,但这种差异并无统计学意义[28]。

长臂平板击球测试

运动员要保持在长臂平板支撑姿势。运动员双手交替拍打一个8磅的健身球,从一只手拍向另一只手。本测试限时15s。

运动员要保持肩胛稳定性和脊柱中立位。

平板支撑堆叠重物测试

运动员处于高位平板支撑姿势。将5个10磅的铁盘从一侧转移到另一侧。

此测试用于评估运动员的以下能力:

• 在下肢有同等负重下保持脊柱稳定和处于中立位的能力。

• 维持胸椎合适的肩胛协调性。

过顶触碰橡胶带测试

运动员面对墙站立,用非测试上肢在胸部水平固定一个阻力带。另一只测试手抓紧带子的另一端。运动员缓慢弯曲测试侧上肢至180°,然后回到肩部高度。这一动作需在测试上肢水平外展45°和90°时重复进行,重复10次,两侧均需进行测试。

该测试用于评估各方向上的肩胛及肩袖功能。需评估固定侧肩关节的肩胛稳定性和耐力。

阻碍重返赛场的心理障碍

已有证据表明,成功重返比赛不仅要依靠身体的良好准备,同样也取决于运动员的心理是否准备就绪。许多有关重返比赛的康复计划都为身体缺陷和功能障碍提供了指南,但它们未解决患者再次受伤的恐惧心理问题。在赛前阻止运动员重返赛场的心理障碍包括疼痛灾难化、运动恐惧症、恐惧逃避和信心缺失。这些心理因素会导致注意力分散,并影响运动员表现[29]。

• 疼痛灾难化:放大疼痛恐惧值。

• 运动恐惧症:害怕运动会导致疼痛或损伤。

• 恐惧逃避/害怕再次受伤。

• 信心缺失。

潜在干预包括患者宣教、运动量分级,制订一个循序渐进、可实现的目标,以及放松技巧/焦虑情绪管理。

在评估运动员对再次受伤的恐惧时,自我报告调查问卷非常可靠。有许多调查问卷可用于追踪和评估患者对受伤的恐惧,而其决定了患者在心理上是否适合重返比赛。建议间隔一段时间进行这些问卷调查,因为通常运动员对重返运动的恐惧在基线期有所上升,在康复治疗期下降,当获得批准重返比赛后又会上升[31]。

Tampa运动恐惧症量表(TSK-11)对评估运动员运动和受伤恐惧心理的可靠性已被证实。作者建议在第1天、第16周和重返赛场时使用此量表。评分≤16分说明运动员可以重返比赛[30]。

结论

经过合适的手术相关考量和谨慎的术后康复计划,前方肩关节不稳定患者在接受手术治疗后有很大概率可以重返比赛。肩关节不稳定患者术后康复治疗的目标包括无痛关节ROM、恢复关节力量和稳定性。在康复治疗过程中一个重要的特点是用以恢复本体感觉反馈的功能康复训练,这对运动员具备重返运动的能力起关键作用。通过不同阶段的康复治疗,所有问题均得到解决，也实现了患者重返比赛的最终目标。

（张旭　易诚青　译）

参考文献

1. Kraeutler M, McCarty E, Belk J, et al. Descriptive epidemiology of the MOON Shoulder Instability Cohort. *Am J Sports Med.* 2018;46(5):1064-1069.

2. Hovelius L, Olofsson A, Sandström B, et al. Nonoperative treatment of primary anterior shoulder dislocation in patients forty years of age and younger. *J Bone Joint Surg Am.* 2008;90(5):945-952. doi: 10.2106/JBJS.G.00070.

3. Arciero RA, Wheeler JH, Ryan JB, McBride JT. Arthroscopic Bankart repair versus nonoperative treatment for acute, initial anterior shoulder dislocations. *Am J Sports Med.* 1994;22(5):589-594. doi:10.1177/036354659402200504.

4. Abboud JA, Soslowsky LJ. Interplay of the static and dynamic restraints in glenohumeral instability. *Clin Orthop Relat Res.* 2002;400:48-57. doi:10.1097/00003086-200207000-00007.

5. Turkel SJ, Panio MW, Marshall JL, Girgis FG. Stabilizing mechanisms preventing anterior dislocation of the glenohumeral joint. *J Bone Joint Surg.* 1981;63(8):1208-1217. doi:10.2106/00004623-198163080-00002.

6. Lee S, Kim K, O'Driscoll SW, Morrey BF, An K. Dynamic glenohumeral stability provided by the rotator cuff muscles in the mid-range and end-range of motion. *J Bone Joint Surg Am.* 2000;82(6):849-857. doi:10.2106/00004623-200006000-00012.

7. Bigliani LU, Kelkar R, Flatow EL, Pollock RG, Mow VC. Glenohumeral stability. *Clin Orthop Relat Res.* 1996;330:13-30. doi:10.1097/00003086-199609000-00003.

8. Owens BD, Dickens JF, Kilcoyne KG, et al. Management of mid-season traumatic anterior shoulder instability in athletes. *J Am Acad Orthop Surg.* 2012;20(8):518-526. doi:10.5435/JAAOS-20-08-518.

9. Shanley E, Thigpen C, Brooks J, et al. Return to sport as an outcome measure for shoulder instability: surprising findings in nonoperative management in a high school athlete population. *Am J Sports Med.* 2019;47(5):1062-1067. doi:10.1177/0363546519829765.

10. Dickens JF, Rue J, Cameron KL, et al. Successful return to sport after arthroscopic shoulder stabilization versus nonoperative management in contact athletes with anterior shoulder instability: a prospective multicenter study. *Am J Sports Med.*2017;45(11):2540-2546. doi:10.1177/0363546517712505.

11. Bottoni CR, Wilckens JH, DeBerardino TM, et al. A prospective, randomized evaluation of arthroscopic stabilization versus nonoperative treatment in patients with acute, traumatic, first-time shoulder dislocations. *Am J Sports Med.*2002;30(4):576-580. doi:10.1177/03635465020300041801.

12. Uhorchak JM, Arciero RA, Huggard D, Taylor DC. Recurrent shoulder instability after open reconstruction in athletes involved in collision and contact sports. *Am J Sports Med.* 2000;28(6):794-799. doi:10.1177/03635465000280060501

13. Rowe CR, Zarins B, Ciullo JV: Recurrent anterior dislocation of the shoulder after surgical repair. Apparent causes of failure and treatment. *J Bone Joint Surg Am.* 1984;66(2):159-168.

14. Hovelius L, Augustini BG, Fredin H, Johansson O, Norlin R, Thorling J. Primary anterior dislocation of the shoulder in young patients. A ten-year prospective study. *J Bone Joint Surg Am.* 1996;78(11):1677-1684. doi:10.2106/00004623-199611000-00006.

15. Petrera M, Patella V, Patella S, Theodoropoulos J. A meta-analysis of open versus arthroscopic Bankart repair using suture anchors. *Knee Surg Sports Traumatol Arthrosc.* 2010;18(12):1742-1747. doi:10.1007/s00167-010-1093-5.

16. Robins RJ, Daruwalla JH, Gamradt SC, McCarty EC, Dragoo JL, Hancock RE. Return to play after shoulder instability surgery in National Collegiate Athletic Association Division I intercollegiate football athletes. *Am J Sports Med.* 2017;45(10):2329-2335. doi:10.1177/0363546517705635.

17. Shaha JS, Cook JB, Song DJ, et al. Redefining "critical" bone loss in shoulder instability. *Am J Sports Med.* 2015;43(7):1719-1725. doi:10.1177/0363546515578250.

18. Boileau P, Villalba M, Hery JY, Balg F, Ahrens P, Neyton L. Risk factors for recurrence of shoulder instability after arthroscopic Bankart repair. *J Bone Joint Surg Am.* 2006;88(8):1755-1763.

19. Neyton L, Young A, Dawidziak B, et al. Surgical treatment of anterior instability in rugby union players: clinical and radiographic results of the Latarjet-Patte procedure with minimum 5-year follow-up. *J Shoulder Elbow Surg.* 2012;21(12):1721-1727. doi:10.1016/j.jse.2012.01.023.

20. Kee Y, Kim J, Kim H, Lim C, Rhee Y. Return to sports after the Latarjet procedure: high return level of non-collision athletes. *Knee Surg Sports Traumatol Arthrosc.* 2017;26(3):919-925.

21. Gaunt BW, Shaffer MA, Sauers EL, Michener LA, McCluskey GM, Thigpen CA; American Society of Shoulder and Elbow Therapists. The American Society of Shoulder and Elbow Therapists' consensus rehabilitation guideline for arthroscopic anterior capsulolabral repair of the shoulder. *J Orthop Sports Phys Ther.* 2010;40(3):155-168. doi:10.2519/jospt.2010.3186.

22. Myers JB, Oyama S. Sensorimotor training for shoulder injury. *Athl Train Sports Health Care.* 2009;1(5):199-208. doi:10.3928/19425864-20090611-01.

23. Blackburn TA, Guido JA Jr. Rehabilitation after ligamentous and labral surgery of the shoulder: guiding concepts. *J Athl Train.* 2000;35(3):373-381.

24. Andrews JR, Harrelson GL, Wilk KE. Shoulder rehabilitation. In: *Physical Rehabilitation of the Injured Athlete.* 4th ed. Philadelphia, PA: Elsevier Saunders; 2012:190-231.

25. Grana WA, Buckley PD, Yates CK. Arthroscopic Bankart suture repair. *Am J Sports Med.* 1993;21(3):348-353. doi:10.1177/036354659302100304.

26. Gorman P, Butler RJ, Plisky PJ, Kiesel KB. Upper Quarter Y Balance Test: reliability and performance comparison between genders in active adults. *J Strength Cond Res.* 2012;26(11):3043-3048. doi:10.1519/JSC.0b013e3182472fdb.

27. Westrick RB, Miller JM, Carow SD, Parry Gerber J. Exploration of the Y-Balance Test for assessment of upper quarter closed kinetic chain performance. *Int J Sports Phys Ther.* 2012;7(2):139-147.

28. Falsone SA, Gross MT, Guskiewicz KM, Schneider RA. one-arm hop test: reliability and effects of arm dominance. *J Orthop Sports Phys Ther.* 2002;32(3):98-103. doi:10.2519/jospt.2002.32.3.98.

29. Hsu CJ, Meierbachtol A, George SZ, Chmielewski TL. Fear of reinjury in athletes. *Sports Health.* 2016;9(2):162-167. doi:10.1177/1941738116666813.

30. Tkachuk GA, Harris CA. Psychometric properties of the Tampa Scale for Kinesiophobia-11 (TSK-11). *J Pain.* 2012;13(10):970-977. doi:10.1016/j.jpain.2012.07.001.

31. Olds MK, Ellis R, Parmar P, Kersten P. Who will redislocate his/her shoulder? Predicting recurrent instability following a first traumatic anterior shoulder dislocation. *BMJ Open Sport Exerc Med.* 2019;5(1):e000447. 2019;5(1):e000447. doi:10.1136/bmjsem-2018-000447.

32. Klemt C, Nolte D, Grigoriadis G, Di Federico E, Reilly P, Bull AMJ. The contribution of the glenoid labrum to glenohumeral stability under physiological joint loading using finite element analysis. *Comput Methods Biomed Biomedical Engin.* 2017;20(15):1613-1622. doi:10.1080/10255842.2017.1399262.

第3篇

肩关节后方不稳定

第16章

肩关节后方不稳定的病史和体格检查

Trey Colantonio, CDR Lance LeClere

对单纯后方盂肱关节不稳定的诊断是富有挑战性的,其对运动员表现也有较大影响。进行过顶及接触类运动的运动员发生后方肩关节不稳定的风险尤其高,且在高水平运动员人群中,肩关节不稳定是最常见的损伤之一[1,2]。通常,最开始出现的症状为一般性肩部疼痛,患者可能已被诊断为除肩关节不稳定外的其他疾病[3,4]。这一点与前方肩关节不稳定有显著区别,前方不稳定患者常会有关节不稳定的主诉,而后方不稳定患者的最常见主诉则为关节疼痛。

肩关节后方不稳定是由肱骨头在关节盂上异常的向后平移导致的,其产生的可能原因有创伤性脱位、反复发生的关节半脱位,或是由关节轻微不稳定和反复发生的微创伤所引发的疼痛。临床上,肩关节后方不稳定不像前方不稳定那样常见,但据报道,盂肱关节不稳定的发病率为2%~10%[2,4-7],后方不稳定经常发生于运动员和年轻人这类活跃人群中[4,5,8]。接触类运动运动员的盂肱关节会遭受钝性暴力创伤,过顶类运动员的盂肱关节会遭受反复出现的微创伤,他们发展为后方不稳定的风险都较高[5,9]。此外,后方不稳定和后方关节盂唇损伤患者可能同时伴有前方不稳定[10,11]。同样的,需进行全面的病史采集、体格检查及先进的影像学检查,以对盂肱关节不稳定进行全面诊断。复发性后方不稳定是一种具有挑战性的损伤类型,通常会导致患者运动能力减退。然而,如果接受适当的治疗,患者将会有较好的结果并重返赛场[1]。本章将概述后方盂肱关节不稳定运动员的解剖和生物力学注意要点、病史特点及体格检查结果。

解剖学、生物力学和病理解剖学

充分了解盂肱关节稳定的解剖学基本原理对于后方盂肱关节不稳定的诊断和治疗必不可少。盂肱关节的稳定性是通过静态和动态稳定结构共同协作来维持的,可以保证肱骨头和关节盂在休息和活动状态下均能保持良好的吻合关系。损伤、解剖变异或维持盂肱关节稳定的一个或多个因素出现功能异常均会导致肩关节不稳定。

静态稳定结构

盂肱关节最基本的静态稳定结构是骨性结构和肩关节盂唇韧带结构[12-17]。关节盂和肱骨骨形态是维持盂肱关节静态稳定性的重要组成部分。关节盂的凹面形成了肩关节的关节面,正常会有4°~7°的后倾[18,19],或者当肩胛方向受控制时为(1°±3°)[20]。已有研究显示关节盂后倾增加会导致患者更易发生肩关节后方不稳定[9,20,21]。在一项包含714名年轻运动员的前瞻性研究中,Owens等发现在无外伤的患者中,平均后倾角为7.7°,与之比较的是在肩关节后方不稳定患者中,其平均值为17.6°。他们同时发现关节盂后倾角每增加1°,肩关节后方不稳定的发病风险提高17%[9]。

此外,Bradley及其同事研究了接受过关节镜下肩关节后盂唇修补术患者的MRI后发现,与对照组相比,这些患者的关节盂和盂唇软骨后倾会增加[22]。已有一些研究证实了关节盂后倾增加是肩关节后方不稳定的一项危险因素,但这仍然是富有争议的话题,其他学者已经表示,当肩关节后倾增加时,肩关节半脱位的发病率可能并不会随之增加[23]。

除关节盂走向,关节盂凹度对于维持盂肱关节后方稳定性也至关重要。关节盂边缘或凹度存在的先天性缺陷通常被称为关节盂发育不良[24]。在尸体研究中,Inui等证实当关节盂凹度存在缺陷,或者说一个平坦的关节盂,尤其是在下方关节盂存在缺陷时,会导致肩关节后方不稳定[25]。Edelson同样也描述了后下方关节盂发育不良,将其定义为后方关节盂平坦高原的"缓慢消失"。Edelson还意外发现20%~35%的尸体肩胛骨存在后下方关节盂发育不良,在此项研究的前瞻性部分,发现75%的MDI患者也存在此种发育不良[26]。此种发育不良的发病率尚不明确,经常是在进行影像学检查时被偶然发现的。此类发育不良是由下方关节盂发育失败造成的,且往往为双侧同时出现。常见相关研究发现后下方关节盂的软骨和盂唇代偿性增厚,以及肱骨头和肱骨颈发育异常。Weishaupt及其同事研究了一批复发性后方肩关节不稳定患者的关节CT,定义了两种类型的关节盂发育不良:一种是圆形的"lazy J"型,一种是三角形骨缺损的"δ"型[27]。Harper等继续在MRA上对关节盂发育不良进行分级,根据轴位片上后方关节盂边缘形态,将其分为中等到严重等级,同时他们也指出,患有严重关节盂发育不良的患者常会有后方盂唇肥厚[24,28]。

除关节盂形态先天性变异,后天性后方关节盂骨缺损也会影响盂肱关节的后方稳定性。导致后方不稳定的骨缺损可能是由于重复微创伤造成的磨损,也可能是由于急性创伤造成的大块骨软骨骨折[4]。骨缺损也可能发生于反向骨性Bankart损伤中,移位的后方盂唇撕裂会导致后方关节盂骨折。众所周知,骨缺损的量会影响复发性前方关节的稳定性。成功的手术操作,以及后方关节盂骨缺损问题均已成为近期此领域研究的兴趣点。Hines等回顾性分析了一群接受手术治疗的单纯后方肩关节不稳定患者,发现后方骨缺损

的平均比例为7.3%,其中,22%的患者有超过13.5%的骨缺损。他们发现在手术率或结果评分方面无显著统计学差异。然而,骨缺损超过13.5%的患者回到部队现役工作的可能更小[29]。一项由Nacca及其同事完成的生物力学研究显示,尸体关节盂如果有超过20%的后方关节盂骨缺损,就会使其在进行了反向Bankart损伤修复术后更容易再次出现肩关节不稳定[30]。

肱骨方向和形态在维持盂肱关节的静态稳定性中也起到了关键作用。肱骨头通常会有25°~35°前倾,与肱骨干有130°倾角[20,31]。肱骨头后倾增大与其基线外旋增加和内旋减小有关,且后倾增大会使患者更易发生后方肩关节不稳定,因为当上肢处于屈曲、外展、内旋位置时更易受到导致后方不稳定的力向量[32]。此外,一次创伤性后方不稳定事件可能会引发肱骨头骨软骨的压缩性骨折或反向Hill-Sachs损伤RHSL。与前方肩关节不稳定时肱骨骨缺损类似的是,一个较大的RHSL和其伴随的后方关节盂骨缺损会造成关节对合关系不佳,使盂肱关节更易发生复发性关节不稳定[33-35]。

盂唇增加了肱骨头在关节盂中的凹面-压缩匹配机制,也增加了盂肱关节深度[12,36,37]。盂唇是楔形的纤维结构组织,其充当关节囊韧带结构的锚定点,以减少盂肱关节的平行移位[37,38]。后方盂唇松弛地附着在周围关节囊上,且只有很少的韧带组织加强[39-41],所以其在肱骨水平移位时就无法像前方盂唇那样为维持肩关节稳定提供较大帮助。然而,关节盂深度增加大大加强了软骨盂唇的限制作用。盂唇厚度和关节盂后倾对软骨盂唇的限制作用这一概念非常关键,复发性后方肩关节不稳定患者显示已失去软骨盂唇的限制作用[38]。

盂唇损伤可能是由急性创伤或重复微创伤后逐步发展而产生的。反向Bankart损伤最常见于急性创伤,包含后方盂唇从关节盂上完全撕脱。从后方关节盂脱离的盂唇会导致盂唇高度丧失,使患者更易于发生肩关节复发性不稳定。目前一致认为手术治疗可使这类损伤有较好的预后,重建盂唇高度是预防复发性关节不稳定的关键[7,42,43]。取决于创伤的力向量和盂唇撕裂移位,关节盂上的骨性撕脱伤会发生大家所熟知的反向骨性Bankart损伤。在一项生物力学研究中[44],后下方的Bankart损伤会使肩关节向后方平行移

位增加83%。此外,后方关节盂骨膜从骨组织上分离,仍附着在后方关节囊和分离的后方盂唇上会导致后方盂唇关节囊骨膜的脱套样撕脱伤[45]。反复发生的微创伤通常最易导致后方盂唇的部分撕裂,被称作Kim损伤。这种损伤的发生是由于持续发生的半脱位或反复微创伤所造成的剪切力积聚,导致软骨盂唇的限制作用失效,接下来发展为后方盂唇边缘破裂或盂唇部分撕脱[46]。

盂肱关节的关节囊韧带结构对后方稳定性起到了关键作用。不同于坚韧的前方关节囊,后方关节囊相对较薄,且其生物力学强度不如前方关节囊[41]。盂肱下韧带后侧束(PIGHL)是后方关节囊的重要组成部分。PIGHL位于关节盂的7~9点钟位置,是上肢处于内旋和前屈,维持后方负重位时最重要的韧带。此种上肢体位可使PIGHL处于前方方向上的拉伸紧张状态,通常发生于足球前锋运动员的阻挡外伤[4,47]。如果后方关节囊和PIGHL拉伸超过了开始的静息长度,后方盂肱关节稳定性就会增加[12,13,48]。目前已经发现,患有MDI患者的后方关节囊的横截面积会增加,相较于前方不稳定,他们更易发生后方不稳定[49]。这一发现表明只需要很小的能量就会损坏后方关节囊,这也可部分解释为什么反复微创伤是导致后方不稳定的常见病因。后方,或反向盂肱韧带肱骨端撕脱(RHAGL)是一种罕见的损伤类型,最常发生于额外的软骨盂唇病,使患者更易发生复发性肩关节不稳定[46,50]。RHAGL极少单独出现,其经常发生于上肢极度外旋下过度外展时。此外,在有关肩关节不稳定患者的研究中发现,RHAGL损伤更常见于女性运动员[51]。在挺举位置,RHAGL的出现会增加43%的后方和下方水平移位[44]。

MGHL和SGHL也起到维持后方稳定的作用。MGHL加强了PIGHL,在肩关节适中外展时能够对抗肩关节向后方平移来维持关节稳定。在肩关节外展、前屈和内旋时,SGHL也加强了PIGHL[4,52-54]。虽然仍有争议,目前还是假设肩袖间隙是通过"圆形理念"提供对抗后方不稳定的静态稳定结构[55]。这一理论认为后方不稳定一定伴随着前方关节囊韧带结构的损毁。肩袖间隙在上肢前屈时能够起到限制肩关节向下方和后方水平移位的作用[32]。当上肢外旋时,在肩袖间隙,关节囊中的喙肱韧带会对抗向下移位来提供

稳定性。圆形理念仍有争议,在关节镜治疗后方不稳定时是否要修补肩袖间隙也在一些尸体研究中遭到了质疑[56,57]。

动态稳定结构

肩袖肌肉[13,14,58,59]和肱二头肌长头腱[37,47]在肩关节正常主动运动时为盂肱关节提供动态稳定性。肩胛下肌是防止向后平行移位的主要动态稳定结构[12,13,47]。然而,所有肩袖肌肉对维持盂肱关节的凹面压迫关系起到非常重要的作用[12,47,60]。冈上肌提供下方的动态稳定性[47],而冈下肌和小圆肌提供后方挤压力[14,61]。肱二头肌长头腱也提供了对抗向下方平移的动态阻力[62]。

肩胛骨结构也能为盂肱关节提供稳定性。肩胛骨运动时的方向会影响关节盂与肱骨头运动时的方向,肩胛骨结构受损会诱发患者肩关节不稳定。增加肩胛骨的内旋和肩胛骨向内成翼会增加患者的盂肱关节稳定性。此外,减少肩胛骨向上旋转被认为不利于保持盂肱关节下方稳定性[63]。

分类

后方关节不稳定的患者可表现为多种不同的情况,且这些症状病因不同。后方关节不稳定可依据不稳定的方向、角度、受伤机制和有无自主性进行分类。后方关节不稳定可能是急性创伤或反复发生的微创伤引发的结果,极少情况是无创伤引发的。遭受急性创伤的患者可以回忆起某种特殊类型的损伤,肩关节半脱位或脱位可能会导致复发性不稳定。反复发生的微创伤是复发性后方肩关节不稳定的最常见发病机制,起因是当上肢前屈、内旋和内收时肩关节受到了直接向后的力向量。此种机制最经典的案例是足球前锋运动员做阻挡动作时出现的复发性肩关节向后半脱位。出现后方不稳定的患者如果无明确外伤史,就应对其潜在胶原代谢疾病或盂肱关节静态稳定结构发育异常等情况进行评估。后方不稳定绝大多数情况是单向性的,但也可能出现双向不稳定或MDI[4,49]。

在后方肩关节不稳定的评估中,需要特别注意不稳定是否有自主性。非自主性不稳定大多数情况是由急性或反复创伤造成的复发性关节半脱位引发。

自主性不稳定发生于患者出现后方关节半脱位或脱位时。共有两种类型自主性肩关节不稳定：自主体位型和自主肌肉型[40,64,65]。自主肌肉型不稳定患者通常有潜在肌肉不平衡，使得会发生不受上肢位置影响下的关节半脱位或脱位，此类型被认为不适合接受手术治疗[4]。当自主体位型不稳定患者上肢处于以屈曲和外展为代表的某个特定位置时，便会发生关节半脱位或脱位，通常要避免这种激发性体位。自主体位型不稳定患者无须将手术视为禁忌[4,64,66]。

病史

在对可疑复发性后方盂肱关节不稳定运动员进行评估时，掌握其完整病史非常必要，因为这些患者经常会伴随模糊、无显著特点或混杂的症状或受伤因素。非典型临床表现会给临床诊治带来挑战，并造成关节不稳定，因为这些症状的特点会导致延误诊断[9]。运动员可能会主诉受到了急性创伤，回忆起一次特别的损伤经历，当时上肢处于后方不稳定的危险体位。然而，运动员更为普遍的主诉为由重复微创伤所引发的反复出现的症状。复发性关节不稳定患者的最常见主诉是无显著特征的一般性疼痛或肩关节后方深部疼痛，而非直接主诉为关节不稳定[4,5,64]。这种疼痛经常伴随着运动表现不佳和力量减小[67,68]。这种缺点通常会在上肢前屈、内收和内旋激发位置时显现出来，常见于卧推或俯卧撑这类运动[4]。进行投掷或过顶运动的运动员可能会在运动结束后才主诉有疼痛，因为动态稳定结构会出现肌肉疲劳[65,69]。患者也会描述有力学方面的症状，如上肢在激发位置出现摩擦音或弹响感觉，这些可能与不稳定的反向 Bankart 损伤、软骨损伤或游离体有关[32,69]。

参与像足球、橄榄球、摔跤、排球、游泳、举重、攀岩和划船这类对肩关节要求较高运动的运动员罹患关节不稳定的风险尤其高[4,5]。此外，有数据显示，参加高水平运动的运动员在与参加休闲运动的运动员对比时，罹患后方关节不稳定的风险会大大增加[5]。一项针对 NFL 肩关节损伤的分析中，Kaplan 等发现50%的参与者都有肩关节损伤病史，其中有4%的损伤为复发性肩关节不稳定[70]。在像橄榄球前锋这样有身体接触的运动员中，在做常规封堵动作时，上肢会前屈和内旋，肩关节会遭受来自后方的直接负荷从而重现症状。投掷运动员或高尔夫球手经常描述症状出现在完成投掷或挥杆后的顺势动作阶段[65]。在持球拍类运动中，经常会在反手击球时出现症状。游泳运动员一般会表示其症状出现在游泳的划水动作阶段，蝶泳运动员尤其易罹患后方关节不稳定[65,69]。年轻运动员如果有关于模糊不清的肩关节不适主诉，必须要排除后方关节不稳定，以避免可能发生的诊断延误或漏诊。

体格检查

全面的体格检查对于后方盂肱关节不稳定的正确诊断十分必要，部分原因是其表现的症状常不明确和无特异性。此外，必须特别注意一般性过度松弛和自主性肩关节半脱位或脱位体征，因为这些体征可能指向 MDI，而非病理性后方肩关节不稳定。

需对双侧肩关节进行检查，以发现是否有任何明显脱位、关节不对称、异常活动、肌肉萎缩或肿胀体征。当出现急性创伤性后方不稳定时，通常会在外旋位添加阻挡，以使肩关节固定在内旋位，同时使腋窝保持充盈，且突显出喙突[71]。通常有多达79%的急性后方不稳定患者会出现漏诊或诊断延误。然而，如果进行了充分的影像学检查和体格检查，漏诊或诊断延误的发生率就会显著降低[71]。需检查肩胛活动，且任何运动障碍都要详细记录。在大多数情况下，关节 ROM 都是正常的，但偶尔会发现后方不稳定患者的外旋活动会增加，内旋活动会轻微减少[4,32,72]。

许多激发动作对复发性后方不稳定的诊断尤其有用。虽然每个动作都已被证实对发现患者的复发性后方肩关节不稳定有作用[73]，有必要结合激发试验来做出诊断。Kim 试验[74]、急冲试验[47]、加载移位试验[75]和后方压力试验[48]都是常见的用于评估后方不稳定程度的方法。Kim 试验是使患者保持坐位，上肢处于90°前屈和内旋。检查者用一只手抓住患者肘部，用另一只手抓住患者近端上肢外侧，或将手放置在患者肩胛骨上，以保持肩胛骨稳定。当施加一个来自后方的水平移位力量出现疼痛症状，意味着 Kim 试验阳性，不管是否有明显咔嗒声或沉闷声[74]。进行 Kim 试验时需要向下压，使肱骨头向下移位，轴向负荷会压紧后方盂唇的下方部分。同样,完成这一动作引发的疼痛对后下方盂唇损伤的诊断也非常敏感[74]。

进行急冲试验时患者需保持站立或坐立姿势。检查者站在患侧肩关节旁边,一只手抓住患者肘部,另一只手抓住患者锁骨远端和肩胛冈。患者上肢保持弯曲、外展和内旋姿势,检查者对屈曲的肘关节施加一个后方的应力,同时对肩胛带施加一个前方的应力(图16-1)。对于后方不稳定患者来说,这样会导致其发生盂肱关节后方脱位或半脱位。急冲试验判定为阳性是当一个突然的急冲动作同时引发疼痛,肩关节内收状态下半脱位的肱骨头从关节窝中移出,滑过撕裂的后方盂唇[4,74]。检查者将拇指放于后方盂肱关节的同时用手固定住肩胛骨,可以通过触诊感觉到关节移动。也可进行"反向"急冲试验,其有时会比传统急冲试验能更容易感觉到关节移动。"反向"急冲试验需将上肢内收90°,前屈90°并内旋。当患者肩关节由内收转向外展时,检查者可用固定肩胛骨的手的拇指感受到肱骨头复位进入了关节窝。结合Kim试验和急冲试验阳性对后方不稳定诊断有97%的敏感性[74]。

进行加载移位试验时患者需保持坐位或侧卧位。上肢处于约20°前举,在肩胛骨平面外展达45°~60°。检查者抓住患者肱骨头,缓慢地将肱骨头挤压进关节盂。施加前方和后方应力,判断肱骨头移位程度。进行改良加载移位试验需使患者保持在仰卧位,将患侧肩关节置于检查桌的一边缘。检查者抓紧患者肘关节和上肢近端,并将肱骨置于肩胛骨平面。将肱骨头挤压进关节盂,在前方和后方施加应力,以评估移位程度。0度应力加载移位是指肱骨头最低程度的移位。1度指肱骨头移位至关节盂边缘。2度指肱骨头移位超过关节盂边缘且能自发复位。3度指肱骨头脱位后无法自发复位。检查对侧肩关节也非常重要,因为2度或2度+加载移位在年轻运动员中可能是生理性的[15]。此外,加载移位试验中观察到的过度下方移位常与后方关节半脱位有关,但也预示着双向关节不稳定或MDI[39]。

进行后方压力试验时患者要处于坐位或仰卧位。检查者抓住患者手臂的肘关节,如果此时患者处于坐位,则检查者使用另一只手固定住患者肩胛骨内侧缘。将上臂屈曲至90°,内收并内旋。对手臂施加一

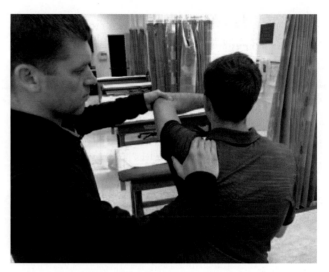

图16-1　进行急冲试验时患者肩关节保持在前屈和内旋位置。检查者将一只手置于患者肘部,另一只手置于患者肩胛骨上。检查者将拇指放在患者后方盂肱关节上可以提高操作时对半脱位/脱位的触诊感觉。当对患者施加一个后方的直接应力后,上肢从外展或中立位变为内收位。发生后方关节半脱位或脱位意味着急冲试验阳性。

个后方的应力,使得肱骨顶住后方关节盂受到轴向负荷。后方压力试验阳性是指如果发生了后方关节半脱位或脱位,伴随患者疼痛或恐惧心理的产生。

如果怀疑患者有后方盂肱关节不稳定,应检查其双向稳定性或MDI。肱骨在关节盂中过度下方移位通常与后方不稳定有关[65,76]。进行凹陷测试时,患者要处于坐位,且上肢保持中立位。检查者抓住患者的肘关节,施加一个向下的牵引力,同时观察患者大结节与肩缝之间的间隙。如果发现凹陷,就可能意味着出现了下方不稳定。如果出现>2cm的凹陷体征,则高度预示着出现了MDI。如果当上肢外旋时凹陷未减小,就可以认为肩袖组织出现了病理性改变[65]。Gagey测试对于判定IGHL引发的功能不全也非常有用。检查者站在患侧肢体一侧,使用一只手抓住患者肘关节,使用另一只手固定住患者肩胛骨。上肢保持在中立旋转和外展。如果被动外展>105°,则此项测试为阳性。当发生后方不稳定时,Gagey测试对于发现RHAGL或HAGL损伤很有帮助[65,78]。阳性结果可能也说明存在下方不稳定或MDI。也应使用Beighton等创建的标准对患者进行体格检查,以发现关节过度松弛的一般体征[78]。

影像学检查

对肩关节后方不稳定患者的影像学评估从X线片开始。需拍摄标准AP位、Grashey位、肩胛骨-Y位和腋位片。X线片一般正常,但腋位或Velpeau位对于评估关节盂和肱骨头形态均有帮助。偶尔可见RHSL损伤,表明之前发生过关节脱位或半脱位。此外,腋位片可提供有关肩关节盂类型、发育异常,以及肱骨头在关节盂中位置的信息[4,32]。当发生急性后方脱位时,需要特别关注AP位及侧位X线片,以评估肩关节是否有固定内旋或出现了"灯泡"征,后者是指内旋固定的肱骨头呈现为圆滑形态。Grashey位片可能也会显示出"槽线"征,其出现表明内侧肱骨头有过撞击或肱骨头潜在地向内侧迁移[71]。有时甚至可在X线片上发现典型的反向骨性Bankart损伤(图16-2)。

CT在评估后方关节不稳定患者的骨性结构情况时非常有用。CT可用于评估关节盂类型和发育异常情况。此外,3D重建图像可用于确定关节盂骨缺损程度。关节盂有明显骨缺损的患者有指征进行初次骨性固定化手术,因为根据生物力学研究显示,患者的后方骨缺损如果>20%,其关节镜下固定术更易失败[30]。

对于复发性后方不稳定患者,MRA可供选择作为评估关节囊盂唇病理情况的检查(图16-3)。MRA对于评估盂肱关节周围软组织情况必不可少,其也可使医生能够认清软组织病理特征,以指导治疗。CT和MRI/MRA在评估后方骨缺损和RHSL方面都非常重要,RHSL出现在肱骨头前方或中央(图16-4),可能会比由前方不稳定导致的普通Hill-Sachs损伤造成更多的关节软骨损伤。后方不稳定患者已被证实会在MRA上显示有后方关节囊体积增加,这是由肱骨头向后方移位拉扯薄弱的后方关节囊所致[49]。后方关节囊盂唇结构损伤,如反向Bankart损伤或RHAGL可在MRA上得以最清晰地显示(图16-5)。此外,MRA是显示Kim损伤或不完全后方盂唇撕裂损伤的最理想方式。Kim损伤表现为盂唇边缘破裂,并且可根据Kim及其同事所描述的标准进行分类[4,46](图16-6)。

4种类型的Kim损伤如下所示:Ⅰ型,不完全剥离;Ⅱ型,不完全和隐蔽撕裂(Kim损伤);Ⅲ型,软骨盂唇溃疡;Ⅳ型,瓣状撕裂。Kim损伤和其他盂唇病理改变通常会带来明显疼痛,这通常是由急性或反复发生的微创伤引起的,并且非常有必要识别这些病变,因为盂唇损伤患者经过手术干预通常会有较为满意的结果[7,22,67,69](表16-1)。

结论

后方盂肱关节不稳定是一种富有挑战性的诊断,因为其经常会伴有不明确的临床表现,以及与前方不稳定和其他运动员肩关节损伤相比的较低发生率。当过顶运动及接触类运动员表现出一般性肩关节疼痛时,临床医生需保持高度警惕,并检查是否发生了

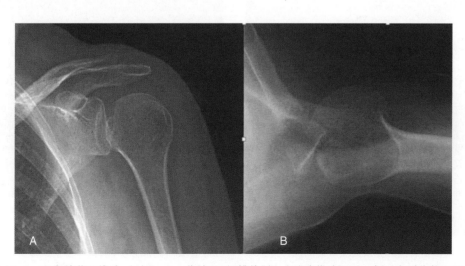

图16-2 左肩关节X线片。(A)Grashey位片显示"槽线"征。(B)腋位片显示一例后方脱位伴RHSL。

后方不稳定。急性创伤性半脱位或脱位可能引发后方不稳定，但最常见的致病因素是反复发生的微创伤，该创伤是由上肢处于前屈、内收和内旋位时后方盂肱关节反复受到剪切力所致。此外，需要理解肩关节对抗后方移位的各种静态及动态固定装置，以便在处理后方不稳定时能够理解其病理解剖和手术理念。当运动员有含糊不清的肩关节主诉时，需对其进行激

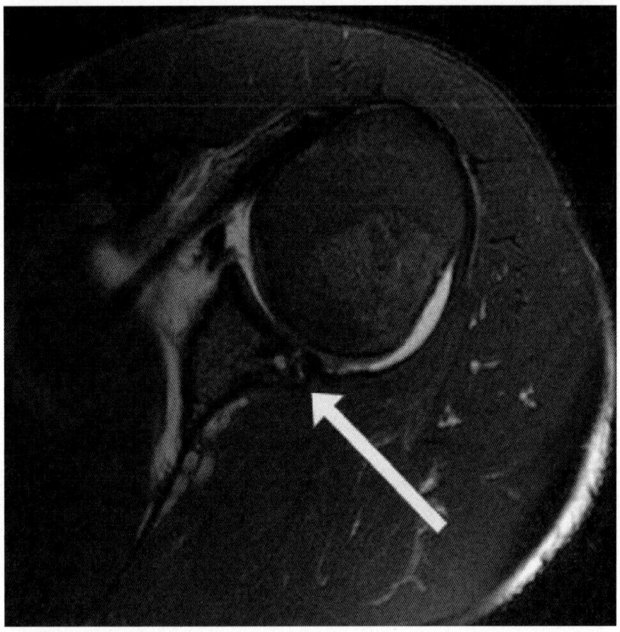

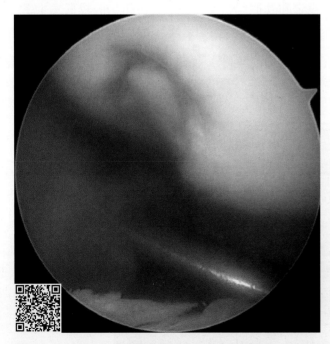

图16-3 左肩关节MRA，质子密度轴位片显示一个后方盂唇撕裂（箭头所示）。

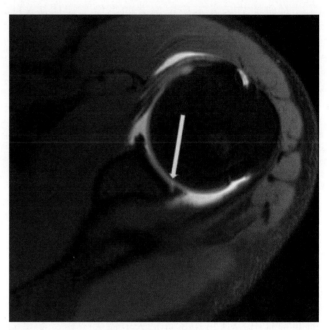

图16-5 左肩关节MRA，质子密度轴位片显示一个典型的Kim损伤，关节盂和盂唇间有信号改变。此处，撕裂未延伸到盂唇与关节盂连接的整个面，更确切地说是部分撕裂或在MRA上显示的一条裂缝（箭头所示）。

图16-4 一例右肩关节侧卧位后方入路关节镜图像。注意图中肱骨头关节面中央所示为RHSL。（扫码看彩图）

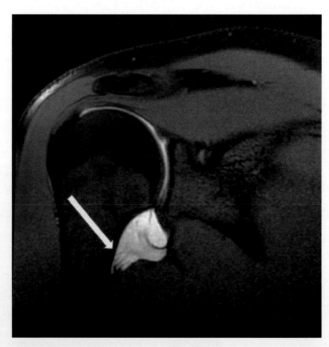

图16-6 左肩关节MRA，质子密度冠状位片显示RHAGL撕裂所致盂肱韧带损伤的典型表现。图中显示关节造影的造影剂在肱骨头内侧部分扩散，由于肱骨缺少关节囊附着，肱骨盂肱韧带缺少关节囊附着（箭头所示）。

表 16-1　后方盂唇撕裂的 Kim 分型

Ⅰ 型	不完全剥离
Ⅱ 型	不完全和隐蔽撕裂（Kim 损伤）
Ⅲ 型	软骨盂唇溃疡
Ⅳ 型	瓣状撕裂

发性物理检查操作，特别是 Kim 试验和急冲试验，这些试验对后方不稳定高度敏感。后方盂肱关节不稳定越来越被得到重视，其原因是运动员肩关节疼痛会影响其表现，并且，特殊关键病史和物理检查发现都是做出诊断所不可缺少的。

（张旭　易诚青　译）

参考文献

1. Robins RJ, Daruwalla JH, Gamradt SC, McCarty EC, Dragoo JL, Hancock RE. Return to play after shoulder instability surgery in National Collegiate Athletic Association Division I intercollegiate football athletes. *Am J Sports Med.* 2017;45(10):2329-2335. doi:10.1177/0363546517705635.

2. Cameron KL, Mauntel TC, BD Owens. The epidemiology of glenohumeral joint instability: incidence, burden, and long-term consequences. *Sports Med Arthrosc Rev.* 2017;25(3):144-149. doi:10.1097/JSA.0000000000000155.

3. Neer CS II. Involuntary inferior and multidirectional instability of the shoulder: etiology, recognition, and treatment. *Instr Course Lect.* 1985;34:232-238.

4. Provencher MT, LeClere LE, King S, et al. Posterior instability of the shoulder: diagnosis and management. *Am J Sports Med.* 2011;39(4):874-886. doi:10.1177/0363546510384232.

5. Lanzi JT, Chandler PJ, Cameron KL, Bader JM, Owens BD. Epidemiology of posterior glenohumeral instability in a young athletic population. *Am J Sports Med.* 2017;45(14):3315-3321. doi:10.1177/0363546517725067.

6. Owens M, Duffey ML, Nelson BJ, DeBerardino TM, Taylor DC, Mountcastle SB. The incidence and characteristics of shoulder instability at the United States Military Academy. *Am J Sports Med.* 2007;35(7):1168-1173. doi:10.1177/0363546506295179.

7. Bottoni CR, Franks BR, Moore JH, DeBerardino TM, Taylor DC, Arciero RA. Operative stabilization of posterior shoulder instability. *Am J Sports Med.* 2005;33(7):996-1002. doi:10.1177/0363546504271509.

8. Tannenbaum EP, Sekiya JK. Posterior shoulder instability in the contact athlete. *Clin Sports Med.* 2013;32(4):781-796. doi:10.1016/j.csm.2013.07.011.

9. Owens BD, Campbell SE, Cameron KL. Risk factors for posterior shoulder instability in young athletes. *Am J Sports Med.* 2013;41(11):2645-2649. doi:10.1177/0363546513501508.

10. Dickens JF, Kilcoyne KG, Haniuk E, Owens BD. Combined lesions of the glenoid labrum. *Phys Sportsmed.* 2012;40(1):102-108. doi:10.3810/psm.2012.02.1956.

11. Song DJ, Cook JB, Krul KP, et al. High frequency of posterior and combined shoulder instability in young active patients. *J Shoulder Elbow Surg.* 2015;24(2):186-190. doi:10.1016/j.jse.2014.06.053.

12. Matsen FA III. The biomechanics of glenohumeral stability. *J Bone Joint Surg Am.* 2002;84(3):495-496. doi:10.2106/00004623-200203000-00033.

13. Turkel SJ, Panio MW, Marshall JL, Girgis FG. Stabilizing mechanisms preventing anterior dislocation of the glenohumeral joint. *J Bone Joint Surg Am.* 1981;63(8):1208-1217.

14. Ovesen J, Nielsen S. Posterior instability of the shoulder. A cadaver study. *Acta Orthop Scand.* 1986;57(5):436-439. doi:10.3109/17453678609014766.

15. Lintner S, Levy A, Kenter K, Speer KP. Glenohumeral translation in the asymptomatic athlete's shoulder and its relationship to other clinically measurable anthropometric variables. *Am J Sports Med.* 1996;24(6):716-720. doi:10.1177/036354659602400603.

16. O'Connell PW, Nuber GW, Mileski RA, Lautenschlager E. The contribution of the glenohumeral ligaments to anterior stability of the shoulder joint. *Am J Sports Med.* 1990;18(6):579-584. doi:10.1177/036354659001800604.

17. Ovesen J, Nielsen S. Stability of the shoulder joint. Cadaver study of stabilizing structures. *Acta Orthop Scand.* 1985;56(2):149-151. doi:10.3109/17453678508994342.

18. Antosh IJ, Tokish JM, Owens BD. Posterior shoulder instability: current surgical management. *Sports Health.* 2016;8(6):620-626. doi:10.1177/1941738116672446.

19. Randelli M, Gambrioli P. Glenohumeral osteometry by computed tomography in normal and unstable shoulders. *Clin Orthop Relat Res.* 1986;(208):151-156.

20. Matsumura N, Ogawa K, Kobayashi S, et al. Morphologic features of humeral head and glenoid version in the normal glenohumeral joint. *J Shoulder Elbow Surg.* 2014;23(11):1724-1730. doi:10.1016/j.jse.2014.02.020.

21. Brewer BJ, Wubben RC, Carrera GF. Excessive retroversion of the glenoid cavity. A cause of non-traumatic posterior instability of the shoulder. *J Bone Joint Surg Am.* 1986;68(5):724-731.

22. Bradley JP, Baker CL III, Kline AJ, Armfield DR, Chhabra A. Arthroscopic capsulolabral reconstruction for posterior instability of the shoulder: a prospective study of 100 shoulders. *Am J Sports Med.* 2006;34(7):1061-1071. doi:10.1177/0363546505285585.

23. Parada SA, Eichinger JK, Dumont GD, et al. Comparison of glenoid version and posterior humeral subluxation in patients with and without posterior shoulder instability. *Arthroscopy.* 2017;33(2):254-260. doi:10.1016/j.arthro.2016.06.023.

24. Eichinger JK, Galvin JW, Grassbaugh JA, Parada SA, Li X. Glenoid dysplasia: pathophysiology, diagnosis, and management. *J Bone Joint Surg Am.* 2016;98(11):958-968. doi:10.2106/JBJS.15.00916.

25. Inui H, Sugamoto K, Miyamoto T, et al. Glenoid shape in atraumatic posterior instability of the shoulder. *Clin Orthop Relat Res.* 2002;(403):87-92. doi:10.1097/00003086-200210000-00014.

26. Edelson J. Localized glenoid hypoplasia. *Clin Orthop Relat Res.* 1995;(321):189-195.

27. Weishaupt D, Zanetti M, Nyffeler RW, Gerber C, Hodler J. Posterior glenoid rim deficiency in recurrent (atraumatic) posterior shoulder instability. *Skeletal Radiol.* 2000;29(4):204-210. doi:10.1007/s002560050594.

28. Harper KW, et al. Glenoid dysplasia: incidence and association with posterior labral tears as evaluated by MRI. *AJR Am J Roentgenol.* 2004;182(4):59.

29. Hines A, Cook JB, Shaha JS, et al. Glenoid bone loss in posterior shoulder instability: prevalence and outcomes in arthroscopic treatment. *Am J Sports Med.* 2018;46(5):1053-1057. doi:10.1177/0363546517750628.

30. Nacca C, Gil JA, Badida R, Crisco JJ, Owens BD. Critical glenoid bone loss in posterior shoulder instability. *Am J Sports Med.* 2018;46(5):1058-1063. doi:10.1177/0363546518758015.

31. Bäcker HC, Galle SE, Maniglio M, Rosenwasser MP. Biomechanics of posterior shoulder instability—current knowledge and litera-

ture review. *World J Orthop.* 2018;9(11):245-254. doi:10.5312/wjo.v9.i11.245.

32. Frank, RM, Romeo AA, Provencher MT. Posterior glenohumeral instability: evidence-based treatment. *J Am Acad Orthop Surg.* 2017;25(9):610-623. doi:10.5435/JAAOS-D-15-00631.

33. Moroder P, Plachel F, Tauber M, et al. Risk of engagement of bipolar bone defects in posterior shoulder instability. *Am J Sports Med.* 2017;45(12):2835-2839. doi:10.1177/0363546517714456.

34. Longo UG, Rizzello G, Locher J, et al. Bone loss in patients with posterior gleno-humeral instability: a systematic review. *Knee Surg Sports Traumatol Arthrosc.* 2016;24(2):612-617. doi:10.1007/s00167-014-3161-8.

35. Skendzel JG, Sekiya JK. Diagnosis and management of humeral head bone loss in shoulder instability. *Am J Sports Med.* 2012;40(11):2633-2644. doi:10.1177/0363546512437314.

36. Lazarus MD, Sidles JA, Harryman DT II, Matsen FA III. Effect of a chondral-labral defect on glenoid concavity and glenohumeral stability. A cadaveric model. *J Bone Joint Surg Am.* 1996;78(1):94-102. doi:10.2106/00004623-199601000-00013.

37. Lippitt S, Matsen F. Mechanisms of glenohumeral joint stability. *Clin Orthop Relat Res.* 1993;(291):20-28.

38. Kim S, Noh KC, Park JS, Ryu BD, Oh I. Loss of chondrolabral containment of the glenohumeral joint in atraumatic posteroinferior multidirectional instability. *J Bone Joint Surg Am.* 2005;87(1):92-98. doi:10.2106/JBJS.C.01448.

39. Hawkins RJ, Janda DH. Posterior instability of the glenohumeral joint. A technique of repair. *Am J Sports Med.* 1996;24(3):275-278. doi:10.1177/036354659602400305

40. Hawkins RJ, McCormack RG. Posterior shoulder instability. *Orthopedics.* 1988;11(1):101-107.

41. Bey MJ, Hunter SA, Kilambi N, Butler DL, Lindenfeld TN. Structural and mechanical properties of the glenohumeral joint posterior capsule. *J Shoulder Elbow Surg.* 2005;14(2):201-206. doi:10.1016/j.jse.2004.06.016.

42. Park JY, Lee SJ, Lhee SH, Oh JH. Change in labrum height after arthroscopic Bankart repair: correlation with preoperative tissue quality and clinical outcome. *J Shoulder Elbow Surg.* 2012;21(12):1712-1720. doi:10.1016/j.jse.2012.04.009.

43. Bradley JP, McClincy MP, Arner JW, Tejwani SG. Arthroscopic capsulolabral reconstruction for posterior instability of the shoulder: a prospective study of 200 shoulders. *Am J Sports Med.* 2013;41(9):2005-2014. doi:10.1177/0363546513493599.

44. Wellmann M, Blasig H, Bobrowitsch E, et al. The biomechanical effect of specific labral and capsular lesions on posterior shoulder instability. *Arch Orthop Trauma Surg.* 2011;131(3):421-427. doi:10.1007/s00402-010-1232-y.

45. Yu JS, Ashman CJ, Jones G. The POLPSA lesion: MR imaging findings with arthroscopic correlation in patients with posterior instability. *Skeletal Radiol.* 2002;31(7):396-399. doi:10.1007/s00256-002-0513-0.

46. Kim SH, Ha KI, Yoo JC, Noh KC. Kim's lesion: an incomplete and concealed avulsion of the posteroinferior labrum in posterior or multidirectional posteroinferior instability of the shoulder. *Arthroscopy.* 2004;20(7):712-720. doi:10.1016/j.arthro.2004.06.012.

47. Blasier R, Soslowsky LJ, Malicky DM, Palmer ML. Posterior glenohumeral subluxation: active and passive stabilization in a biomechanical model. *J Bone Joint Surg Am.* 1997;79(3):433-440.

48. Pollock RG, Bigliani LU. Recurrent posterior shoulder instability. Diagnosis and treatment. *Clin Orthop Rel Res.* 1993;(291):85-96.

49. Dewing C, McCormick F, Bell SJ, et al. An analysis of capsular area in patients with anterior, posterior, and multidirectional shoulder instability. *Am J Sports Med.* 2008;36(3):515-522. doi:10.1177/0363546507311603.

50. Rebolledo BJ, et al. Posterior humeral avulsion of the glenohumeral ligament and associated injuries: assessment using magnetic resonance imaging. *Am J Sports Med.* 2015;43(12):2913-2917. doi:10.1177/0363546515606427.

51. Provencher MT, McCormick F, LeClere L, et al. Prospective evaluation of surgical treatment of humeral avulsions of the glenohumeral ligament. *Am J Sports Med.* 2017;45(5):1134-1140. doi:10.1177/0363546516680608.

52. O'Brien SJ, Neves MC, Arnoczky SP, et al. The anatomy and histology of the inferior glenohumeral ligament complex of the shoulder. *Am J Sports Med.* 1990;18(5):449-456. doi:10.1177/036354659001800501.

53. Bigliani LU, Kelkar R, Flatow EL, Pollock RG, Mow VC. Glenohumeral stability. Biomechanical properties of passive and active stabilizers. *Clin Orthop Relat Res.* 1996;(330):13-30.

54. Bradley JP, Tejwani SG. Arthroscopic management of posterior instability. *Orthop Clin North Am.* 2010;41(3):339-356. doi:10.1016/j.ocl.2010.02.002.

55. Harryman DT II, Sidles JA, Clark JM, McQuade KJ, Gibb TD, Matsen FA III. Translation of the humeral head on the glenoid with passive glenohumeral motion. *J Bone Joint Surg Am.* 1990;72(9):1334-1343.

56. Provencher MT, Mologne TS, Hongo M, Zhao K, Tasto JP, An KN. Arthroscopic versus open rotator interval closure: biomechanical evaluation of stability and motion. *Arthroscopy.* 2007;23(6):583-592. doi:10.1016/j.arthro.2007.01.010.

57. Provencher MT, Dewing CB, Bell SJ, et al. An analysis of the rotator interval in patients with anterior, posterior, and multidirectional shoulder instability. *Arthroscopy.* 2008;24(8):921-929. doi:10.1016/j.arthro.2008.03.005.

58. Ovesen J, Nielsen S. Anterior and posterior shoulder instability. A cadaver study. *Acta Orthop Scand.* 1986;57(4):324-327. doi:10.3109/17453678608994402.

59. Saha A. Mechanics of elevation of glenohumeral joint. Its application in rehabilitation of flail shoulder in upper brachial plexus injuries and poliomyelitis and in replacement of the upper humerus by prosthesis. *Acta Orthop Scand.* 1973;44(5):668-678. doi:10.3109/17453677308989106.

60. McIntyre LF, Caspari RB, Savoie FH III. The arthroscopic treatment of posterior shoulder instability: two-year results of a multiple suture technique. *Arthroscopy.* 1997;13(4):426-432. doi:10.1016/s0749-8063(97)90119-5.

61. Matsen FA III, Chebli C, Lippitt S; American Academy of Orthopaedic Surgeons. Principles for the evaluation and management of shoulder instability. *J Bone Joint Surg Am.* 2006;88(3):648-659. doi:10.2106/00004623-200603000-00026.

62. Soslowsky LJ, Malicky DM, Blasier RB. Active and passive factors in inferior glenohumeral stabilization: a biomechanical model. *J Shoulder Elbow Surg.* 1997;6(4):371-379. doi:10.1016/s1058-2746(97)90005-7.

63. Ludewig PM, Reynolds JF. The association of scapular kinematics and glenohumeral joint pathologies. *J Orthop Sports Phys Ther.* 2009;39(2):90-104. doi:10.2519/jospt.2009.2808.

64. Hawkins RJ, Koppert G, Johnston G. Recurrent posterior instability (subluxation) of the shoulder. *J Bone Joint Surg Am.* 1984;66(2):169-174.

65. Millett PJ, Clavert P, Hatch GF III, Warner JJ. Recurrent posterior shoulder instability. *J Am Acad Orthop Surg.* 2006;14(8):464-476. doi:10.5435/00124635-200608000-00004.

66. Abrams JS. Arthroscopic repair of posterior instability and reverse humeral glenohumeral ligament avulsion lesions. *Orthop Clin North Am.* 2003;34(4):475-483. doi:10.1016/s0030-5898(03)00090-7.

67. Kim S, Ha KI, Park JH, et al. Arthroscopic posterior labral repair and capsular shift for traumatic unidirectional recurrent posterior subluxation of the shoulder. *J Bone Joint Surg Am.* 2003;85(8):1479-1487. doi:10.2106/00004623-200308000-00008.

68. Robinson CM, Aderinto J. Recurrent posterior shoulder instability. *J Bone Joint Surg Am.* 2005;87(4):883-892. doi:10.2106/JBJS.D.02906.

69. Bradley JP, Forsythe B, Mascarenhas R. Arthroscopic management of posterior shoulder instability: diagnosis, indications, and technique. *Clin Sports Med.* 2008;27(4):649-670. doi:10.1016/j.csm.2008.06.001.

70. Kaplan LD, Flanigan DC, Norwig J, Jost P, Bradley J. Prevalence and

variance of shoulder injuries in elite collegiate football players. *Am J Sports Med.* 2005;33(8):1142-1146. doi:10.1177/0363546505274718.

71. Rouleau DM, Hebert-Davies J, Robinson CM. Acute traumatic posterior shoulder dislocation. *J Am Acad Orthop Surg.* 2014;22(3):145-152. doi:10.5435/JAAOS-22-03-145.

72. Fronek J, Warren RF, Bowen M. Posterior subluxation of the glenohumeral joint. *J Bone Joint Surg Am.* 1989;71(2):205-216.

73. Owens BD, Duffey ML, Deberardino TM, Cameron KL. Physical examination findings in young athletes correlate with history of shoulder instability. *Orthopedics.* 2011;34(6):460-464. doi:10.3928/01477447-20110427-21.

74. Kim S, Park JS, Jeong WK, Shin SK. The Kim test: a novel test for posteroinferior labral lesion of the shoulder—a comparison to the jerk test. *Am J Sports Med.* 2005;33(8):1188-1192.

doi:10.1177/0363546504272687.

75. Gerber C, Ganz R. Clinical assessment of instability of the shoulder. With special reference to anterior and posterior drawer tests. *J Bone Joint Surg Br.* 1984;66(4):551-556.

76. Hawkins RH. Glenoid osteotomy for recurrent posterior subluxation of the shoulder: assessment by computed axial tomography. *J Shoulder Elbow Surg.* 1996;5(5):393-400. doi:10.1016/s1058-2746(96)80071-1.

77. Hawkins R, Belle R. Posterior instability of the shoulder. *Instr Course Lect.* 1989;38:211-215.

78. Beighton P, De Paepe A, Steinmann B, Tsipouras P, Wenstrup RJ. Ehlers-Danlos syndromes: revised nosology, Villefranche, 1997. Ehlers-Danlos National Foundation (USA) and Ehlers-Danlos Support Group (UK). *Am J Med Genetics.* 1998;77(1):31-37. doi:10.1002/(sici)1096-8628(19980428)77:1<31::aid-ajmg8>3.0.co;2-0.

第 **17** 章

肩关节后方不稳定的影像学检查

Josef K. Eichinger, Joseph W. Galvin

　　肩关节后方不稳定在年轻运动人群中(尤其是在军队中)的重要性越来越为人所知[1-3]。与肩关节前方不稳定相比,后方不稳定的临床和影像学诊断更具挑战。肩关节后方不稳定患者通常不会像肩关节前方不稳定那样经历明显的脱位事件,而更多的是发生磨损性病变。因此,肩关节后方不稳定可能会出现模糊的肩部疼痛,临床检查也不如前方不稳定明显,可能更难以诊断。因此,影像学是诊断和治疗肩关节后方不稳定的一个重要辅助手段。然而,影像学检查也并不总能明显表现病理变化,因此有必要采取细致的鉴别方法对X线片、CT和MRI的表现进行解释,通过阐明和识别细微的影像表现,使临床医生能够做出正确诊断。在本章,我们将回顾肩关节后方不稳定的标准X线片、CT扫描、MRI、MRA,以及3D CT和3D MRI的影像表现,这将有助于诊断和治疗有症状的肩关节后方不稳定。

X 线片

　　X线片是诊断肩关节后方不稳定的重要和关键辅助手段。在评估疑似肩关节不稳定患者时,应始终获得双平面X线片。AP位Grashey片(也被称为"真AP位"视图,因为射线方向与肩胛骨垂直,肩胛骨位于冠状面前30°)(图17-1),以及腋位X线片(图17-2)是应该获得的最少应用到的影像资料。X线片表现通常是

正常的,但必须仔细阅片,以免诊断错误,如漏诊后方脱位。通过在AP位Grashey片上识别"灯泡"征(图17-3A),可避免诊断交锁的肱骨后脱位,这是由于继发于盂肱关节后脱位的固定内旋使肱骨头呈现类似于灯泡形状的圆形外观[4]。除在AP位Grashey X线片上识别灯泡征外,腋位X线片也可确认交锁后脱位的诊断(图17-3B)。除有助于识别交锁后脱位外,腋位X线片对于完成正交X线片分析也很必要。如果患者手臂无法外展,那么Velpeau位片是一种替代的正位片(图17-4)。腋位片也有助于在创伤情况下识别关节盂后缘骨折或RHSL。X线片还可显示关节盂发育不良(后倾增加和发育不良)、关节炎变化和肱骨头后方半脱位或肱骨头偏心的证据。其他可能与后盂唇损伤和不稳定相关的影像学病变包括Bennett损伤,一种后下盂的关节外骨化。Bennett损伤多见于过顶类项目运动员,典型的是棒球运动员,在腋位X线片中可见[5]。这种损伤的发展被认为是继发于投掷减速阶段对后带IGHL的牵引,或在扣球阶段的撞击[6,7]。Park等检查了388名棒球投手,其中125人(32.2%)有Bennett损伤。当比较两组时,他们发现Bennett损伤组有12%的患者在MRI上有后盂唇撕裂,而无Bennett损伤组只有6.8%的患者记录有后盂唇撕裂,尽管无统计学意义[8]。因此,Bennett损伤通常与肩关节后方不稳定无关,但识别这些损伤很重要,因为它们可能与后盂唇撕裂有关。

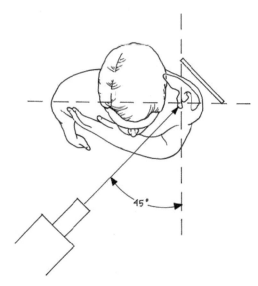

图 17-1　真 AP 位或 Grashey X 线片。

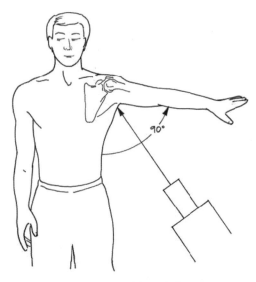

图 17-2　腋位 X 线片。

此外，Meyer 等最近的一项研究[9]强调了 X 线片在评估肩关节后方不稳定中的重要性。作者发现，肩胛骨 Y 型 X 线片上的特定肩峰形态与盂肱关节不稳定方向有显著关系。与正常肩部和前方不稳定的肩部相比，后方不稳定的肩峰位于更高的位置，并且在矢状面中的方向更趋于水平。未来需要更大规模的研究来证实这些发现。

CT 扫描

继 X 线片之后，CT 扫描是另一种用以评估关节盂

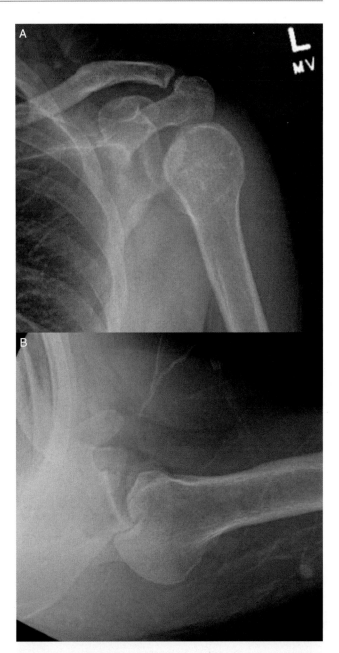

图 17-3　（A）灯泡征显示肱骨头呈圆形，伴有盂肱后脱位。（B）腋位 X 线片显示锁定盂肱后脱位。

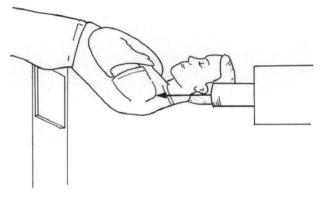

图 17-4　Velpeau 腋位 X 线片。

骨形态的有效手段,包括后倾、关节盂发育不良和GBL,并且,其可进一步显示RHSL的大小和位置。CT扫描的目的通常是评估由反向骨性Bankart损伤或磨损性骨丢失造成的后方骨丢失,以及评估后倾和关节盂发育不良的程度,并可用于翻修。此外,如果计划行后方骨块手术,其还可被用于术前准备。关节盂后倾已被证明是肩关节后方不稳定的危险因素[3]。在一项对714名西点军校学员进行的为期4年的前瞻性研究中,46个肩部患有盂肱关节不稳定,其中7个为后方不稳定。关节盂后倾与肩关节后方不稳定显著相关(P<0.001)。Bradley及其同事同样发现,在一项包含有100个接受关节镜下关节囊修复术的队列中,与对照组相比,后方不稳定患者有明显的软骨损伤和骨质后倾[10]。2D CT中关节盂后倾的测量是采用Friedman法进行的,该方法已得到验证和接受(图17-5)[11]。通常认为正常关节盂后倾角度为4°~7°。关节盂后倾增加是肩关节后方不稳定的危险因素,但几乎无证据支持关节盂后倾增加与后方盂唇修复术后的疗效较差具有相关性[12]。Hurley等发现,有症状的后方不稳

定及关节盂后倾>9°的患者在开放软组织手术后的复发率更高[13]。相反,Bigliani及其同事在进行开放性后囊移位前对35个肩部中的16个进行了CT扫描,发现平均后倾约为6°[14]。他们的手术队列成功率为80%,但他们并未将其失败归因于骨性解剖。Mauro等发现,与正常对照组相比,118例因后方不稳定而接受手术治疗的患者后翻现象有所增加,但他们并未将后翻作为失败的风险因素。他们确实发现较小的关节盂宽度是手术失败的危险因素[12]。

关节盂发育不良和发育不全

严重的关节盂发育不良或发育不全是一种罕见疾病,是由臂丛神经出生麻痹或发育异常,导致关节盂骨化中心缺乏刺激。由于关节盂后下方发育不全,这些术语是可互换的。这种严重疾病的典型特征是缺乏肩胛骨颈、肱骨头内翻成角、喙突和肩峰增生(图17-6A),以及关节盂发育不全伴后倾增加(图17-6B)。随着CT和MRI技术的进步,已发现更细微的关节盂发育不良。Edelson是第一个通过研究几个博物馆收藏的肩胛骨标本来确定细微形式关节盂发育不良发病率的人。后下发育不全被定义为从肩胛骨尾侧1.2cm处开始的关节盂后部正常平坦平台"下降"(图17-7)。关节盂发育不良/发育不全的发病率为19%~35%[15,16]。此外,几项研究已经确定,轻微的后下关节盂缺陷和发育不全与后盂唇撕裂和有症状的肩关节后方不稳定显著相关[17-19]。Weishaupt等[18]通过CTA来确定无创性肩关节后不稳定患者关节盂发育不良的发病率和严重程度。他们开发了一种分类系统,其中,轴向成像序列上的"尖头"状关节盂是一个正常外观的关节盂,无发育异常,"钝J"状具有后下关节盂的圆形外观,"三角形"关节盂是三角形骨缺损,如图17-7所示。Harper及其同事[17]同样制订了一种包含正常、轻度、中度和重度关节盂发育不良的分类方案。此外,尽管在MRA成像上可视化效果更好,关节盂发育不良患者明显存在肥厚的后关节盂唇(图17-8)。

多项研究记录了细微关节盂发育不良和后唇撕裂与相关的后肩关节不稳定之间的显著关联,但几乎无证据表明与手术干预后的较差结果相关。Galvin等对37例患者进行了回顾性比较结果分析,患者平均年龄28岁,接受关节镜下后唇修复,以治疗有症状的肩

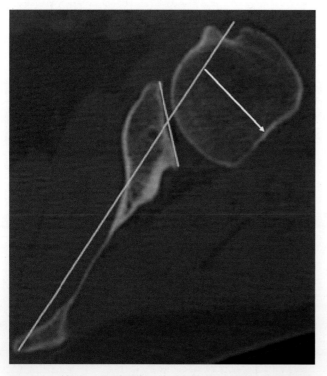

图17-5 轴位CT扫描图像显示一例有严重关节盂发育不良、后倾和后半脱位的患者。测量Friedman角和肱骨头后半脱位(灰线表示Friedman角,箭头表示肱骨头后半脱位百分比)。

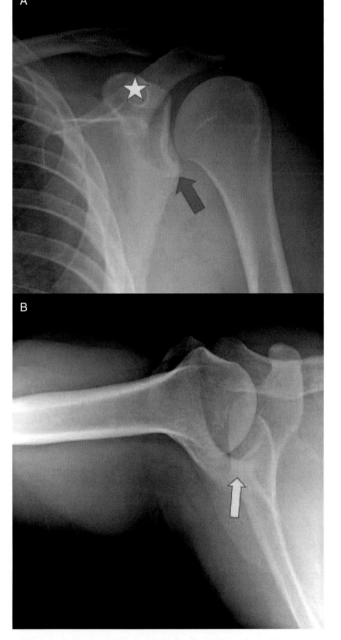

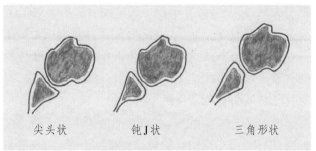

图17-7 Edelson[5]和Weishaupt等[18]对关节盂发育不良进行定性描述。轴位成像序列上的"尖头"关节盂是一个外观正常的关节盂,无发育不良,"钝J"状具有后下关节盂的圆形外观,"三角形"关节盂是三角形骨缺损。(Adapted from Weishaupt D, Zanetti M, Nyffeler RW, Gerber C, Hodler J. Posterior glenoid rim deficiency in recurrent [atraumatic] posterior shoulder instability. *Skeletal Radiol*. 2000; 29[4]:204-210. doi:10.1007/s002560050594.)

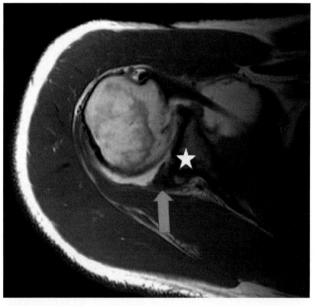

图17-8 腋位T1加权MRI扫描显示关节盂发育不良伴盂唇后侧扩大(箭头所示)、后倾、肱骨头后半脱位和后下关节盂发育不全(星形所示)。

图17-6 (A)严重关节盂发育不良的AP位X线片显示关节盂颈发育不全(箭头所示)和喙突增大(星形所示)。(B)腋窝X线片显示严重的关节盂发育不良伴后关节盂发育不全和严重后倾。

关节后方不稳定,平均随访3.1年。18例关节盂发育不良患者与19例无发育不良患者的比较显示两组结果间无显著差异[20]。

　　CT扫描轴位切面也可用于评估肱骨头后半脱位,这是肱骨头在关节盂上位置的测量。无研究将

肱骨头后半脱位与症状性后肩关节不稳定相关联,但有证据表明,静态后方半脱位与后倾及关节炎的发展有关[21,22]。

　　2D CT有助于识别骨性异常,但其在确定骨丢失方面的准确性有限,并且可能高估或低估骨丢失,这取决于患者在CT机架中的位置及轴位图像格式[23]。因此,使用3D CT对于评估和计算关节盂和肱骨骨丢失会更准确且更有效。Nacca及其同事在一项尸体研

究中表明,肩关节后方不稳定的关键骨丢失是关节盂关节面宽度的20%[24]。存在多种用于计算3D CT扫描中GBL的验证方法,包括线性测量百分比法和一种新的有效技术,即圆线法[25]。我们更习惯采用圆线法,因为其已被证明是可靠且易于执行的。首先,在肱骨头减影的3D CT扫描中选择关节盂的最佳正部视图。接下来,创建关节盂下2/3的最佳拟合圆。然后,测量一条骨丢失线,该线包括仅连接圆(弦)上的两个点的直线。最后,测量一条垂直于骨丢失线的线,以确定圆的直径。使用微软Excel工作表计算,可得到骨质丢失的百分比。线性测量百分比法涉及在矢状倾斜CT图像上观察关节盂的正面视图。绘制最佳拟合圆,以适合关节盂的下2/3。测量从裸露点到后关节盂边缘的距离(A),然后测量从裸露点到前关节盂边缘的距离(B)。后部骨丢失的百分比通过以下公式计算:(B−A/2×B)×100%。

最后,CTA是显示囊膜病变的有效工具,也是鉴别临床相关损伤的有效方法,在无法获得MRI的情况下很有帮助。

MRI/MRA

MRI可识别软骨和盂唇病变,但MRA可对可疑不稳定肩部进行更全面的评估,我们建议对所有可疑后唇部病变进行MRA研究。MRA可提高诊断准确性及识别盂唇撕裂和囊膜损伤(如撕裂、拉伸和撕脱)的能力。腋窝序列通常用于识别囊膜病变,但冠状和腋窝序列都能帮助识别损伤模式的具体特征,这对手术计划和了解损伤性质有较大帮助。识别出拉伸或拉长的囊膜,就可以确认是否需要进行囊膜折叠(图17-9)。准确识别细微的关节囊损伤可能需要手动调整"亮度",以显示盂肱韧带(HAGL)的肱骨后撕脱,这也被称为RHAGL(图17-10)[26]。腋窝神经血管束下方造影剂外渗表明有HAGL损伤(图17-11)。

MRA可评估"缺损"或扩大的囊区。最近的研究试图定义关节囊扩大的主观评估。Dewing等在肩关节不稳定队列中检查了MRA中的关节囊面积,发现后方及多向不稳定患者的关节囊面积测量值明显较大[26]。Galvin及其同事证明,当以下任何一项在MRA

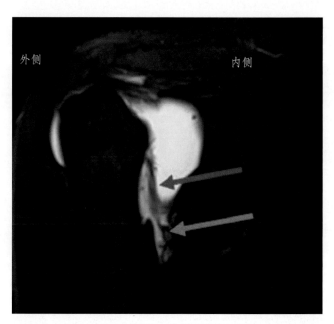

图17-9　冠状T2 MRA序列显示后下囊牵张病变(上面箭头所示)和腋窝神经血管结构(下面箭头所示)。

上出现时,肩关节后方不稳定的诊断对临床上有症状的后盂唇撕裂具有90%以上的特异性:轴位后关节囊面积>300mm²、矢状线性关节囊测量值>12mm,或在腋窝MRI序列上表现为14mm的线性关节囊长度(图17-12)[19]。

MRA也有助于诊断Kim损伤或软骨分离,这些疾病如果无造影剂对比,可能无法在其他方面进行鉴别(图17-13)[28,29]。软骨分离被定义为软骨交界处的边缘裂缝和表面撕裂而未完全脱离盂唇。Kim等[28,29]指出,探查到这种损伤表明盂唇内部与关节盂内侧表面分离。最后,MRA不仅可彻底评估盂唇、关节囊和后关节囊容积,还可评估关节软骨和可能的盂唇关节破坏病变[30]。

3D MRI

最近,3D MRI已用于评估GBL[31]。已经有人研究了目前通常采用的3D CT和肱骨头减影法评估GBL的作用。Vopat及其同事[31]通过3D CT和3D MRI检查了8个临床不稳定的肩关节,并评估了GBL和关节盂骨表面积。他们得出结论,关节盂的3D MRI与用于测量关节盂骨表面积和GBL的3D CT扫描几乎相同,这使得3D MRI成为CT扫描的可靠且无辐射的替代方

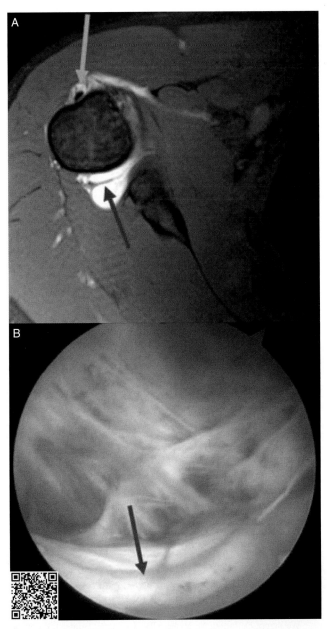

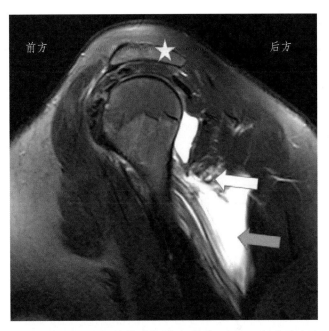

图 17-11　HAGL 的肱骨后撕脱：矢状位 T1 MRA 序列可显示后 HAGL。该图以图像右侧的后部为导向，后部肩峰用星形表示。可见在腋下神经血管结构（上面箭头所示）下方的肱骨后部（下面箭头所示）的造影剂外渗。

图 17-10　（A）腋位 T1 MRA 序列显示 HAGL 的后肱骨撕脱。上面箭头所示为肱二头肌和后 HAGL 病变的游离边缘（下面箭头所示）。（B）标准后关节镜入路可观察图（A）中的病变。（扫码看彩图）

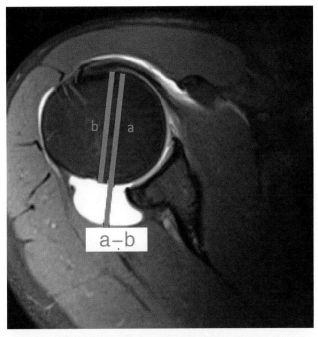

图 17-12　轴位 MRA 序列显示轴向线性囊测量等于线"a"减去线"b"。这种测量量化了后囊扩张，这通常被称为后囊扩张。

案，以用于肩部关节盂病变的术前评估。

结论

　　与前方不稳定相比，肩关节后方不稳定在临床和影像学方面的诊断更具挑战性。因此，临床医生必须结合全面的病史、体格检查和恰当的影像学检查，以成功诊断并治疗症状性肩关节后方不稳定。正侧位 X 线片（AP 和腋下侧位）是合适的初始成像方式，可发现明显的结果，提示肩关节后方不稳定的诊断，包括后

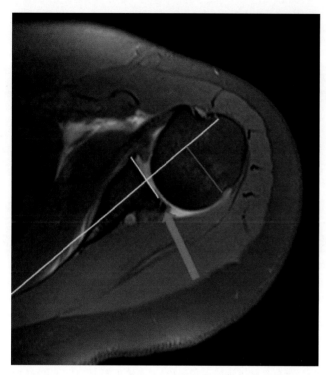

图 17-13　Kim 损伤：轴位 MRA 图像显示 Kim 损伤（箭头所示）、后倾（白线所示）和肱骨头后半脱位（灰线所示）测量值。

盂缘骨折、后肩峰 RHSL、后倾和关节盂发育不良。最近证据表明，在肩胛骨 X 线片上发现的形态学可能有助于诊断后方不稳定。CTA、MRI 和 MRA 均是评估盂唇撕裂、关节囊撕裂和撕脱（即 RHAGL），以及评估和鉴定病理性关节囊体积增大的有效辅助手段。最后，3D CT 和 3D MRI 是确定 GBL 位置和严重程度的首选成像模式，这些对未来的手术治疗具有重要意义。

（程飚　译）

参考文献

1. Blomquist J, Solheim E, Liavaag S, Schroder CP, Espehaug B, Havelin LI. Shoulder instability surgery in Norway: the first report from a multicenter register, with 1-year follow-up. *Acta Orthop.* 2012;83(2):165-170. doi:10.3109/17453674.2011.641102.

2. Song DJ, Cook JB, Krul KP, et al. High frequency of posterior and combined shoulder instability in young active patients. *J Shoulder Elbow Surg.* 2015;24(2):186-190. doi:10.1016/j.jse.2014.06.053.

3. Owens BD, Campbell SE, Cameron KL. Risk factors for posterior shoulder instability in young athletes. *Am J Sports Med.* 2013;41(11):2645-2649. doi:10.1177/0363546513501508.

4. Wolfson AB, Hendey GW, Ling LJ, Rosen CL, Schaider JJ, Sharieff GQ, eds. *Harwood-Nuss' Clinical Practice of Emergency Medicine.* 5th ed. Philadelphia, PA: Lippincott Williams & Wilkins; 2012.

5. Bennett GE. Elbow and shoulder lesions of baseball players. *Am J Surg.* 1959;98:484-492. doi:10.1016/0002-9610(59)90542-2.

6. Lombardo SJ, Jobe FW, Kerlan RK, Carter VS, Shields CL Jr. Posterior shoulder lesions in throwing athletes. *Am J Sports Med.* 1977;5(3):106-110. doi:10.1177/036354657700500302.

7. Ferrari JD, Ferrari DA, Coumas J, Pappas AM. Posterior ossification of the shoulder: the Bennett lesion. Etiology, diagnosis, and treatment. *Am J Sports Med.* 1994;22(2):171-175; discussion 175-176. doi:10.1177/036354659402200204.

8. Park JY, Noh YM, Chung SW, et al. Bennett lesions in baseball players detected by magnetic resonance imaging: assessment of association factors. *J Shoulder Elbow Surg.* 2016;25(5):730-738. doi:10.1016/j.jse.2015.11.062.

9. Meyer DC, Ernstbrunner E, Boyce G, Imam MA, Nashar RE, Gerber C. Posterior acromial morphology is significantly associated with posterior shoulder instability. *J Bone Joint Surg Am.* 2019;101(14):1253-1260. doi:10.2106/JBJS.18.00541.

10. Bradley JP, Baker CL III, Kline AJ, Armfield DR, Chhabra A. Arthroscopic capsulolabral reconstruction for posterior instability of the shoulder: a prospective study of 100 shoulders. *Am J Sports Med.* 2006;34(7):1061-1071. doi:10.1177/0363546505285585.

11. Friedman RJ, Hawthorne KB, Genez BM. The use of computerized tomography in the measurement of glenoid version. *J Bone Joint Surg Am.* 1992;74(7):1032-1037.

12. Mauro CS, McClincy MP, Bradley JP. Effect of glenoid version and width on outcomes of arthroscopic posterior shoulder stabilization. *Am J Sports Med.* 2016;44(4):941-947. doi:10.1177/0363546516631738.

13. Hurley JA, Anderson TE, Dear W, Andrish JT, Bergfeld JA, Weiker GG. Posterior shoulder instability. Surgical versus conservative results with evaluation of glenoid version. *Am J Sports Med.* 1992;20(4):396-400. doi:10.1177/036354659202000405.

14. Bigliani LU, Pollock RG, McIlveen SJ, Endrizzi DP, Flatow EL. Shift of the posteroinferior aspect of the capsule for recurrent posterior glenohumeral instability. *J Bone Joint Surg Am.* 1995;77(7):1011-1020. doi:10.2106/00004623-199507000-00006.

15. Edelson JG. Localized glenoid hypoplasia. An anatomic variation of possible clinical significance. *Clin Orthop Relat Res.* 1995;(321):189-195.

16. Eichinger JK, Galvin JW, Grassbaugh JA, Parada SA, Li X. Glenoid dysplasia: pathophysiology, diagnosis, and management. *J Bone Joint Surg Am.* 2016;98(11):958-968. doi:10.2106/JBJS.15.00916.

17. Harper KW, Helms CA, Haystead CM, Higgins LD. Glenoid dysplasia: incidence and association with posterior labral tears as evaluated on MRI. *AJR Am J Roentgenol.* 2005;184(3):984-988. doi:10.2214/ajr.184.3.01840984.

18. Weishaupt D, Zanetti M, Nyffeler RW, Gerber C, Hodler J. Posterior glenoid rim deficiency in recurrent (atraumatic) posterior shoulder instability. *Skeletal Radiol.* 2000;29(4):204-210. doi:10.1007/s002560050594.

19. Galvin JW, Parada SA, Li X, Eichinger JK. Critical findings on magnetic resonance arthrograms in posterior shoulder instability compared with an age-matched controlled cohort. *Am J Sports Med.* 2016;44(12):3222-3229. doi:10.1177/0363546516660076.

20. Galvin JW, Morte DR, Grassbaugh JA, Parada SA, Burns SH, Eichinger JK. Arthroscopic treatment of posterior shoulder instability in patients with and without glenoid dysplasia: a comparative outcomes analysis. *J Shoulder Elbow Surg.* 2017;26(12):2103-2109. doi:10.1016/j.jse.2017.05.033.

21. Parada SA, Eichinger JK, Dumont GD, et al. Comparison of glenoid version and posterior humeral subluxation in patients with and without posterior shoulder instability. *Arthroscopy.* 2017;33(2):254-260. doi:10.1016/j.arthro.2016.06.023.

22. Walch G, Ascani C, Boulahia A, Nové-Josserand L, Edwards TB. Static posterior subluxation of the humeral head: an unrecognized entity responsible for glenohumeral osteoarthritis in the young adult. *J Shoulder Elbow Surg.* 2002;11(4):309-314. doi:10.1067/

mse.2002.124547.

23. Gross DJ, Golijanin P, Dumont GD, et al. The effect of sagittal rotation of the glenoid on axial glenoid width and glenoid version in computed tomography scan imaging. *J Shoulder Elbow Surg.* 2016;25(1):61-68. doi:10.1016/j.jse.2015.06.017.

24. Nacca C, Gil JA, Badida R, Crisco JJ, Owens BD. Critical glenoid bone loss in posterior shoulder instability. *Am J Sports Med.* 2018;46(5):1058-1063. doi:10.1177/0363546518758015.

25. Parada SA, Eichinger JK, Dumont GD, et al. Accuracy and reliability of a simple calculation for measuring glenoid bone loss on 3-dimensional computed tomography scans. *Arthroscopy.* 2018;34(1):84-92. doi:10.1016/j.arthro.2017.07.032.

26. Shah AA, Butler RB, Fowler R, Higgins LD. Posterior capsular rupture causing posterior shoulder instability: a case report. *Arthroscopy.* 2011;27(9):1304-1307. doi:10.1016/j.arthro.2011.04.005.

27. Dewing CB, McCormick F, Bell SJ, et al. An analysis of capsular area in patients with anterior, posterior, and multidirectional shoulder instability. *Am J Sports Med.* 2008;36(3):515-522. doi:10.1177/0363546507311603.

28. Kim SH, Noh KC, Park JS, Ryu BD, Oh I. Loss of chondrolabral containment of the glenohumeral joint in atraumatic posteroinferior multidirectional instability. *J Bone Joint Surg Am.* 2005;87(1):92-98. doi:10.2106/JBJS.C.01448.

29. Kim SH, Ha KI, Yoo JC, Noh KC. Kim's lesion: an incomplete and concealed avulsion of the posteroinferior labrum in posterior or multidirectional posteroinferior instability of the shoulder. *Arthroscopy.* 2004;20(7):712-720. doi:10.1016/j.arthro.2004.06.012.

30. Shah N, Tung GA. Imaging signs of posterior glenohumeral instability. *AJR Am J Roentgenol.* 2009;192(3):730-735. doi:10.2214/AJR.07.3849.

31. Vopat BG, Cai W, Torriani M, et al. Measurement of glenoid bone loss with 3-dimensional magnetic resonance imaging: a matched computed tomography analysis. *Arthroscopy.* 2018;34(12):3141-3147. doi:10.1016/j.arthro.2018.06.050.

第 **18** 章

赛季中运动员肩关节后方不稳定的处理

Mark Slabaugh, Christopher Gaunder

运动员在赛季中发生肩关节后方不稳定的治疗存在诸多困难,因为鲜有相关文献提供有关这些运动员最佳治疗方式和预后的信息。诸多变量,如受伤时间、运动及姿势、患者动机和疾病自然史等均有助于确定赛季中运动员肩关节后方不稳定的最佳治疗方法。运动员在赛季中进行手术治疗将会使其暂离赛场,但同时降低了复发可能。单纯的康复与护具固定能帮助运动员在赛季内重返赛场,但增加了持续疼痛或不稳定的风险。医生和运动员需要以团队为基础,与训练师、物理治疗师及体能教练合作,共同讨论赛季中如何治疗该疾病并做出最优选择。

流行病学和病理解剖学

相比于前方不稳定,肩关节后方不稳定不常见,但如何诊断并治疗运动员在赛季中发生的后方不稳定仍是骨科医生需面对的挑战。盂肱关节后方不稳定导致的严重肩部疼痛和功能障碍已受到更多关注。后方不稳定占所有运动员肩关节不稳定的10%~20%,并且,由于大学运动员和军事人员更不重视健康需求,他们的后方不稳定比例要高得多[1,2]。一项纵向队列研究表明,男性校际运动员是损伤风险最高的患者群体之一,这些损伤会最终发展为需要手术干预的肩关节后方不稳定[3]。在另一项针对这种特定损伤的纵向研究中,男性受伤概率几乎是女性的9倍[4]。军事学院的男性受

伤率为每年4.67/1000人,而女性仅为每年2.04/1000人[5]。男性后方不稳定发病率最高的运动是摔跤、足球、体操和橄榄球,女性则为篮球和橄榄球[5]。

我们能很好地了解肩关节后方的解剖结构,但仍然存在关于是否是骨性结构、软组织松弛或是两者组合导致复发性后方不稳定的问题。越来越多的研究开始讨论关节盂后倾是否是肩关节后方不稳定的原因,以及其在外科治疗中的意义,一般认为关节盂后倾>10°是后方不稳定的危险因素。也有研究指出,患者因关节盂后倾导致复发性后方不稳定的可能性是正常人的6倍,后倾每增加1°,就会导致后方不稳定风险增加17%[6]。目前尚不清楚软组织松弛会在多大程度上导致单纯肩关节后方病变,但众所周知软组织松弛是导致后盂唇损伤的根本原因[7,8]。肩胛盂盂唇和关节后囊等稳定结构可增加肩胛盂深度,帮助压缩和控制肩关节,防止肩关节在内收和内旋时发生后半脱位[9]。

赛季中肩关节后方不稳定的表现

与运动员的前方不稳定不同,后方不稳定的损伤机制因运动、位置和比赛水平的不同而有较大差异。运动员的损伤常由急性暴力创伤性脱位、重复性创伤和韧带松弛等组成。比赛中运动员发生明显脱位时易于鉴别,尤其是发生急性损伤时,运动员的肩关节会内旋和内收,并有向后发力过程[10,11]。举重或橄榄

球(线锋)运动员的损伤病因通常是向后用力所致的重复性创伤,并导致盂唇和关节囊撕裂。韧带松弛常见于游泳或排球等运动员,他们需要增加肩部ROM,以获得更好的运动成绩,这些运动导致肩关节的静态稳定结构向外伸展。

导致后方不稳定的不同原因使得运动医学医生更难以做出诊断,特别是针对希望留在赛场上的运动员[12]。后方不稳定的最常见原因是复发性半脱位,运动员常表现为疼痛而非不稳定[12,13]。因此,运动医学医生应高度警惕运动员在比赛或训练中出现的肩关节后方疼痛,尤其是在运动中经常做内收、内旋和后向发力等动作的运动员。此外,当运动员的运动能力或耐力随时间下降时,临床医生应怀疑运动员有后方不稳定,尤其是常做过顶运动的运动员[14]。运动员的后方不稳定也可能伴有机械性症状,即全ROM内轻微的咔嗒声和爆裂声,这是由肱骨头剪切在后方撕裂的盂唇上所致。虽不常见,运动员可能会表现为明显的不稳定,甚至在检查时会自动使肩部向后脱位。

医生应能识别有风险的运动员并怀疑后方不稳定,特别是在肩关节施加后向负荷的运动员,如游泳、投球、举重和橄榄球运动员,此外还应注意将举重,尤其是卧推或高空举重作为其运动一部分的运动员。另外,前肩发力的棒球击球手的主导肩也有肩关节后方不稳定风险[15,16]。众所周知,肩关节后方不稳定通常会并发前、上盂唇撕裂或关节囊撕裂,以及肩胛盂韧带的肱骨反向撕脱等肩部其他疾病。上述病例的临床表现不明确,对于任何运动员,临床医生都应考虑肩关节隐匿性发作的后方不稳定。

体格检查

必须对运动员进行全面的体格检查及评估才能确诊。比赛期间,场边查体应与病房检查相同,但由于在后方不稳定发病率较高的运动员查体时需要移除防护装备,场边查体常较困难。因此,怀疑有后方不稳定的运动员应退出比赛,被带到训练室内并去除头盔、护垫和比赛服等再接受仔细查体。医生在评估受伤肩关节的同时应与健侧相对比,如果怀疑运动员在手臂内收、内旋时有后脱位,应触诊其肩部查看是否有轮廓变化或存在凹陷。患者肩关节后脱位时,其

ROM会明显受限并伴有强烈疼痛,尤其是做外旋动作时。发现脱位后,医生应尽可能快地尝试复位:嘱运动员俯卧并让手臂稍微抬高离开桌子,在牵引肩关节的同时从后方按压肩关节,并做外旋和内收动作。当肱骨进入肩胛盂时,感觉到咯噔声即复位成功。

诱发性试验可用于检查轻微的肩关节后方不稳定,其还有助于医生识别可能导致后方不稳定的疼痛来源并排除其他肩关节疾病。通常有4种常规试验用于诊断后方不稳定,这些检查较为类似(表18-1)[17-19]。

表18-1　后方不稳定的体格检查

1. Jerk试验:患者坐直,手臂向前抬高90°,并施加轴向或后向负荷,以内旋肱骨。阳性检查结果包括发出咔嗒声(脱位)或出现疼痛,通常伴随当手臂恢复外展时另一声咔嗒声(复位)

2. Kim试验:患者取坐位,手臂呈90°外展。握住患者肘部将其手臂抬高45°,并同时在手臂上施加向下、向后的力。阳性检查结果包括疼痛或咔嗒声

3. 后方应力平移试验:将患者的手臂前屈、外展和内旋,并施加后向力。阳性检查结果包括疼痛或比健侧更多的平移

4. 推拉试验:患者取仰卧位,肩外展90°,向肩部施加后向负荷。阳性结果包括肱骨头后方疼痛或半脱位,或与健侧相比的平移量差异显著(图18-1)

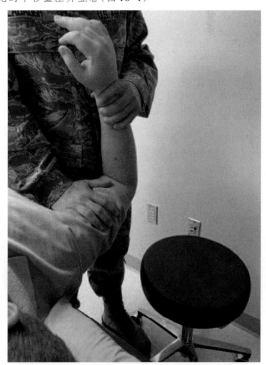

图18-1　后方不稳定的推拉检查:检查者将手放在患者肱骨干上,对盂肱关节向后施力。如果患者在进行此操作时感到疼痛,则表示后方不稳定。

当两项及以上试验为阳性时,即可诊断后方不稳定[17]。医生在比赛期间通过这些刺激性测试既可评估运动员的损伤严重程度,又可帮助判断运动员能否重返比赛。因此,将患者从赛场转移到训练室是进行详细检查的关键。推拉测试尤其有助于确定运动员是否能重返比赛,如果做这项测试时运动员几乎无疼痛,则其可重返比赛。此外,在功能测试中,医生可与训练师一起模拟运动员在比赛中承受的力量(如阻挡),以确定运动员返回赛场是否安全。如果运动员能够自行完成 Jerk 试验,则表示病理上不容乐观,若该试验表现为疼痛,就须禁止运动员返回比赛。

疑似后脱位的患者行影像学检查尤为重要。由于查体诊断明确,不要求通过X线片确诊患有急性后脱位未复位的运动员,但其复位后需拍摄X线片,以确认肩关节复位到位。所有患者均应拍摄真 AP 位(Grashey 位)、肩胛位和腋位X线片。腋下视角X线片显示后脱位、半脱位、后关节盂骨质丢失或后关节盂骨折更为精确。MRI 也适用于所有运动员,用于评估肩关节后部软组织,包括上盂唇和后关节囊。MRA 对所有后方不稳定的患者均有效,除非有近期外伤性脱位生成关节积液影响诊断(图 18-2)。因此,所有怀疑有后方不稳定的患者均被要求在发生损伤后一周内进行 MRI 检查,确保无任何禁忌证后,方可再次参加比赛(表 18-2)。除后盂唇撕裂或后部软组织缺损,MRI 的多种表现都与后方不稳定有关,如肱骨头前部因半脱位或急性暴力脱位而发生的 RHSL,也会表现为盂肱韧带反向肱骨撕脱[17,20]。同时也应仔细检查MRI 关节内的任何其他表现,这些伴随的病理改变常与肩关节后方不稳定有关。

确定赛季中运动员后方不稳定的治疗方法

在赛季中决定运动员后方不稳定的最佳治疗方法应考虑多种因素,最好是整个医疗团队与运动员一起商讨并做出决定。运动教练和体能教练不仅参加比赛,也具有敏锐的洞察力,且往往比队医更了解运动员。以团队为基础的方法是非手术治疗赛季中运动员后方不稳定成功与否的关键。

需要特别考虑比赛期间出现急性后方不稳定的

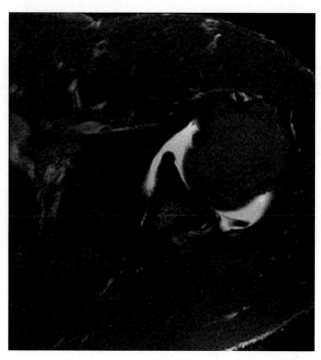

图 18-2　MRA 显示一名足球运动员的后盂唇撕裂并伴有相关的软骨游离体。游离体是在手术治疗之前重返比赛的禁忌证。

表18-2　保守治疗禁忌证

- 游离体
- 软骨缺损或 GLAD 损伤
- 反向 Bankart 损伤或骨质丢失>10%
- 大型 RHSL
- RHAGL
- 盂唇撕裂>关节盂面的 270°
- 体格检查提示严重不稳定(3级)
- 症状复发(疼痛或不稳定)
- 保守治疗失败

患者。当患者在比赛中由于与后方不稳定相关的主诉和受伤机制而退出比赛时,体格检查结果将决定患者能否回归赛场并继续比赛。医生应将运动员留在训练室并对其进行系列体格检查,以确定运动员重新比赛的能力。如果患者移除防护装备后通过推拉试验能够显著减轻疼痛,这提示不稳定发生后,患者肌力下降能在几分钟内恢复并不再疼痛,因此他们可以安全地返回比赛。如果运动员的肌力或推拉试验在10min 内无任何改善,那么他们应避免再次参加比赛。所有患者都应在当天或第二天行X线片检查。

当运动员在病房内通过病史、体格检查并结合MRI被诊断为后方不稳定时，加之他/她正在赛季中，整个医疗团队应共同协商，以确保各方面均保持同步，运动员不会收到相互矛盾的信息。队医可以向运动员及其团队提供建议，即运动员在被诊断为后方不稳定后是继续进行比赛还是接受手术治疗。通过讨论损伤后分别行手术或非手术治疗的风险和收益，运动员可以做出最适合自己、团队和他们未来愿望的明智决定。目前研究表明，长期来看，手术治疗可降低再脱位、持续疼痛和盂唇进一步损伤的风险[13,21-23]。我们的初步研究（未发表的数据）表明，约70%的患者可以在同一赛季返回比赛，但超过2/3的患者在赛季结束后选择手术。如果允许运动员返回比赛并完成剩余整个赛季，然后在赛季结束时选择手术，可能会造成何种程度的伤害尚不清楚。就目前文献而言，尚不清楚在赛季内采取保守治疗后方不稳定是否会对盂唇产生进一步的损伤，但有充分证据表明，后方不稳定（慢性和急性）的患者可以通过盂唇重建手术成功治疗[13,22]。非手术治疗的直接风险目前还不像前方不稳定那样明确[24-26]。

鉴于这些讨论，运动员在某些情况下选择等待益处更多而非寻求手术干预。一些研究表明，患者可通过保守治疗恢复运动。几位学者认为物理治疗可有效治疗后方不稳定，因此可以避免对某些患者进行手术[14,27,28]。在对19例连续入组患者的研究中，保守治疗能够让所有患者恢复运动，但其未提及Tegner功能评分水平，因此，患者是恢复到相同的运动水平还是刚恢复运动并未明确[27]。在一项比较非手术康复与手术固定治疗后方不稳定的非随机试验中，其中一项研究表明手术组的表现优于康复组，但在治疗1年后，两组均获得较好预后。然而这项研究中的非手术治疗组患者更年轻且患肩更加松弛，这使得比较组间结果变得较为困难[28]。此外，两组均未提及重返运动。大多数学者建议非手术治疗后方不稳定3~6个月，以确定患者通过物理治疗后能否消除疼痛并使功能恢复更佳[9,12]。

当患者询问其症状的复发风险时，应注意到目前尚无研究观察过赛季中运动员的后方不稳定。只有少量研究间接关注了运动员通过非手术治疗重返运动的能力。其中一项研究观察了NFL运动员后盂唇撕裂对比赛时间的影响，作者发现在NFL的221名运动员中有78人接受了保守治疗后盂唇撕裂[29]。然而这些运动员何时受伤，以及他们发生后方不稳定后参加比赛的时长尚未明确。尽管如此，这项研究注意到NFL球员无论采取保守治疗还是外科手术治疗，治疗后的第一个赛季的比赛时间无差异，这表明对合适的患者实施保守治疗是有效的。更能推测运动员可以接受至少一个赛季的治疗，且不会影响比赛时间。

当采取非手术治疗方式治疗运动员时，有几个因素需要考虑。首先是运动类型和运动员的场上位置。像橄榄球这类身体接触较多的运动，运动员的盂肱关节会受到更多的后方压力，想要保守治疗则更加困难。像边锋这样位置的运动员在比赛时需双手紧靠胸部，其肩关节在阻挡对手时会产生后方应力，并在摆脱对手阻挡时会相对内旋，因此，这些运动员接受非手术治疗失败的风险要高得多。事实上，之前提及的NFL研究表明，无论是进攻内锋还是防守前锋，无论是保守还是手术治疗后方不稳定，运动员在第2个NFL赛季中向后掷球的次数均明显减少[29]。我们认为基于运动员所从事的运动，足球、曲棍球、体操、举重和拳击比赛中出现后方不稳定的运动员更容易出现复发症状。

第二个需要考虑的问题是运动员的影像学或MRI检查结果。对于有小的Kim损伤且无关节囊扩张迹象的患者，其治疗方法与肩胛盂唇关节缺损病变和游离体患者有很大不同。事实上，MRI会有几个关键表现不支持对赛季中运动员进行非手术治疗。我们认为非手术治疗禁忌证的影像学表现如下：游离体、软骨或关节盂唇缺损、骨性反向Bankart损伤、骨丢失>10%、大的啮合型RHSL、盂肱韧带损伤的反向肱骨撕脱，以及盂唇撕裂>肩胛盂周长的270°（见表18-2）。

建议非手术治疗的最后一个考虑因素是损伤的严重程度。后方不稳定运动员通常会受到重复性创伤，而非单次明显脱位。根据我们的经验，这些后方不稳定患者通常会伴有疼痛，而非明显不稳定，其他学者也发现了这一点[30]。我们发现，赛季中后方不稳定的康复要比前方不稳定快得多。在一项针对前方不稳定比赛支具的研究中，患者平均需避免运动约10天[31]。我们的经验是非手术治疗后方不稳定的运动员通常可在一周内康复。我们治疗明显脱臼的运动员需更保守，他们需要更多的时间来恢复，通常为2~4周。

受伤时间也影响着我们对运动员及其团队成员的判断。在赛季初或季前赛中受伤的运动员比那些在赛季末受伤的运动员更有可能重返赛场。因此，赛季剩余时间有助于指导判断运动员能否在后方不稳定发生的当赛季重返赛场。此外，运动员在学校的情况也可帮助决定是继续比赛还是立即手术干预。与还有几年资格的新生相比，学制最后一年的高年级生更倾向于在赛季中进行非手术治疗。

考虑到这些因素，我们认为大多数运动员均可接受非手术治疗，并为本赛季还有2周以上比赛的所有运动员提供以下治疗程序。由于让赛季末运动员重返比赛的可能性较小，我们通常不为其提供这项治疗服务。我们认为赛季中继发不稳定事件的风险较低，其也包括长期软骨、盂唇或骨骼损伤风险。但必须承认

这些仅是我们的经验，只基于我们的一项一级项目的5级数据。因此，我们目前正在进行一项前瞻性研究，以确定我们的假设是否正确。我们初步发现约2/3的运动员可在赛季内接受物理治疗，并安全地恢复运动（即不再出现不稳定情况），直到赛季结束。必要时可重新评估他们的肩关节状态或进行手术。我们的治疗程序如图18-3所示。

非手术治疗

对于希望接受非手术治疗并在赛季内恢复运动的运动员，我们为其制订了一个四阶段治疗计划。当运动员能够完成每个阶段且无症状时，则向下一阶段发展[32]。

第一阶段，即急性期，在不稳定发作后立即开始，重点是减轻创伤性半脱位或脱位引起的炎症。这一

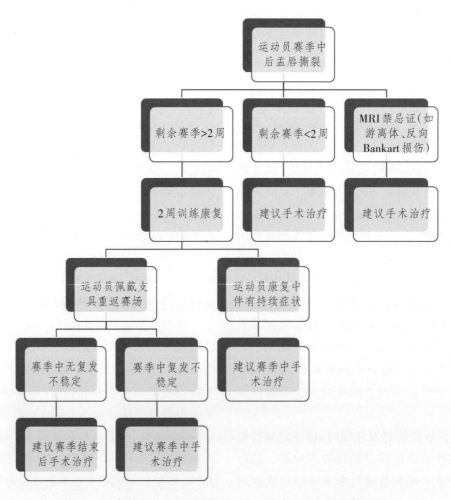

图18-3 赛季中出现后盂唇撕裂/后方不稳定运动员的治疗程序。

阶段的目标是减少疼痛,增加ROM,并在运动员的承受能力范围内嘱其进行一些简单的强化训练。治疗师或训练师最初会根据运动员症状嘱其进行限制ROM的练习。如果需要,运动员还可进行被动ROM练习,但目标是快速进入主动辅助或主动ROM,以开始神经肌肉调节。在症状允许的情况下,还应开始除三角肌外的等长练习,重点锻炼肩关节的内旋和外旋。最初应从这些肌肉的次最大刺激开始,然后在症状允许的情况下进行。此外,冷疗、激光治疗和经皮神经电刺激等方式可用于急性期疼痛控制。我们通常不建议在急性期对关节行任何固定。

第二阶段通常开始于运动员肩关节疼痛症状消失、具有完全被动ROM及90°主动前屈活动时。这一阶段的目标是在所有平面上实现完全无痛的主动ROM和动态盂肱关节控制。为了促进损伤愈合,开始进行等张训练并重点加强冈上肌和冈下肌肩袖。肩胛骨控制对于这一阶段的康复尤其重要,因此需进行肩胛骨稳定训练。当运动员能耐受更多肩关节扰动时,开始在这一阶段进行动态关节稳定训练,如在墙上做俯卧撑,并逐渐进行到一个平缓的斜坡上。

第三阶段是强化阶段。只要运动员有完整、无痛的ROM和良好的肩胛骨控制,且通过轻阻性肩袖训练无疼痛,就开始这一阶段的训练。在这一阶段开始时进行高重复和低阻力训练,以加强对关节的神经肌肉控制。在运动员症状允许的情况下,增加阻力使肩部恢复全部力量和动态控制。该阶段增加了一些针对运动员运动的功能训练,用于测试运动员是否准备好进入下一阶段的康复。当开始举重练习时,应使用自由力量,以避免未受影响的肢体过度补偿。鼓励使用较短的重量运动弧,以免关节受力最大的肢体末端伸展或前屈。

治疗的最后一个阶段是回归运动,应进行进一步的功能训练,模拟运动员在运动中的情况。运动员进入这一治疗阶段始于其具有阻力下的全部主动ROM和正常的力量,且后方不稳定刺激测试无疼痛。治疗性训练包括进一步增强力量。开始运动员进行针对特定运动的重返运动项目,并根据症状,逐步重新开始功能训练。当患者能够完全无痛地进行他们所选择的运动,其就可以在运动教练的密切监督下恢复无限制的比赛。

后方不稳定的四阶段治疗进展通常比前方不稳定能更快出现,因为后方不稳定通常是一种微创伤事件,更多的是半脱位发作。而前方不稳定通常包括创伤性脱位,需要复位,从而会导致更多关节炎症[31]。我们发现除非有真正的后脱位需要复位,否则运动员一般可在约7天内逐渐完成这些阶段。运动员不必从第一阶段开始治疗,而应根据其症状在任何阶段均可开始。事实上,大多数后方不稳定运动员可从第2阶段开始并迅速进入第3阶段。

患者恢复运动后应继续进行动态稳定训练,以确保在训练或比赛期间保持对肩部的动态控制,避免关节半脱位。

对于足球等允许佩戴支具的运动,我们建议患者在本赛季剩余时间佩戴支具。这种支具能限制横臂内收和较小程度的内旋。我们建议使用具有可调节扣环或按扣/索环系统的支架,以个性化限制运动量。这些类型的支具可定制为向后收紧,以限制肩部向脆弱位置偏移(图18-4)。研究表明,佩戴支具可在内收

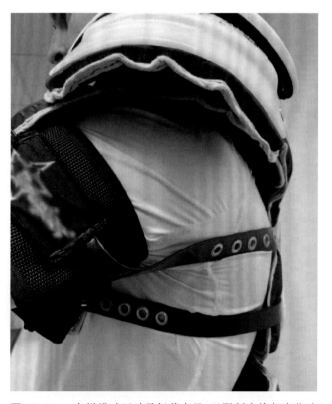

图18-4 一名橄榄球运动员佩戴支具,以限制内旋与内收动作。此支具可在患者保持舒适度与体位的基础上拉近,以进一步限制运动。

和内旋时减少肱骨头平移,从而降低向后位移的风险[33]。然而,目前还未有关于后方不稳定患者使用支具的研究来确定其是否能像前方不稳定支具一样帮助患者在赛季中重返赛场[34]。当然,如果运动员能够耐受,我们建议在比赛中佩戴支具,以保护肩部并减少平移。

赛季中手术治疗

对于那些有表18-2中任何临床检查或影像学检查结果的患者,我们建议行手术固定。由于后盂唇修复通常需要5~6个月的康复期,我们建议运动员尽快进行手术修复。第19章将详细介绍手术技术,以下是后盂唇修复手术技术的简要概述。通常情况下,患者在全身麻醉下进行肌间沟神经阻滞。插管后,对所有患者在麻醉下进行再次检查,以明确诊断。大多数患者检查时会发现2+后方不稳定,前方不稳定为阴性,除非怀疑有合并不稳定。然后将患者置于侧卧位。将后路入口置于肩部软点,该切口常在标准后侧入口的外侧5mm,以便于进入关节线外侧的关节。前方两个入路分别位于肩峰上外侧边缘和肩胛下肌上方喙突的外侧。通常在距离肩峰后外侧边缘4cm,即5点或7点钟位置放置一个入路(经皮或插管)。这一入口对于放置锚钉非常有效,因为它提供了一个更直接地进入后关节盂的方法,以避免在钻孔过程中损伤关节盂唇软骨。在诊断性检查后,使用上外侧入路剥离器将盂唇从后方撕裂部分的肩胛盂中释放出来。通常剥离器置于大致前方1点钟方向,以剥离盂唇,从而使组织可以侧向和向上推进,产生吊索效应和更大的盂唇保护结构。在肩胛盂上钻孔和锉削,以刺激出血,从而促进愈合修复。盂唇准备完成后,以自下向后的顺序放置至少3个锚钉,彼此间隔钟表上约1个小时的距离[35]。我们通常从5:30位置(左肩)开始置入第一个锚钉,使用简单或水平褥式缝合将盂唇囊侧的肩胛盂系紧(图18-5)。然后对每个锚定点重复上述步骤,直到约1:30位置(左肩)。然后解除牵引,在手臂处于内收内旋位置时进行后抽屉试验,以确保肱骨头平移不超过50%。如果同时存在上或前盂唇病变,则在后盂唇修复后继续处理。

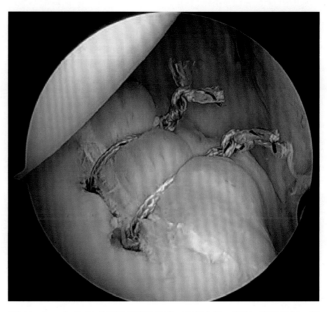

图18-5　右肩关节镜下图示后方盂唇修补,通过盂唇前推,以覆盖关节盂盂唇损伤处。

术后康复

患者行肩关节稳定术后,应将肩部固定在吊带和外展枕中6周,以保持中立旋转位。一些学者主张在术后立即将肩部外旋,以免修复后的后关节囊受到张力[20]。在术后3周内开始进行钟摆运动、主动肩胛骨收缩和伸展运动,并恢复腕和肘的ROM。术后约3周开始被动活动,6周时应达到90°。同时在肩关节中立位开始等长练习。应指导运动员避免肩关节弯曲时内旋。6周时停止使用吊带。6~10周开始进行远端伸展活动,此时允许在所有平面上进行主动运动,并逐渐增加内旋和外旋角度。应在12周内实现完全ROM的目标,达到该目标后,就可以开始强化训练。力量训练应从轻柔的坐位划船和耸肩开始,同时练习手臂侧举。应注意避免高空举重及手臂前伸时的任何举重训练。至少6个月之内应避免进行推举、宽握卧推或任何对肱骨施加后向力的举重训练。康复时应鼓励在肩胛平面上进行更多的活动。根据不同的运动项目,在3~6个月内开始引入特定运动项目。

并发症

对于选择在赛季中行保守治疗治疗后方不稳定的

患者,最令人担忧的并发症是在训练或比赛期间发生其他不稳定,这可能会再次损伤上盂唇并导致更严重的不稳定发作。与前方不稳定相同,我们猜测再次半脱位或脱位造成患者进一步不稳定的风险升高。有一项研究表明前方不稳定存在进行性骨丢失,但无研究表明后方不稳定运动员存在这种情况,尽管直觉上有这种情况[26]。在一项军事学院的研究中,超过3/4的运动员由于运动中持续疼痛或不稳定,会在他们运动生涯中的某一阶段需要手术[5]。然而,这项研究并未说明手术固定的标准或何时手术,也未提到在最初的不稳定发生后复发不稳定的风险是什么。一项流行病学研究注意到患者在损伤5年后需进行手术的可能性更高(87.5%),但其也未提供何时或为什么建议进行手术的数据[4]。这项研究注意到,在过去20年中,手术治疗率有所上升,这里提出了一些有趣的问题,是什么导致了更多的手术治疗而非保守治疗?是因为对这种类型的损伤采用了更好的手术固定方法,还是后方不稳定这类临床疾病的功能不如之前所认为的?

由于疼痛是后方不稳定的最常见症状,患者,尤其是运动员行保守治疗后,进行后盂唇负重运动时伴有持续疼痛可能会使康复变得困难。恢复举重训练可能会因后盂唇撕裂而变得困难,特别是卧推或头顶举重,并可能损害运动员力量,从而影响他们在运动中的表现。因此,如果运动员因疼痛而难以恢复,则建议进行手术修复。如果无疼痛症状,孤立性半脱位或脱位患者在现实中可尝试恢复比赛。一项对包含19例连续患者的研究显示,保守治疗后,患者能100%恢复运动,然而该研究未报道运动水平,也未和其他队列进行比较[27]。在另一项NFL的观察研究中,Murphy等发现只有略多于34%的NFL运动员可在接受保守治疗后参加比赛[29]。如前所述,在军校运动员中,仅有23%的后盂唇撕裂患者能够接受保守治疗[5]。遗憾的是,这两项研究都是流行病学研究,都未提到任何非手术治疗成功恢复运动的标准。因此,对于哪些运动员可在赛季中接受非手术治疗尚无定论。

如果盂唇撕裂扩大并伴有关节液流出,则会随时间发展为盂唇撕裂特有的一种并发症——囊肿形成。冈盂切迹囊肿通常与上盂唇的由前至后撕裂有关。然而,一项影像学研究表明,囊肿形成在上盂唇前至后撕裂和后盂唇撕裂中的发病率相同[36]。目前尚不清楚哪些患者更容易形成囊肿,以及哪些风险因素可能导致这种病理改变,也没有关于非手术治疗这种风险的文献。

手术治疗后方不稳定的风险在文献中有更详尽的记载。与非手术治疗一样,最大的问题是此类撕裂患者会复发不稳定。在一项包含200个连续病例的研究中,94%的患者术后平均3年内肩关节稳定。Savoie等同样发现后盂唇修复手术的成功率为97%[37]。关于重返比赛,一项后盂唇修复的最大研究表明,90%以上的患者能够重返运动,且其中64%的人可恢复到以前的水平[22]。同样,在一项对28例后盂唇撕裂和关节镜修复患者的研究中,93%以上的患者恢复了运动,82%的患者恢复了之前的运动水平,且无任何症状[38]。高水平橄榄球运动员后盂唇修复后能100%重返赛场,这表明即使是接触类运动员也有较高比例能重返比赛[39]。其他高水平接触类运动员的情况也有显著改善,93%的NFL运动员在后盂唇撕裂稳定术后可重返赛场,其中79%的运动员恢复了之前的比赛水平[23]。外科干预可显著缓解疼痛,但修复术后患者在中期随访时仍然会表示有术后疼痛。例如,在一项研究中,VAS疼痛评分平均值为1.6分,在另一项研究中为0.38分,范围为0~9.22[38]。但这些研究并未提到手术后疼痛消失患者的百分比。因此,手术是稳定肩关节的一种好方法,但疼痛缓解程度可能会有所不同。其他并发症,如关节纤维化或神经损伤等非常罕见,只有少数病例报告记录了它们发生于该患者群体中[40]。

结论

对于适当选择的赛季中后盂唇撕裂运动员,其治疗应包括一个被合理安排的康复计划,这一计划应随患者的肩部症状改变而推进。若患者无非手术治疗禁忌证,当患者症状消失且具有正常力量的完全ROM,并且通过后方稳定性检查无症状,他或她可能会成功重返赛场。如果患者有任何反复不稳定或在比赛时出现疼痛,则需要手术修复。此外,如果检查中发现如表18-2所示的任何体格检查或影像学结果,也应进行外科手术修复。根据我们的经验,超过2/3的运动员可在赛季中进行保守治疗,且比赛期间无症状复发。在赛季结束时,运动员会接受咨询并被建议进行手术干预，以便在休赛期有时间进行康复。

（程飚 译）

参考文献

1. Song DJ, Cook JB, Krul KP, et al. High frequency of posterior and combined shoulder instability in young active patients. *J Shoulder Elbow Surg*. 2015;24(2):186-190. doi:10.1016/j.jse.2014.06.053.

2. Owens BD, Duffey ML, Nelson BJ, DeBerardino TM, Taylor DC, Mountcastle SB. The incidence and characteristics of shoulder instability at the United States Military Academy. *Am J Sports Med*. 2007;35(7):1168-1173. doi:10.1177/0363546506295179.

3. Provencher MT, LeClere LE, King S, et al. Posterior instability of the shoulder: diagnosis and management. *Am J Sports Med*. 2011;39(4):874-886. doi:10.1177/0363546510384232.

4. Woodmass JM, Lee J, Wu IT, et al. Incidence of posterior shoulder instability and trends in surgical reconstruction: a 22-year population-based study. *J Shoulder Elbow Surg*. 2019;28(4):611-616. doi:10.1016/j.jse.2018.08.046.

5. Lanzi JT Jr, Chandler PJ, Cameron KL, Bader JM, Owens BD. Epidemiology of posterior glenohumeral instability in a young athletic population. *Am J Sports Med*. 2017;45(14):3315-3321. doi:10.1177/0363546517725067.

6. Owens BD, Campbell SE, Cameron KL. Risk factors for posterior shoulder instability in young athletes. *Am J Sports Med*. 2013;41(11):2645-2649. doi:10.1177/0363546513501508.

7. Fronek J, Warren RF, Bowen M. Posterior subluxation of the glenohumeral joint. *J Bone Joint Surg Am*. 1989;71(2):205-216.

8. Galvin JW, Parada SA, Li X, Eichinger JK. Critical findings on magnetic resonance arthrograms in posterior shoulder instability compared with an age-matched controlled cohort. *Am J Sports Med*. 2016;44(12):3222-3229. doi:10.1177/0363546516660076.

9. Frank RM, Romeo AA, Provencher MT. Posterior glenohumeral instability: evidence-based treatment. *J Am Acad Orthop Surg*. 2017;25(9):610-623. doi:10.5435/JAAOS-D-15-00631.

10. Rouleau DM, Hebert-Davies J, Robinson CM. Acute traumatic posterior shoulder dislocation. *J Am Acad Orthop Surg*. 2014;22(3):145-152. doi:10.5435/JAAOS-22-03-145.

11. Brelin A, Dickens JF. Posterior shoulder instability. *Sports Med Arthrosc Rev*. 2017;25(3):136-143. doi:10.1097/JSA.0000000000000160.

12. Antosh IJ, Tokish JM, Owens BD. Posterior shoulder instability. *Sports Health*. 2016;8(6):520-526. doi:10.1177/1941738116672446.

13. Bradley JP, Baker CL III, Kline AJ, Armfield DR, Chhabra A. Arthroscopic capsulolabral reconstruction for posterior instability of the shoulder: a prospective study of 100 shoulders. *Am J Sports Med*. 2006;34(7):1061-1071. doi:10.1177/0363546505285585.

14. Pollock RG, Bigliani LU. Recurrent posterior shoulder instability. Diagnosis and treatment. *Clin Orthop Relat Res*. 1993;(291)(291):85-96.

15. Kang RW, Mahony GT, Harris TC, Dines JS. Posterior instability caused by batter's shoulder. *Clin Sports Med*. 2013;32(4):797-802. doi:10.1016/j.csm.2013.07.012.

16. Wanich T, Dines J, Dines D, Gambardella RA, Yocum LA. 'Batter's shoulder': can athletes return to play at the same level after operative treatment? *Clin Orthop Relat Res*. 2012;470(6):1565-1570. doi:10.1007/s11999-012-2264-0.

17. Kim SH, Park JS, Jeong WK, Shin SK. The Kim test: a novel test for posteroinferior labral lesion of the shoulder—a comparison to the jerk test. *Am J Sports Med*. 2005;33(8):1188-1192. doi:10.1177/0363546504272687.

18. Munro W, Healy R. The validity and accuracy of clinical tests used to detect labral pathology of the shoulder—a systematic review. *Man Ther*. 2009;14(2):119-130. doi:10.1016/j.math.2008.08.008.

19. Owen JM, Boulter T, Walton M, Funk L, Mackenzie TA. Reinterpretation of O'Brien test in posterior labral tears of the shoulder. *Int J Shoulder Surg*. 2015;9(1):6-8. doi:10.4103/0973-6042.150216.

20. Campbell SE, Dewitt RM, Cameron KL, Thompson AK, Owens BD. Posterior chondrolabral cleft: clinical significance and associations with shoulder instability. *HSS J*. 2014;10(3):208-212. doi:10.1007/s11420-014-9404-x.

21. Radkowski CA, Chhabra A, Baker CL III, Tejwani SG, Bradley JP. Arthroscopic capsulolabral repair for posterior shoulder instability in throwing athletes compared with nonthrowing athletes. *Am J Sports Med*. 2008;36(4):693-699. doi:10.1177/0363546508314426.

22. Bradley JP, McClincy MP, Arner JW, Tejwani SG. Arthroscopic capsulolabral reconstruction for posterior instability of the shoulder: a prospective study of 200 shoulders. *Am J Sports Med*. 2013;41(9):2005-2014. doi:10.1177/0363546513493599.

23. Arner JW, McClincy MP, Bradley JP. Arthroscopic stabilization of posterior shoulder instability is successful in American football players. *Arthroscopy*. 2015;31(8):1466-1471. doi:10.1016/j.arthro.2015.02.022.

24. Kim DS, Yoon YS, Yi CH. Prevalence comparison of accompanying lesions between primary and recurrent anterior dislocation in the shoulder. *Am J Sports Med*. 2010;38(10):2071-2076. doi:10.1177/0363546510371607.

25. Porcellini G, Campi F, Pegreffi F, Castagna A, Paladini P. Predisposing factors for recurrent shoulder dislocation after arthroscopic treatment. *J Bone Joint Surg Am*. 2009;91(11):2537-2542. doi:10.2106/JBJS.H.01126.

26. Habermeyer P, Gleyze P, Rickert M. Evolution of lesions of the labrum-ligament complex in posttraumatic anterior shoulder instability: a prospective study. *J Shoulder Elbow Surg*. 1999;8(1):66-74. doi:10.1016/s1058-2746(99)90058-7.

27. Blacknall J, Mackie A, Wallace WA. Patient-reported outcomes following a physiotherapy rehabilitation programme for atraumatic posterior shoulder subluxation. *Shoulder Elbow*. 2014;6(2):137-141. doi:10.1177/1758573213517218.

28. Cruz-Ferreira E, Abadie P, Godenèche A, Mansat P, Clavert P, Flurin P; French Arthroscopy Society. Posterior shoulder instability: prospective non-randomised comparison of operative and non-operative treatment in 51 patients. *Orthop Traumatol Surg Res*. 2017;103(8S):S185-S188. doi:10.1016/j.otsr.2017.08.004.

29. Murphy CP, Frangiamore SJ, Mannava S, et al. Effect of posterior glenoid labral tears at the NFL combine on future NFL performance. *Orthop J Sports Med*. 2018;6(10):2325967118787464. doi:10.1177/2325967118787464.

30. DeLong JM, Bradley JP. Posterior shoulder instability in the athletic population: variations in assessment, clinical outcomes, and return to sport. *World J Orthop*. 2015;6(11):927-934. doi:10.5312/wjo.v6.i11.927.

31. Buss DD, Lynch GP, Meyer CP, Huber SM, Freehill MQ. Nonoperative management for in-season athletes with anterior shoulder instability. *Am J Sports Med*. 2004;32(6):1430-1433. doi:10.1177/0363546503262069.

32. Wilk KE, Macrina LC. Nonoperative and postoperative rehabilitation for glenohumeral instability. *Clin Sports Med*. 2013;32(4):865-914. doi:10.1016/j.csm.2013.07.017.

33. Dellabiancia F, Parel I, Filippi MV, Porcellini G, Merolla G. Glenohumeral and scapulohumeral kinematic analysis of patients with traumatic anterior instability wearing a shoulder brace: a prospective laboratory study. *Musculoskelet Surg*. 2017;101(suppl 2):159-167. doi:10.1007/s12306-017-0494-8.

34. Conti M, Garofalo R, Castagna A, Massazza G, Ceccarelli E. Dynamic brace is a good option to treat first anterior shoulder dislocation in season. *Musculoskelet Surg*. 2017;101(suppl 2):169-173. doi:10.1007/s12306-017-0497-5.

35. Bradley JP, Arner JW, Jayakumar S, Vyas D. Risk factors and outcomes

of revision arthroscopic posterior shoulder capsulolabral repair. *Am J Sports Med.* 2018;46(10):2457-2465. doi:10.1177/0363546518785893.

36. Tirman PF, Feller JF, Janzen DL, Peterfy CG, Bergman AG. Association of glenoid labral cysts with labral tears and glenohumeral instability: radiologic findings and clinical significance. *Radiology.* 1994;190(3):653-658. doi:10.1148/radiology.190.3.8115605.

37. Savoie FH III, Holt MS, Field LD, Ramsey JR. Arthroscopic management of posterior instability: Evolution of technique and results. *Arthroscopy.* 2008;24(4):389-396. doi:10.1016/j.arthro.2007.11.004.

38. Pennington WT, Sytsma MA, Gibbons DJ, et al. Arthroscopic posterior labral repair in athletes: Outcome analysis at 2-year follow-up. *Arthroscopy.* 2010;26(9):1162-1171. doi:10.1016/j.arthro.2010.01.006.

39. Badge R, Tambe A, Funk L. Arthroscopic isolated posterior labral repair in rugby players. *Int J Shoulder Surg.* 2009;3(1):4-7. doi:10.4103/0973-6042.50875.

40. Matsuki K, Sugaya H. Complications after arthroscopic labral repair for shoulder instability. *Curr Rev Musculoskelet Med.* 2015;8(1):53-58. doi:10.1007/s12178-014-9248-5.

第19章

肩关节后方不稳定的关节镜治疗

Fotios Paul Tjoumakaris, James P. Bradley

近年来,肩关节后方不稳定被公认为是造成肩关节疼痛和活动障碍的原因。尽管肩关节后方不稳较之前方不稳定并不十分常见。然而,肩关节后方不稳定同样可导致运动员因肩关节活动障碍而错失比赛或表现失常。肩关节前方不稳定的典型临床表现为肩关节脱位,而肩关节后方不稳定的主诉却较为模糊(如疼痛、力量减弱等)。通常有症状的肩关节不稳定患者多有反复后方半脱位(RPS)的困扰,但也不全是由盂肱关节不稳定引起的。通过明确的病史、体格检查和恰当的影像学检查,很容易做出诊断。随着先进影像技术的出现,如MRA,可以清晰呈现治疗所需的病理图像。在许多患者中,相关病理改变的处理往往很必要,如关节囊松弛等,准确诊断和基于患者的具体考虑尤为重要(所从事的运动、位置等)。

在过去,开放手术治疗肩关节不稳定被作为肩关节后方不稳定治疗的金标准,然而以这种方式治疗的患者后续还是会出现症状。而高水平运动员往往无法恢复到原来的比赛水平,因此需要更有效的治疗策略。因此,关节镜治疗技术在过去的30年间不断发展和进步。关节镜治疗方法可以更详细地评估关节状况,具有增强关节囊并进行盂唇修复的能力。关节镜治疗的效果已经超过开放式手术治疗,且仍在持续发展中。本章将阐述肩关节后方不稳定的关节镜治疗。

适应证

无论患者是首次肩关节脱位,还是出现与RPS一致的症状,通常会首先尝试进行非手术治疗。非手术治疗(训练改善、物理治疗和NSAID等)尝试失败且影像学表现为肩关节后方不稳定的患者将采取手术治疗。此外,那些符合手术指征的患者还必须配合并愿意参与长期的术后康复计划。大多数患者可采取关节镜修复,然而,有关节囊缺损(先前手术造成)或有显著骨异常(肩胛盂后翻、严重的RHSL)的患者可能更适于采用开放式手术治疗(同种异体关节囊重建、关节盂楔形截骨术和McLaughlin术)。

术前评估

病史和检查

在初步评估时,肩关节脱位常会被漏诊。通常摔跤时伸出的手处于内收、轻微前屈和内旋位。患者在癫痫发作或触电事故后经常会发生后侧脱位。患者常在活动时感到疼痛,且多将手臂内旋置于侧方。大部分患者会出现肩关节RPS的临床表现,这通常是由于后囊和(或)盂唇受到反复性微小创伤。运动员可表现为深部疼痛或后肩疼痛,他们可能会有难以高空投掷或投掷速度减慢的表现。在某些情况下,患者可能会主诉当手臂从内收位置移动到外展位置时,肩部会发出咔嗒声或"叮当"声。盂肱关节脱位的患者表现为"肩部交锁",即在上肢最大内旋状态下仍处于侧方。由于后肩胛盂边缘的小结节受压,患者常无法将手臂向外旋转。上盂唇激发试验,如O'Brien试验(主动加压试验)和Mayo撕裂试验可能呈现阳性。特定的后唇试验,如Kim试验或"Jerk"试验也可能呈现阳性,应力上举试验的后方恐惧征阳性时也将有助于诊断。疼痛或不稳定通常是由手臂处于肩关节后脱位恐惧位(屈曲、内收和内旋)时引起的。

影像学检查(X线片/MRI/CT)

对于盂肱关节脱位,通常首先进行X线片检查。在极少数情况下,肩胛盂发育不良或RHSL可由X线片(Grashey AP位、Y位、腋位)检查发现,在其他视图(Stryker法、西点位)也可显示出来。这些视图能更好地评估肱骨头后方和肩胛盂前方病变,通常用于发现肩胛盂前方不稳定。CT通常用于发现脱位或怀疑有严重骨损伤时。肩关节MRA通常被认为是金标准,其有助于发现后唇撕脱和隐匿盂唇撕裂(Kim损伤)。Kim损伤是后下盂唇的不完全撕脱,因其被完整的浅表组织覆盖而较为隐匿。MRA还可用于检查后方软骨侵蚀、盂旁囊肿,以及与之伴随的上唇和前唇、肱二头肌和肩袖肌肉组织的病理变化(图19-1)。

手术技术

肩关节后方不稳定修复的总体目标是根据患者的个人需求来定制手术方式。单次或多次脱位(巨大不稳定)而无骨缺损患者可能需行后唇关节囊折叠缝合修复,以防止复发。孤立的后唇修复可能更有益于轻微失稳者或那些可能恢复过顶投掷运动的患者,而无须行关节囊紧缩来优化其运动和投掷能力。这些MDI患者可能需行肩关节周围多种技术治疗,以恢复正常的盂肱关节生物力学。

麻醉状态下体格检查

行关节镜下后唇修补术的患者通常应接受全身麻醉(有益于肌肉放松),伴或不伴肌间沟神经阻滞进

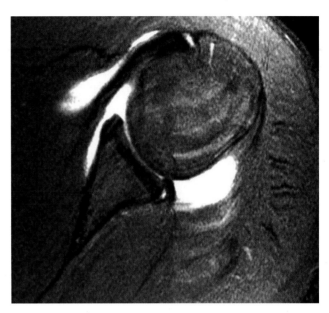

图19-1 轴位T2加权MRA显示后盂唇撕裂。

行术后镇痛。当患者处于麻醉状态下仰卧位时,应首先检查其患侧与对侧肢体ROM是否对称。然后对手术肢体进行负荷–上举试验,并再次与对侧肩部进行比较。肱骨头较易移位到肩胛盂缘后方的情况并不罕见,然而,在解除后向压力时,肱骨头应再次回缩至肩胛盂内。任何异常运动、咔嗒声、磨削或严重半脱位都可能表明盂唇病变,或关节盂或肱骨头缺损。

患者体位

关节镜下后唇修复的首选体位为侧卧位。可采取沙滩椅位,但侧卧位对后唇、肩胛盂和关节囊有较好的自然可视性。手臂保持45°外展和20°前屈位(放置最下端锚钉时可以更弯曲,以取得更好的入路和视野)。通常采用10~15磅纵向牵引,以达到轻微的关节牵引及保持肩部外展和前屈的目的。此外,腋窝应保持游离或放置软垫,以防损伤下段神经。在患者下肢也应放置腓骨垫。病床通常呈45°角,可视化塔放置于手术区,与外科医生的视线处于同水平,以获得360°视角。接下来进行充分的准备工作,以确保从前方和后方入路均可轻松进入肩部。

手术入路

在切开前触诊,并用记号笔标记出肩峰、喙突和肩锁关节的位置。肩关节后方入路通常与肩峰外侧

边缘一致(略偏外于传统后侧入路)。该入路通常位于肩峰下2~3指宽位置。在需要放置锚钉的情况下,这种入路的选择可以进入后肩胛盂缘(或首选单一后方入路时)。针头从此入路进入关节囊后,向关节内注入20~30mL生理盐水。接着,前方入路以"由内向外"方式,使用交通棒于肩袖间隙通过,通常为从喙突到肩峰前外侧沿对角线方向。在入路建立好后,可使用传统扩张技术在入路中放置一6~7mm的透明套管。

关节镜诊断

传统上使用30°关节镜,首先从后方入路进行观察。观察并评估损伤,如上唇撕裂、前唇撕裂、肩胛下肌腱撕裂、关节侧肩袖撕裂(内撞击)和软骨损伤。肱二头肌的检查评估不仅可以通过检查肱二头肌根部和肱二头肌根部后方盂唇,还可从前方入路拉入关节内的肌腱来评估其病损程度。任何滑膜炎或肌腱损伤都应进行评估,并对肱二头肌固定术的必要性进行严格评估。然后通过后方入路,从腋窝下侧面通过到肱二头肌附着的正后方对后唇进行整体评估。关节镜下从前方入路的探头可用于评估盂唇分离(图19-2)。首先用4.5mm全半径刮刀对盂唇进行浅表清创,去除游离边缘磨损,以获取更好的盂唇视野。

在诊断性关节镜检查后,前、后方入路均放置工

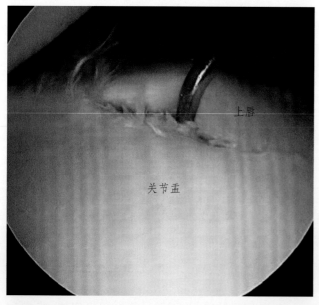

上唇

关节盂

图19-2　前方入路的关节镜视图。从后方入路使用探针,以确认后盂唇撕裂。

作套管。前、后方入路扩张至8mm后放置直径为8.25mm的套管。这一尺寸的套管可使大多数商业上可获得的缝合装置易于进入。然后将关节镜放入前套管中,以便观察后唇、关节盂和关节囊。70°关节镜可以更好地显示后关节囊和下关节囊,对沿关节盂缘放置锚钉非常有帮助。在整个手术过程中,建议在30°和70°关节镜之间切换,以获得最佳视野。

盂唇和关节盂准备

一旦后唇撕裂诊断成立,立即开始对盂唇和肩胛盂修复的准备工作。首先,盂唇必须从肩胛盂颈部充分松解然后充分活动,以恢复IGHL后束张力。关节镜下骨膜分离器用于游离唇瓣,类似于Bankart修复前方损伤。将盂唇从瘢痕组织中松解出来,并使之活动,直至看到关节囊和盂缘下方。唇瓣活动时应注意不要超出关节盂内缘太远,以防损伤神经血管。由后方入路放置利用好交通棒,以确保盂唇升高和活动且不会造成唇撕裂或撕脱(唇横断)。如果这一操作较困难,可建立辅助外侧入路,或在关节镜位于后方入路视野时,从前方入路抬高盂唇。若在术前影像中发现盂旁囊肿,可在活动盂唇时对其进行减压,但即使不予以治疗,一旦盂唇成功愈合,它们也常可自行吸收。

一旦盂唇被充分活动并剥离软组织,接下来就到了肩胛盂缘。首先要评估关节盂是否有边缘骨折或骨缺损。一旦建立起肩胛盂边缘,就要使用锉刀来清理肩胛盂边缘,并移除任何可能残留的软组织。在这一过程中必须小心保护盂唇。后唇和关节囊可能会因薄弱而在这部分修复过程中容易受到医源性损伤。一旦新的边缘形成毛刺,就需再次使用刨刀去除任何残留的软组织(图19-3)。在关节镜下用锉刀完成关节盂准备,以创造一个新鲜的、有利于软组织愈合的出血表面。

缝合和唇瓣修复

一旦盂唇和肩胛盂准备完毕,手术的"修复"部分即可开始。通常使用通过后外侧入路钻孔的缝合锚钉将唇瓣固定到肩胛盂缘。近年来,我们的主要固定方法已发展为无结锚定系统。无结缝合锚钉可以最大限度地减少缝合结撞击后上方肩袖肌腱和缝合结磨损造成软骨损伤的风险。无结修复术的另一

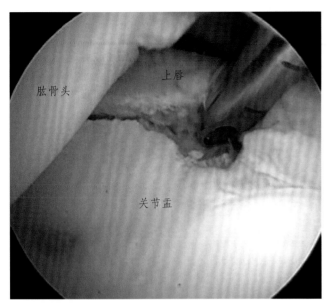

图19-3 前方入路的关节镜视图。关节镜刨刀用于清理盂唇边缘和关节盂关节边缘。注意盂唇/软骨交界处的软骨缺损。

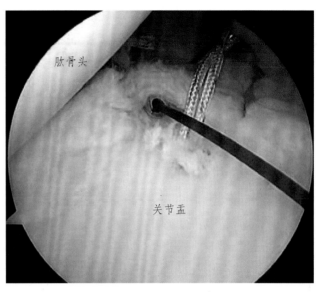

图19-4 关节镜下前方操作入路可见行传统打结修补。该修补过程可见缝合钩穿透盂唇,并将单丝缝线置于关节中,辅助锚基缝线的穿梭。

个优点是手术中更少打结,手术时间明显缩短。如前所述,根据每例患者的需求和损伤情况,唇瓣修复可能有所不同。从事过顶投掷运动和有RPS症状但无宏观不稳定的患者可能会从单纯唇瓣修复中受益,而无须接受关节囊紧缩或进一步的治疗。肩部巨大不稳定(脱位史)和那些参与高对抗性运动的患者可能需行囊紧缩结合盂唇修补术(锚钉修复)(如进攻前锋)。

后侧方入路的建立有助于下方锚钉的放置。这与放置后部工作套管的方式类似,具有从前方入路直接进行关节镜观察的优点。后侧方入路是以45°切线轨道到达肩胛盂。使用腰穿针定位,以确立后侧方入路。此入路通常位于先前创建的后入路外侧2cm。一旦建立了这一入路,使用传统由外向内的方法放置一个5mm的套管。在建立入路时必须小心,以防止靠近入路的腋神经发生医源性损伤。锚钉通常沿肩胛盂面从6点钟位置放置到11点钟位置(右肩)。缝合后沿肩胛盂面由下至上依次放置锚钉。

在关节镜位于前方套管时,将装有0单丝缝线的弯曲缝合钩或其他缝合装置穿过后工作套管(图19-4)。在进行关节囊折叠时,最好是在理想锚定位置的下外方锚定关节囊组织(需要较少折叠时,只要在盂唇外侧锚定即可)。然后在将缝线送入关节内的同

时,将传递器械放于肩胛盂边缘。然后从关节取出穿过缝线的装置,使用抓线器来拉出单丝缝线的传递部分。然后将一圈缝合线(Arthrex)在单丝缝合中放置一个结,创建一个"扣"针,类似于行李标签的工作原理。这种缝合方式可在不损伤盂唇组织完整性的情况下,在盂唇周围提供安全固定。然后,缝合带通过闭合的单丝进入关节,穿过/环绕盂唇,再从后部工作套管中取出。然后将缝合带™尾部通过套管外的环路传送出去(在单丝闭合装置移除后),缝合带™在盂唇周围收紧。如果组织质量较差,可使用推结器将结缩小到盂唇和关节囊。这就产生了2.6mm的缝合带,由于对折缝合,为盂唇提供了额外固定。

一旦缝合完成,通过后侧方入路在理想的锚定位置,在肩胛盂表面轻微钻孔。然后通过后侧方入路取出缝线,并穿过无结锚[2.4mm生物复合PushLock锚(Arthrex)]。然后将锚点沿缝合尾端向下滑动,并在缝合脚上施加轻微张力(图19-5)。当盂唇和关节囊被缩小到肩胛盂边缘时,锚钉被嵌进定位孔内。然后轻轻拧开锚钉,缝合尾部与肩胛盂对齐,在关节中留下较少缝线。然后在8~11点钟位置,以相同的方式放置其余的锚。当一个人向上移动后肩胛盂时,通过后工作入路钻孔可能会更容易,因为这样可以提供更好的轨迹,并防止滑过肩胛盂表面。当撕裂的上、下边缘

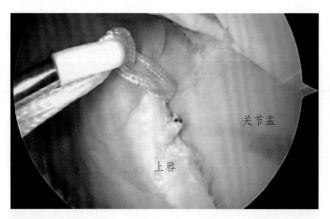

图19-5　后盂唇修复的关节镜视图。缝线已穿过锚钉，拉紧缝线，并准备压入钻孔中。注意肱骨头后方的骨软骨损伤（刚好在视野外）。

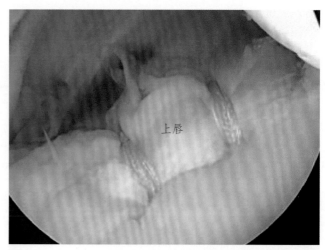

图19-6　关节镜下可见使用无结技术和"系带"缝合的后盂唇修复。

解剖恢复到肩胛盂边缘，锚点之间缝隙最小时，修复即完成（图19-6）

相关步骤（Remplissage术/关节囊关闭/肩袖间隙闭合）

对于大多数患者来说，修复包含以上步骤便结束了。对于宏观不稳定患者，可能需要采用Remplissage术、后囊封闭或肩袖间隙闭合来加强传统的后唇修复。Remplissage一词来自法语，意为"填充"，传统上用于治疗前盂肱关节不稳定的Hill-Sachs损伤。对于后肩关节不稳定患者，可能存在一个RHSL，与内旋有关，恰好位于小结节内侧。对这种病变进行动态评估很必要，如果发现多处损伤，在缺损处放置一锚定器，并将肩胛下肌缝到前RHSL处，以达到肌腱固定的效果，可防止接合和随后的脱位。不经常需要再充填，但许多患者可能需要后囊膜切开术。通常No.1聚对二氧环己酮（PDS）缝合（Ethicon）用于后方入路的闭合。这是通过在关节囊切开术后取出工作套管来实现的。随后使用缝线穿过入路附近的关节囊，将PDS缝线引入关节。然后用穿透钳刺穿套管另一侧的关节囊，并通过套管取出PDS缝线。随后使用一个滑动的锁定结，以"盲打"方式将缝线固定在囊外，以确保关节囊封闭。在临床检查中，同样的技术也可用于肩袖间隙松弛患者的前方入路（沟槽征不随外旋而消失），以确保转子间隔，并防止内收和内旋时的后路松弛。

康复

手术后，患者放置患肢于外展软垫支具6周。在这一初始阶段，允许手腕和肘部进行主动运动。除内旋和内收外，允许肩部进行被动范围运动。在6周时，主动辅助ROM进展到完全主动活动，并停止悬吊。这一阶段的康复将持续到10~12周，然后开始加强。强化包括肩胛周围强化和肩袖强化。高空投掷运动员也被鼓励进行躯干/核心和下肢训练，为投掷计划做准备。投掷运动员通常在6个月时开始投掷计划，然而，这可能需要一年或更长的时间来达到峰值。在完全恢复运动之前，患者应至少有80%的力量并接近正常ROM。

结果

在过去的几十年里，关节镜下肩关节后方不稳定修复技术有了较大进步。传统开放式手术治疗成功地防止了脱位事件的复发，但其更有可能导致OA恶化，在运动人群中显示了较差的结果。随着现代关节镜技术的出现，即使在运动能力最强的患者群体中，成功率也达到85%~95%。最近研究也证明同样的固定技术在儿童人群中的成功率。随着康复计划的进一步完善和更具体标准的建立，我们很可能会继续看到结果的改善。

（程飚 译）

参考文献

1. Bottoni CR, Franks BR, Moore JH, DeBerardino TM, Taylor DC, Arciero RA. Operative stabilization and anterior capsular plication for recurrent posterior glenohumeral instability. *Am J Sports Med.* 2005;33(7):996-1002. doi:10.1177/0363546504271509.

2. Bradley JP, Baker CL III, Kline AJ, Armfield DR. Chhabra A. Arthroscopic capsulolabral reconstruction for posterior instability of the shoulder: a prospective study of 100 shoulders. *Am J Sports Med.* 2006;34(7):1061-1071. doi:10.1177/0363546505285585.

3. Bradley JP, McClincy MP, Arner JW, Tejwani SG. Arthroscopic capsulolabral reconstruction for posterior instability of the shoulder: a prospective study of 200 shoulders. *Am J Sports Med.* 2013;41(9):2005-2014. doi:10.1177/0363546513493599.

4. Hawkins RJ, Koppert G, Johnston G. Recurrent posterior instability (subluxation) of the shoulder. *J Bone Joint Surg Am.* 1984;66(2):169-174.

5. Kim SH, Park JS, Jeong WK, Shin SK. The Kim test: a novel test for posteroinferior labral lesion of the shoulder—a comparison to the jerk test. *Am J Sports Med.* 2005;33(8):1188-1192. doi:10.1177/0363546504272687.

6. McClincy MP, Arner JW, Thurber L, Bradley JP. Arthroscopic capsulolabral reconstruction for posterior shoulder instability is successful in adolescent athletes. *J Pediatr Orthop.* Published online June 30, 2018. doi:10.1097/BPO.0000000000001210.

7. Tibone J, Ting A. Capsulorrhaphy with a staple for recurrent posterior subluxation of the shoulder. *J Bone Joint Surg Am.* 1990;72(7):999-1002.

8. Tjoumakaris FP, Bradley JP. The rationale for an arthroscopic approach to shoulder stabilization. *Arthroscopy.* 2011;27(10):1422-1433. doi:10.1016/j.arthro.2011.06.006.

第20章

骨增强术治疗后方不稳定

Jaymeson R. Arthur, John M. Tokish

流行病学、背景和危险因素

相对于肩关节前方不稳定,肩关节后方不稳更加罕见,且按传统观点来看,其占肩关节不稳定病例的2%~10%[1,2]。然而,大多数关于肩关节不稳定的流行病学研究主要报道了急性脱位,而未解释更隐匿的肩关节后方不稳定,如复发性半脱位。这在年轻的运动人群中尤其如此[3-7]。例如,Lanzi等[7]研究了肩关节后方不稳定在美国陆军学院的发病率,发现后方不稳定病例占总损伤病例的17.9%。与之类似的,Song等[8]对在单个军事机构接受手术治疗的231例肩关节不稳定患者进行了评估,发现所有接受肩关节不稳定手术治疗的病例中有24%有孤立后方病理表现,且有另外19%的患者接受了联合不稳定治疗。这些研究强调了肩关节后方不稳定的发病率可能被低估,特别是在更年轻的活跃人群中。尽管如此,MRI和关节镜检查的进步在持续加深我们对这一临床情况的认识和理解[9]。

肩关节后方不稳定之后的骨缺损包括RHSL、反向骨性Bankart损伤和磨损性后方骨丢失。RHSL(图20-1)是一种肱骨前内侧头裂纹性骨折,且与交锁脱位和难复性脱位相关。此外,关节盂后下缘骨折被称为反向骨性Bankart损伤(图20-2)。肩关节后方不稳定之后骨缺损的发病率还未被大型流行病学研究明确定义,但一些病例系列研究已经报道了其发现。

Bradley及其同事[6]在他们的大型前瞻性系列研究中发现,66%的创伤性不稳定患者有RHSL。Longo等[10]对其中的一些病例进行了系统回顾,发现在分析的328例肩关节中,9%的后方不稳定病例有骨性关节盂缺损,39%有肱骨头缺损,2%联合缺损。

孤立的盂唇-关节囊复合体紊乱更常出现在更为隐蔽的复发性肩关节不稳定,如复发性半脱位,但骨缺损通常发生在高能量形式的肩关节后方不稳定中[11-13]。肱骨和关节盂骨缺损均能通过改变盂肱关节的一致性和静态盂肱关节稳定器功能,使患者易于发生复发性脱位[14]。此外,这些损伤通常不会单独发生,骨和软组织联合损伤常同时出现[5,15-17]。Rouleau和Hebert-Davies[16]对100多篇聚焦于肩关节后脱位合并伤发生率的文章进行了系统综述。他们发现65%的脱位有合并伤,其中骨折最常见(34%的病例),其次是RHSL(29%)。在更年轻的军人群体中,Bottoni等[5]发现在他们研究的肩部手术治疗创伤性肩关节后方不稳定系列病例中,97%的病例有反向Bankart损伤、后缘骨折或边缘钙化。

肩关节后方不稳定的一些危险因素已被确定。从传统角度来看,肩关节后方不稳定与癫痫、乙醇的使用和触电相关,被称为"3E"。事实上,无相关创伤的双侧后脱位被认为是癫痫发作的主要症状[18,19]。这被认为是由于肩部内旋转器(主要是胸大肌和背阔肌)的收缩程度远大于较弱的外部旋转器。这种肌肉

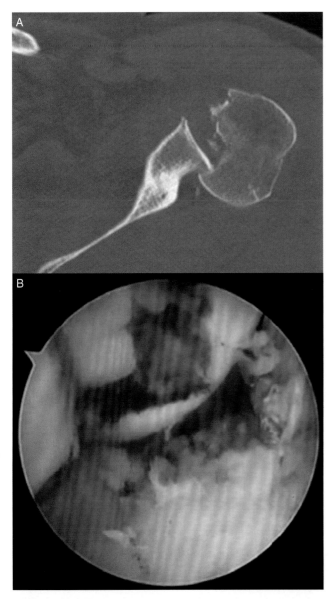

图 20-1　RHSL。(A)左肩轴位 CT 扫描显示肱骨前内侧头缺损约为 40%。(B)急性创伤性肩关节后脱位继发肱骨头前内侧缺损的关节镜下视野。

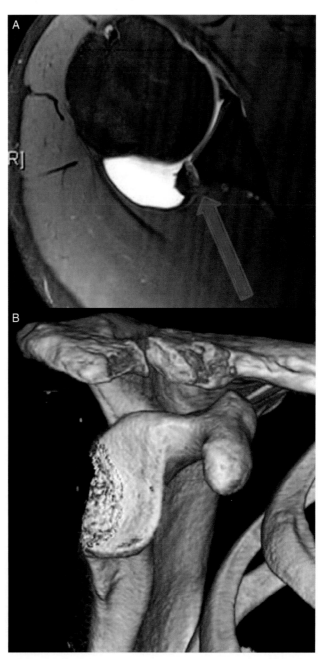

图 20-2　反向骨性 Bankart 损伤。(A)右侧盂肱关节轴位 T2 加权 MRI。可清晰地看见穿过肩胛盂后部的骨折(红色箭头所示)。(B)右肩胛带 3D 重建进一步显示明显的后侧骨丢失。关节盂表面的关节镜下视野显示出后侧严重的骨丢失,同时伴有软组织 Bankart 损伤。

失衡导致肱骨头相对于关节盂的上后移位和随后的后脱位[20,21]。尽管这些传统地被称为"3E",Robinson 及其同事[22]发现,创伤性事故(高处坠落和机动车事故)占肩关节后脱位的大多数(67%),而癫痫发作和触电则较少见(分别为 31% 和 1.7%)。

　　一些学者已证明解剖学因素,如关节盂发育不全[11]、后肩胛盂缘缺损[23,24]和肩胛盂后倾[6,25-27]可导致肩关节后脱位。例如,在他们的系列研究中,Hurley 等[25]的研究表明,在控制组中,肩关节后脱位患者的平均

肩胛盂后倾角度为 $-10°\sim-4°$。Brewer 等[27]则定义超过 $-7°$ 则为过度后倾。Owens 等[26]的研究则表明,在他们的年轻军人群体中,倾角每增大 1°,肩关节后脱位风险增加 17%。

　　在运动员人群中,出现复发性肩关节后方不稳定

的常见病因包括摔倒时手外伸撑地[5]、在美式足球比赛中阻挡前锋[28]、举重、橄榄球和攀岩[29]。肩关节后方不稳定甚至被形容发生在棒球运动员挥棒时的主导肩[30]，以及步枪射击运动中[31]。遗憾的是，复发性肩关节后方不稳定在这些患者群体中也很常见。Robinson等[22]回顾性总结了120例肩关节后脱位病例，发现多达18%的患者在第1年时出现复发性不稳定。他们发现，复发性（肩关节）不稳定的危险因素包括年龄<40岁、癫痫发作期间脱位和大范围RHSL(>1.5cm³)。

分类系统

目前尚无被广泛采用的单独分类系统，但一些描述性术语已被用于描述肩关节不稳定和脱位。这些术语包括（肩关节）不稳定的方向（前、后、下、多向）、病因（无创性和创伤性）、骨缺损的存在与否及其大小，以及期限（急性、慢性、复发）[21,32,33]。此外，从更为复杂的骨折脱位中描述出简单脱位也非常重要。

病史

重要的是我们要认识到有多种形式的后方不稳定，从明显的急性创伤性后脱位一直到形式更为细微的复发性后半脱位[13,21]。总的来说，研究表明，肩关节后脱位在临床上更易被漏诊，延迟诊断高达50%[3]。此外，许多肩关节后方不稳定患者最初可能被误诊或给予其他诊断[34]。Millet等[35]发现在运动员患者中，最常见的主诉是疼痛。作者指出，这可能经常会诱导临床诊断偏离肩关节不稳定。对于高龄急性骨折患者，脱位也经常被遗漏[36]。因此，结合详细的病史、准确的体格检查和适当的影像学检查对明确诊断至关重要。

详细的病史始于关于任何症状发作、严重程度和进展的问题。通常，患者会描述一个急性创伤事件，如摔倒时手外伸撑地、在体育比赛中击伤手臂或机动车事故。询问手臂/肩部的位置和施加力的方向可能会给临床医生的诊断提供宝贵信息，因为摔倒时手外伸，或处于屈曲和水平内收位置可能能预示后面将要发生的损伤事件。

这些更高能量的损伤机制应该会增加临床医生对骨异常的怀疑。即使在缺乏高能机制的情况下，肩关

节的手法复位也应该能够提示临床医生可能存在骨性病变。当存在骨缺损时，患者可能经常会描述一种闭锁或研磨的感觉，特别是在RHSL[35,37]。随着复发导致的骨流失不断增加，患者可能反映导致复发所需的能量降低和非刺激位脱位，并可能在睡眠期间发作。

当癫痫发作是后方不稳定的根本原因时，详细的有关癫痫发作频率史和抗癫痫药物依从性的信息很有用。值得注意的是，这些患者很容易发生闭锁性后脱位，随后发生肱骨头病变[20]。在癫痫发作后，医生可能很难从患者那里获得任何病史，但从患者家属、患者朋友或急救医务人员处获得的附带信息往往很有帮助。最后需要注意的是，许多后方不稳定患者可在检查中"自愿地"重现他们的感觉。对于这种自愿再现，应区分其位置性和肌肉性，因为后者最好避免手术[35,38]。

身体评估

在肩关节后方不稳定的一般情况下，临床评估从彻底的检查、触诊、ROM测试、强度测试和不同的特殊试验开始。在以上所有方面，应仔细将患侧与对侧肩关节进行比较。通常患者会表现为沿后盂肱关节线的触痛[35]。在急性脱位的情况下，患者通常会典型地表现出肩内旋，并伴有有喙突外凸和腋窝丰满[37,39]。如果出现典型的肱骨头畸形（即RHSL），这种骨缺损可能接触到了关节盂，导致肩外旋的机械性阻滞[39]。

基础体格检查从测试肩在屈曲、内收和内旋的脆弱位置开始。轴向负荷会引起后方疼痛，即使通过这一简单操作，也可检测到肩关节不稳定，尤其是在存在骨缺损时。在这一危险位置，当在肩部施加轴向负荷时，主要是IGHL的后带和后盂唇-关节囊复合体处的软组织约束无法充分抵抗力的作用，从而发生后脱位[21,35]。

一些刺激性肩关节后方不稳定测试也已被描述，包括Jerk试验、后负荷和移位试验，以及推拉试验。Jerk试验[40]如图20-3所示。该操作通过用力将肱骨头冲击病变的后下唇引起疼痛来专门检测后下唇。该测试不仅对诊断有用，而且具有预后价值，因为其有助于预测哪些患者更可能在非手术治疗中失败[41]。

后负荷和移位试验[40]是嘱患者取仰卧位，将患臂

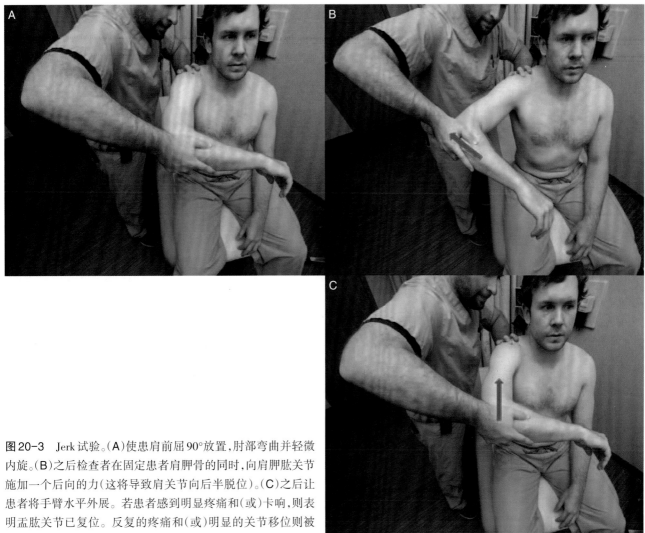

图20-3 Jerk试验。(A)使患肩前屈90°放置,肘部弯曲并轻微内旋。(B)之后检查者在固定患者肩胛骨的同时,向肩胛肱关节施加一个后向的力(这将导致肩关节向后半脱位)。(C)之后让患者将手臂水平外展。若患者感到明显疼痛和(或)卡响,则表明盂肱关节已复位。反复的疼痛和(或)明显的关节移位则被认为是阳性结果。

进行中性旋转,外展和前屈40°~60°。医生用一只手沿患者肱骨轴施加轴向力,同时另一只手在肱骨近端施加一个后方的力。记录关节盂位移的量,位移超过50%被认为是阳性结果。

推拉试验[40]是嘱患者取仰卧位,手臂进行90°外展和中性旋转。然后检查者抓住患者手腕,用手沿患者手臂的轴线"拉"。之后,检查者将另一只手放在患者肱骨近端让肩部向后"推"。在一只手握住患者手腕提拉时,检查者同时用另一只手将肱骨近端向后推。当该动作重现患者的疼痛/症状时,测试结果为阳性(图20-4)。在这些试验中,如果肩部保持外伸,则表明骨质流失。

影像学检查和手术决策

标准影像学检查从AP位、腋位、呈"Y"字形的冈上肌位拍摄的X线片开始,以确保获得包含关节的正交视图[22,37,39]。如果患者无法做到充分外展,则可拍摄Velpeau位片[42],即使患者向后倾斜20°~30°,让X线以盂肱关节为中心,从头部至足部直接照射。经典"灯泡"征和"半月"征通常出现在AP位X线片中[43]。尽管如此,腋位片已被证明是最敏感的检测肩关节后方不稳定的X线片[44,45]。

虽然X线片足以清晰显示骨畸形,更先进的CT扫

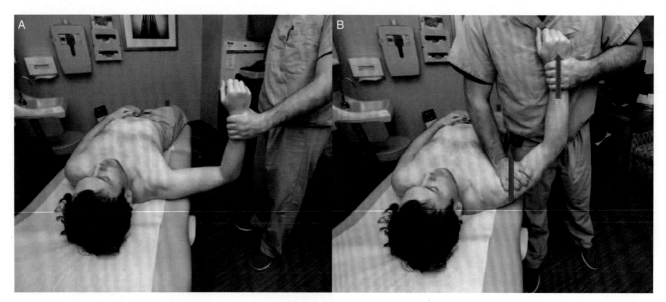

图20-4　推拉试验。(A)嘱患者取仰卧位,手臂进行90°外展和中性旋转。(B)随后,检查者抓住患者手腕,用手沿患者手臂的轴线"拉"。之后,检查者将另一只手放在患者肱骨近端让肩部向后"推"。在一只手握住患者手腕提拉时,检查者同时用另一只手将肱骨近端向后推。当该动作重现患者疼痛/症状时,测试结果为阳性。

描和MRI通常可获得更详细的表征。一些研究表明,CT对确定肱骨头和关节盂缺损最为有效[46-48],而MRI则对于检测伴随的盂唇-关节囊复合体损伤尤其有用[11,49]。通常来说,CT合并MRI可确保得到最准确的诊断,检测出所有损伤。

由于骨缺损的大小往往决定治疗方式,临床医生应熟悉如何准确地测量骨丢失。回顾肱骨方面,以前的外科医生仅估计CT扫描中肱骨关节表面受影响的百分比。之前的大多数文献都聚焦于测量前骨丢失上。然而,Hines等[17]评估了后关节盂骨丢失,并提出了一种标准化测量方法,即使用最佳拟合圆技术来评估缺损大小、位置和深度。这些学者们发现,69%的后方不稳定手术患者存在一些明显的骨丢失,22%的患者有大于临界值的骨丢失(≥13.5%)。

肩关节前方不稳定的关键关节盂骨丢失已被详细研究[50,51],但目前尚不清楚是什么构成了肩关节后方不稳定的关键骨丢失。许多学者认同骨缺损越大,复发性肩关节不稳定的可能性就越高,但对于何等确切大小的骨缺损需要外科医生直接处理方面尚未达成共识。

Nacca及其同事[52]进行了一项尸体研究,通过分割后关节盂来对不同程度的反向Bankart修复进行划分。他们发现,在单纯反向Bankart修复后,骨缺损大于后盂宽度20%的病例仍不稳定。Bryce等[53]进行了类似的尸体研究。他们在3D CT上评估了肱骨头平移,在以5°增量移除后关节盂后,基于每个肱骨位置的肩胛骨。他们发现,每在仅5°后盂骨丢失后,肱骨头后移位即显著增加。然而,在这两项尸体研究中,骨都是直接沿颅尾轴的后关节盂切下的,且正如我们所知,临床上最常见的反向Bankart损伤往往发生于关节盂后下侧[11]。

在一项也许是与临床最为相关的调查中,Hines及其同事[17]对单一军事机构中的连续43例接受后唇关节镜下孤立稳定术的患者进行了回顾性分析。他们发现69%的患者有明显骨丢失,22%的患者有大于先前描述的13.5%的关节盂骨丢失。这些患者在统计学上完全重返岗位的可能性较小,但作者发现基于病变大小,患者的再手术率、并发症和患者报道的预后指标无差异。与肩关节前方不稳定相反,这表明肩关节后方不稳定的骨缺损可以用标准关节镜技术较好地治疗而无须骨增强。

对骨稳定或肱骨缺损增强的关键阈值则研究较少。Backer和Warren[54]发现RHSL超过30%关节面可导致不稳定。Longo等[10]对肱骨骨丢失外科手术技术的发展趋势进行了系统回顾。他们分析了19篇文献，发现当肱骨头骨丢失<25%时，最常见的手术方法是后关节囊修复（50%）、闭合性复位（47%）或关节镜修复（3%）。如果肱骨头骨丢失为25%~50%，则主要采用植骨进行开放重建（67%），之后是肩胛下肌肌腱转移术（33%）。如果肱骨头骨丢失>50%，则最常采用关节置换术。他们还发现，91%的患者在接受同种异体远端胫骨移植、关节镜下骨阻滞增强术和关节镜修复后均能恢复运动能力。

最后，肩关节后方不稳定的骨缺损仍然是骨科医生的临床治疗挑战。由于病理学范围广泛，已发展出许多不同的技术来解决这些问题。此外，目前还存在许多小病例和病例系列数据。尽管新的技术，包括更先进的关节镜技术正在发展中，未来的研究仍需进一步发展，以改善伴随骨缺损的肩关节后方不稳定患者的预后。

治疗

急性脱位的复位

在讨论非手术和手术治疗之前，临床医生应首先了解进行肩后脱位的闭合复位术。首先，应避免用力复位，因为其会导致肱骨头骨折，随后引起骨坏死。轴向牵引已被证明在33%的肩关节后脱位中是成功的[22]。切开复位可通过胸三角肌入路进行。复位可通过打开肩袖间隙，轻轻撬动肱骨头使之返回原处来完成。如果这样操作未成功，则需要进行正式的关节切开术。

非手术治疗

由于疾病的严重程度不同，肩关节后方不稳定有多种治疗选择，包括非手术和手术治疗。非手术治疗是典型的一线治疗，只要关节不处于半脱位或脱位位置。肩关节后方不稳定事件后复位的目标是通过加强肩袖和肩胛周围肌肉，以增加盂肱关节的动态稳定性[55]，尤其是外旋转肌、三角肌和肩胛稳定肌群，它们通常在肩关节后方不稳定中存在缺陷[56]。在3~6个月后，有持续性肩痛和功能障碍，且上述保守治疗失败的肩关节不稳定患者可考虑手术。

一经复位，或在复发性后半脱位的运动员患者案例中，应鼓励进行物理治疗，以优化动态稳定[55]。在这些人群中，适当的肌力和本体感觉训练已被证明可减少疼痛，且可提高约2/3的后方和多向肩关节不稳定患者的稳定性[55,56]。对于有创伤史的患者，非手术治疗成功率更低，约为16%，非创伤对应组成功率为70%~80%[55]。

手术治疗

为了成功实现盂肱骨不稳定的手术处理，外科医生必须能够准确识别并解决导致不稳定的因素。此外，不稳定必须归因于可通过手术加以纠正的机械因素[57]。治疗骨缺损的外科手术方法可大体分为肱骨病变和关节盂病变的治疗。本章关注的是骨缺损的（手术）处理，但不能低估罕见的孤立性骨病变。因此，对于外科医生来说，评估哪些软组织结构存在缺损，并在解决骨缺损的同时正确地处理这些问题至关重要。患者年龄、损伤的严重程度、不稳定的形式（孤立性后方不稳定对MDI），以及患者对功能恢复的需求在外科医生的决策中也起着至关重要的作用，应仔细考虑。此外，骨缺损通常为开放手术指征，但随着手术技术的进步和我们对病理解剖学认识的加深，运用关节镜技术治疗骨缺损的适应证正在扩展[57]。

肱骨缺损

对于小的肱骨缺损（<20%关节面），现已提倡使用关节镜下的Connelly术式或"反向Remplissage术"[58,59]。Duey和Burkhart[60]描述了一种关节镜技术，用于处理小到中型RHSL。该技术将MGHL缝合至缺损处，使其变为关节外缺损，并阻止其与后关节盂接触。

对于肱骨中度缺损（关节面的25%~40%），已提倡使用McLaughlin术式和改良McLaughlin术式。1952年，McLaughlin将肩胛下肌肌腱移位描述为治疗肩关节后脱位后发生RHSL的一种方法。通过胸内侧入路来靠近肱骨骨缺损并清理骨表面，直到暴露下方的血管骨。之后，于骨缺损深处，通过在骨上钻孔缝合的方式，使肩胛下肌被重新附着在肱骨上[39]。Hawkins及其同事[46]随后描述了一种对该技术的改进，即对肱骨小结节进行截骨术,并将截下来的骨移植至缺损处。该手术的关节镜技术随后也发展了起来[61,62]。

嵌塞解除法和肱骨头缺损的自生或异体骨移植也被用于治疗这些中度缺损[21,59,63,64]。使用这些技术的指征为底层骨无明显骨质疏松、变形或明显关节炎症状。当损伤在2周内得到及时治疗时,这些技术尤其有效[63]。人工肱骨头部分置换也被报道,并已被证明能够有效预防严重RHSL患者的复发性脱位[65]。

在大范围肱骨头缺损(>50%)的老年患者中,提倡使用半关节置换术和关节置换术[21,46,57,59]。据我们所知,无任何研究直接对这两项技术进行比较。然而,损伤前存在潜在关节炎可能是全肩关节置换术作为一线治疗的可靠指征[46,66]。

肱骨近端旋转截骨术也已被描述[67,68]。这项技术只是试图将骨缺损从与关节盂接触的位置移开,从而减少不稳定。然而,这是一项具有挑战性的手术,且会增加肱骨头血供应中断的风险,因此未被广泛采用[21,43]。

肩胛盂缺损

首先,肩胛盂发育不良和后倾可在很大程度上引起肩关节后方不稳定。尽管对于何种程度的后倾是可接受的目前尚无定论,后肩胛盂开口楔形截骨术对于肩胛盂严重发育不良和后倾仍是一个可行的选择。一些作者认为15°角属于过度后倾[9],也有研究表明,如果肩胛盂后倾未得到适当的解决,>15°的肩胛盂后倾可能会导致软组织修复失败率增加[69]。尽管如此,使用这种方式评估患者预后的研究仍然有限,而这些研究能更好地帮助界定该术式的限制。骨后阻滞和骨关节增强也可用于肩胛盂发育不良和后倾。

反向骨性Bankart损伤通常通过中后部骨块愈合。如果碎片足够大,其可能会被抬高,并进行标准后方Bankart修复。如果该骨存在磨损或缺损,处理方法包括使用骨后阻滞术。已有多种不同的技术被描述用

于实现这一点,包括自体髂嵴移植[70,71]、自体肩峰移植[72,73]、DTA[74]和DCA(图20-5)[75]。此外,关节镜技术也已经发展用于解决肩胛盂骨缺损,且其具有避免大面积切开手术的优势[76]。

表20-1为肩关节后方不稳定患者骨增强不同治疗方案的总结列表。

结论

肩关节后方不稳定中的骨缺损会使治疗和预后明显复杂化。随着MRI和关节镜检查的出现,人们对骨缺损的认识越来越深入。骨缺损的治疗取决于其在肱骨头、关节盂或两者上的位置及大小。较小的骨缺损可用软组织增强或骨整合处理。较大的缺损则需要考虑移植或置换。随着这些技术的适当应用,结果可能会有所改善。但若要加深对该病最佳处理方法的认知,我们还有很多工作要做。

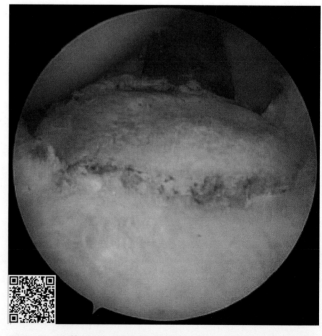

图20-5　自体锁骨远端移植骨治疗肩胛盂后缺损。(扫码看彩图)

表20-1 对肩关节后方不稳定骨质增强术的技术和治疗建议(包括肱骨和肩胛盂缺损的处理)

作者	期刊/年份	病例数	处理方式/修复方法	平均随访(月)	主要表现/结果
肱骨					
McLaughlin[39]	J Bone Joint Surg Am. 1952	22	闭合复位术,肱骨头半关节置换,肩胛下肌移植入RHSL	无	关于肩关节后方不稳的Remplissage术的最早文献。作者指出,最重要的是做出正确诊断。他发现,越早被发现损伤并经适当治疗的患者,无论治疗方式如何,总体上都会有更好的预后
Hawkins等[46]	J Bone Joint Surg Am. 1987	40 (41个肩关节)	多种治疗方法,包括单纯闭合复位术,肩胛下肌腱移植,小结节及其附着肩胛下肌移植,半关节置换术和全肩关节置换术	66	作为治疗方案的一部分,作者改良了最初的McLaughlin术式,将小结节也移植到肱骨缺损处。他们发现在那些单纯接受肩胛下肌移植治疗的患者中,9例肩中有4例治疗成功,而在4例接受肩胛下肌+小结节移植的患者中,全部4例均成功治疗
Finkelstein等[77]	J Orthop Trauma. 1995	5 (7个肩关节)	小结节移植	60	为早期关节合并小结节移植的改良McLaughlin术式临床总结果的汇报。在所有患者中,缺损占了肱骨头的25%~40%。作者发现,在单侧病例中,患肩与对侧相比,内旋轻微减弱,但在5年的随访中未见复发性脱位
Gerber和Lambert[63]	J Bone Joint Surg Am. 1996	4	肱骨头缺损的异体移植重建>关节面的40%	68	描述了对于>40%关节面的肱骨头缺损的开放治疗方式。运用异体肱骨头,使其缺损来恢复肱骨头的球状外形。在3例患者中,移植物用拉力钉固定;在1例患者中,移植物仅被压入缺损中。所有病例在5年内均未发生退变。4例患者有3例报道较少或无疼痛,且无或仅有较小的功能缺陷。作者强调宿主主底层骨质量对该技术成功的重要性
Charalambous等[78]	Arch orthop Trauma Surg. 2009	无	对McLaughlin术式的改良:不再切下肩胛下肌腱,而是直接将损伤折入缺损处	无	使用该技术成功治疗患者的病例报道
Martetschläger等[61]	Knee Surg Sports Traumatol Arthrosc.2013	无	改良关节镜下的McLaughlin术式	无	描述了关节镜下复制McLaughlin术式方法的技术文献:不分离肩胛下肌腱,将其觉足印处用双层缝合至缺损处
Andrieu等[79]	Orthop Traumatol Surg Res. 2017	回顾性研究83例,前瞻性研究18例	单纯盂唇-关节囊复合体重建,或联合关节囊移植,盂唇修复,肩袖间隙闭合和(或)缺口填充	回顾性研究58例,前瞻性研究13例	回顾性研究组中有35%关节失败,前瞻性研究组中有22%失败。然而,所有患者中有92%恢复了工作,80%的患者恢复了受伤前的运动水平。85%的患者术后感到非常满意或满意。作者注意到老年患者术后脱位进行分类的失败与接受单独手术的患者更有可能失败

(续)

表20-1(续)

作者	期刊/年份	病例数	处理方式/修复方法	平均随访（月）	主要表现/结果
关节盂					
Bessems 和 Vegter[71]	Acta Orthop Scand. 1995	13	开放性关节盂截骨术与髂骨移植	108	Rowe 和 Zarins 评分显示 12 例患者预后良好，1 例患者预后较好
Servien 等[80]	Knee Surg Sports Traumatol Arthrosc. 2007	21	开放性髂骨后骨阻滞	72	21 例患者中有 15 例恢复到损伤前的运动水平；术后平均评分：Constant 评分 93.3 分，Walch-Duplay 评分 85.6 分；3 例伴有复发性不稳定
Barbier 等[70]	Orthop Traumatol Surg Res. 2009	8	开放性髂骨后骨阻滞	34	7 例患者中有 4 例恢复较低的运动水平；所有患者都认为自己已经治愈，但 5 例仍有疼痛；术后评分：Constant 评分 96.3 分，Walch-Duplay 评分 90 分
Meuffels 等[81]	J Bone Joint Surg Br. 2010	11	开放性髂骨后骨阻滞	216	术后平均评分：Rowe 评分 60 分，WOSI 60%；4 例伴有复发性不稳定
Smith 等[76]	Arthrosc Tech. 2012	无	合并髂骨移植和关节囊修复的关节镜下肩后稳定术	无	作者描述了使用自体髂骨嵴移植和关节囊折叠的全关节镜技术。移植物用两个 3.5mm 的空心螺钉固定。除关节镜手术的见优势外（微创，恢复快，能更快返回运动美观），作者还提出的优点点有：精确的关节镜下可视野可确保随保持移植物的堆确安放，并能有效处理可能伴随的继发病理改变
Gupta 等[74]	Arthrosc Tech. 2013	无	胫骨远端同种异体移植	无	胫骨远端同种异体移植的关节镜技术文献。带有完整关节面的远端胫骨平台缺损处，然后通过拉力钉固定
Boileau 等[82]	Arthrosc Tech. 2013	15	后骨阻滞	5例>1年随访；平均18个月	髂骨嵴移植使用缝合锚加强修补关节盂缺损的技术。术后平均 18 个月内，无患者复发肩关节不稳定。该组 Rowe 评分为 87 分，Walch-Duplay 平均得分为 89 分。此外，还采用 CT 扫描来评估术后移植物的位置，发现 15 个移植物中有 14 个正确定位，具有较好的重复性
Schwartz 等[83]	J Shoulder Elbow Surg. 2013	18 (19个肩关节)	关节镜下髂骨后骨阻滞	20.5	18 例患者中有 16 例恢复了运动状态；术后平均得分：Rowe 评分为 82.1；Walch-Duplay 评分为 82.9 分；1 例复发肩关节不稳定
Tokish 等[75]	Arthrosc Tech. 2014	无	关节镜下自体锁骨远端移植	无	锁骨远端软骨移植用于骨增强并除打磨；将锁骨远端约 2cm 的部分切除并打磨，以吻合缺损。该技术的优势：移植物易于获得，价格便宜，钉或缝合锚钉固定，几乎无供区并发症，可用于前后关节盂缺损

（程飚　译）

参考文献

1. Simonet WT, Melton LJ III, Cofield RH, Ilstrup DM. Incidence of anterior shoulder dislocation in Olmsted County, Minnesota. *Clin Orthop Relat Res.* 1984;(186):186-191.

2. Krøner K, Lind T, Jensen J. The epidemiology of shoulder dislocations. *Arch Orthop Trauma Surg.* 1989;108(5):288-290. doi:10.1007/bf00932317.

3. Hawkins RJ, Belle RM. Posterior instability of the shoulder. *Instr Course Lect.* 1989;38:211-215.

4. Kim SH, Ha KI, Park JH, et al. Arthroscopic posterior labral repair and capsular shift for traumatic unidirectional recurrent posterior subluxation of the shoulder. *J Bone Joint Surg Am.* 2003;85(8):1479-1487 (). doi:10.2106/00004623-200308000-00008.

5. Bottoni CR, Franks BR, Moore JH, DeBerardino TM, Taylor DC, Arciero RA. Operative stabilization of posterior shoulder instability. *Am J Sports Med.* 2005;33(7):996-1002. doi:10.1177/0363546504271509.

6. Bradley JP, Baker CL III, Kline AJ, Armfield DR, Chhabra A. Arthroscopic capsulolabral reconstruction for posterior instability of the shoulder: a prospective study of 100 shoulders. *Am J Sports Med.* 2006;34(7):1061-1071. doi::10.1177/0363546505285585.

7. Lanzi JT Jr, Chandler PJ, Cameron KL, Bader JM, Owens BD. Epidemiology of posterior glenohumeral instability in a young athletic population. *Am J Sports Med.* 2017;45(14):3315-3321. doi:10.1177/0363546517725067.

8. Song DJ, Cook JB, Krul KP, et al. High frequency of posterior and combined shoulder instability in young active patients. *J. Shoulder Elbow Surg.* 2015;24(2):186-190. doi:10.1016/j.jse.2014.06.053.

9. Antosh IJ, Tokish JM, Owens BD. Posterior shoulder instability: current surgical management. *Sports Health.* 2016;8(6):520-526. doi:10.1177/1941738116672446.

10. Longo UG, Rizzello G, Locher J, et al. Bone loss in patients with posterior gleno-humeral instability: a systematic review. *Knee Surg Sports Traumatol Arthrosc.* 2016;24(2):612-617. doi:10.1007/s00167-014-3161-8.

11. Shah N, Tung GA. Imaging signs of posterior glenohumeral instability. *AJR Am J Roentgenol.* 2009;192:730-735.

12. Chen L, Keefe D, Park J, Resnick D. Posterior bony humeral avulsion of glenohumeral ligament with reverse bony Bankart lesion. *J Shoulder Elbow Surg.* 2009;18(3):e45-e49. doi:10.1016/j.jse.2008.09.014.

13. Robinson C, Aderinto J. Recurrent posterior shoulder instability. *J Bone Joint Surg Am.* 2005;87(4):883-892. doi:10.2106/JBJS.D.02906

14. Van Tongel A, Karelse A, Berghs B, Verdonk R, De Wilde L. Posterior shoulder instability: current concepts review. *Knee Surg Sports Traumatol Arthrosc.* 2011;19(9):1547-1553. doi:10.1007/s00167-010-1293-z.

15. Tannenbaum EP, Sekiya JK. Posterior shoulder instability in the contact athlete. *Clin Sports Med.* 2013;32(4):781-796. doi:10.1016/j.csm.2013.07.011.

16. Rouleau D, Hebert-Davies J. Incidence of associated injury in posterior shoulder dislocation. *J Orthop Trauma.* 2012;26(4):246-251. doi:10.1097/BOT.0b013e3182243909.

17. Hines A, Cook JB, Shaha JS, et al. Glenoid bone loss in posterior shoulder instability: prevalence and outcomes in arthroscopic treatment. *Am J Sports Med.* 2018;46(5):1053-1057. doi:10.1177/0363546517750628.

18. Shaw JL. Bilateral posterior fracture-dislocation of the shoulder and other trauma caused by convulsive seizures. *J Bone Joint Surg Am.* 1971;53(7):1437-1440.

19. Brown RJ. Bilateral dislocation of the shoulders. *Injury.* 1984;15:267-273.

20. Goudie EB, Murray IR, Robinson CM. Instability of the shoulder following seizures. *J Bone Joint Surg Br.* 2012;94:721-728.

21. Robinson C, Aderinto J. Posterior shoulder dislocations and fracture-dislocations. *J Bone Joint Surg.* 2005;87:639-650.

22. Robinson C, Seah M, Akhtar M. The epidemiology, risk of recurrence, and functional outcome after an acute traumatic posterior dislocation of the shoulder. *J Bone Joint Surg Am.* 2011;93(17):1605-1613. doi:10.2106/JBJS.J.00973.

23. Edelson JG. Localized glenoid hypoplasia. An anatomic variation of possible clinical significance. *Clin Orthop Relat Res.* 1995;(321):189-195.

24. Weishaupt D, Zanetti M, Nyffeler RW, Gerber C, Hodler J. Posterior glenoid rim deficiency in recurrent (atraumatic) posterior shoulder instability. *Skeletal Radiol.* 2000;29(4):204-210. doi:10.1007/s002560050594.

25. Hurley JA, Anderson TE, Dear W, Andrish JT, Bergfeld JA, Weiker GG. Posterior shoulder instability. Surgical versus conservative results with evaluation of glenoid version. *Am J Sports Med.* 1992;20(4):396-400. doi:10.1177/036354659202000405.

26. Owens BD, Campbell SE, Cameron KL. Risk factors for posterior shoulder instability in young athletes. Am J Sports Med. 2013;41(11):2645-2649. doi:10.1177/0363546513501508.

27. Brewer BJ, Wubben RC, Carrera GF. Excessive retroversion of the glenoid cavity. A cause of non-traumatic posterior instability of the shoulder. *J Bone Joint Surg Am.* 1986;68(5):724-731.

28. Williams RJ, Strickland S, Cohen M, Altchek DW, Warren RF. Arthroscopic repair for traumatic posterior shoulder instability. *Am J Sports Med.* 2003;31:203-209.

29. Provencher MT, LeClere LE, King S, et al. Posterior instability of the shoulder: diagnosis and management. *Am J Sports Med.* 2011;39(4):874-886. doi:10.1177/0363546510384232.

30. Kang RW, Mahony GT, Harris TC, Dines JS. Posterior instability caused by batter's shoulder. *Clin Sports Med.* 2013;32(4):797-802. doi:10.1016/j.csm.2013.07.012.

31. Cho JH, Chung NS, Song HK, Lee DH. Recurrent posterior shoulder instability after rifle shooting. *Orthopedics.* 2012;35:e1677-1679.

32. Detenbeck LC. Posterior dislocations of the shoulder. *J Trauma.* 1972;12(3):183-192. doi:10.1097/00005373-197203000-00001.

33. Heller KD, Forst J, Forst R, Cohen B. Posterior dislocation of the shoulder: recommendations for a classification. *Arch Orthop Trauma Surg.* 1994;113:228-231.

34. Neer CS II. Involuntary inferior and multidirectional instability of the shoulder: etiology, recognition, and treatment. *Instr Course Lect.* 1985;34:232-238.

35. Millett PJ, Clavert P Hatch GF III, Warner JJ. Recurrent posterior shoulder instability. *J Am Acad Orthop Surg.* 2006;14(8):464-476. doi:10.5435/00124635-200608000-00004.

36. Schulz TJ, Jacobs B, Patterson RL Jr. Unrecognized dislocations of the shoulder. *J Trauma Acute Care Surg.* 1969;9(12):1009-1023. doi:10.1097/00005373-196912000-00005.

37. Kowalsky MS, Levine WN. Traumatic posterior glenohumeral dislocation: classification, pathoanatomy, diagnosis, and treatment. *Orthop Clin North Am.* 2008;39:519-533.

38. Fuchs B, Jost B, Gerber C. Posterior-inferior capsular shift for the treatment of recurrent, voluntary posterior subluxation of the shoulder. *J Bone Joint Surg Am.* 2000;82:16-25.

39. McLaughlin HL. Posterior dislocation of the shoulder. *J Bone Joint Surg Am.* 1952;24A(3):584-590.

40. Krishnan SG, Hawkins RJ, Warren RF, eds. *The Shoulder and the Overhead Athlete.* 1st ed. Philadelphia, PA: Lippincott Williams & Wilkins; 2004.

41. Kim SH, Park JC, Park JS, Oh I. Painful jerk test: a predictor of success in nonoperative treatment of posteroinferior instability of the shoulder. *Am J Sports Med.* 2004;32:1849-1855.

42. Bloom MH and Obata WG. Diagnosis of posterior dislocation of the shoulder with use of Velpeau axillary and angle-up roentgenographic

Views. *J Bone Joint Surg Am.* 1967;49(5):943-949.

43. Walch G, Boileau P, Martin B, Dejour H. Unreduced posterior luxations and fractures-luxations of the shoulder. Apropos of 30 cases [article in French]. *Rev Chir Orthop Reparatrice Appar Mot.* 1990;76(8):546-558.

44. Richardson JB, Ramsay A, Davidson JK, Kelly IG. Radiographs in shoulder trauma. *J Bone Joint Surg Br.* 1988;70:457-460.

45. Perron AD, Jones RL. Posterior shoulder dislocation: avoiding a missed diagnosis. *Am J Emerg Med.* 2000;18:189-191.

46. Hawkins RJ, Neer CS II, Pianta RM, Mendoza F. Locked posterior dislocation of the shoulder. *J Bone Joint Surg Am.* 1987;69(1):9-18.

47. Wadlington,VR, Hendrix RW, Rogers LF. Computed tomography of posterior fracture-dislocations of the shoulder: case reports. *J Trauma.* 1992;32:113-115.

48. Griffith JF, Yung PS, Antonio GE, Tsang PH, Ahuja AT, Chan KM. CT compared with arthroscopy in quantifying glenoid bone loss. *AJR Am J Roentgenol.* 2007;189(6):1490-1493. doi:10.2214/AJR.07.2473.

49. Harish S, Nagar A, Moro J, Pugh D, Rebello R, O'Neill J. Imaging findings in posterior instability of the shoulder. *Skeletal Radiol.* 2008;37(8):693-707. doi:10.1007/s00256-008-0487-7.

50. Itoi E, Lee SB, Berglund LJ, Berge LL, An KN. The effect of a glenoid defect on anteroinferior stability of the shoulder after Bankart repair: a cadaveric study. *J Bone Joint Surg Am.* 2000;82:35-46.

51. Saito H, Itoi E, Sugaya H, Minagawa H, Yamamoto N, Tuoheti Y. Location of the glenoid defect in shoulders with recurrent anterior dislocation. *Am J Sports Med.* 2005;33(6):889-893. doi:10.1177/0363546504271521.

52. Nacca C, Gil JA, Badida R, Crisco JJ, Owens BD. Critical glenoid bone loss in posterior shoulder instability. *Am J Sports Med.* 2018;46(5):1058-1063. doi:10.1177/0363546518758015.

53. Bryce CD, Davison AC, Okita N, Lewis GS, Sharkey NA, Armstrong AD. A biomechanical study of posterior glenoid bone loss and humeral head translation. *J Shoulder Elbow Surg.* 2010;19(7):994-1002. doi:10.1016/j.jse.2010.04.010.

54. Backer M, Warren RF. Glenohumeral instability in adults. In: DeLee JC, Drez DJ, Miller MD, eds. *DeLee and Drez's Orthopaedic Sports Medicine: Principles and Practice.* 2nd ed. Philadelphia, PA: Saunders; 2003: 1020-1034.

55. Burkhead W, Rockwood C. Treatment of instability of the shoulder with an exercise program. *J Bone Joint Surg.* 1992;74:890-896.

56. Fronek J, Warren R, Bowen M. Posterior subluxation of the glenohumeral joint. *J Bone Joint Surg Am.* 1989;71(2):205-216.

57. Matsen FA, Chebli C, Lippitt S; American Academy of Orthopaedic Surgeons. Principles for the evaluation and management of shoulder instability. *J Bone Joint Surg Am.* 2006;88:648-659.

58. Purchase RJ, Wolf EM, Hobgood ER, Pollock ME, Smalley CC. Hill-Sachs "remplissage": an arthroscopic solution for the engaging Hill-Sachs lesion. *Arthroscopy.* 2008;24(6):723-726. doi:10.1016/j.arthro.2008.03.015.

59. Longo UG, et al. Remplissage, humeral osteochondral grafts, Weber osteotomy, and shoulder arthroplasty for the management of humeral bone defects in shoulder instability: systematic review and quantitative synthesis of the literature. *Arthroscopy.* 2014;30(12):1650-1666. doi:10.1016/j.arthro.2014.06.010.

60. Duey RE, Burkhart SS. Arthroscopic treatment of a reverse Hill-Sachs lesion. *Arthrosc Tech.* 2013;2(2):e155-e159.doi:10.1016/j.eats.2013.01.007.

61. Martetschläger F, Padalecki JR, Millett PJ. Modified arthroscopic McLaughlin procedure for treatment of posterior instability of the shoulder with an associated reverse Hill-Sachs lesion. *Knee Surg Sports Traumatol Arthrosc.* 2013;21(7):1642-1646. doi:10.1007/s00167-012-2237-6.

62. Luedke C, Tolan SJ, Tokish JM. Arthroscopic repair of posterior bony Bankart Lesion and Subscapularis Remplissage. *Arthrosc Tech.* 2017;6:e689-e694.

63. Gerber C, Lambert S. Allograft reconstruction of segmental defects

of the humeral head for the treatment of chronic locked posterior dislocation of the shoulder. *J Bone Joint Surg Am.* 1996;78(3):376-382. doi:10.2106/00004623-199603000-00008.

64. Begin M, Gagey O, Soubeyrand M. Acute bilateral posterior dislocation of the shoulder: One-stage reconstruction of both humeral heads with cancellous autograft and cartilage preservation. *Chir Main.* 2012;31(1):34-37. doi:10.1016/j.main.2012.01.002.

65. Bessette MC, Frisch NC, Kodali P, Jones MH, Miniaci A. Partial resurfacing for humeral head defects associated with recurrent shoulder instability. *Orthopedics.* 2017;40:e996-e1003.

66. Cheng SL, Mackay MB, Richards RR. Treatment of locked posterior fracture-dislocations of the shoulder by total shoulder arthroplasty. *J. Shoulder Elbow Surg.* 1997;6:11-17.

67. Ponce BA, Millett PJ, Warner JJP. Management of posterior glenohumeral instability with large humeral head defects. *Tech Shoulder Elb Surg.* 2004;5(3):146-156. doi:10.1097/01.bte.0000130603.30293.3c.

68. Keppler P, Holz U, Thielemann FW, Meinig R. Locked posterior dislocation of the shoulder: treatment using rotational osteotomy of the humerus. *J Orthop Trauma.* 1994;8(4):286-292. doi:10.1097/00005131-199408000-00003.

69. Owens BD, Tucker CJ, Zacchilli M. Surgical management of posterior shoulder instability. *Curr Orthop Pract.* 2011;22(6):474-482. doi:10.1097/BCO.0b013e318232d7ca.

70. Barbier O, Ollat D, Marchaland JP, Versier G. Iliac bone-block autograft for posterior shoulder instability. *Orthop Traumatol Surg Res.* 2009;95(2):100-107. doi:10.1016/j.otsr.2008.09.008.

71. Bessems JH, Vegter J. Glenoplasty for recurrent posterior shoulder instability. Good results in 13 cases followed for 1-16 years. *Acta Orthop Scand.* 1995;66(6):535-537. doi:10.3109/17453679509002310.

72. Arciero RA, Mazzocca AD. Posterior acromial bone block augmentation for the treatment of posterior glenoid bone loss associated with recurrent posterior shoulder instability. *Tech Shoulder Elb Surg.* 2006;7:210-217.

73. Kouvalchouk JF, Coudert X, Watin Augouard L, Da Silva Rosa R, Paszkowski A. Treatment of posterior instability of the shoulder joint using an acromial stop with a pediculated deltoid flap [article in French]. *Rev Chir Orthop Reparatrice Appar Mot.* 1993;79(8):661-665.

74. Gupta AK, Chalmers PN, Klosterman E, Harris JD, Provencher MT, Romeo AA. Arthroscopic distal tibial allograft augmentation for posterior shoulder instability with glenoid bone loss. *Arthrosc Tech.* 2013;2(4):e405-e411. doi:10.1016/j.eats.2013.06.009.

75. Tokish JM, Fitzpatrick K, Cook JB, Mallon W.J. Arthroscopic distal clavicular autograft for treating shoulder instability with glenoid bone loss. *Arthrosc Tech.* 2014;3(4):e475-e481. doi:10.1016/j.eats.2014.05.006.

76. Smith T, Goede F, Struck M, Wellmann M. Arthroscopic posterior shoulder stabilization with an iliac bone graft and capsular repair: a novel technique. *Arthrosc Tech.* 2012;1(2):e181-e185. doi:10.1016/j.eats.2012.07.003.

77. Finkelstein JA, Waddell JP, O'Driscoll SW, Vincent G. Acute posterior fracture dislocations of the shoulder treated with the Neer modification of the McLaughlin procedure. *J Orthop Trauma.* 1995;9(3):190-193.

78. Charalambous CP, Gullett TK, Ravenscroft MJ. A modification of the McLaughlin procedure for persistent posterior shoulder instability: technical note. *Arch Orthop Trauma Surg.* 2009;129(6):753-755. doi:10.1007/s00402-008-0721-8.

79. Andrieu K, Barth J, Saffarini M, Clavert P, Godenèche A, Mansat P; French Arthroscopy Society. Outcomes of capsulolabral reconstruction for posterior shoulder instability. *Orthop Traumatol Surg Res.* 2017;103(8S):S189-S192. doi:10.1016/j.otsr.2017.08.002.

80. Servien E, Walch G, Cortes ZE, Edwards TB, O'Connor DP. Posterior bone block procedure for posterior shoulder instability. *Knee Surg Sports Traumatol Arthrosc.* 2007;15(9):1130-1136. doi:10.1007/s00167-007-0316-x.

81. Meuffels DE, Schuit H, van Biezen FC, Reijman M, Verhaar JA. The

posterior bone block procedure in posterior shoulder instability: a long-term follow-up study. *J Bone Joint Surg Br.* 2010;92(5):651-655. doi.10.1302/0301-620X.92B5.23529.

82. Boileau P, Hardy MB, McClelland WB, Thélu CE, Schwartz DG. Arthroscopic posterior bone block procedure: a new technique using suture anchor fixation. *Arthrosc Tech.* 2013;2(4):e473-e477.

doi:10.1016/j.eats.2013.07.004.

83. Schwartz DG, Goebel S, Piper K, Kordasiewicz B, Boyle S, Lafosse L. Arthroscopic posterior bone block augmentation in posterior shoulder instability. *J Shoulder Elbow Surg.* 2013;22(8):1092-1101. doi:10.1016/j.jse.2012.09.011.

第21章

肩关节后方不稳定术后康复

Evan W. James, Kenneth M. Lin, Lawrence V. Gulotta, Samuel A. Taylor

与肩关节前方不稳定或MDI相比,肩关节后方不稳定相对罕见,仅占肩关节不稳定的2%~5%[1-3]。肩关节后脱位可由急性外伤引起,如在机动车事故中手臂处于前屈内收位置,或由反复性微创伤引起,如橄榄球前锋在运动中肩关节经常受到向后的应力。肱骨头相对于关节盂的向后半脱位通常会导致后盂唇从关节盂后缘撕裂,并逐步向盂肱关节囊延伸[4]。盂唇是围绕关节盂边缘的纤维软骨,其功能是增加盂肱关节的顺应性,从而为肩部提供更好的固定。在后盂唇撕裂,当对上肢施加后向力时,盂肱关节的顺应性丧失和后盂肱关节囊相对松弛会导致盂肱关节不稳定。

在治疗上可以先考虑非手术治疗方法,包括侧重于动态稳定运动的物理治疗。当保守方法失败时,则需要手术固定肩关节,然后再辅以阶段性康复计划。许多首次后脱位者最初可能会尝试非手术治疗,但这些患者中有很大一部分最终仍需手术固定。Wood-mass等最近的一项研究评估了1994—2015年间的143例肩关节后方不稳定患者,其中包括79例最初采用非手术治疗的患者[5]。在非手术治疗患者中,46%的患者在诊断后1~10年内转为手术治疗。在所有病例中,70%的患者在最终随访时为手术治疗。

肩关节后方不稳定手术通常在关节镜下进行,使用缝合锚钉将后盂唇缝合固定在关节盂边缘上,可带或不带关节囊重叠缝合(图21-1)[6,7]。术后肩关节在中立位固定。手术后,在手术医生和经验丰富的物理治疗师的指导下进行阶段性康复治疗,这对患者最终获得良好预后至关重要。本章将回顾肩关节后方稳定后的术后康复指南,包括支具、辅助治疗、特定阶段的康复方案和重返赛场指南。本章概述的方案是与纽约特种外科医院康复科合作制订的,作者根据经验稍做修改,并在实践中取得了巨大成功[8]。

分阶段特定康复方案

肩关节后方稳定术后康复的主要目标是重建盂肱关节稳定性。可通过恢复正常的肩部力量、灵活性、ROM和肩肱节律来实现,最终目标是使运动员恢复运动并重返赛场。以下是分阶段进行康复的进程,其中包括:第Ⅰ阶段(术后即刻)、第Ⅱ阶段(受保护的ROM)、第Ⅲ阶段(ROM正常化和神经肌肉激活)、第Ⅳ阶段(力量、灵活性和肩肱节律正常化)、第Ⅴ阶段(重返赛场)和第Ⅵ阶段(维持)。

第Ⅰ阶段(术后前2周)

术后即刻阶段通常为手术后前2周。在这一阶段,重点放在控制疼痛和保护手术修复上。患者必须始终佩戴肩部固定器或"枪手"肩托,固定在旋转中立位,除非在进行经批准的家庭练习时,可不使用肩托(图21-2)。患肢保持非负重位,并避免内旋。应教会

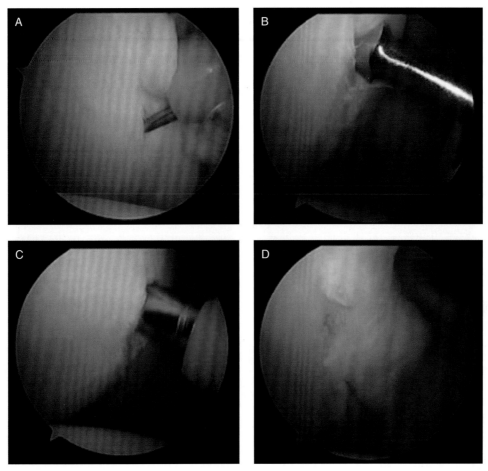

图21-1 一名16岁男性棒球投手肩关节后方不稳定的关节镜图像。从前上入路看到的关节镜图像显示：(A)后盂唇从后关节盂边缘撕下及留存的后关节囊；(B)用探针探查撕裂的盂唇；(C)后关节盂边缘清理术，以及(D)使用无结缝合锚钉修复盂唇。

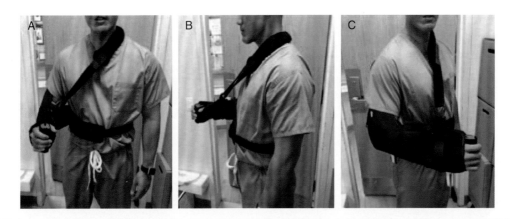

图21-2 建议在术后前4周内佩戴带有外展枕头的"枪手"支具，将肩关节固定在中立位的(A)前面观、(B)侧面观和(C)斜面观。

患者如何安全地穿上和脱下吊带，以及如何在限定ROM内进行日常活动，如洗澡和穿衣。固定器应放置在肩胛骨平面内，肩关节处于旋转中立位，以避免后关节囊及缝合组织过度受力。在肩关节固定的同时，鼓励肘部、腕部和手指运动，以避免关节僵硬，并有助于减轻水肿。术后即刻阶段通常不进行正式的物理治疗，建议根据需要进行辅助治疗，包括冷敷、口服镇痛药和口服抗炎药。

第Ⅱ阶段(第2~4周)

一些临床医生希望在术后2周开始正式的物理治疗,而另一些医生可能希望术后第4周再开始。无论哪种情况,此阶段的重点是在保护修复部位的情况下尽早开始可控ROM的活动(表21-1)。重点是尽量减少疼痛、肿胀和炎症,同时继续保护手术修复部位。这一阶段可进行主动辅助下的关节活动,患者使用健侧肢体来帮助控制手术肢体,以达到期望的ROM。患者取仰卧位,在肩胛平面上进行主动辅助下前屈活动,这样可以减轻重力的影响,并协助固定肩胛骨。保持肘关节伸直位,然后由健侧肢体辅助患侧肩关节前屈到最大90°。主动辅助下外旋是在肘关节弯曲90°的情况下进行的,用健侧肢体引导手术肢体进行外旋。可用手杖辅助引导手术肢体达到所需的ROM。应密切监测疼痛情况,且必须避免超出限定ROM的过度拉伸。鼓励进行肘部、手腕和手指运动,包括使用压力球或用面团进行抓握练习。

除了ROM练习外,这一阶段也可开始进行仅次于次最大程度的等长练习。肩胛骨等长训练是在患者健侧卧位下进行。肩袖等长训练在坐位或站立位进行,肩部处于旋转中立位。在内旋和外旋位都要进行等长静力训练。同样,应避免引起疼痛的活动,因为这通常表明后关节囊受到过度拉伸。

除进行康复训练外,应始终使用肩部固定器。水平横向内收和内旋不超过中立位,以免后关节囊过度拉伸。可根据情况使用包括冷敷、电刺激、口服镇痛药和口服抗炎药在内的辅助治疗。最后,外科医生和物理治疗师应在协商后提供一项家庭训练计划,其中包含明确规定的训练和预防措施,使患者在正规物理治疗之外可进行规范、安全的家庭训练。

第Ⅲ阶段(第4~6周)

第Ⅲ阶段的目标是通过等长运动改善肩关节活动度并激活神经肌肉(表21-2)。患者可在术后第4周开始停止使用肩关节固定器。在肩胛骨平面内进行的主动辅助运动可达到最大前屈90°和外旋30°。在这一阶段,内旋从中立位逐渐推进到45°。水平横向内收限制至中立位。开始逐步训练外展和外旋至30°,在进行肩胛稳定练习时要注意减轻后关节囊上

表21-1　第Ⅱ阶段(术后第2~4周)

目标	保护手术修复组织
	减少疼痛、肿胀和炎症
	在肩胛骨平面实现主动辅助下前屈上举至90°
	在主动辅助下实现外旋30°
	开始家庭训练计划
预防措施	在不进行康复训练时始终使用肩部固定器
	限制水平横向内收不超过中立位
	限制内旋不超过中立位
练习	在肩胛骨平面主动辅助下前屈上举至90°
	在主动辅助下外旋30°
	侧卧肩胛骨的灵活性和稳定性
	中立位下三角肌等长静力训练(次最大程度)
	中立位下肩袖等长静力训练(次最大程度)
	手腕、肘部、手指主动活动训练
	抓握训练
辅助治疗	需要的方式
进入下一阶段的标准	充分的疼痛控制和最轻微的炎症反应
	实现外旋30°

表21-2 第Ⅲ阶段(术后第4~6周)

目标	保护手术修复组织
	在肩胛骨平面主动辅助下前屈上举至90°
	在主动辅助下内旋45°
	开始肩袖力量训练
	加强家庭训练计划
	停用肩关节固定器
预防措施	防止后关节囊过度拉伸
	在日常活动中保护手术修复组织
	限制水平内收至中立位
	限制内旋至45°
练习	在肩胛骨平面主动辅助下前屈上举至90°
	在主动辅助下外旋30°
	后关节囊改良闭链肩胛骨强化训练
	三角肌在中立位等长静力训练(次最大程度)
	肩袖在内旋和外旋位等长静力训练(次最大程度)
辅助治疗	需要的方式
进入下一阶段的标准	充分的疼痛控制和最轻微的炎症反应
	达到内旋和外旋力量的4/5
	达到肩胛骨平面前屈上举至90°

的应力。内旋和外旋位肩袖等长静力训练和三角肌等长静力训练应以次最大程度进行。

应加强肩胛稳定训练,包括在肩胛平面上进行改良闭链练习。通过这一阶段加强肩胛周围肌肉组织的训练,逐步恢复肩胛胸骨水平的肌肉力量,这将有利于后期恢复肩部主动ROM和力量强化。肩胛平面闭链练习可改善盂肱关节的顺应性,而不会对后盂唇和关节囊增加过大的应力。

在这一阶段,患者应尽量达到预期的ROM,否则会导致后期肩部僵硬,预示长期预后不佳。此时,物理治疗师可能需要对患者进行额外的辅助治疗,以加速康复。在此阶段,恢复差的患者也可使用水上疗法,利用水的浮力来辅助改善ROM[9]。我们发现水上疗法是安全恢复运动的有效手段。应认真评估患者对家庭训练计划的遵守情况。相反,患者很轻易就超出限制的ROM也可能与关节过度松弛有关,这可能会导致反复出现不稳定。对这些患者而言,可能需要长时间的固定或修改训练计划。患者、外科医生和物理治疗师之间的充分沟通对解决这些问题至关重要。

第Ⅳ阶段(第6~12周)

第Ⅳ阶段的目标是在继续保护手术修复组织的同时,实现正常的肩关节ROM、力量、灵活性和肩肱节律(表21-3)。这些目标可通过继续以早期阶段进行的训练和康复原则为基础来实现。患者应继续避免过度被动拉伸后关节囊和导致肩袖过度炎症反应的运动。训练的量和强度应逐渐调整,以免影响修复。

患者应继续进行主动辅助下内旋、外旋和前屈的ROM练习。建议通过腋下放置毛巾卷来强化内旋和外旋,以改善肩胛平面中盂肱关节的顺应性,并优化肩部肌肉组织的长度-张力方向[10,11]。可增加内旋和外旋的抗阻力带训练。通常在患者站立的情况下进行,阻力带的一头固定在墙上,在内旋和外旋位维持阻力带的张力。为能在康复后期更好地进行高强度训练,通过肩胛骨强化练习是这一阶段的重点。肩胛骨强化练习包括站立位负重耸肩、坐位负重划船和仰卧位负重前锯肌推举。最后,在肩胛骨平面开始加强

表21-3　第Ⅳ阶段（术后第6~12周）

目标	保护手术修复组织
	实现完全ROM
	正常的肩肱节律
	恢复正常的肩胛骨和肩部力量
	恢复正常的肩胛骨和肩部灵活性
	加强家庭训练计划
预防措施	避免过度被动牵拉后关节囊
	避免肩袖组织炎症
练习	主动辅助下内旋、外旋和前举
	腋下放置毛巾卷来强化内旋和外旋
	肩胛骨强化计划
	肱骨头稳定计划
	当力量恢复后的本体感觉神经肌肉促进训练
	等速训练
	背阔肌强化训练
	上肢耐力训练
辅助治疗	需要的方式
进入下一阶段的标准	彻底消除疼痛
	恢复正常的力量、灵活性和ROM
	在完全ROM时保持正常的盂肱节律

背阔肌训练，患者采用站立位，维持固定在墙上的阻力带张力。

一旦完全恢复肌肉力量，患者就可以开始在肩胛骨平面内的主动ROM训练和本体感觉神经肌肉促进训练。也可以使用上身测力计开始耐力训练。对于有氧运动，允许患者使用卧式固定自行车，但不允许使用标准固定自行车，因为放在把手上的手臂活动会在盂肱关节上产生向后的力，从而对手术修复组织造成压力。进入康复最后阶段的标准包括疼痛完全缓解，以及力量、灵活性、ROM和盂肱节律正常。

第Ⅴ阶段（第12~18周）

第Ⅴ阶段的目标是使患者恢复到其预期的运动和活动（表21-4）。可以启动跑步计划，以提高整体耐力，此阶段可允许患者使用标准固定自行车。物理治疗师应与每位患者深入沟通，制订个体化计划，以满足患者未来的功能需求。随着手术肢体受力的增加，如何避免产生疼痛的活动和采取一些特定的运动方式很重要。应逐渐增加训练量和强度。应在可耐受的情况下继续进行柔韧性训练、等速训练和耐力训练。然而，应继续避免过度拉伸后关节囊。肩袖力量强化训练可在肩关节外展90°和外旋90°的情况下进行。这对于在过顶位置需要力量的投掷运动员尤其重要。

肩关节一旦恢复正常的运动弧，可在无痛情况下灵活运动，就可以启动针对特定运动的增强式训练计划。增强式训练应根据每位患者的功能需求进行定制。通常首先开始前屈90°以下的增强式训练，然后再进行过顶练习。例如，增强式胸部传球应在进行增强式过顶训练之前完成。此外，训练量和强度应逐渐增加。如果患者反馈出现剧烈疼痛或感觉不稳定，则必须通知外科医生修改训练计划，并可能需要返回到计划的前一阶段。

最后，恢复其他部位的肌肉力量和耐力也很重要。例如，下肢和核心力量、神经肌肉控制，以及左右不平衡问题可能会改变运动员在过顶投掷过程中的受力。这一阶段的康复计划可能会增加额外强化、灵活性和协调练习，以便在返回更高级别的活动之前能

表21-4 第V阶段(术后第12~18周)

目标	实现正常的神经肌肉协调
	启动针对特定运动的训练计划
	内外旋等速强度≥另一侧
	外旋:内旋力量强度比>66%
	设定独立的专项运动计划
预防措施	通过增加针对特定运动的训练来避免疼痛
	避免过度训练
练习	上肢偏心性力量强化
	90°内旋和90°外旋力量强化
	持续柔韧性练习
	持续性等速训练
	持续耐力训练
	启动针对特定运动的训练计划
	核心及下肢力量强化
	开始增强式训练,重点是针对特定运动的动作
辅助治疗	需要的方式
进入下一阶段的标准	可以无痛地参加体育活动
	等速力量等于对侧上肢
	外旋:内旋力量强度比>66%
	设定独立的专项运动计划

解决这些问题。成功完成该阶段计划后,患者、外科医生和物理治疗师应商议评估患者回归运动的准备是否充分。患者重返赛场后应继续坚持力量和柔韧性训练,以免再次受伤。

第VI阶段(术后18周以后)

第VI阶段(康复的最后阶段)的目标是设定持续性康复计划,以防再次受伤。在患者恢复足够的ROM、力量和肌肉耐力并参加运动后,应指导他们进行家庭训练,重点是维持所获得的肩关节动态稳定性。应提供可独立进行或纳入其特定运动训练计划的练习。从现在开始,外科医生和物理治疗师可根据患者需求重新进行评估,以消除患者出现的新症状或伴发的忧虑。

重返运动指南

目前尚无被广泛接受的肩关节后脱位后重返运动的指南。相反,针对每个患者,都应根据具体情况进行处理,因为不同的运动对肩部有不同的要求,需要不同的ROM和力量强度。通常,在接受正规阶段性康复训练后,运动员可在术后5~8个月开始恢复运动。在恢复到先前的运动水平之前,患者必须在无疼痛的情况下实现完全ROM,且与对侧肩部相比应至少恢复80%的力量,这一般在肩关节后方稳定术后6~9个月达到[12]。

肩关节后方不稳定患者恢复运动和恢复到之前的运动水平的比率低于前方不稳定患者,而接触类运动员则高于投掷运动员[13,14]。Radkowski及其同事进行的一项大型前瞻性研究表明,尽管疼痛、稳定性、功能、ROM、力量和ASES评分均相似,非投掷运动员在肩关节后方稳定术后有更高的比率恢复到以前的比赛水平(27个月时,71%对55%)[15]。DeLong等最近的一项荟萃分析表明,在所有运动员中,恢复运动的比例为91.81%,然而恢复到伤前水平的比例则为67.40%[14]。在接触类运动员中,恢复运动的比例为89.33%,而恢复到伤前水平的比例为71.91%,而在手术稳定后,过顶或投掷运动员的恢复率为83.87%和

58.06%。未来,有必要对肩关节的生物力学和病理解剖学进行更深入的研究,并对投掷运动员的肩部功能性特点进行更精确的测量。那些希望恢复过顶或投掷运动的运动员应得到科学的指导。

特定运动训练

一旦达到足够的运动和力量,后续恢复运动取决于患者的功能或特定运动目标。每个患者的病理不同,对投掷、高尔夫球、网球或游泳等运动的需求也各不相同,但每种运动的核心都是相似的,即引入间歇训练计划,逐渐增加活动、力量和肌肉耐力,以实现有效和受保护的运动[16]。重要的是,康复计划不仅要包含模拟运动或特定练习,而且要以逐渐趋向于满足比赛要求的运动量或强度进行[17]。例如,三阶段间隔投掷计划可在投掷运动员术后4个月开始,其进展基于在指定距离无痛投掷恢复情况[18]。第一阶段是平地投掷,重点是力学和力量。第二阶段包括投掷土墩,从仅以50%、75%和100%的努力开始快速投掷,然后开始投掷球类,并以类似的方式推进。在第二阶段之后,如果运动员在模拟投掷后2周内保持无痛,可恢复比赛。一旦运动员恢复比赛,就必须监测其复发性疼痛和不稳定,这可能需要医生的进一步评估。

结论

关节镜下肩关节后方稳定术的术后康复遵循阶段性分期方法,每个后续阶段均建立在先前阶段达到目标的基础上。术后即刻致力于保护手术修复组织,以及减少炎症和疼痛。随着患者过渡到下一个康复阶段,目标是在不影响手术修复完整性的情况下开始早期受控制的ROM训练。第Ⅲ阶段的重点是通过等长运动来改善肩部ROM和神经肌肉激活。达到进展标准后,患者过渡到第Ⅳ阶段,此时肩部ROM、力量、灵活性和肩胛肱骨节律达到正常。第Ⅴ阶段致力于满足回归运动和活动的功能需求,包括增强式训练和特定运动训练。回归运动的标准应因人而异。恢复运动和活动后,患者进入第Ⅵ阶段,也是最后阶段,重点是努力维持肩部力量和柔韧性,以防复发不稳定和疼痛。

(张峻　译)

参考文献

1. Mair SD, Zarzour RH, Speer KP. Posterior labral injury in contact athletes. *Am J Sports Med.* 1998;26(6):753-758. doi:10.1177/03635465980260060301.

2. Robinson CM, Seah M, Akhtar MA. The epidemiology, risk of recurrence, and functional outcome after an acute traumatic posterior dislocation of the shoulder. *J Bone Joint Surg Am.* 2011;93(17):1605-1613. doi:10.2106/JBJS.J.00973.

3. Schwartz E, Warren RF, O'Brien SJ, Fronek J. Posterior shoulder instability. *Orthop Clin North Am.* 1987;18(3):409-419.

4. Ockert B, Braunstein V, Sprecher CM, Shinohara Y, Milz S. Fibrocartilage in various regions of the human glenoid labrum. An immunohistochemical study on human cadavers. *Knee Surg Sports Traumatol Arthrosc.* 2012;20(6):1036-1041. doi:10.1007/s00167-011-1686-7.

5. Woodmass JM, Lee J, Johnson NR, et al. Nonoperative management of posterior shoulder instability: an assessment of survival and predictors for conversion to surgery at 1 to 10 years after diagnosis. *Arthroscopy.* 2019;35(7):1964-1970. doi:10.1016/j.arthro.2019.01.056.

6. Bradley JP, Forsythe B, Mascarenhas R. Arthroscopic management of posterior shoulder instability: diagnosis, indications, and technique. *Clin Sports Med.* 2008;27(4):649-670. doi:10.1016/j.csm.2008.06.001.

7. Bradley JP, McClincy MP, Arner JW, Tejwani SG. Arthroscopic capsulolabral reconstruction for posterior instability of the shoulder: a prospective study of 200 shoulders. *Am J Sports Med.* 2013;41(9):2005-2014. doi:10.1177/0363546513493599.

8. Levinson M. Posterior stabilization surgery. In Cioppa-Mosca J, Cahill JB, Young Tucker C, eds. *Postsurgical Rehabilitation Guidelines for the Orthopedic Clinician.* St. Louis, MO: Mosby Elsevier; 2006.

9. Speer KP, Cavanaugh JT, Warren RF, Day L, Wickiewicz TL. A role for hydrotherapy in shoulder rehabilitation. *Am J Sports Med.* 1993;21(6):850-853. doi:10.1177/036354659302100616.

10. Graichen H, Stammberger T, Bonel H, Karl-Hans Englmeier, Reiser M, Eckstein F. Glenohumeral translation during active and passive elevation of the shoulder—a 3D open-MRI study. *J Biomech.* 2000;33(5):609-613. doi:10.1016/s0021-9290(99)00209-2.

11. Saha AK. The classic. Mechanism of shoulder movements and a plea for the recognition of "zero position" of glenohumeral joint. *Clin Orthop Relat Res.* 1983;(173):3-10.

12. Tannenbaum EP, Sekiya JK. Posterior shoulder instability in the contact athlete. *Clin Sports Med.* 2013;32(4):781-796. doi:10.1016/j.csm.2013.07.011.

13. DeLong JM, Bradley JP. Posterior shoulder instability in the athletic population: variations in assessment, clinical outcomes, and return to sport. *World J Orthop.* 2015;6(11):927-934. doi:10.5312/wjo.v6.i11.927.

14. DeLong JM, Jiang K, Bradley JP. Posterior instability of the shoulder: a systematic review and meta-analysis of clinical outcomes. *Am J Sports Med.* 2015;43(7):1805-1817. doi:10.1177/0363546515577622.

15. Radkowski CA, Chhabra A, Baker CL III, Tejwani SG, Bradley JP. Arthroscopic capsulolabral repair for posterior shoulder instability in throwing athletes compared with nonthrowing athletes. *Am J Sports Med.* 2008;36(4):693-699. doi:10.1177/0363546508314426.

16. Reinold MM, Wilk KE, Reed J, Crenshaw K, Andrews JR. Interval sport programs: guidelines for baseball, tennis, and golf. *J Orthop Sports Phys Ther.* 2002;32(6):293-298. doi:10.2519/jospt.2002.32.6.293.

17. Watson L, Balster S, Warby SA, Sadi J, Hoy G, Pizzari T. A comprehensive rehabilitation program for posterior instability of the shoulder. *J Hand Ther.* 2017;30(2):182-192. doi:10.1016/j.jht.2017.05.007.

18. Chang ES, Greco NJ, McClincy MP, Bradley JP. Posterior shoulder instability in overhead athletes. *Orthop Clin North Am.* 2016;47(1):179-187. doi:10.1016/j.ocl.2015.08.026.

第22章

肩关节后方稳定术后重返赛场

Tracey Didinger, Jennifer Reed, Eric McCarty

与肩关节前方不稳定相比,肩关节后方不稳定相对少见。后方不稳定占肩部不稳定的 2%~10%[1-3]。Hawkins强调了复发性肩关节后脱位和半脱位之间的区别[4]。运动员经常在肩关节屈曲内收和内旋位置时遭受对肩关节前方的直接打击,从而发生创伤性肩关节后脱位。有些运动员可能有全身韧带松弛,这会导致重复性微创伤,发生RPS。RPS可见于过顶运动员、游泳运动员、举重运动员、足球边锋和网球运动员等[5,6]。

除进行全面的病史询问和体格检查外,医生在评估患者肩关节后方不稳定时应重点检查患者肩部以外的症状。患者经常主诉肩部在前屈、内收和内旋时会激发疼痛[7]。正如Pollock和Bigliani所指出的[8],在最终需要手术的运动员中,有2/3是在运动外出现肩部症状的,尤其是当手臂高于肩部时。总之,在考虑运动员的术后康复和重返赛场时,了解运动员的运动、肢体位置、未来目标和要求非常重要。

第19章和第20章讨论了肩关节后方不稳定治疗的较多细节。然而,许多学者建议对非创伤性肩关节后方不稳定进行保守治疗[4]。这包括至少6个月的物理治疗,重点是恢复肩关节ROM并增强肩部动态稳定力量和控制[9]。而对于遭受外伤性后脱位的运动员,往往需要外科手术进行干预。

本章将重点关注肩关节后方稳定术后的阶段性康复,目标是重返赛场,应记住这些阶段性康复并不需要严格按顺序进行,因为在整个过程中存在重叠。外科医生、运动员和物理治疗师的团队合作非常重要。在整个恢复的初始阶段,在肩关节固定促进修复愈合,以及活动防止僵硬和肌肉萎缩之间存在复杂的平衡。康复过程需要6~9个月,包括增加ROM、强化和最终针对特定运动的计划。运动员的康复目标是首先获得运动技能,并有完成运动的能力,然后在受控的情况下加强练习,最后重回比赛。

肩关节后方稳定术后康复

第Ⅰ阶段:术后前2周

手术后的初始目标包括切口愈合、控制疼痛和炎症、保护修复结构,以及尽量减少肩关节固定的影响。

在关节镜或开放肩关节后方稳定术后,应使用外展枕以旋转中立位或轻微外旋使患者佩戴吊带(图22-1)。外旋的目的是减轻张力并保护后方结构。患者可在淋浴和训练时取下吊带,其余时间使用吊带进行固定。应强调遵守吊带佩戴的必要性,尤其是在睡觉时。

在手术前进行区域阻滞麻醉可减轻术后疼痛。应告知患者术前神经阻滞通常何时会消失,以便其可预先通过口服麻醉药或消炎镇痛药来控制疼痛。在恢复阶段可使用冷敷(图22-2),特别是在最初的7~10

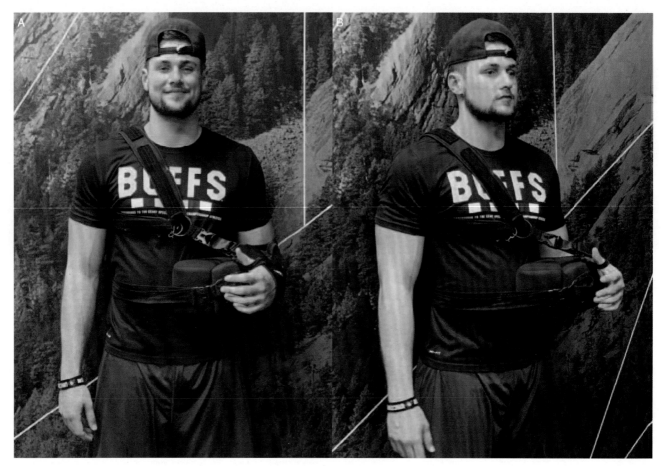

图22-1 中立位到轻微外旋的手臂吊带固定示例。

天,这对于控制炎症和疼痛很重要。建议患者在皮肤和冰袋之间放置保护层,以防对皮肤造成损伤。经皮神经电刺激也可用于治疗术后急性期及整个恢复期间的疼痛和炎症。疼痛控制很重要,因为其会干扰肌肉放电和肩胛骨动力学[10]。患者会经常抱怨使用麻醉药物的负面影响,如使用后会引起头晕、便秘和恶心等不良反应。

如前所述,在第Ⅰ阶段,在肩关节固定保护修复后组织和早期ROM之间存在微妙的平衡,早期ROM训练可避免长时间固定带来的负面影响。正如McCarty等所讨论的那样[11],轻柔的早期ROM训练还有助于预防肌肉萎缩、增加组织循环、促进愈合并减少炎症。可在肩关节悬吊固定时进行肘部、手腕和手部ROM练习,这些关节的活动无范围限制。肩部被动ROM训练可在以下范围内进行,0°内旋、20°外旋和肩胛骨平面内90°范围以下肱骨抬高。在前2周,患者应进行有支撑的Codman钟摆练习(图22-3),以帮助盂

肱关节进行被动运动。由于仰卧时肩胛骨活动受限,肩部ROM训练应在坐位或站立时进行。被动ROM训练也可由物理治疗师指导患者实施。

佩戴吊带时,患者可开始进行轻度心血管功能训练。这会有助于改善患者的精神状态,因为他们在手术后很长一段时间内上肢活动受到限制,这一训练可促进患者血液循环,以加速愈合、改善睡眠,并帮助维持整体健康。在此阶段,患者可在跑步机或平坦路面上行走或骑固定卧式自行车。

第Ⅱ阶段:第2~6周

第Ⅱ阶段的目标包括继续固定,以保护修复愈合,同时最大限度减少固定副作用,逐渐增加被动和主动辅助ROM,并开始逐渐恢复肩胛肱骨和肩胛胸力学。

患者应继续佩戴吊带6周。根据外科医生的建议,患者可能会在第5周后开始在无吊带保护的情况

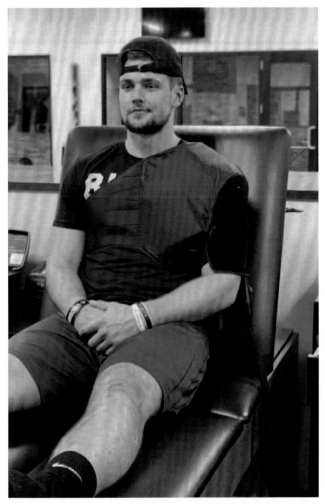

图 22-2 应在整个康复过程中使用冷敷疗法,尤其是在最初的 7~10 天,以帮助消炎。

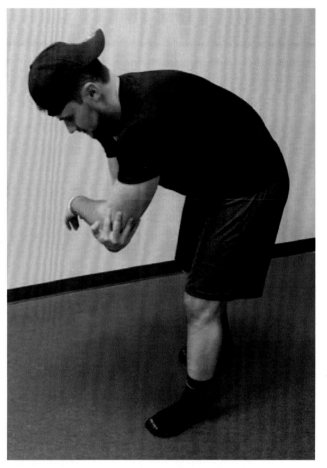

图 22-3 支持 Codman 被动 ROM。指导患者充分放松盂肱关节周围的肌肉,让躯干的重力和运动产生手臂的被动运动。

下入睡。如前所述,患者可在淋浴和日常训练时取下吊带。

在恢复的第 Ⅱ 阶段,患者应停用所有麻醉性止痛药。患者应根据需要继续使用抗炎药、冷敷疗法和经皮神经电刺激。

在整个第 Ⅱ 阶段应进行不受辅助的 Codman 和桌面滑船活动,以继续增加肩部 ROM。被动 ROM 应保持在以下预防措施范围内,并应注意适当的肩胛骨运动。患者应逐渐增加被动和主动辅助前屈,从 90° 到 120°,被动/主动辅助外展到 90°,到第 4 和第 6 周时,在肩胛骨平面抬高到 120° 和 140°。患者应避免同时外展和内旋,以及水平内收,以免对后部修复结构产生应力。可使用多种技术,包括手动操作、滑轮和手杖辅助来增加 ROM。

在这一个阶段,重点应放在恢复适当的肩胛肱骨和肩胛胸力学上。患者应避免肩胛骨的代偿运动,并进行肩胛骨上提、前伸、后缩、下压和向上旋转动作训练。这些训练可在有或无吊带保护下进行。

次最大程度等长运动从 2 周后开始,然而,应避免外旋。患者应继续在固定(卧式或直立式)自行车上训练或步行,同时佩戴吊带进行心血管训练。

第 Ⅲ 阶段:第 6~12 周

第 Ⅲ 阶段的目标是在 12 周内获得完全无痛的被动和主动 ROM,并恢复正常的盂肱和肩胛胸力学。

患者可在第 6 周时停止使用吊带,或在第 6~7 周时逐渐停止使用。最好建议患者在人员众多的场所或术后 6~8 周外出旅行时依然要佩戴吊带进行保护。这对于中高强度运动员尤其重要,他们可能在人员众多场所行走的机会较多。

在第Ⅲ阶段，患者可以无限制地被动/主动辅助前屈。可开始所有平面的主动运动，但一般保持在被动限制范围内。继续进行桌子和墙壁划船活动，进行滑轮和手杖练习，以逐渐增加ROM。

从第6周开始，患者可以开始抗阻等长训练，但不允许外旋。也可开始进行渐进式抗阻运动（PRE），但不能内旋/外旋。患者可继续进行肩胛骨稳定练习，包括伸展和收缩。

到第8周，患者手臂侧方可在被动/主动辅助下将内旋增加到30°，在外展45°时，被动/主动辅助下将内旋增加到30°。继续进行主动运动，并通过治疗带进行抗阻练习。

在第10周时，患者可无限制地被动和主动内旋。也可开始内旋及外旋PRE。在第10~12周时，患者可开始进行对墙俯卧撑练习（图22-4）。

在第Ⅲ阶段，在无痛ROM内可添加无阻力的上身测力计（UBE）。患者可继续骑固定自行车或在跑步机上行走。随着第Ⅲ阶段的进展，如果无疼痛，可以使用椭圆机。8~10周后，患者可以慢跑。

除增加ROM外，在第Ⅲ阶段内应继续关注肩胛肱骨和肩胛胸壁肌肉的训练，包括中下斜方肌、前锯肌、菱形肌和肩袖肌肉。

第Ⅳ阶段：第12~20周

到第Ⅳ阶段，患者应拥有完全无痛的被动和主动ROM。如果未达到这些目标，可将重点放在手法治疗和拉伸上，逐渐恢复所需的ROM。12周时，肩关节有轻微僵硬是可接受的，无须担心。可以开始内旋拉伸，包括卧位拉伸。第Ⅳ阶段的目标包括提高力量、爆发力、耐力和神经肌肉控制。

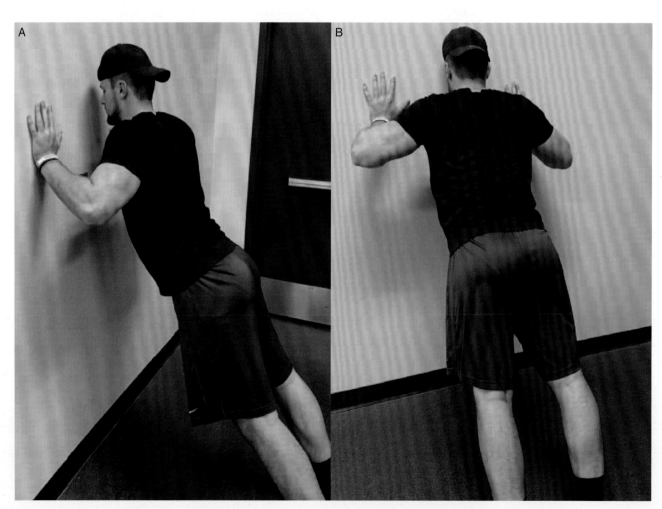

图22-4 对墙俯卧撑从术后第10~12周开始，并在整个康复过程中循序渐进进行。

在第Ⅳ阶段应越来越重视加强运动,为特定运动做好准备。PRE包括肱二头肌弯举、肱三头肌伸展、俯卧划船运动、高位下拉,以及在中立和90°外展时加强肩袖力量。继续逐渐增加抗阻和功能性运动模式训练。从墙壁式俯卧撑,到桌子上的倾斜俯卧撑,到箱子上的倾斜俯卧撑,最终达到标准俯卧撑,可以实现渐进式进步。可适当使用无痛技术,以确保在每一阶段均能取得预期进展。在所有练习中要继续关注适当的肩胛胸力学。继续使用UBE,增加阻力和持续时间。在使用UBE时,患者可从坐位过渡到站立位。

患者可逐渐增加下肢活动,为恢复运动做准备,包括跳跃和敏捷性训练。

随着第Ⅳ阶段的进展,以及患者力量和耐力的增加,当患者恢复运动时,可根据患者的肩部运动需求量身制订训练计划。应注意全身运动模式,以优化肩部的神经肌肉训练和耐力。例如,患者可能需要根据其特定运动需求,将基础支撑从两条腿站立改为单腿站立。

在准备进行运动专项训练时,可在第4~5个月时开始进行等速训练,目标是在第5~6个月进行等速测试。等速测试可提供客观反馈,患者和治疗师可在康复过程中根据测试结果调整训练[12]。

第Ⅴ阶段:20周以后

第Ⅴ阶段是向特定运动训练过渡,其最终目标是使患者不受限制地重返赛场。在运动员恢复到不受限制的比赛水平之前,肩部必须拥有力量、动态稳定性和耐力。正如McCarty等[11]先前发表的研究所述,重返比赛的"理想"标准是几乎无/无疼痛、接近正常的ROM和力量,以及具有正常完成功能的能力和特定技能。此外,评估运动员对肩关节的自信程度也非常重要。WOSI指数可用于评估患者生理和心理的康复情况[13]。主观评分是评估一般骨科患者或碰撞运动员肩部稳定性的有效指标。

一些测试被开发用于评估运动员及其重返运动的准备情况。

落球测试(图22-5):这一测试由Wilk[14]设计,用于评估耐力、快速移动的能力和动态稳定性。测试是在俯卧位使用2磅重的球进行的,测试手臂完全脱离支撑。在30s内,计算捕获和释放球的次数,然后比较

患侧和健侧的表现百分比。满意的分数为优势肢体较非优势肢体高110%或更高。

俯卧撑测试:该测试是衡量上半身和肩关节复合体肌肉耐力的指标。通过标准俯卧撑姿势,测试运动员在60s内的俯卧撑次数(离地面一拳距离为正确姿势)。进行两轮测试,中间休息1min。期望重返赛场的运动员可在第二轮测试期间做更多的俯卧撑[15]。

闭合动力链上肢稳定性试验(CKCEUST)(图22-6):CKCUEST是衡量上肢上1/4稳定性、敏捷性和力量的指标。患者处于俯卧撑姿势,双手分开36英寸,放在运动胶带上。患者双手交替伸过身体触摸另一只手下方的胶带。记录15s内斜挎触摸的次数[16]。总共需要21次斜跨触摸才能"通过"该测试。

一次性重复最大卧推测试:该测试用于评估上肢力量。该测试评估在无代偿、滞后或替代的情形下的对称性表现。如果可以获得受伤前的一次重复最大推举分数,则可以确定功能强度[17]。预期目标是受伤前完成的前一次重复最大值的75%。

单侧拉力测试:使用拉线机,每侧手臂进行20次站立位后拉,评估拉动过程中的效率和不平衡。该测

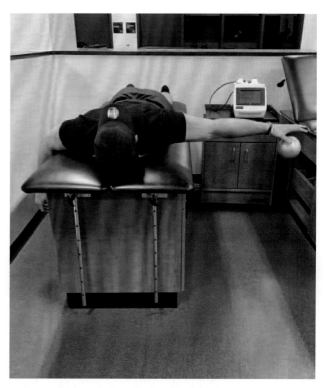

图22-5　落球测试用于衡量耐力、快速移动的能力和动态稳定性。

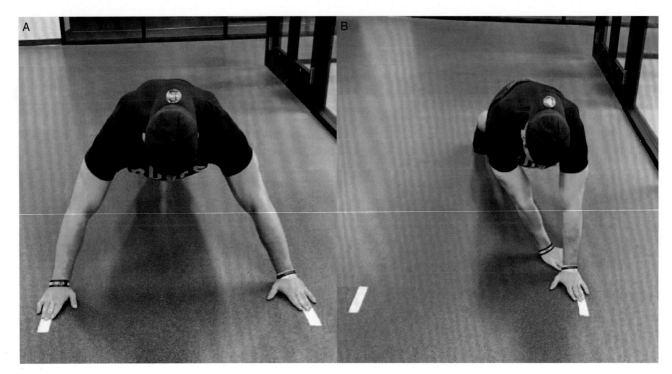

图22-6 CKCEUST用于测试上肢稳定性、敏捷性和力量。

试可用于评估是否存在不期望的运动代偿，并对左右侧进行比较[18]。

单侧推力测试：该测试可用于评估推动活动期间的运动效率和不平衡。使用绳索机，每只手臂重复20次。该测试可用于测试运动员的推力，以及是否存在不期望的运动代偿[18]。

Wilk等[14]之前讨论了运动员的表现、练习和比赛的顺序。功能表现是肩关节不稳定康复的一部分。表现训练包括反映运动需求的特定运动训练。运动员应表现出在保持肩部稳定的同时，能无症状地进行更具挑战性的特定运动的能力。接下来，运动员开始在受控制的环境中练习。练习应循序渐进，增加时间、强度和重复次数。一旦运动员获得最大的强度和训练，就可以参加练习赛或混合赛。成功完成前两个步骤后，运动员可返回比赛。

重返赛场的建议时间根据运动方式而有不同。对于投掷运动员，可在6个月时开始轻微的过顶投掷，并在7个月时逐步增加力量进行投掷。当运动员能够全速投掷2周且未感到不适时，可恢复无限制的投掷运动[19]。游泳运动员最初在6~7个月时开始自由泳或蛙泳，通常在9个月时恢复蝶泳和仰泳。网球运动

应在6~7个月时开始进行低强度的过顶击打，并在8~9个月时进行有力的过顶击打。最后，接触类运动员一般在6个月表现出完全无痛ROM、力量、爆发力和耐力后可恢复运动。运动员在返回比赛时通常不使用安全带，但如果运动员想在第一次重新开始时使用安全带，也可根据具体情况偶尔使用。

医疗团队和运动员关系在康复中的作用

不应低估医生的作用，以及他们与运动员、物理治疗师和运动教练间沟通的重要性。在受伤和术后期间，医生对运动员进行多次随访至关重要，以确保运动员能逐渐进步，并根据需要及时调整康复计划。有时需要更积极的治疗，有时对过激的康复训练需要放慢速度。与物理治疗师和运动教练的积极沟通将有助于推进康复进程。此外，运动员在手术和康复过程中也会经常出现心理问题，这也非常具有挑战性。运动员可能会出现抑郁症，在康复过程中，运动员需要持续得到鼓励和支持。参与照顾运动员的每个人都必须保持积极的态度并帮助运动员努力度过这段康复时期，这一点至关重要。

结论

总之,需反复强调外科医生、运动员、物理治疗师和运动教练之间进行团队合作在运动员肩关节后方稳定手术后恢复运动过程中的重要性。通过完整的康复方案使运动员恢复ROM、力量、爆发力和耐力,对于重返高水平的比赛必不可少。

(张峻 译)

参考文献

1. Antoniou J, Duckworth DT, Harryman DT II. Capsulolabral augmentation for the management of posteroinferior instability of the shoulder. *J Bone Joint Surg Am.* 2000;82(9):1220-1230. doi:10.2106/00004623-200009000-00002.

2. McLaughlin HL. Posterior dislocation of the shoulder. *J Bone Joint Surg Am.* 1952;34(3):584-590.

3. Bottoni CR, Franks BR, Moore JH, DeBerardino TM, Taylor DC, Arciero RA. Operative stabilization of posterior shoulder instability. *Am J Sports Med.* 2005;33(7):996-1002. doi:10.1177/0363546504271509.

4. Hawkins RJ, Koppert G, Johnston G. Recurrent posterior instability (subluxation) of the shoulder. *J Bone Joint Surg Am.* 1984;66:169.

5. Bradley JP, Baker CL III, Kline AJ, Armfield DR, Chhabra A. Arthroscopic capsulolabral reconstruction for posterior instability of the shoulder: a prospective study of 100 shoulders. *Am J Sports Med.* 2006;34(7):1061-1071. doi:10.1177/0363546505285585.

6. Mair SD, Zarzour RH, Speer KP. Posterior labral injury in contact athletes. *Am J Sports Med.* 1998;26(6):753-758. doi:10.1177/03635465980260060301.

7. Tibone JE, Bradley JP. The treatment of posterior subluxation in athletes. *Clin Orthop Relat Res.* 1993;(291): 124-137.

8. Pollock RG, Bigliani LU. Recurrent posterior shoulder instability. Diagnosis and treatment. *Clin Orthop Relat Res.* 1993;(291):85-96.

9. Hurley JA, Anderson TE, Dear W, Andrish JT, Bergfeld JA, Weiker GG. Posterior shoulder instability: surgical versus conservative results with evaluation of glenoid version. *Am J Sports Med.* 1992;20(4):396-400. doi:10.1177/036354659202000405.

10. Hallström E, Kärrholm J. Shoulder rhythm in patients with impingement and in controls. *Acta Orthop* 2009;80(4):456-464. doi:10.3109/17453670903153543.

11. McCarty EC, Ritchie P, Gill HS, McFarland EG. Shoulder instability: return to play. *Clin Sports Med.* 2004;23(3):335-351, vii-viii. doi:10.1016/j.csm.2004.02.004.

12. Ellenbecker TS, Davies GJ. The application of isokinetics in testing and rehabilitation of the shoulder complex. *J Athl Train* 2000;35(3):338-350.

13. Kirkley A, Griffin S, McLintock H, Ng L. The development and evaluation of a disease-specific quality of life measurement tool for shoulder instability. The Western Ontario Shoulder Instability Index (WOSI). *Am J Sports Med.* 1998;26(6):764-772. doi:10.1177/03635465980260060501.

14. Wilk KE, Arrigo CA, Bagwell MS. Shoulder instability rehabilitation and return to sport. In: Arciero, Cordasco, Provencher. *Shoulder and Elbow Injuries in Athletes: Prevention, Treatment, and Return to Sport.* Philadelphia: Elsevier; 2018:178-201.

15. Department of the Army. Army Regulation 350-1, Army Training and Leader Development, Washington, DC: Headquarters, Section VI, Army Training Programs, 1-24. *Army Phys Fitness Train.* December 2009; 10-13.

16. Tucci HT, Martins J, Sposito Gde C, Camarini PM, de Oliveira AS. Closed Kinetic Chain Upper Extremity Stability test (CKCUES test): a reliability study in persons with and without shoulder impingement syndrome. *BMC Musculoskelet Disord.* 2014;15:1. doi:10.1186/1471-2474-15-1.

17. Seo DI, Kim E, Fahs CA, et al. Reliability of the one-repetition maximum test based on muscle group and gender. *J Sports Sci Med.* 2012;11(2):221-225.

18. Clark MA, Sutton BG, Lucett SC. *NASM Essentials of Personal Fitness Training.* 4th ed. Burlington, MA: Jones and Bartlett Learning; 2014.

19. Radkowski CA, Chhabra A, Baker CL III, Tejwani SG, Bradley JP. Arthroscopic capsulolabral repair for posterior shoulder instability in throwing athletes compared with nonthrowing athletes. *Am J Sports Med.* 2008;36(4):693-699. doi:10.1177/0363546508314426.

第4篇

肩关节不稳定的特殊问题

第23章

肩关节镜下稳定术的翻修

Craig R. Bottoni, Zackary Johnson

对年轻运动员肩关节不稳定的关节镜治疗能否获得成功仍然是一个挑战,尤其是对那些参加接触或过顶运动的患者。肩关节的大范围活动允许运动员完成许多令人难以置信的动作,但这也要为此付出代价。这种过度的自由运动可能易使肩关节出现不稳定,这可能会导致运动员失去活动能力。传统开放手术治疗不稳定允许直接观察并缝合损伤的盂唇(图23-1)。随着关节镜技术的发展,镜下治疗盂肱关

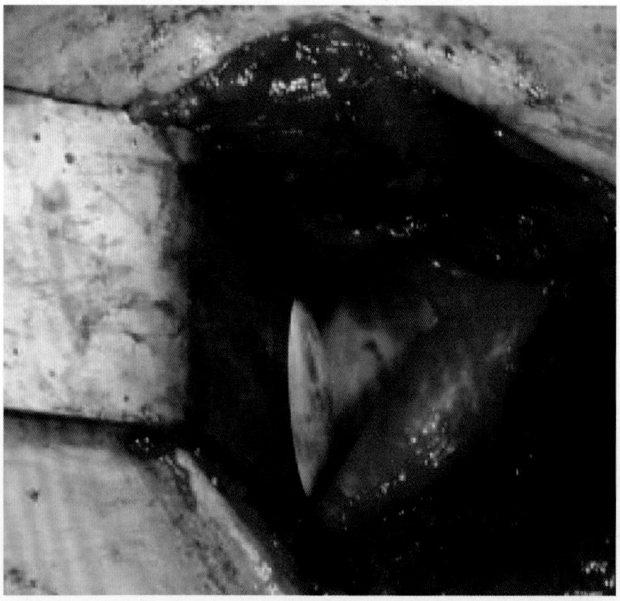

图23-1 经三角肌入路开放式Bankart修复,这是传统上治疗肩关节不稳定的经典手术。

前方不稳定的方法逐渐转变为标准术式。关节镜技术的不断改进已使其与传统开放技术等效,但仍会有一些患者发生复发性盂肱关节不稳定。本章的重点是介绍哪些因素可能导致初次关节镜手术失败,以及在随后进行翻修稳定术之前应考虑哪些选择。

关节镜稳定术失败后的患者是一项具有挑战性的难题,需要认真进行评估。关于如何治疗失败的镜下肩关节稳定术患者存在相当多的争论。传统观点建议通过开放式稳定手术治疗,这一建议最近受到了质疑,越来越多的外科医生正在考虑为关节镜稳定失败的患者再次进行关节镜下翻修。关节镜稳定术后翻修术的失败率高于初次修复,但其可通过仔细评估、周密计划并采用适当的技术来降低失败率。了解稳定术失败的原因是翻修术的关键。失败的原因有多种,每个原因都可能对整个过程产生影响。本章将回顾失败的潜在病因,推荐如何正确评估失败的稳定术,然后对关节镜下翻修手术的选择提出建议。

关节镜和Bankart损伤

反复出现的盂肱前方不稳定一直是运动员面临的重大问题,尤其是在需要做过顶运动的运动中。传统开放式稳定手术在20世纪90年代慢慢发生改变,因为当时肩关节镜手术越来越流行。最初,复发性肩关节前方不稳定的关节镜稳定术导致的失败率比开

放技术报道的失败率高得多。较高的失败率很可能与对肩关节脱位后的病理解剖了解有限、关节镜设备的条件限制，以及当时关节镜下 Bankart 修复经验不足有关。首次尝试关节镜手术治疗肩关节不稳定时，术者只进行了非解剖修复。Walch 等[1]于 1995 年报道了 Morgan 经关节镜下关节盂缝合技术（图 23-2）。在他们的系列病例中，有 49% 的不良结果率，复发性脱位或半脱位的人数相同。Grana 同样报道了镜下关节盂缝合技术的复发率为 44%[2]。与当时普遍接受的开放手术成功率超过 90% 相比，许多学者强烈反对关节镜下稳定术[1]。用于解决肩关节前方不稳定的其他关节镜技术也令人失望，且高失败率令人无法接受。Lane 在 1993 年报道了使用关节镜吻合钉囊成形术的复发率为 33%，并注意到该手术的严重并发症[3]。随着关节镜技术的发展，植入物主要是不断改进的缝合锚钉，关节镜下稳定术很快成为标准治疗。从那时起，多项研究发现关节镜下 Bankart 修复的结果与开放技术相当。Tjoumakaris 及其同事在 2006 年回顾性比较了开放式和关节镜技术，发现患者报道的结果评分和复发性不稳定两者相当[4]。Bottoni 等前瞻性地研究了开放式与关节镜下稳定术，发现两者有相同的失败率，并注意到开放式组中肩关节运动范围的丢失会增加[5]。关节镜手术疗效的提升可能和我们对复发性前方不稳定相关的病理解剖学的深入了解、关节镜设备的改进，以及在镜下治疗方面有更多的经验积累有关。

关节镜技术的进步提高了疗效，但在关节镜稳定术后仍会出现复发性肩关节不稳定。关节镜下使用现代缝合锚钉技术对 Bankart 损伤进行修复后的复发率报道为 10%~15%。然而，已经发现一些特定人群在关节镜稳定术后具有更高的失败率，如过顶运动员、接触运动员、肱骨和（或）关节盂骨质缺失者、全身韧带松弛患者，以及年轻患者。传统观点是建议对失败的关节镜稳定手术采用开放式手术进行翻修。但近来已经有不少报道显示在关节镜下翻修可取得良好的效果。2009 年，Boileau 等对 22 例在先前开放式稳定术失败后接受关节镜翻修手术的患者进行了一系列研究，发现结果为良好或极好的为 85%[6]。Barnes 及其同事评估了 18 例肩关节在开放或关节镜稳定术失败后进行关节镜翻修手术的患者，在平均 38 个月的随

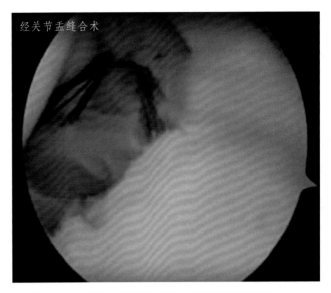

图 23-2　使用经关节盂缝合的早期关节镜下稳定术。

访中，94% 的患者肩关节保持稳定[7]。

肩关节稳定术翻修成功的一个关键因素是了解最初手术失败的原因。仔细评估复发性不稳定的可能病因，然后制订解决这些问题的计划是成功的关键。温斯顿·丘吉尔曾说："那些不能从过去吸取教训的人注定要重蹈覆辙。"关节镜稳定术翻修也是如此。了解关节镜稳定术发生失败的原因是第一步，然后是解决新的或以前未识别的病理过程。Boileau 等评估了导致关节镜稳定术失败的因素。在对 91 例关节镜下稳定术的病例研究中，他们发现相对典型的失败率为 15%。其中，他们发现失败的最显著风险因素是关节盂或肱骨侧骨质丢失，其次是固定中使用的锚钉数量，这表明原先的技术不是最佳的[8]。与肩关节稳定术失败有关的其他因素是其他软组织损伤未得到修复，如前盂唇韧带骨膜袖撕脱伤（ALPSA）、盂唇关节侧断裂（GLAD）、盂肱韧带撕脱伤（HAGL）或无法识别的后方不稳定。

关节盂骨缺损

在过去 10 年中，盂肱关节中关节盂和（或）肱骨头骨缺损被认为是关节镜下稳定术失败的潜在病因。关节盂骨质丢失的发生有多种原因，但一般都是由外伤性盂肱关节脱位或相应的损伤所致。最初的盂肱关节脱位通常会导致前下关节盂连同附着的盂唇发

生骨性撕脱,称为骨性Bankart损伤(图23-3)。这种撕脱的大小可能会有所不同,但会导致肱骨头在一个更狭窄的关节盂上活动。由于反复发生不稳定,也可能会导致骨缺损。这些反复出现的半脱位会随着时间的推移侵蚀关节盂骨组织,也会导致关节盂狭窄。

评估关节盂的骨质缺损对于制订关节镜Bankart损伤翻修手术计划至关重要,因为它会影响翻修中使用的技术、改变关节镜手术过程或暂缓对患者进行关节镜翻修手术。关节盂骨缺损的识别和随后的量化仍然是一个挑战。最佳成像方式和关节盂骨丢失的量化技术仍然存在争议。

影像学检查

关节盂骨缺损的评估可以有多种方法。传统肩部三平面X线片可发现骨缺损,但其通常无法对关节盂骨缺失进行量化。Garth等描述了心尖斜切面位摄片[9],患者取坐位,健侧肩部与暗盒呈45°角,使X线平行于关节盂关节面和正常前倾的肩关节投射,光束从头部到足部呈45°角。在理想摄片上,喙突应看起来像一个环。作者证实该位置摄片比标准三平面视图X线片能更好地显示较大的骨性Bankart损伤及Hill-Sachs损伤,但无法较好地显示较小的磨损性骨缺损。最初由Rokous及其同事描述的西点位片是对腋窝位

片的改良[10](图23-4)。患者取俯卧位,患侧肩关节距桌子约3英寸。手臂外展90°,前臂悬于桌旁,X线从水平方向向下、向内25°,平行于关节盂关节面投射。最后,Didiée位片是嘱患者取俯卧位,患侧手臂外展,将患者的手放在背侧髂嵴上,X线从外侧呈45°角向内侧投射[11]。作者发现这是评估骨性Bankart损伤的有效摄片,但对Hill-Sachs损伤观察不理想。同样,这些摄片可为关节盂骨缺损提供线索,但在量化方面是不够的。其对拍摄技术要求较高,特别是在关节盂形状异常的患者很难获得理想摄片(表23-1)。

CT,尤其是计算机辅助的3D重建,已成为评估和量化关节盂骨缺损的金标准。由于肩部解剖结构的变异性,尤其是关节盂的变异,2D CT在准确量化关节盂骨缺损方面的应用受到限制,这需要调整成像方向。关节盂CT成像及随后对骨缺损的准确量化取决于患者肩关节的正确方向,特别是置于CT机架中的关节盂方向。这完全取决于操作者,轻微错位会显著影响骨缺损的评估。CT图像可通过软件重建,以实现关节盂的3D可视化。3D CT提供了评估骨缺损的最佳技术,因为其允许进行肱骨头减影和关节盂的孤立成像。对于初始关节镜下稳定术失败并怀疑有骨缺

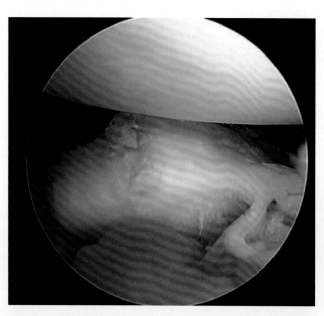

图23-3 关节镜下骨性Bankart损伤中明显的关节盂骨缺损。

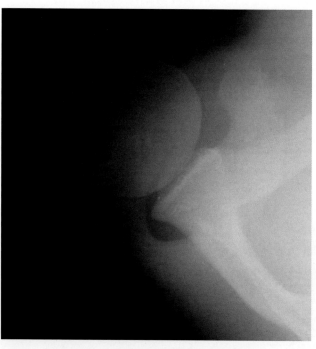

图23-4 西点位视图显示关节盂骨缺损。

损的患者,应通过 3D CT 获得模型,以正确评估骨缺损,然后再考虑翻修(表 23-2;图 23-5)。

已经有几种使用 CT 和 3D 重建来量化关节盂骨缺损的技术[12]。大多数技术依赖于以下假设:关节盂的下 2/3 形成一个真实的圆形,裸点大致位于中心[13]。Chuang 及其同事分别描述了叠加模拟圆法和 Pico 法,这两种方法都依赖于对侧肩部的成像,并将拟合圆面积与受伤和未受伤的关节盂进行比较来计算关节盂骨缺损[14](图 23-6)。由于需要对健侧肩部进行成像,这些方法会使患者暴露在额外的辐射中。其他方法,如 Barchilon 描述的比率法和 Sugaya 描述的裸区前后距离法依赖于距离而非面积[15]。这两种方法都依赖于这样的假设,即通过定位交点,可在成像中粗略近似定位裸点,即沿关节盂长轴绘制的线和水平穿过关节盂最宽点的线的交点。比率法通过将裸点到前部病变的距离除以以裸点为中心的最佳拟合圆的半径来计算骨缺损。裸区距离法是通过测量裸点到关节盂后缘的距离和裸点到前方病变的距离来计算骨丢失的百分比。Sugaya 等[15]描述的表面积法使用数字软件测量最适合的关节盂圆面积和缺损面积,以计算骨缺损的百分比。此外,Gerber 和 Nyffeler 发现,如果测量骨性 Bankart 损伤的长度并发现其大于最佳拟合圆的半径,则关节盂对抵抗脱位的能力将是其原始阻力的70% 或更少[16]。

分类和治疗

关节盂骨缺损是关节镜下稳定术失败的常见原因,因此,应在任何翻修手术之前对其进行评估,如果存在,在翻修前应量化并考虑所有影响翻修的可能情况。同时,在关节镜下也可测量骨缺损,这有助于在

表 23-1 用于评估骨缺损的专业可视化 X 线片视图

视图	技术	应用
心尖斜切面位	患者取坐位,健侧肩部与暗盒呈 45°角,X 线从头部到足部呈 45°角	关节盂骨缺损 Hill-Sachs 损伤
西点位	患者取俯卧位,患侧肩关节距桌子约 3 英寸。手臂外展 90°,前臂悬于桌旁。X 线从水平方向向下、向内 25°投射	关节盂骨缺损 Hill-Sachs 损伤
Didiée 位	患者取俯卧位,患侧手臂外展,将患者的手放在背侧髂嵴上。X 线从外侧到内侧呈 45°角	关节盂骨缺损
Stryker Notch 位	患者取仰卧位,手放在头顶,X 线指向头侧 10°	Hill-Sachs 损伤

X 线片可用于检测,但不能用于定量。

表 23-2 使用 CT 计算骨缺损的方法

方法	描述
叠加模拟圆法	将叠加的受伤和未受伤肩部的最佳拟合圆进行面积比较,以确定骨缺损的百分比
Pico 法	将未受伤肩部最佳拟合圆(A)叠加在受伤肩部(D)以确定缺损大小。计算骨缺损的百分比(D/A × 100%)
比率法	测量最佳拟合圆(R)的半径和从中心到前部病变(d)的距离。使用比率 d/R,并根据表述确定骨缺损的百分比
距裸区距离法	测量从裸区到前部病变(A)和从裸区到后关节盂(B)的距离 骨缺损(%) = [(B − A)/2B] × 100%
表面积法	仅适用于受伤肩关节的最佳拟合圆。使用数字测量方法来确定骨缺损的百分比
Bankart 长度法	在受伤的肩关节上绘制最合适的圆圈。测量圆半径(R)和骨性 Bankart 损伤长度(x)。如果 x > R,则抵抗脱位阻力<未受伤肩关节的 70%

3D CT 最适于测量。

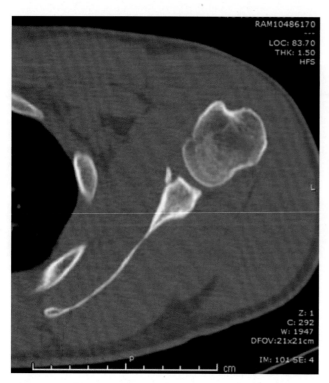

图23-5 在轴位肩关节CT上显示骨性Bankart损伤。(Reprinted with permission from Kyong Su Min, MD.)

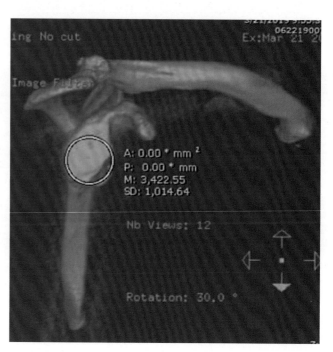

图23-6 关节盂下2/3的最佳拟合圆来显示骨缺损。

术中进一步确认手术计划。为了方便在肩关节镜下测量骨缺损,可从后入路插入一个刻度探针,用于测量裸露点到关节盂前缘和到关节盂后缘的距离。假设裸点位于关节盂中心,则可以计算出骨缺损。如果裸点低于关节盂下2/3的水平轴,则骨缺损将被高估,但这种情况并不常见。此外,一些学者提出,裸点通常位于关节盂的真正中心点偏前,或有时根本不存在。Barcia及其同事评估了关节盂裸点,发现只有48%的肩关节可见裸点,且只有37%位于中心[17](图23-7)。因此,这种技术是确定的,但并不推荐依据此来确定治疗方案。

一旦骨缺损量得到量化,下一步就是选择适当的方法来解决反复出现的不稳定问题。已经有报道提出关节盂骨缺损的"关键"阈值,但何时建议进行骨增强手术的临界值仍不清楚。传统上,20%~25%的骨缺损已被用作行关节镜下稳定术的阈值。Burkhart等指出关节盂呈倒梨形形态,他们认为骨缺损达到28%,在关节镜前方稳定术后的复发率为67%[18,19]。相反,Porcellini及其同事发现,骨缺损≤25%患者接受关节镜下稳定术,在2年的随访中,肩关节依然稳定的占

92%[20]。然而应指出的是,这项研究着眼于急性损伤。在复发性肩关节不稳定中,关节盂骨缺损阈值可能较低,因为它们已被证明失败过。Shaha等根据治疗结果而非复发性不稳定重新检查了严重的骨缺损和失败率,他们发现13.5%~20%的骨缺损会导致患者出现更差的结果[21]。Provencher等在2010年的一篇综述中提出了一种观点,即0~15%的骨缺损可通过关节镜治疗[12]。关节盂的一个小的撕脱碎片(称为骨性Bankart损伤)未得到处理,可能是另一个失败原因。即使在小的骨性病变,尽可能在修复中将碎骨块一同缝合会有助于愈合,尤其是在翻修手术中(图23-8)。急性损伤时,骨碎片通常更容易移动并固定到关节盂上。在翻修手术时,残留的骨碎片质量和大小是不同于新鲜损伤时的。对骨碎片本身进行仔细的术前评估很重要。如果存在不完整或通过纤维连接的大骨碎片,则必须确定其是否可被移动并可一同修复。如果是这种情况,应在术中对骨碎片进行相应处理,以确保在修复后能实现骨愈合。但在翻修手术时,骨缺损通常是磨损性的,剩余的骨碎片可能是不完整且无法复位的,或可能已经发生了显著的再吸收,在这种情况下,可能需要进行骨增强手术。

骨缺损超过25%的患者很可能需要进行骨增强

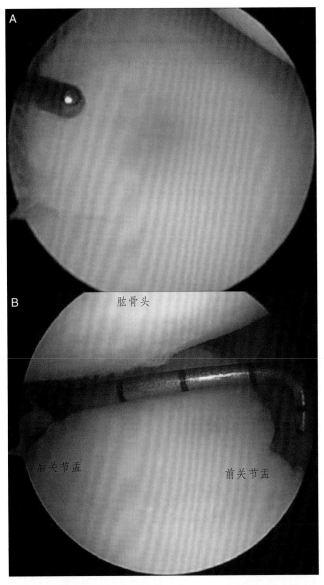

图23-7　关节镜下观察关节盂裸区图。

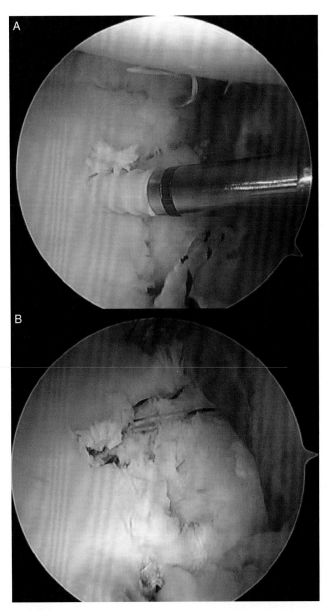

图23-8　（A）在关节盂表面放置锚钉,将骨碎片连同Bankart损伤缝合在关节盂上。(B)使用缝合锚钉在关节盂边缘重新固定损伤的骨片,恢复原来的关节盂形态。(Reprinted with permission from Kyong Su Min,MD.)

手术。传统上可使用喙突转移（Bristow术或Latarjet术）或自体髂嵴移植,通过开放式三角肌胸大肌入路方法进行。最近一些学者报道了关节镜下喙突移植。关节镜Latarjet术最初由Lafosse等描述,并展示了良好的应用前景[22]（图23-9）。在他们的研究中,91%的患者预后较好,平均恢复运动的时间约为10周。关节镜下Latarjet术的优点包括能够通过微创技术提供骨增量,以及能够轻松观察关节盂表面,从而使移植物正确对齐。放置不当的移植物可能会发生早期关节病或移植物吸收。Lafosse及其同事发现,他们在关节镜下放置的移植物80%与关节盂平齐。益处显而易见,

但这一手术在技术上非常具有挑战性,应由技术熟练的关节镜医生完成。

Hill-Sachs损伤

　　盂肱关节前脱位后的另一个骨缺损是肱骨头后外侧压缩性骨折,其发生于肱骨头撞击相对较硬的前下关节盂时。这一发现最初由Hill和Sachs于1940年

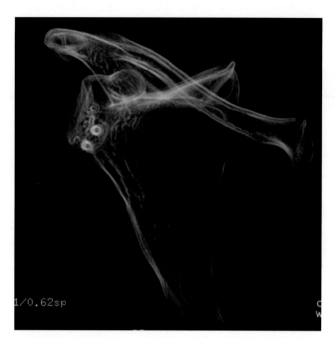

图23-9　金属减影CT显示喙突转位至关节盂前(Latarjet术)，以治疗关节盂骨缺损。

描述[23]。这是急性或慢性肩关节不稳定中另一个存在骨缺损的部位，可导致初始稳定手术失败。在大多数复发性不稳定的情况下存在Hill-Sachs损伤，但其可能仍未被识别，因此未被解决。Yiannakopoulos等在一项关节镜研究中发现，93%的慢性不稳定患者存在Hill-Sachs损伤[24]。

影像学检查

　　Hill-Sachs损伤在常规三平面视图肩部X线片中很容易被遗漏，但如前所述，可使用专门的X线片更好地观察这些病变，如顶端斜位片或西点腋窝侧位片。此外，Stryker切迹位片通过内旋肱骨可很好地观察Hill-Sachs损伤，此时X线与病变平齐[25]。通常需要较好的成像技术来识别和量化病变。Hill-Sachs损伤在MRI上较容易识别，但量化病变的最佳成像是通过3D CT重建(图23-10)。除关节盂骨缺损外，Hill-Sachs损伤的存在可能是稳定术后发生复发性不稳定的主要病因，因为肱骨头缺损更容易嵌入变窄的关节盂前缘引起脱位(见表23-1)。

分类和治疗

　　传统上，治疗Hill-Sachs损伤的标准是基于肱骨

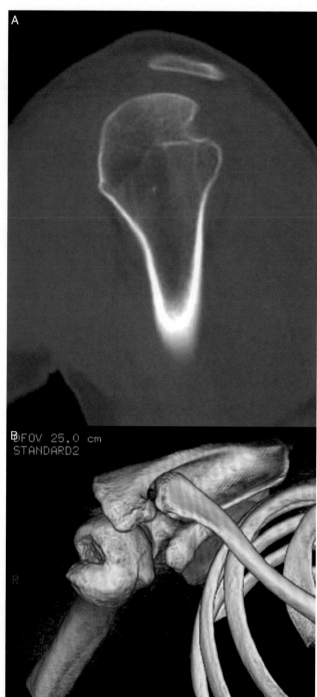

图23-10　(A)矢状位CT和(B)3D CT重建显示双相骨缺损，包括较大的Hill-Sachs损伤。

头缺损的大小。<20%的病变无须治疗，>40%的病变需要干预，介于之间的缺损一直是争论的焦点。近来，评估Hill-Sachs损伤和关节盂骨缺损运动轨道的观点在Hill-Sachs损伤的治疗方案决策中发挥了十分重要的作用。Burkhart支持这一观点，他认为病变如

果位于关节盂轨道内侧缘,则不会咬合在关节盂处(轨道内),如果在关节盂边缘内侧,则会咬合在关节盂处(轨道外)[26]。在轨道外的病变通常与明显的关节盂骨缺损和较大的Hill-Sachs损伤有关,称为双相骨丢失。Burkhart提出可使用3D CT技术来确定双相骨丢失(表23-3)。Kurokawa及其同事在对100个不稳定肩关节的CT研究中发现,7%的Hill-Sachs损伤具有咬合性,其中,3%是大的损伤,其余4%是狭长及位于内侧的损伤[27]。考虑到这一点,无论缺损大小,在轨道外的损伤都可能需要干预,尤其是对于翻修病例。实际上,所有Hill-Sachs损伤在其形成时均有咬合性。重要的临床问题是在进行初始肩关节稳定术后,患者是否继续参与功能性肩部运动。如果确实咬合,且反复发生不稳定,则这是翻修手术需要关注的主要焦点。

可通过软组织手术、骨性手术或两者的结合来治疗轨道外的Hill-Sachs损伤。Latarjet术通过增加肱骨头在关节盂上的接触表面积,不仅可以解决关节盂骨缺损,而且可以治疗大的Hill-Sachs损伤。通过增加关节盂轨道的大小,将Hill-Sachs从轨道外病变转变为轨道内病变。之前讨论过可以通过关节镜Latarjet术对不稳定的肩关节进行翻修。另一个针对Hill-Sachs损伤的关节镜翻修手术是关节镜下Bankart翻修合并Remplissage术。Remplissage是一个法语术语,意为"填充",其描述了这种技术的概念。该手术最初由Connolly在1972年通过开放手术进行,目前通常在关节镜下进行[23]。Remplissage术的理念是通过用冈下肌肌腱填充病变,使关节内病变转化为关节外病变。文献提到了多种Remplissage技术,所有这些技术都涉及后关节囊的固定,可用类似肩袖修复的方式将冈下肌肌腱填入缺损处[28,29]。经皮打入一个或两个缝合锚钉到Hill-Sachs损伤中,然后将冈下肌肌腱缝合填入肱骨头缺损处,从而防止肱骨头在外展和外旋,以及肩盂缺损时发生咬合(图23-11)。

文献报道了关节镜下Remplissage术后在恢复稳定性和降低复发率方面的良好结果。但当后方肩袖组织填入肱骨头缺损时,是否会影响内旋或外旋是我们要关注的。Merolla等报道了61例接受关节镜Remplissage术的患者,在平均39.5个月的随访中,仅发现1例患者出现复发性不稳定[30]。作者发现和健侧相比,手术侧外旋和内旋会显著减少,但不影响生活质量。Degen等对Hill-Sachs损伤的尸体模型接受Remplissage术与Latarjet术进行了生物力学比较后发现稳定率相似[31]。类似的,Cho及其同事回顾性评估了两组患者,发现这些较大的Hill-Sachs损伤患者在接受Remplissage术或Latarjet术后,两组稳定性并无显著差异,复发率分别为5.4%和5.7%[32]。作者发现两组之间的外旋丢失率相似,但Latarjet术组的并发症发病率更高。当存在大的肱骨头缺损(>40%)或发现明显的双相骨缺损时,可能需要进行开放性骨手术,如开放性或镜下Latarjet术的肱骨头同种异体移植物增强。因此,重要的是在术前进行充分的影像学检查,并对患者进行完整评估。

表23-3 用Burkhart方法确定轨道内和轨道外病变[26]

1. 使用3D CT测量关节盂直径(D)
2. 测量骨缺损的宽度(d)
3. 关节盂活动接触轨迹宽度(GT)=0.83D-d
4. HS损伤间距(HSI)=HS损伤(HA)+骨桥
5. 如果HSI>GT,则HS损伤在轨道外(交锁)

缩写:HS,Hill-Sachs。
所有测量值均以毫米为单位。

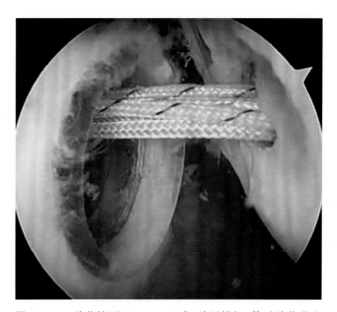

图23-11 关节镜下Remplissage术,放置锚钉,使后关节囊和冈下肌填入缺损处。

软组织损伤

稳定手术后失败可能与肩关节的软组织损伤有关。如果在手术前未发现并在术中进行处理,则容易发生稳定手术失败。在评估失败的稳定术时,重要的是要发现是否忽略了当时影像学中存在的病理损伤,也可以重新进行MRI。在制订翻修计划中,重要的是仔细分析MRI图像,以找出可能的失败原因。

ALPSA

Neviaser最初将ALPSA描述为肩关节软组织损伤,其从盂唇止点处撕裂,并在关节盂颈部的内侧位置发生愈合[33]。ALPSA病变通常在复发性不稳定的情况下发现,这种损伤会导致盂唇缓冲效应丧失,并发生关节囊松弛。先前已证明存在ALPSA病变会增加稳定术后的复发风险。Ozbaydar等将典型Bankart损伤的关节镜稳定术结果与患有ALPSA病变的肩关节稳定术后结果进行了比较。他们发现有ALPSA病变的肩关节失败率更高。他们指出,Bankart修复关节镜下稳定术的复发率为7.4%,而合并ALPSA损伤修复后的复发率为19.2%[34]。

通常可通过术前MRI识别ALPSA病变,但也可能在术中意外发现ALPSA(图23-12)。ALPSA导致较高复发率的实际原因尚不清楚,但如果未能识别这种损伤,或未在术中正确地处理,则确实可能会引起复发性不稳定。ALPSA的修复需要从关节盂颈部尽可能多地分离盂唇组织,并将关节囊与下方的肩胛下肌分离,从而在解剖上复位盂唇,重建缓冲效果,并重新紧缩关节囊。在翻修过程中尤其需要注意这些关键点。在初始手术中,关节盂内侧锚钉位置安放不正确也会产生医源性ALPSA损伤,并导致反复不稳定。在进行翻修稳定术时,重要的是在关节盂关节面上放置1~2mm的缝合锚钉,以确保重建缓冲结构,从而进一步降低复发风险[35]。

GLAD

GLAD病变与初始稳定术后复发率增加有关。

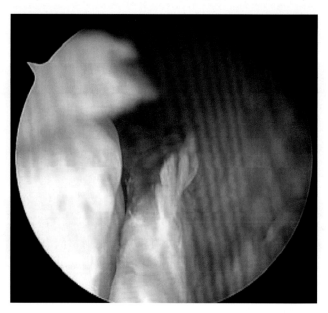

图23-12 关节镜下显示ALPSA。

Neviaser在1993年描述了该病变,其是指关节盂与受伤盂唇之间界面处关节软骨的损伤[36]。有时可在术前MRI上发现这种病变,但也可能在手术时才被发现。GLAD病变被认为可通过破坏正常的关节盂轨迹,并以与关节盂骨缺损相似的方式增加复发性不稳定。Pogorzelski等评估了72例在关节镜下修复外伤性盂肱关节不稳定后超过2年的患者。在他们评估引起复发不稳定的一些因素中发现,GLAD病变的存在是导致失败的唯一重要因素[37]。手术治疗GLAD病变及其结果在文献中较少报道。在翻修过程中,处理此病变的一种方法是将盂唇固定在GLAD病变上。通过将盂唇和关节囊拉过关节盂表面,从而填充关节缺损,并恢复关节盂轨迹,可降低复发概率。这些病变如果未处理,也可能是术后疼痛的来源,这是由于关节盂GLAD病变暴露在肱骨关节面上。

HAGL

初始或翻修手术后潜在不稳定的另一个来源是HAGL。Wolf于1995年首次命名了这一病变,但其此前已在一些小型病例系列和报道中得到证实[38]。这种病变的特点是盂肱前下韧带从肱骨颈撕脱。研究表明,在原发性肩关节不稳定病例中,7%~9%存在HAGL,且几乎所有HAGL损伤均与Bankart损伤同时发生[39]。

Bokor及其同事对547个肩关节进行回顾性报道,发现41例(7.5%)存在HAGL病变。其中,他们指出在翻修手术时发现了6例HAGL病变[40]。外科医生在翻修手术时必须高度关注HAGL病变,因为其可能是引起初始稳定术失败的另一重要原因。

X线片偶尔可显示肱骨解剖颈内侧的撕脱骨折,可以和关节囊嵌插,形成骨性HAGL或BHAGL(图23-13)。在MRA上,由于造影剂在肱骨远端穿过关节囊缺损,HAGL将产生典型的"J"标志。即使在术前影像学检查中未发现HAGL,外科医生在初始诊断性关节镜检查时也必须保持警惕,并仔细评估肱骨关节囊是否存在未被识别的HAGL病变。如果高度怀疑,可使用70°关节镜更好地观察肱骨头前下侧。HAGL的修复需要通过后下入路进入腋窝。在建立下入路和HAGL修复的过程中,始终存在损伤腋神经的危险。关节镜下HAGL修复的报道主要限于较小的病例系列研究。Fritz等报道了一组接受关节镜下HAGL修复的患者,在平均16个月的随访中,发现他们未出现复发性不稳定[41]。由于关节镜下修复的技术难度和对腋窝处神经损伤的危险,许多人选择开放式修复,获得了良好的结果。

后方不稳定

运动员的肩关节后方不稳定很容易被漏诊。肩关节后方不稳定症状可能很轻微,通常仅表现为疼痛。以前的研究报道指出,肩关节后方不稳定占所有不稳定病例的2%~10%[42]。最近显示,在特定患者人群中,这一发病率远高于先前报道的发病率。某些患者尤其容易受到后方不稳定的影响,如运动员和军人。对于承受重复性肩关节后方压力的运动员来说尤其如此,如足球运动员或举重运动员。Song及其同事回顾了军人中的肩关节后方不稳定和复合不稳定,发现在这些不稳定人群中,24%为孤立性后方不稳定,18%为复合不稳定,这一比例远高于过往报道[43](图23-14)。

后方不稳定的诊断可能是一个挑战,因为患者主诉通常是疼痛而非明显不稳定,且单一原因诱发的后脱位事件不太常见。体格检查也可能很困难,因为长期向后半脱位并复位到关节盂的肩关节可能被误诊为肩关节前方不稳定。在稳定手术后复发不稳定的情况下,重要的是高度怀疑遗漏的后方或双向不稳

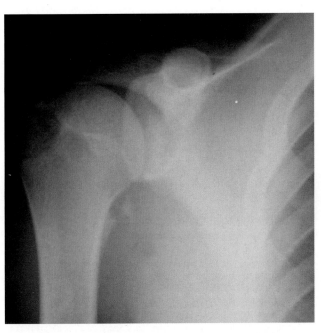

图23-13 X线片显示与HAGL有关的骨性撕脱。

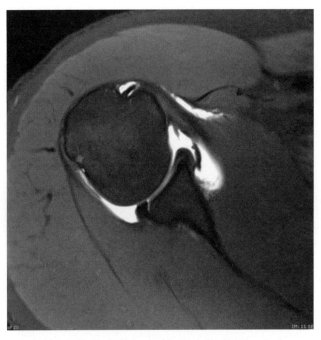

图23-14 轴位MRI显示后方盂唇的肱骨撕裂及不稳定。

定。这一点尤其重要,因为在后方不稳定的情况下进行前路修复会使后方症状恶化。MRA是诊断盂唇病变的金标准。与翻修过程中的其他软组织病理一样,术前可能无法识别损伤,手术者必须准备在术中处理这种损伤。在处理后方或双向不稳定时,外科医生应注意平衡肱骨头,以确保其处于关节盂的居中位置。以往后方稳定术的结果通常较差,尤其是开放性手术。最近,关节镜技术显示出更好的随访结果。Savoie等证明97%的肩关节在接受后方稳定后无复发性不稳定,他们同时发现只有51%的肩关节发生了反向Bankart损伤,而后关节囊松弛是更常见病变[44]。Bottoni及其同事在对19例关节镜下肩关节稳定术的回顾性研究中也发现随访结果令人满意[45]。因此,在翻修过程中,外科医生应对后盂唇修复和(或)后关节囊修复术报有较低期望值。

患者和术者因素

有文献报道,患者或外科医生的一些因素可能会导致关节镜初始稳定术失败的风险增加。在翻修过程中,必须考虑这些问题,如果存在,必须加以解决,以增加关节镜翻修成功的机会。Balg和Boileau建立一个评分系统来对ISIS进行评分,并预测关节镜稳定术后的失败风险[46]。该评分结合了患者和损伤本身的因素,包括手术时年龄、运动参与程度、运动类型、肩关节过度松弛和关节盂/肱骨头骨缺损。之前已经包括了骨缺损方面的内容。在运动员的翻修稳定术过程中,外科医生必须了解患者的期望,包括他们恢复参加过顶运动及其接受康复所需的时间等,这样可尽量减少复发。

吸烟已被充分证明是肩袖手术失败的风险因素,但其在稳定手术中的影响仍存在争议[47]。Park等评估了上盂唇修复的失败原因,发现吸烟与手术失败之间存在显著相关性[48]。然而,Provencher及其同事进行了类似的评估,但未发现显著相关性[49]。还是应该鼓励患者最好在翻修手术之前戒烟。

在翻修手术前还需要评估与外科医生相关的因素。在进行初始稳定术时,一些技术因素可能会导致出现复发性不稳定。锚钉固定位置不当、锚钉松动或明显失效、组织张力不足和打结不良均可能导致失败。在准备翻修手术时,很难评估初始手术外科医生

是否适当地拉紧软组织或打结是否失败。然而,锚钉位置、关节盂的囊性变化,以及使用锚钉的数量通常可以通过MRI或CT进行评估。在为复发性不稳定手术治疗做准备时,外科医生必须确定是否有足够的骨量可使更多的锚钉放置在正确的位置。锚钉通常放置在关节盂平面下方,在保证前下方锚钉数量的前提下提高前下方稳定性是必需的。除位置外,锚钉数量也很重要,Kim及其同事发现,当使用的锚钉少于3个时,关节镜失败率明显更高[50]。而Boileau等发现少于4个锚钉时,复发率更高[8]。在翻修过程中,外科医生必须仔细规划锚钉的放置,以确保安全固定,并减少过多的关节囊容积,以降低复发风险。

结论

即使对于技术熟练的关节镜医生,关节镜翻修稳定手术也非常具有挑战性。翻修手术成功的关键是仔细评估和计划,以最大可能性来增加成功概率。复发性不稳定的原因包括骨缺损、未识别的软组织病理,以及在关节镜翻修稳定术之前和术中充分了解并解决因患者/外科医生原因导致的复发不稳定因素。

(张峻　译)

参考文献

1. Walch G, Boileau P, Levigne C, Mandrino A, Neyret P, Donell S. Arthroscopic stabilization for recurrent anterior shoulder dislocation: results of 59 cases. *Arthroscopy.* 1995;11(2):173-179. doi:10.1016/0749-8063(95)90063-2.

2. Grana WA, Buckley PD, Yates CK. Arthroscopic Bankart suture repair. *Am J Sports Med.* 1993;21(3):348-353. doi:10.1177/036354659302100304.

3. Lane JG, Sachs RA, Riehl B. Arthroscopic staple capsulorrhaphy: a long-term follow-up. *Arthroscopy.* 1993;9(2):190-194. doi:10.1016/s0749-8063(05)80373-1.

4. Tjoumakaris FP, Abboud JA, Hasan SA, Ramsey ML, Williams GR. Arthroscopic and open Bankart repairs provide similar outcomes. *Clin Orthop Relat Res.* 2006;446:227-232. doi:10.1097/01.blo.0000205883.73705.19.

5. Bottoni CR, Smith EL, Berkowitz MJ, Towle RB, Moore JH. Arthroscopic versus open shoulder stabilization for recurrent anterior instability: a prospective randomized clinical trial. *Am J Sports Med.* 2006;34(11):1730-1737. doi:10.1177/0363546506288239.

6. Boileau P, Richou J, Lisai A, Chuinard C, Bicknell RT. The role of arthroscopy in revision of failed open anterior stabilization of the shoulder. *Arthroscopy.* 2009;25(10):1075-1084. doi:10.1016/j.arthro.2009.04.073.

7. Barnes CJ, Getelman MH, Snyder SJ. Results of arthroscopic revision anterior shoulder reconstruction. *Am J Sports Med.* 2009;37(4):715-719. doi:10.1177/0363546508328411.

8. Boileau P, Villalba M, Héry JY, Balg F, Ahrens P, Neyton L. Risk factors for recurrence of shoulder instability after arthroscopic Bankart repair. *J Bone Joint Surg Am.* 2006;88(8):1755-1763. doi:10.2106/JBJS.E.00817.

9. Garth WP Jr, Slappey CE, Ochs CW. Roentgenographic demonstration of instability of the shoulder: the apical oblique projection. *J Bone Joint Surg Am.* 1984;66(9):1450-1453.

10. Rokous J, Feagin J, Abbott H. Modified axillary roentgenogram. *Clin Orthop Relat Res.* 1972;82:84-86.

11. Pavlov H, Warren RF, Weiss CB Jr, Dines DM. The roentgenographic evaluation of anterior shoulder instability. *Clin Orthop Relat Res.* 2006;(194):153-158. doi:10.1097/00003086-198504000-00020.

12. Provencher MT, Bhatia S, Ghodadra NS, et al. Recurrent shoulder instability: current concepts for evaluation and management of glenoid bone loss. *J Bone Joint Surg Am.* 2010;92(suppl 2):133-151. doi:10.2106/JBJS.J.00906.

13. Huysmans PE, Haen PS, Kidd M, Dhert WJ, Willems JW. The shape of the inferior part of the glenoid: a cadaveric study. *J Shoulder Elbow Surg.* 2006;15(6):759-763. doi:10.1016/j.jse.2005.09.001.

14. Chuang TY, Adams CR, Burkhart SS. Use of preoperative three-dimensional computed tomography to quantify glenoid bone loss in shoulder instability. *Arthroscopy.* 2008;24(4):376-382. doi:10.1016/j.arthro.2007.10.008.

15. Sugaya H, Kon Y, Tsuchiya A. Arthroscopic repair of glenoid fractures using suture anchors. *Arthroscopy.* 2005;21(5):635. doi:10.1016/j.arthro.2005.02.006.

16. Gerber C, Nyffeler R. Classification of glenohumeral joint instability. *Clin Orthop Relat Res.* 2002;400:65-76.

17. Barcia AM, Rowles DJ, Bottoni CR, Dekker TJ, Tokish JM. Glenoid bare area: arthroscopic characterization and its implications on measurement of bone loss. *Arthroscopy.* 2013;29(10):1671-1675. doi:10.1016/j.arthro.2013.06.019.

18. Burkhart SS, De Beer JF. Traumatic glenohumeral bone defects and their relationship to failure of arthroscopic Bankart repairs: significance of the inverted-pear glenoid and the humeral engaging Hill-Sachs lesion. *Arthroscopy.* 2000;16(7):677-694. doi:10.1053/jars.2000.17715.

19. Lo IKY, Parten PM, Burkhart SS. The inverted pear glenoid: an indicator of significant glenoid bone loss. *Arthroscopy.* 2004;20(2):169-174. doi:10.1016/j.arthro.2003.11.036.

20. Porcellini G, Campi F, Paladini P. Arthroscopic approach to acute bony Bankart lesion. *Arthroscopy.* 2002;18(7):764-769. doi:10.1053/jars.2002.35266.

21. Shaha JS, Cook JB, Song DJ, et al. Redefining "critical" bone loss in shoulder instability. *Am J Sports Med.* 2015;43(7):1719-1725. doi:10.1177/0363546515578250.

22. Lafosse L, Bongiorno V, Schwartz DG. Arthroscopic latarjet procedure. In: Milano G, Grasso A, eds. *Shoulder Arthroscopy: Principles and Practice.* London: Springer-Verlag; 2014. doi:10.1007/978-1-4471-5427-3_37.

23. Provencher MT, Frank RM, LeClere LE, et al. The Hill-Sachs lesion: diagnosis, classification, and management. *J Am Acad Orthop Surg.* 2012;20(4):242-252. doi:10.5435/JAAOS-20-04-242.

24. Yiannakopoulos CK, Mataragas E, Antonogiannakis E. A comparison of the spectrum of intra-articular lesions in acute and chronic anterior shoulder instability. *Arthroscopy.* 2007;23(9):985-990. doi:10.1016/j.arthro.2007.05.009.

25. Hall RH, Booth CH, Isaac F. Dislocations of the shoulder with special reference to accompanying small fractures. *J Bone Joint Surg Am.* 1959;41-A(3):489-494.

26. Di Giacomo G, Itoi E, Burkhart SS. Evolving concept of bipolar bone loss and the hill-sachs lesion: From "engaging/non-engaging" lesion to "on-track/off-track" lesion. *Arthroscopy.* 2014;30(1):90-98. doi:10.1016/j.arthro.2013.10.004.

27. Kurokawa D, Yamamoto N, Nagamoto H, et al. The prevalence of a large Hill-Sachs lesion that needs to be treated. *J Shoulder Elbow Surg.* 2013;22(9):1285-1289. doi:10.1016/j.jse.2012.12.033.

28. Purchase RJ, Wolf EM, Hobgood ER, Pollock ME, Smalley CC. Hill-Sachs "remplissage". an arthroscopic solution for the engaging Hill-Sachs lesion. *Arthroscopy.* 2008;24(6):723-726. doi:10.1016/j.arthro.2008.03.015.

29. Koo SS, Burkhart SS, Ochoa E. Arthroscopic double-pulley remplissage technique for engaging Hill-Sachs lesions in anterior shoulder instability repairs. *Arthroscopy.* 2009;25(11):1343-1348. doi:10.1016/j.arthro.2009.06.011.

30. Merolla G, Paladini P, di Napoli G, Campi F, Porcellini G. Outcomes of arthroscopic Hill-Sachs remplissage and anterior Bankart Repair: a retrospective controlled study including ultrasound evaluation of posterior capsulotenodesis and infraspinatus strength assessment. *Am J Sports Med.* 2015;43(2):407-414. doi:10.1177/0363546514559706.

31. Degen RM, Giles JW, Johnson JA, Athwal GS. Remplissage versus Latarjet for engaging Hill-Sachs defects without substantial glenoid bone loss: a biomechanical comparison. *Clin Orthop Rel Res.* 2014;472(8):2363-2371. doi:10.1007/s11999-013-3436-2.

32. Cho NS, Yoo JH, Rhee YG. Management of an engaging Hill-Sachs lesion: arthroscopic remplissage with Bankart repair versus Latarjet procedure. *Knee Surg Sport Traumatol Arthrosc.* 2016;24(12):3793-3800. doi:10.1007/s00167-015-3666-9.

33. Neviaser TJ. The anterior labroligamentous periosteal sleeve avulsion lesion: a cause of anterior instability of the shoulder. *Arthroscopy.* 1993;9(1):17-21. doi:10.1016/S0749-8063(05)80338-X.

34. Ozbaydar M, Elhassan B, Diller D, Massimini D, Higgins LD, Warner JJ. Results of arthroscopic capsulolabral repair: Bankart lesion versus anterior labroligamentous periosteal sleeve avulsion lesion. *Arthroscopy.* 2008;24(11):1277-1283. doi:10.1016/j.arthro.2008.01.017.

35. Bedi A, Ryu RK. Revision arthroscopic Bankart repair. *Sports Med Arthrosc Rev.* 2010;18(3):130-139. doi:10.1097/JSA.0b013e3181ec8484.

36. Neviaser TJ. The GLAD lesion: another cause of anterior shoulder pain. *Arthroscopy.* 1993;9(1):22-23. doi:10.1016/S0749-8063(05)80339-1.

37. Pogorzelski J, Fritz EM, Horan MP, Katthagen JC, Provencher MT, Millett PJ. Failure following arthroscopic Bankart repair for traumatic anteroinferior instability of the shoulder: is a glenoid labral articular disruption (GLAD) lesion a risk factor for recurrent instability? *J Shoulder Elbow Surg.* 2018;27(8):e235-e242. doi:10.1016/j.jse.2018.02.055.

38. Wolf EM, Cheng JC, Dickson K. Humeral avulsion of glenohumeral ligaments as a cause of anterior shoulder instability. *Arthroscopy.* 1995;11(5):600-607. doi:10.1016/0749-8063(95)90139-6.

39. Bozzo A, Oitment C, Thornley P, et al. Humeral avulsion of the glenohumeral ligament: Indications for surgical treatment and outcomes—a systematic review. *Orthop J Sport Med.* 2017;5(8):2325967117723329. doi:10.1177/2325967117723329.

40. Bokor DJ, Conboy VB, Olson C. Anterior instability of the glenohumeral joint with humeral avulsion of the glenohumeral ligament. A review of 41 cases. *J Bone Joint Surg Br.* 1999;81(1):93-96. doi:10.1302/0301-620X.81b1.9111.

41. Fritz EM, Pogorzelski J, Hussain ZB, Godin JA, Millett PJ. Arthroscopic repair of humeral avulsion of the glenohumeral ligament lesion. *Arthrosc Tech.* 2017;6(4):e1195-e1200. doi:10.1016/j.eats.2017.04.008.

42. Provencher MT, LeClere LE, King S, et al. Posterior instability of the shoulder: diagnosis and management. *Am J Sports Med.* 2011;39(4):874-886. doi:10.1177/0363546510384232.

43. Song DJ, Cook JB, Krul KP, et al. High frequency of posterior and combined shoulder instability in young active patients. *J Shoulder Elbow Surg.* 2015;24(2):186-190. doi:10.1016/j.jse.2014.06.053.

44. Savoie FH III, Holt MS, Field LD, Ramsey JR. Arthroscopic management of posterior instability: evolution of technique and results. *Arthroscopy.* 2008;24(4):389-396. doi:10.1016/j.arthro.2007.11.004.

45. Bottoni CR, Franks BR, Moore JH, DeBerardino TM, Taylor

DC, Arciero RA. Operative stabilization of posterior shoulder instability. *Am J Sports Med*. 2005;33(7):996-1002. doi:10.1177/0363546504271509.

46. Balg F, Boileau P. The Instability Severity Index Score: a simple preoperative score to select patients for arthroscopic or open shoulder stabilisation. *J Bone Joint Surg Br*. 2007;89(11):1470-1477. doi:10.1302/0301-620X.89B11.18962.

47. Santiago-Torres J, Flanigan DC, Butler RB, Bishop JY. The effect of smoking on rotator cuff and glenoid labrum surgery: a systematic review. *Am J Sports Med*. 2015;43(3):745-751. doi:10.1177/0363546514533776.

48. Park MJ, Hsu JE, Harper C, Sennett BJ, Huffman GR. Poly-L/D-lactic acid anchors are associated with reoperation and failure of SLAP repairs. *Arthroscopy*. 2011;27(10):1335-1340. doi:10.1016/j.arthro.2011.06.021.

49. Provencher MT, McCormick F, McIntire S, Dewing C, Solomon D. A prospective analysis of 179 type 2 superior labrum anterior and posterior repairs. *Am J Sports Med*. 2013;41(4):880-886. doi:10.1177/0363546513477363.

50. Kim SH, Ha KI, Kim SH. Bankart repair in traumatic anterior shoulder instability: open versus arthroscopic technique. *Arthroscopy*. 2002;18(7):755-763. doi:10.1053/jars.2002.31701.

第24章

投掷运动员的肩关节不稳定

Ashley J. Bassett, Steven B. Cohen

解剖学和生物力学

盂肱关节是一种具有高度特异性的多轴球窝关节,以牺牲骨骼稳定性为代价,在人体中产生最大的关节ROM。肱骨头是一个球形结构,其约比肩胛骨关节盂大3倍。在任何时候,只有25%~30%的肱骨头与较浅的关节盂以关节形式相连[1]。缺乏骨性结构限制和最小的关节面接触允许肩关节有较大的运动弧度,但也容易导致不稳定。盂肱关节稳定性由静态限制结构和动态限制结构共同维持。

静态限制结构

静态稳定性由盂肱关节几何形状,以及由滑液、盂肱关节囊、喙肩弓、盂唇和盂肱韧带组成的黏附−内聚应力提供。相对于肩胛骨,关节窝平均有约7°的后倾角和5°的上倾角,导致关节稳定性较差[2]。滑液通过粘连内聚过程稳定盂肱关节,其中,滑液对自身的分子吸引力称为内聚力,而对关节表面的分子吸引力称为粘连,使两个关节表面能保持对合在一起。完整的盂肱关节囊韧带复合体完全密封关节间隙,包含滑液并保持关节内负压,以进一步增加关节整体稳定性。

喙肩弓结构承担前上方稳定性,由喙突、喙肩韧带、肩锁关节和锁骨构成。关节盂唇是一种纤维软骨结构,其边缘连接到关节盂边缘,是盂肱关节稳定性不可或缺的一部分。盂唇增加了关节盂的前后高度,并使关节窝腔加深约50%,增加了肱骨头的关节面接触面积[2]。其还在盂肱关节周围形成了真空密封,这对于稳定由肩袖肌肉组织产生的凹陷压缩机制至关重要[3]。此外,关节盂唇为肱骨头平移提供了一个机械缓冲器,也成为盂肱韧带的连接点。

盂肱韧带一度被认为仅是关节囊增厚,越来越多的人认为盂肱韧带对肩关节的静态稳定性至关重要。SGHL起源于前上盂唇,并汇入小结节上方。喙肱韧带(CHL)与SGHL密切相关,从喙突的外侧表面跨越到大结节和小结节,穿过二头肌结节间沟。SGHL和CHL均位于肩袖间隙内,这是一个三角形区域,上部为冈上肌前缘,下缘是肩胛下肌上缘,外缘是喙突基部。两条韧带协同工作,以限制肩关节下移和外旋。MGHL的解剖结构变化较大,多达30%的肩关节中可能不存在MGHL[4]。其大多起源于靠近SGHL的盂唇前方,并汇入小结节。MGHL在肩关节外展45°~60°时限制肱骨头与肩关节前移。IGHL起源于前下盂唇,并在MGHL下方穿过。IGHL是盂肱韧带中最强的韧带,由前束、后束和腋窝部分组成。前IGHL(AIGHL)在肩关节外展和外旋90°时限制肱骨头的向前和向下平移。后IGHL(PIGHL)在肩关节外展和内旋90°时限制肱骨头的后移及下移。肩关节处于旋转中立位和90°外展位时,腋窝束限制肱骨头的下移[5]。

动态限制结构

盂肱关节的动态稳定肌肉包括肩袖复合体、三角肌、肱二头肌长头腱和肩胛骨稳定肌。稳定性是通过关节凹陷-压缩、协调的肌肉收缩与耦合力平衡，以及通过直接连接到肩袖上的盂肱韧带动力化联合来实现的[6]。肩袖复合体提供了一个向内作用的力，使关节居中，并使肱骨头紧靠在关节盂上，保持肱骨头处于下压位置。在肩部运动过程中，肩袖和三角肌的协同作用在冠状面和轴向平面上保持力偶平衡。冈上肌的协调收缩平衡了三角肌产生的向上作用力。肩袖后方、冈下肌和小圆肌在横向平面上平衡肩胛下肌向前方产生的力。肱二头肌长头腱被认为在肩关节外展时可压住肱骨头，从而提供更好的稳定性[7]。

斜方肌、背阔肌、前锯肌、菱形肌和肩胛提肌在肩部运动时起到稳定肩胛骨的作用，从而增加盂肱关节的动态稳定性。肩胛带肌肉组织的协调收缩对于肩胛骨和肱骨之间的同步运动至关重要，称为肩肱节律。在肩部抬高过程中，斜方肌和前锯肌的收缩使肩胛骨向上旋转，同时抵消三角肌和肩袖复合体产生的向下旋转力。前锯肌也使肩胛骨向后倾斜，直接将肩胛骨拉向胸部，并为肩部运动构建一个更稳定的基础。菱形肌和肩胛提肌协同工作，以防止上前锯肌过度肩胛骨外移[8]。肩胛周围肌肉协同工作，以产生有效的肩部运动，并在ROM内进一步稳定盂肱关节。

投掷的生物力学

过顶运动员，尤其是投手会在盂肱关节处施加明显且反复的扭转力、分离力和压缩力。棒球投掷运动员在做过顶动作时的一系列连续阶段已被明确定义，其特点是在动力链中同步激活特定肌肉群。所谓的动力链[9]是指能量从下肢通过骨盆和躯干传递到上肢，最终传递到手的远端，以推动球的释放。投掷动作的6个阶段是发力、起步早期或跨步、起步晚期、加速、减速和投掷(图24-1)[10]。

发力阶段从前腿的初始运动开始，并在前腿达到最大膝关节高度时结束，该位置称为平衡点。重心在后腿上方，一旦开始向前运动，就可以有效产生最大的动量。与投掷运动的其他阶段相比，此阶段的上肢肌肉活动和受伤风险均较低[11]。

起步早期或跨步阶段从先起步腿的最大膝关节高度点开始，并在先起步腿的足接触投球时结束。下肢、骨盆和躯干的正确定位对于将能量从下肢有效转移到上肢至关重要。前起步足应朝向本垒板或略微"闭合"朝向第三垒，以优化骨盆旋转和能量传递。过度闭合的前起步足位置会限制骨盆和髋关节旋转，而过度开放的前起步足位置会导致骨盆过早旋转，这两种情况都会导致传递到手臂的能量减少并失去动力。随后，上肢必须产生更快的速度，增加肩关节前方和

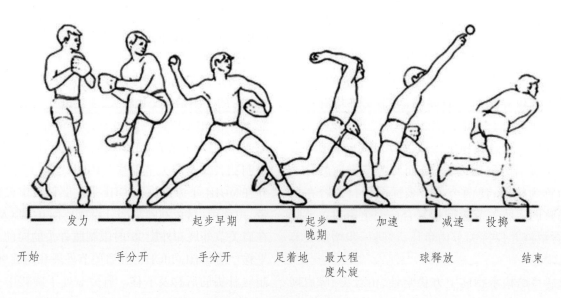

| 发力 | 起步早期 | | 起步晚期 | 加速 | 减速 | 投掷 |
| 开始 | 手分开 | 手分开 | 足着地 最大程度外旋 | 球释放 | | 结束 |

图24-1 投掷的各个阶段。

肘关节内侧的压力,此时容易受伤。在肩部、前锯肌、中斜方肌、菱形肌和肩胛提肌使肩胛骨向上旋转和收缩,为肱骨头旋转提供稳定的关节盂。三角肌在跨步阶段早期较活跃,以帮助肩部外展。冈上肌、冈下肌和小圆肌在此阶段后期变得活跃,开始肩外旋[11]。

起步后期阶段从前起步足接触地面开始,并在投掷肩的最大外旋点结束。当骨盆达到最大旋转时,上部躯干继续旋转,建立角速度和旋转速度。躯干开始向前起步腿方向回旋。斜方肌、菱形肌和肩胛提肌收缩,并向上旋转肩胛骨,以确保有足够的肩峰下空间来适应肱骨头的过度外展而不会受到撞击。冈下肌和小圆肌产生显著的肱骨外旋。在这一阶段,冈上肌是肩袖复合体中最不活跃的,主要用于提供压缩盂肱关节和使肱骨头下压的力量,从而抵抗由快速旋转的上部躯干的扭矩引起的肩部牵引力。当肩部达到最大外旋时,肩胛下肌、胸大肌和背阔肌离心收缩,以终止外旋并稳定前方肩关节。

加速阶段开始于最大肩外旋点,结束于球释放。躯干继续向前起步腿旋转并向前倾斜,产生传递到上肢的角动量。当三角肌前部和胸大肌水平内收肱骨,使投掷臂位于躯干前方时,前锯肌前伸肩胛骨,以保持重心稳定。肩关节前部肌群(肩胛下肌、胸大肌和背阔肌)从离心收缩转变为最大向心收缩,导致肱骨高速内旋。肩部后方肌肉(冈下肌、小圆肌和三角肌后束)从向心收缩转变为离心收缩,以抵消在这一阶段手臂内收和内旋时产生的巨大力量。

减速阶段从球释放开始,于肱骨最大内旋点、水平内收至35°和肘部最大伸展点结束[12]。这是投掷周期中最激烈的阶段,其特点是过度的盂肱分心和大动作。后侧和下侧剪切力,以及肩袖极端偏心载荷,以抵抗关节牵张和肱骨头前部平移。斜方肌、前锯肌和菱形肌的作用是使肩胛带减速,并稳定肩胛骨。肱二头肌和肱肌的离心收缩使快速伸展的肘部减速,并使前臂旋前。后续阶段继续进行,直到向前运动停止,投手返回到守备位置。在这一阶段,肌肉活动和关节力量很小,从而降低了损伤风险。

盂肱关节处的最大扭矩力发生在起步后期、早期加速和减速阶段。重复的过度扭矩应力最终会导致盂肱关节的适应性结构变化,并导致真正盂肱损伤的发展,包括盂唇撕裂、肩袖损伤和关节囊损伤。

盂肱关节的适应性变化

由于受到与过顶投掷运动周期相关的重复应力,在投掷运动员中经常会看到盂肱关节的适应性解剖学和非病理学变化。识别这些骨和软组织的不规则性,并将它们与可能需要干预的真正损伤相区分至关重要。投掷运动员常见的骨性适应包括肱骨近端后倾增加、关节盂后倾增加、肱骨头后外侧囊性改变和关节盂后上缘硬化。软组织变化包括AIGHL和前关节囊薄弱、PIGHL和后关节囊增厚,以及肩胛位置和运动及整体上肢运动学的改变[13]。骨骼和软组织的适应性均被假定为导致投掷运动员肩关节运动弧度改变的原因。

子宫内肱骨近端形成后倾结构,并在儿童期和青春期逐渐去旋转,直到约16岁[14]。肱骨近端对拉力的抵抗力最强,而对扭转力的抵抗力最弱[15]。在过顶投掷运动员骨骼不成熟的情况下,肱骨近端生长板的重复旋转力会限制自然生理旋转,并导致骨骼成熟时肱骨近端后倾增加。一般成年人的优势臂和非优势臂之间的平均后倾角差异<5°,但投掷运动员的优势臂和非优势臂之间的平均后倾角差异明显更大[16,17]。高校和职业投掷运动员的优势臂和非优势臂相比表现出更大的差异,优势肩的后倾增加超过10°,关节盂后倾也增加。这些骨结构变化与更大的肩部外旋弧度及更大的肩部运动总弧度有关,被认为可以提高功能,并可能降低肩部损伤风险。通过将盂肱关节定位在更大的外旋基线位置,肱骨和关节盂后倾被认为可以减少前关节囊韧带结构的应变,并最大限度提高投掷周期中产生的旋转扭矩[18,19]。

关节囊和盂肱韧带的结构变化也可见于投掷运动员,并导致盂肱关节运动改变。与过顶投掷运动员的非优势肩部相比,优势肩部的后关节囊显示出厚度增加和组织弹性降低[20,21]。这种软组织适应是由于后关节囊韧带复合体承受的过度和重复拉伸应力而逐渐发生的。在投掷周期的减速阶段,肩袖后方和盂肱关节后关节囊抵消了加速阶段产生的极端关节牵引力。集中在后关节囊下方和PIGHL的复发性张力和微创伤可能最终引发成纤维细胞愈合反应,伴随胶原蛋白生成增加、关节囊肥大和组织顺应性丧失[22]。后关节囊收紧被认为可以通过更好地减少减速过程中盂肱关节的牵引力来保护肩部。后关节囊收紧也会使肱骨头旋转中心向后和向上移动,这可能会导致前下关节囊韧带结构受损而发生假性前方松弛[13]。不应将无半脱位的假性前方松弛误认为是真正的病理性前下关节囊薄弱导致的前方松弛。

在投掷运动员中观察到的盂肱关节的许多适应性结构是非病理性的,实际上可能有助于增加肩部运动ROM并提高运动成绩。在精英投手中,增加的肩部运动与更大的手臂抬起和更快的球速相关[23]。然而,与任何适应性反应一样,结构变化范围内的过多补偿会破坏盂肱关节力学的微妙平衡,并进展为肩关节损伤。

病理生理学

盂肱关节不稳定包括一系列病理,从轻微半脱位到明显脱位。不稳定可能由急性创伤事件、肩部重复性微创伤或全身韧带松弛引起。肩部不稳定可进一步分类为单向性(包括前方或后方不稳定)或多向性。过顶投掷运动员的不稳定性是一个特定事件,被认为是由盂肱关节和关节囊韧带复合体的重复微创伤导致微小的不稳定或获得性病理性松弛[24,25]。

在过顶投掷运动中,由于在投掷周期中,大量的力集中在盂肱关节上,肩部较容易损伤。随着持续高强度投掷,重复应力最终超过静态关节约束的抗拉强度和修复能力,并发生渐进性损伤。关节囊和盂肱韧带逐渐变薄弱,导致盂肱关节轻微半脱位。动态关节稳定结构最初通过增加肩部运动时的肌肉活动来补偿这种微小的不稳定。然而,在持续活动的情况下,动态稳定结构最终会疲劳。随着代偿机制的减弱,盂肱关节不稳定恶化,半脱位变得更加频繁。复发性肱骨头半脱位会导致盂唇、关节盂边缘和肱骨头损伤,以及肩袖撞击。最终,关节囊松弛、盂唇脱离、肱骨头或关节盂骨缺损,以及肩袖病变共同导致进行性肩痛和功能障碍。

盂肱关节前方不稳定

在投掷周期的起步后期和早期加速阶段,盂肱关节会受到巨大的外部旋转扭矩的影响,且前下关节囊韧带复合体会受到明显的剪切力。随着时间的推移,

重复性损伤导致前关节囊逐渐发生拉伸失效和薄弱,盂肱关节平移略有增加[26]。三角肌后部和肩袖复合体的活动增加代偿了盂肱关节的轻度不稳定,但持续的头顶甩动动作会使动态稳定结构逐渐疲劳。如果缺乏周围肌肉组织的支持,前下关节囊组织会承受增加的负荷并最终失效。前关节囊的逐渐拉伸和冗余是前方不稳定的最常见机制,但在具有前方微失稳的职业棒球运动员中,也有报道前方不稳定是由前关节囊的孤立撕裂和盂肱韧带肱骨侧撕脱导致的[27,28]。

在起步晚期和早期加速阶段,肱骨头过度前移会导致前盂唇和前下盂唇撕裂(Bankart损伤),使盂肱稳定性进一步丧失。当肱骨头向前半脱位时,其接触喙肩峰弓,并可能导致肩峰下撞击和肩袖肌腱炎。在肱骨头前部过度平移时,肩袖后部复合体的下表面也可能撞击关节盂边缘的后上缘,并导致部分关节侧肩袖撕裂(内撞击)。

盂肱关节后方不稳定

关节盂和肱骨近端的骨形态有助于保持盂肱关节的静态稳定性,后方不稳定的发展与解剖结构改变有关[29]。肱骨头和关节盂后倾、关节盂发育不全、关节盂后方骨缺损、肱骨近端的急性创伤或磨损,以及RHSL均与复发性盂肱关节后方不稳定有关。肱骨头和关节盂后倾增加是在过顶投掷运动员中观察到的一种骨骼适应性变化,其促进了这些运动员肩关节超生理范围的运动。投手在关节盂上产生更容易导致肱骨头向后半脱位的向量,从而逐渐出现后方不稳定[30]。

在投掷周期的起步晚期和减速期这两个特定阶段,软组织稳定结构、后关节囊韧带复合体和关节盂盂唇尤其容易受到损伤。在起步后期,手臂保持过度外展和最大外旋。肱骨在这一位置的过度成角会导致肩袖内部撞击后关节盂和盂唇。随着重复投掷,后盂唇可能发生变性和撕裂,并导致盂肱静态稳定结构的丧失。在减速阶段,随着肱骨在球释放后继续猛烈内收、弯曲和内旋,肩袖后方和关节囊韧带复合体会承受极大的张力。重复的偏心应力最终会导致沿肩袖滑囊表面的冈上肌后部或冈下肌前部的拉伸失效。在这一阶段,肩袖功能减弱导致更大的张力传递到后关节囊和PIGHL。复发性微创伤可能导致后关节囊韧带复合体的逐渐薄弱和关节囊松弛[31]。

盂肱关节内旋障碍（GIRD）

施加到后关节囊和韧带结构的重复拉伸应变可能会反过来引发纤维化愈合反应和关节囊肥厚，软组织失去顺应性，并导致肩部运动受限。GIRD 是肩关节旋转运动的一种变化，其特征是外旋增加，与非投掷肩相比，相应旋转损失>25° [32]。后下关节囊挛缩被认为是 GIRD 的主要潜在病因。Takenaga 等使用超声波测量了 45 名被诊断为 GIRD 的高校投手的关节囊厚度和弹性。与非投掷肩相比，投掷肩的后下关节囊的平均强度和厚度显著更大[21]。骨骼解剖结构也可能导致 GIRD[33]。Noonan 及其同事的一项研究表明，与非优势肩相比，有 GIRD 的投手的肱骨后倾角平均左右差异为 19.5°，而无 GIRD 投手的后倾角左右差异仅为 12.3° [34]。

GIRD 投掷者肩关节运动的病理改变是由于抵抗外旋的前方软组织（喙肱韧带、肩袖间隙和前关节囊韧带复合体）拉伸，以及后方软组织挛缩（PIGHL、后关节囊、胸小肌和肱二头肌短头），导致随后盂肱旋转中心向后移动[35]。过度外旋会拉紧肱二头肌，在过度张力下最终导致上、后盂唇"剥离"，引起盂唇损伤。由于肱骨头旋转中心后移，肩袖在肱骨大结节和后上关节盂之间可能发生撞击，导致关节侧部分肩袖撕裂（内撞击）。

肩胛骨运动障碍

肩胛胸廓运动不同步，以及静态和动态肩胛骨位置改变与盂肱关节不稳定有关[36]。肩胛骨运动障碍是由疲劳、外伤或神经损伤引起的肩胛周围肌肉功能障碍。由此产生的肌肉失衡会改变过顶投掷运动中正常的肩胛肱骨节律。具体而言，肩关节不稳定患者在肩部抬高时会表现出过度前伸和收缩延迟，这与下斜方肌和前锯肌活动减少有关[37]。在正常的过顶投掷运动中，肩胛骨必须在上举阶段收缩，以保持关节盂在肱骨下方居中。肩胛骨无法适当收缩会导致肱骨过度成角以实现最大外旋，同时传递到前关节囊韧带复合体的压力增加[38]。失去正常的肩胛肱骨运动也会导致投掷力学的改变，以及能量从躯干到手臂的低效传递，导致球速下降。运动员随后可能会通过增加肩部运动来补偿失去的速度，这进一步增加了盂肱关节稳定结构的压力。

临床评估

病史

在评估投掷运动员的盂肱关节不稳定时，全面询问病史并进行体格检查至关重要。很少有投掷运动员会主诉明显的不稳定症状，相反，功能下降和肩部疼痛通常是主要不适[39]。与功能相关的问题包括投球速度降低、投球控制能力减弱，以及投球力学的变化。应仔细确定肩痛的发作、时间和部位，以及加重和缓解因素。大多数肩关节不稳定投掷运动员无法回忆起特定的损伤事件或肩部的急性创伤事件。他们经常会描述有间歇性肩痛的逐渐发作，这种疼痛是由某些手臂位置导致的，或再现于投掷周期的特定阶段。在起步晚期，手臂处于外展和外旋位时，肩关节前方疼痛可能表明有前关节囊韧带病变。减速和后续阶段的肩部后方痛，手臂处于内收、弯曲和内旋位置，更提示后关节囊和盂唇损伤。对于这些运动员来说，在投掷周期的不同阶段有不止一个疼痛部位很常见，这些疼痛与伴随的病理学变化有关，如肩峰下撞击或肩袖/肱二头肌肌腱炎。肩袖病变在投掷运动员中很常见，通常表现为夜间疼痛。应询问患者有无机械性症状，如摩擦、咔嗒声或卡住，因为这些与盂唇撕裂有关。虽然不太常见，与不稳定相关的症状可表现为手臂濒死感或肩部滑出的感觉。最后，应获得患者有关过去治疗的详细信息，包括先前的肩部固定、物理治疗和方式、肩胛带封闭或手术干预方式。

体格检查

首先应仔细检查双侧上肢和肩胛带，注意整体姿势和对称性。投掷运动员的优势肢体往往比对侧非优势肢体肌肉更发达[40]。应对三角肌、冈上肌和冈下肌的萎缩程度进行评估。冈上肌和（或）冈下肌萎缩提示慢性肩袖功能障碍或肩胛上神经损伤。应进行肩胛骨的静态和动态定位，以评估肩胛骨运动障碍，并与对侧肩胛带进行比较。静息肩胛下垂或肩胛翼主动抬高可能是由于肩胛周围肌肉疲劳或关节内病变，应引起注意。应触诊肩部标志，包括肩锁关节、喙突、肱二头肌、大结节、肩袖后方和关节囊。前关节线触痛常见于盂肱关节前方不稳定患者,但也往往属于撞击综合征患者的非特异性表现。约60%的后方不稳定患者后盂肱关节触诊可引起触痛[41]。

应在坐位和仰卧位评估肩关节ROM,以稳定肩胛骨,并消除肩胛胸关节对盂肱关节运动的影响。记录肩胛骨平面的向前抬高,以及肩外展0°和90°的内旋和外旋,并与对侧肩进行比较。投掷运动员经常表现出优势肩外旋增加,并伴随肩部内旋丧失。盂肱关节旋转的这种改变通常是由于盂肱关节解剖结构的非病理性适应变化,并与对侧肩部对称的肩关节运动总弧度保持不变有关。肩部旋转的总弧度丢失,特别是在内旋障碍的情况下,是评估损伤投掷运动员的常见表现。力量测试应包括对肩袖肌肉组织和肩胛骨周围稳定结构的具体评估。挤压试验可用于评估肩胛骨的收缩强度[42]。无法保持肩胛骨等距挤压15s表明

肩胛骨周围肌肉无力。

可使用表24-1中总结的多种专业检查方法测试肩部韧带对肩关节前、后和下方向上发挥的稳定作用。需对双侧肩部进行稳定性测试。与非优势肩部相比,投掷运动员优势肩部的松弛度预计会增加。因此,重要的是要注意是否发生了明显的肱骨头半脱位,以及这些刺激性动作是否会诱发患者症状。最好在患者仰卧位时评估肩关节前方不稳定。前方恐惧征、Jobe迁移试验和前方松弛试验可用于评估与前方不稳定相关的症状,包括不稳定或肩关节前方疼痛。大多数有轻微前方不稳定的投掷者会有肩关节前方疼痛,但在激发动作时无恐惧感。Jobe迁移试验具有较高的敏感性和特异性,然而,如果仅评估疼痛,则该检查操作的诊断准确性较差[43]。前方松弛试验重现症状对于诊断隐匿性盂肱关节前方不稳定的敏感性为90%[44]。

表24-1　肩关节不稳定测试检查

测试	描述	相关表现
前方不稳定		
前方恐惧试验	•患者取仰卧位,手臂外展90°,肘关节屈曲90° •进行检查,然后患者将手臂从中立位旋转到90°外旋	•恐惧感和进一步抵抗外旋是典型的阳性结果 •有轻微不稳定的患者可无恐惧感地耐受前方疼痛
Jobe迁移试验	•继续恐惧试验测试 •患者取仰卧位,手臂处于外展90°和外旋90° •检查者随后向患者肱骨头前方施加一个向后的力	•对肱骨头前方施加向后稳定的力,症状、恐惧和(或)疼痛缓解,表示为阳性测试结果
前方松弛试验	•继续Jobe迁移测试 •患者取仰卧位,手臂呈90°外展和90°外旋位,向肱骨头前方施加向后的力 •检查者随后突然释放施加在患者肱骨头前方的力	•阳性结果的特征是突然释放向后的力后症状、恐惧和(或)疼痛复发
前抽屉试验	•患者取仰卧位,手臂外展80°~120°,屈曲0°~20°,外旋0°~30° •检查者随后对患者肱骨头施加向前的力	•1级:肱骨头向关节盂边缘平移增加 •2级:关节盂边缘上肱骨头半脱位 •3级:关节盂边缘上肱骨头脱位
负载和移位测试	•患者取仰卧位,手臂外展20°,屈曲20°将肱骨头置于关节窝中心 •检查者随后对肱骨头施加向前和向后的力 •检查前后稳定性	•与抽屉试验相同的分级系统
后方不稳定		
后抽屉试验	•患者取仰卧位,手臂外展80°~120°,屈曲20°~30° •随后手臂向内旋转并屈曲至80°,同时向肱骨头施加向后的力	•与前抽屉试验,以及负载和移位测试相同的分级系统 •出现恐惧和(或)疼痛也被视为阳性结果

（待续）

表24-1(续)

测试	描述	相关表现
Jerk 试验	• 患者坐直,手臂呈90°外展和90°内旋 • 检查者随后施加轴向应力并水平内收手臂	• 肩关节后方剧烈疼痛伴或不伴砰砰声表示后盂唇撕裂
Kim 试验	• 患者坐直,手臂外展90° • 然后在对上臂施加向后和向下的力的同时,将手臂轴向加载应力并斜抬至45°	• 肩关节后方剧烈疼痛伴或不伴砰砰声表示后下盂唇撕裂
下方不稳定		
凹陷征	• 患者坐直,手臂放在一侧 • 检查者随后向下牵引患者手臂	• 凹陷沟是肩峰外侧缘与肱骨头之间的凹陷,按厘米大小分级 　• 1级:<1cm 　• 2级:1~3cm 　• 3级:>3cm
Gagey 或过度外展测试	• 患者坐直,向患者肩胛骨施加向下的力 • 检查者随后被动外展患者手臂	• 外展>105°或限制性被动外展恐惧为阳性结果

前抽屉试验、后抽屉试验和负荷位移试验均使用改良的霍金斯量表来测量肱骨头的平移和松弛度等级。1+级表示向关节盂边缘平移增加但无半脱位,2+级表示关节盂边缘上的肱骨头半脱位,3+级表示关节盂边缘上的肱骨头脱位,但不会自发复位[45]。投掷运动员出现1+级前方松弛和2+级以上后方松弛并不少见。2+级或以上的前方松弛通常提示有病理情况。这些应激试验诱发疼痛和(或)恐惧出现,也被认为是前方或后方不稳定的阳性表现[46]。此外,Jerk试验和Kim试验都对后盂唇施加负荷,可用于专门评估后盂唇病变和后方不稳定[47]。Jerk试验已被证明对后盂唇撕裂更准确,而Kim试验更能识别后下盂唇撕裂[48]。

可通过凹陷征测量及Gagey或过度外展测试来评估下方不稳定。投掷运动员通常表现出1+ ~ 2+级凹陷征,其特征是凹陷度为1~3cm。>3cm的3+级凹陷征与病理性不稳定相关[49]。在Gagey试验中,>105°被动外展或限制下被动外展会出现恐惧被认为是IGHL松弛阳性[50]。

肩袖、上盂唇和肱二头肌肌腱共同损伤可通过额外的激发试验进行评估。肩袖肌腱炎和肩峰下撞击可通过Neer撞击试验和Hawkins撞击试验进行评估。已经描述了许多用于识别上盂唇前后(SLAP)撕裂的检查操作,包括O'Brien主动压缩试验、曲柄试验、前滑动试验、肱二头肌负荷试验、改良的动态盂唇剪切试验、盂唇张力试验、抗外旋试验和用力肩外展肘屈试验。在这些操作中,改良的动态盂唇剪切试验被发现是SLAP撕裂的最佳检查方法,并始终表现出高敏感性和低阴性似然比[46]。肱二头肌肌腱病变可通过Speed试验、Yergason试验和上肩袖带测试进行筛查,所有这些检查方法都具有高特异性和阳性似然比[46]。

影像学研究

影像学评估首先包括受累肩部的一些X线片:中立、外旋和内旋的AP位;外侧出口位;腋窝位和Stryker切迹位。在外伤性盂肱关节不稳定的情况下,可在Stryker切迹位或内旋的AP位上看到Hill-Sachs损伤。在腋窝位上可见关节盂的骨性Bankart损伤。对于盂肱微小不稳定的过顶投掷运动员,X线片较少能诊断。Bennett损伤时,在投掷运动员的腋窝位上可见后下关节盂的局灶性骨化。

MRI可完善对盂肱关节的评估,包括关节囊韧带复合体、盂唇、肩袖、关节软骨和骨解剖结构。对于过顶投掷运动员,MRI可能能显示后关节囊增厚、后关节盂和后外侧结节的囊性改变、后关节盂骨赘形成和(或)后盂唇钙化(图24-2)。关节内注射钆的MRA可以控制盂肱关节囊的扩张,并能更好地显示盂唇周围的解剖结构。其被认为是评估盂唇损伤的金标准,且对检测前盂唇和后盂唇撕裂的敏感性为90%~95%[51]。也可见SLAP撕裂和肩袖部分撕裂。

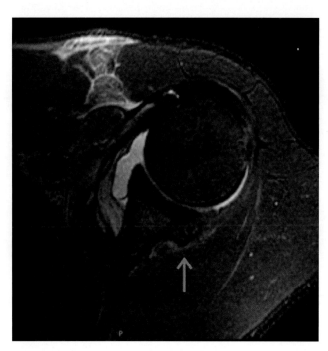

图24-2　T2 MRI显示后关节盂骨赘伴周围水肿(箭头所示)，以及与Bennett病变一致的后盂唇钙化。

非手术治疗

　　绝大多数过顶投掷运动员有症状的盂肱关节不稳定的初始治疗应该是非手术治疗。保守治疗侧重于加强动态稳定性、增强本体感觉，并改善动力链的神经肌肉协调。已提倡采用多阶段渐进和序列康复计划来非手术治疗过顶投掷运动员的肩部损伤[52]。

　　第一阶段是康复的初始阶段，重点是减轻疼痛和炎症，并使运动障碍的范围正常化。疼痛缓解可通过活动调整、NSAID和多种方式来实现，包括冷敷、离子电渗疗法、声波导入疗法、电刺激、按摩疗法、神经肌肉促进和节律稳定练习。练习重点是增加肩胛带肌肉组织的ROM并提高灵活性。卧位拉伸和交叉内收拉伸可提高肩关节后方软组织的柔韧性，增加肩内旋。卧位拉伸是使患者向患侧侧卧，肩部向前弯曲90°并向内旋转肩部实现的。通过让患者靠墙站立以防肩胛骨旋转，并使用另一只手臂将患侧手臂拉过身体来进行交叉内收拉伸。单侧成角拉伸和仰卧手动拉伸对延长胸小肌有效。肩部外展90°，肘部屈曲90°，进行单侧成角拉伸。前臂掌侧放在门框上，躯干旋转远离被拉伸的一侧。仰卧手动拉伸也是在手臂

处于90°/90°位置情况下进行的。患者取仰卧位，毛巾卷沿上胸椎，治疗师向后向喙突施加力[35]。如果患者表现出轻微疼痛和正常的肩部ROM，则可进入第二阶段。

　　第二阶段是中间阶段，引入了旨在恢复肌肉平衡和增强肩部动态稳定性，同时保持灵活性的力量练习。练习包括完全等张强化肩袖和肩胛周围肌肉，以及神经肌肉控制训练。下肢强化和核心稳定活动也在中间阶段进行。进入下一阶段的标准包括运动员获得完全无痛的肩关节ROM、完全的肩胛力量及神经肌肉控制，且在最初产生症状的刺激性检查动作中无疼痛或恐惧。

　　第三阶段是高级强化阶段，包括积极的上肢强化和耐力练习、特定运动的神经肌肉控制练习、增强式训练的引入和初始有间隔的投掷计划。增强式运动的特点是从离心收缩到向心收缩的快速过渡，并促进肌肉纤维增强。与未进行增强式训练的运动员相比，参加肩部训练计划并进行高负荷增强式训练的NCAA Ⅰ级棒球运动员的投掷速度明显提高[53]。

　　第四阶段是恢复活动阶段，包括进一步的间隔投掷计划，以及高重复低阻力力量和神经肌肉维护计划。运动员会被安排进行一些特定位置的投掷。投手开始投掷项目，而位置球员通过长距离投掷项目和位置训练取得进展。在不改变力学的情况下，鼓励投掷和长距离投掷延长到使运动员舒适的强度。通常不鼓励使用超重球进行投掷康复。该康复方案的目标是在6~12周内恢复全速投掷。康复3个月后无改善或无法在6个月内恢复竞技比赛则非手术治疗失败，应立即讨论手术治疗方案[35]。

手术治疗

适应证和禁忌证

　　过顶投掷运动员盂肱关节不稳定的手术治疗适应证是持续的肩痛、不稳定症状或体格检查证实的肩关节功能障碍和(或)与关节囊病理一致的影像学表现，系统化康复失败，使得患者无法恢复到想要的竞技水平。某些相关损伤，如包括全层肩袖撕裂或关节盂或肱骨头大的骨缺损(>25%)是早期手术干预指征。

手术治疗的禁忌证包括无明确定位性肩关节不稳定,以及不能或不愿遵守术后康复方案的患者。关节盂发育不全和关节盂后倾>15°是单纯行关节囊移位加强手术的相对禁忌证。

手术技术

最佳手术方法的选择应因人而异,主要是解决引起盂肱关节不稳定的解剖学因素。创伤性事件后在影像学检查中发现关节盂骨缺损的复发性肩关节脱位患者可能最受益于骨性稳定手术,如喙突自体移植或远端胫骨同种异体移植重建关节盂。相反,过顶投掷运动员的肩部不稳定更常与盂肱关节的重复性微创伤,以及随后的软组织薄弱和病理性关节囊韧带松弛的发展有关。已报道多种手术方式通过减少关节囊冗余和关节囊容积来解决这种轻微的盂肱不稳定。

30多年来,开放性关节囊移位是手术治疗病理性关节囊韧带松弛伴有盂肱关节不稳定的金标准。尸体生物力学研究表明,与关节镜下关节囊折叠紧缩术相比,开放性关节囊移位导致关节囊体积显著减小[54]。未能解决关节囊冗余已被确定为盂肱稳定手术后失败和复发性不稳定的原因,突出了减小关节囊容积的重要性[55]。然而,消除肩关节不稳定所需的关节囊精确容积减少量仍不清楚。过去几十年关节镜领域的稳步发展使病理性关节囊冗余和盂肱不稳定的关节镜治疗成为可行且侵入性较小的治疗选择。另一项生物力学研究发现,与开放式关节囊移位术相比,关节镜下关节囊折叠紧缩术可减少盂肱关节平移,但对外旋限制较少,这可能对过顶投掷运动员尤其有利[56]。关节镜治疗的其他优势包括降低发病率,避免肩胛下肌损伤、三角肌前束和后束止点的剥离,关节内直视下可帮助确认减少的关节囊及松弛度,能够在单一切口中解决前下和后下关节囊冗余,并且具备评估和治疗其他关节内病变的能力,切口小,手术时间更短,失血更少,且具备进行早期康复的能力[57]。

关节镜下关节囊热成形术是一种手术技术,旨在解决与肩关节不稳定相关的关节囊冗余问题。其通过射频装置向关节囊韧带组织施加热能刺激胶原变性和关节囊收缩,随后关节囊容积减小,并减少了盂肱部分的松弛。这一技术短期结果看起来较好,93%的运动员恢复过顶运动,但中长期随访结果显著恶化,反复不稳定需进行翻修手术。翻修手术结果较差,只有50%的患者获得了满意的结果。其他报道的并发症包括盂肱软骨溶解症和伴有暂时性感觉迟钝的腋神经热损伤[58]。

麻醉下检查

肩部稳定手术是在全身麻醉下进行的,可行或不行局部斜角肌神经阻滞。术前,在麻醉下仰卧位检查肩关节。应记录ROM、术前关节囊韧带松弛程度和隐匿性不稳定方向。检查肩部后,根据外科医生的习惯,将患者置于沙滩椅位或侧卧位。

诊断性关节镜检查

肩关节的诊断性关节镜检查可在开放式手术和关节镜关节囊成形术之前进行,以对盂肱关节进行全面评估,并发现是否有其他伴随损伤。标准后入路位于肩峰后外侧角下方2~3cm和内侧1~2cm处。使用由内向外或由外向内的技术建立标准前上入路,一般在喙突外侧,通过肩袖间隙进入关节。

关节镜诊断性检查评估关节软骨、关节盂唇、盂肱关节囊和韧带、肱二头肌长头腱、腋窝和肩袖肌腱情况。关节囊扩张征和直通征阳性,一般定义为能够在肱骨头和关节盂之间在AIGHL水平轻松通过关节镜。直通征与肩部松弛有关,其对肩部不稳定敏感性高,但不具有特异性[59]。应对关节盂唇进行探查,以确定任何需要修复的盂唇撕裂。后盂唇最好从前路观察,通常在过顶投掷运动员中会显示后方盂唇磨损。接下来检查盂肱韧带,SGHL与盂肱关节囊混合,通常并不表现为一个独立的解剖结构。可见MGHL覆盖在肩胛下肌腱表面。AIGHL附着在前下盂唇上,其在盂肱关节不稳定的投掷者中经常变细和拉长。随后评估肩袖下表面的关节侧撕裂。如果发现部分关节肩袖撕裂,应使用缝线标记撕裂处,以便稍后评估肩峰下间隙相应的滑囊表面。对部分肩袖撕裂和盂唇磨损进行处理。彻底检查盂肱关节后,将关节镜从后入路放置于肩峰下间隙,以评估肩袖的滑囊表面和肩峰下表面。在镜下清理肩峰下滑囊炎。额外的入路选择取决于诊断性关节镜检查发现的病变和手术方法。如果未发现额外损伤并计划行开放手术,则可移除关节镜,外科医生可继续进行开放性关节囊移位术。

开放性前关节囊移位术

使用三角胸入路进入盂肱关节前方。三角肌向外侧拉开,胸大肌和联合肌腱向内侧拉开,以暴露肩胛下肌。肩胛下肌腱可在下1/3处水平切开或在小结节处垂直横断。与垂直横断相比,水平劈裂被认为可以最大限度地减少术后肩胛下肌缩短和随之而来的外旋丢失风险[60]。然后将肩胛下肌从关节囊中分离出来使其回缩,以暴露盂肱前关节囊。切开关节镜囊,并仔细检查关节盂唇。如果存在移位的盂唇撕裂,可通过钻孔或缝合锚使用不可吸收线将盂唇解剖修复到关节盂。关节囊切开有多种方式,如基于侧向[61]或内侧[49]的T形关节囊切开术和水平[62]或垂直的直线关节囊切开术[63]。1980年,Neer和Foster[61]率先描述了基于MGHL和AIGHL之间的T形囊切开的侧向开放性前下关节囊移位术。手臂保持外展45°和外旋45°,下关节囊组织向上外侧转移,然后将上方组织加强缝合在下方转位组织上。1991年,Altchek等将T形囊切开位置改良为位于关节盂的内侧而非肱骨外侧,以便于同时进行Bankart修复[49]。不同移位技术的生物力学比较表明,基于外侧的关节囊移位术与基于内侧的关节囊移位相比,关节囊体积减小最大,肩外旋受限更少[54,64]。

开放性后关节囊移位术

采用Rockwood入路进入盂肱关节后方[65]。在三角肌后部沿后外侧中缝切开至小圆肌水平。应避免进一步向远端解剖,以防损伤下方的腋神经。如有必要,可将三角肌从肩胛骨上部分离以改善视野,并在手术结束时修复。沿冈下肌(肩胛上神经)和小圆肌(腋神经)之间的神经间平面切开并拉开,以暴露盂肱后关节囊。进行侧向T形关节囊切开术并检查后盂唇盂唇。如果存在移位的盂唇撕裂,可通过钻孔或缝合锚使用不可吸收线将盂唇修复到关节盂。保持手臂外展10°~15°,外旋5°~10°,中立位屈伸,上方组织向下转位并侧向拉到肱骨,然后将下方组织向上移动,以消除下方松弛并加强修复[66]。

关节镜下关节囊紧缩术

镜下关节囊重建可使用多种缝合技术完成,包括仅缝合紧缩、缝合锚钉紧缩或联合缝合锚钉紧缩缝合与额外游离组织紧缩缝合(图24-3)。生物力学分析表明,用缝线缝合关节囊和盂唇固定方法与缝合锚钉固定盂唇和关节囊相比,两者的最终失败负荷相似[67]。缝合锚钉紧缩术最常用于存在分离的盂唇撕裂、盂唇缺损或明显的关节囊松弛。除辅助入口放置,前[68]和后[69,70]关节囊盂唇重建手术技术相似,总结如下。

使用电动滑膜刨削刀或关节镜锉轻轻刨磨,以去除关节囊的滑膜层,以促进后期愈合,注意避免刨削时穿透关节囊。关节囊准备好后,使用弯曲或成角度的缝线穿引器进行缝线锚钉固定紧缩术。穿引器装置在距关节盂边缘约1cm处穿透薄弱的关节囊[31,71],可缝合约20%的关节囊[68]。然后将关节囊向上和向

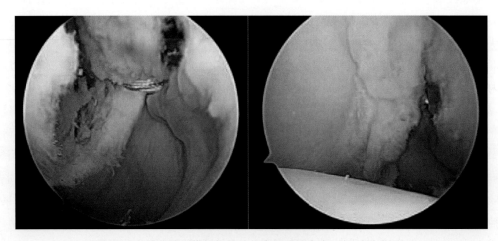

图24-3 关节镜下带锚钉的关节囊折叠缝合术。(扫码看彩图)

内侧推进,缝线穿引器在环状盂唇纤维和关节软骨之间的关节盂边缘重新进入关节囊盂唇组织,将不可吸收缝线穿过关节囊组织,并使用标准关节镜无结或打结技术锚定到关节盂上。

进行缝合锚钉紧缩术时可在关节盂边缘放置生物可吸收或聚醚醚酮锚钉。使用软组织抓钳来抓取游离的盂唇组织并帮助其复位。然后用关节镜锉刀或电动磨头将关节盂骨床表面磨锉出血。在无盂唇撕裂的情况下,不一定需要准备关节盂骨床,可直接用缝合锚钉紧缩缝合。一些外科医生在盂唇修复前做了骨床准备,在缝合时抬高了盂唇[71],而另一些外科医生则在不破坏关节盂-盂唇交界处的情况下在关节盂边缘放置缝合锚钉[68]。

关节囊盂唇紧缩一般从下到上,随下方关节囊向上转移,关节囊体积逐渐减小。缝合打结每条缝线后重新评估关节囊松弛度,并确定是否需要额外紧缩。无论选择何种关节囊成形术,确定适当的关节囊紧缩程度对手术成功至关重要。关节囊体积减小对实现盂肱稳定非常重要,而未能解决病理性关节囊冗余被认为是引起术后不稳定的原因[49,55]。相反,过度关节囊紧缩会导致盂肱关节运动丢失,特别是对外旋影响大,这会降低投掷速度,导致过顶投掷运动员无法恢复之前的运动水平。Jones及其同事认为应紧缩前下关节囊,直到术中直通征不再出现[68]。其他人建议将外旋减少5°~10°,同时保持肩关节外展90°,作为前方关节囊紧缩的目标[72]。确保能外旋90°的关节囊松弛度应该可以恢复正常投掷[39]。Bradley等[69]和McClincy及其同事[31]评估了肱骨头平移的程度,手术应确保盂肱关节后方足够的稳定性。在消除病理性松弛后,肱骨头不应超出关节盂边缘(1+级或以下)。

术后管理

术后,患者应使用外展吊带,保持肩部外展约30°固定4~6周。冷敷疗法用于控制疼痛和水肿。在术后第一天鼓励肘部、手腕和手指活动。在4~6周时停止使用吊带,并开始轻柔的被动和主动辅助运动来增加活动范围练习。患者通常会在术后6~10周恢复完全ROM的运动,然后加强肩袖、三角肌后束和肩胛周围肌肉的训练。在术后4个月时,所有投掷运动员都开始有计划地进行投掷训练,应密切监督其投掷速度和

距离。术后康复通常遵循"非手术治疗"部分详述的分阶段特定康复方案进行。

预后

相关文献报道使用开放式和关节镜下手术获得了成功。在开放性前关节囊移位后,68%~92%的过顶运动员能够恢复到伤前的比赛水平[49,60,73]。Rubenstein等报道,在36名棒球运动员中有33名(92%)在开放性前关节囊转位术后能够恢复到其之前的比赛水平,其中20名是职业球员。这些运动员未出现复发性不稳定,且在最后随访中未因激烈的肩关节运动而表现出疼痛或担心[60]。关节镜下治疗盂肱关节不稳定越来越普及,但关节镜前关节囊紧缩术治疗微创伤性关节囊松弛性投掷运动员的随访结果仍然相当有限。目前,Jones等[68]完成了唯一一项记录关节镜前关节囊紧缩术治疗一批因孤立关节囊冗余导致前方不稳定的过顶投掷运动员的临床研究。在他们的分析中,20名运动员中有18名(90%)能够恢复过顶运动,17名(85%)恢复到受伤前的水平。术后患者盂肱关节ROM与健侧肩对称。

遗憾的是,开放性后关节囊移位术治疗盂肱关节后方不稳定的临床成功率与开放性前关节囊紧缩术不同。Hawkins和Janda报道,14例患者中有13例术后感到满意且后方不稳定未复发,但4例(29%)患者无法进行日常生活,6例(43%)患者在工作时出现肩部疲劳,4例(29%)患者无法恢复休闲运动[74]。Bigliani等发现,在35例因复发性盂肱关节后方不稳定而接受开放性后关节囊移位术的患者中,有28例(80%)报道了良好至极好的结果。在报道结果不满意的7例患者(20%)中,6例既往有同侧手术稳定失败病史。4个肩关节(11%)反复出现不稳定。在未进行肩部稳定手术的24个肩关节中,有23个(96%)获得了成功的结果[66]。无关于对过顶投掷运动员开放性后关节囊移位效果的临床研究。相反,几项临床研究报道了关节镜下后关节囊紧缩术对运动员肩关节后方不稳定的有效性[31,69-71]。Bradley等对200名运动员进行了关节镜下后关节囊膜紧缩术,并报道180(90%)人能够重返体育运动,127(64%)人能够以相同的水平重返赛场。患者肩关节的稳定性、疼痛和功能评分显著改善。在

固定方面,与仅用缝线紧缩的患者相比,接受缝合锚钉紧缩术的患者在 ASES 评分方面表现出更大的改善和更高的运动回归率。在这项研究中,只有 56 名运动员(28%)是投掷运动员,包括投手和四分卫[69]。Radkowski 及其同事[71]和 McClincy 等[31]研究了非投掷运动员和投掷运动员关节镜下后关节囊重建的结果,两者术后临床结果相同,但过顶投掷运动员恢复到受伤前水平的可能性显著低于非投掷运动员。在这两项研究中,两组在术后疼痛、力量、ROM、稳定性、功能或ASES 评分方面无显著差异。临床失败被定义为术后主观不稳定,范围为 7%[31]~10%[71]。71% 的非投掷运动员能够恢复到相同的运动水平[31,71],而只有 55%[71]~60%[31]的投掷运动员能够恢复到相同的运动水平。投手的重返运动率在所有投掷运动员中最差,尽管临床结果评分与其他投掷运动员相当,只有 50% 的投手恢复到受伤前的水平[31]。接受缝合锚钉紧缩的投掷运动员与仅进行缝线紧缩的运动员相比,恢复比赛的可能性增加 10 倍,而非投掷运动员在这两种固定技术方面无差异[31]。

结论

　　投掷运动员的盂肱不稳定是由关节囊韧带复合体的反复微创伤造成的,特别是在过顶投掷周期的起步后期和减速阶段。盂肱关节和软组织结构的解剖适应性很常见,必须与真正的盂肱关节损伤相区别。持续高强度投掷的重复应力可能最终超过关节囊韧带复合体的拉伸强度,静态关节约束逐渐减弱,并发展为病理性关节囊松弛。主要主诉是与活动相关的肩痛和运动能力下降。检查中值得注意的是盂肱关节在关节盂边缘的平移增加、前/后抽屉和伴随症状再现的负载和移位试验。初始治疗从结构化治疗性康复开始。如果需要手术干预,开放式和关节镜下关节囊紧缩技术已证明可缓解疼痛、提高稳定性,并使患者恢复体育活动。与非投掷运动员相比,尽管临床评估结果相当,投掷运动员在关节镜下后关节囊紧缩术后恢复到伤前水平的比率较低。与仅用缝线固定相比,采用缝线锚钉固定的关节镜下关节囊紧缩术被认为可增加投掷运动员回归赛场的可能性。

(张峻 译)

参考文献

1. Soslowsky LJ, Flatow EL, Bigliani LU, Mow VC. Articular geometry of the glenohumeral joint. *Clin Orthop Relat Res.* 1992;(285):181-190.
2. Howell SM, Galinat BJ. The glenoid-labral socket: a constrained articular surface. *Clin Orthop Relat Res.* 1989;(243):122-125.
3. Halder AM, Kuhl SG, Zobitz ME, Larson D, An KN. Effects of the glenoid labrum and glenohumeral abduction on stability of the shoulder joint through concavity-compression: an in vitro study. *J Bone Joint Surg Am.* 2001;83(7):1062-1069.
4. DePalma AF, Gallery G, Bennett GA. Variational anatomy and degenerative lesions of the shoulder joint. In Blount WP, Banks SW, eds. *American Academy of Orthopaedic Surgeons: Instructional Course Lectures.* Chicago, IL: American Academy of Orthopaedic Surgeons; 1949;6:255-281.
5. O'Connell PW, Nuber GW, Mileski RA, Lautenschlager E. The contribution of the glenohumeral ligaments to anterior stability of the shoulder joint. *Am J Sports Med.* 1990;18(6):579-584.
6. Levine WN, Flatow EL. The pathophysiology of shoulder instability. *Am J Sports Med.* 2000;28(6):910-917.
7. Youm T, ElAttrache NS, Tibone JE, McGarry MH, Lee TQ. The effect of the long head of the biceps on glenohumeral kinematics. *J Shoulder Elbow Surg.* 2009;18(1):122-129.
8. Paine R, Voight ML. The role of the scapula. *Int J Sports Phys Ther.* 2013;8(5):617-629.
9. Burkhart SS, Morgan CD, Kibler WB. The disabled throwing shoulder: spectrum of pathology. Part I: pathoanatomy and biomechanics. *Arthroscopy.* 2003;19(4):404-420.
10. Seroyer ST, Nho SJ, Bach BR, Bush-Joseph CA, Nicholson GP, Romeo AA. The kinetic chain in overhand pitching: its potential role for performance enhancement and injury prevention. *Sports Health.* 2010;2(2):135-146.
11. Calabrese GJ. Pitching mechanics, revisited. *Int J Sports Phys Ther.* 2013;8(5):652-660.
12. Meister K. Injuries to the shoulder in the throwing athlete: Part one: biomechanics/pathophysiology/classification of injury. *Am J Sports Med.* 2000;28(2):265-275.
13. Gelber JD, Soloff L, Schickendantz MS. The thrower's shoulder. *J Am Acad Orthop Surg.* 2018;26(6):204-213.
14. Edelson G. The development of humeral head retroversion. *J Shoulder Elbow Surg* 2000;9(4):316-318.
15. Caine D. Physeal injuries in children's and youth sports: reasons for concern? *Br J Sports Med.* 2006;40(9):749-760.
16. Kronberg M, Broström LA, Söderlund V. Retroversion of the humeral head in the normal shoulder and its relationship to the normal range of motion. *Clin Orthop Relat Res.* 1990;253:113-117.
17. Levine WN, Brandon ML, Shubin Stein BE, Gardner TR, Bigliani LU, Ahmad CS. Shoulder adaptive changes in youth baseball players. *J Shoulder Elbow Surg.* 2006;15(5):562-566.
18. Reagan KM, Meister K, Horodyski MB, Werner DW, Carruthers C, Wilk K. Humeral retroversion and its relationship to glenohumeral rotation in the shoulder of college baseball players. *Am J Sports Med.* 2002;30(3):354-360.
19. Crockett HC, Gross LB, Wilk KE, et al. Osseous adaptation and range of motion at the glenohumeral joint in professional baseball pitchers. *Am J Sports Med.* 2002;30(1):20-26.
20. Thomas SJ, Swanik CB, Kaminski TW, et al. Humeral retroversion and its association with posterior capsule thickness in collegiate baseball players. *J Shoulder Elbow Surg.* 2012;21(7):910-916.
21. Takenaga T, Sugimoto K, Goto H, et al. Posterior shoulder capsules are thicker and stiffer in the throwing shoulders of healthy college baseball players: a quantitative assessment using shear-wave ul-

trasound elastography. *Am J Sports Med.* 2015;43(12):2935-2942. doi:10.1177/0363546515608476.

22. Thomas SJ, Swanik CB, Higginson JS, et al. Neuromuscular and stiffness adaptations in Division I collegiate baseball players. *J Electromyogr Kinesiol.* 2013;23(1):102-109.

23. Ellenbecker TS, Roetert EP, Bailie DS, Davies GJ, Brown SW. Glenohumeral joint total rotation range of motion in elite tennis players and baseball pitchers. *Med Sci Sports Exerc.* 2002;34(12):2052-2056.

24. Jobe FW, Kvitne RS, Giangarra CE. Shoulder pain in the overhand or throwing athlete. The relationship of anterior instability and rotator cuff impingement. *Orthop Rev.* 1989;18(9):963-975.

25. Ryu RKN, Dunbar WH, Kuhn JE, McFarland EG, Chronopoulos E, Kim TK. Comprehensive evaluation and treatment of the shoulder in the throwing athlete. *Arthroscopy.* 2002;18:70-89.

26. Mihata T, McGarry MH, Neo M, Ohue M, Lee TQ. Effect of anterior capsular laxity on horizontal abduction and forceful internal impingement in a cadaveric model of the throwing shoulder. *Am J Sports Med.* 2015;43(7):1758-1763.

27. Gulotta LV, Lobatto D, Delos D, Coleman SH, Altchek DW. Anterior shoulder capsular tears in professional baseball players. *J Shoulder Elbow Surg.* 2014;23(8):e173-e178.

28. Chang EY, Hoenecke HR, Fronek J, Huang BK, Chung CB. Humeral avulsions of the inferior glenohumeral ligament complex involving the axillary pouch in professional baseball players. *Skeletal Radiol.* 2014;43(1):35-41.

29. Inui H, Sugamoto K, Miyamoto T, et al. Glenoid shape in atraumatic posterior instability of the shoulder. *Clin Orthop Relat Res.* 2002;403:87-92.

30. Frank RM, Romeo AA, Provencher MT. Posterior glenohumeral instability: evidence-based treatment. *J Am Acad Orthop Surg.* 2017;25(9):610-623.

31. McClincy MP, Arner JW, Bradley JP. Posterior shoulder instability in throwing athletes: a case-matched comparison of throwers and non-throwers. *Arthroscopy.* 2015;31:1041-1051.

32. Kibler WB, Sciascia A, Thomas SJ. Glenohumeral internal rotation deficit: pathogenesis and response to acute throwing. *Sports Med Arthrosc.* 2012;20(1):34-38.

33. Hibberd EE, Oyama S, Myers JB. Increase in humeral retrotorsion accounts for age-related increase in glenohumeral internal rotation deficit in youth and adolescent baseball players. *Am J Sports Med.* 2014;42(4):851-858.

34. Noonan TJ, Shanley E, Bailey LB, et al. Professional pitchers with glenohumeral internal rotation deficit (GIRD) display greater humeral retrotorsion than pitchers without GIRD. *Am J Sports Med.* 2015;43(6):1448-1454.

35. Braun S, Kokmeyer D, Millett PJ. Shoulder injuries in the throwing athlete. *J Bone Joint Surg.* 2009;91(4):966-978.

36. Warner JJ, Micheli LJ, Arslanian LE, Kennedy J, Kennedy R. Scapulothoracic motion in normal shoulders and shoulders with glenohumeral instability and impingement syndrome. A study using Moiré topographic analysis. *Clin Orthop Relat Res.* 1992;285:191-199.

37. Matias R, Pascoal AG. The unstable shoulder in arm elevation: a three-dimensional and electromyographic study in subjects with glenohumeral instability. *Clin Biomech.* 2006;21:S52-S58.

38. McMahon PJ, Jobe FW, Pink MM, Brault JR, Perry J. Comparative electromyographic analysis of shoulder muscles during planar motions: anterior glenohumeral instability versus normal. *J Shoulder Elbow Surg.* 1996;5:118-123.

39. Altchek DW, Dines DM. Shoulder injuries in the throwing athlete. *J Am Acad Orthop Surg.* 1995;3(3):159-165.

40. King JW, Brelsford HJ, Tullos HS. Analysis of the pitching arm of the professional baseball pitcher. *Clin Orthop.* 1969;67:116-123.

41. Pollock RG, Bigliani LU. Glenohumeral instability: evaluation and treatment. *J Am Acad Orthop Surg.* 1993;1(1):24-32.

42. Kibler WB. The role of the scapula in athletic shoulder function. *Am J Sports Med.* 1998;26:325-337.

43. Speer KP, Hannafin JA, Altchek DW, Warren RF. An evaluation of the shoulder relocation test. *Am J Sports Med.* 1994;22(2):177-183.

44. Gross ML, DiStefano MC. Anterior release test. A new test for occult shoulder instability. *Clin Orthop Relat Res.* 1997;339:105-108.

45. McFarland EG, Kim TK, Park HB, Neira CA, Gutierrez MI. The effect of variation in definition on the diagnosis of multidirectional instability of the shoulder. *J Bone Joint Surg Am.* 2003;85:2138-2144.

46. Hippensteel KJ, Brophy R, Smith MV, Wright RW. Comprehensive review of provocative and instability physical examination tests of the shoulder. *J Am Acad Orthop Surg.* 2019;27(11):395-404. doi:10.5435/JAAOS-D-17-00637.

47. Kim SH, Park JS, Jeong WK, Shin SK. The Kim test: a novel test for posteroinferior labral lesion of the shoulder—a comparison to the jerk test. *Am J Sports Med.* 2005;33:1188-1192.

48. DeFroda SF, Goyal D, Patel N, Gupta N, Mulcahey MK. Shoulder instability in the overhead athlete. *Curr Sports Med Rep.* 2018;17(9):308-314.

49. Altchek DW, Warren RF, Skyhar M, Ortiz G. T-plasty modification of the Bankart procedure for multidirectional instability of the anterior and inferior types. *J Bone Joint Surg Am.* 1991;73(1):105-112.

50. Gagey OJ, Gagey N. The hyperabduction test: an assessment of the laxity of the inferior glenohumeral ligament. *J Bone Joint Surg Br.* 2001;83(1):69-74.

51. Ajuied A, McGarvey CP, Harb Z, Smith CC, Houghton RP, Corbett SA. Diagnosis of glenoid labral tears using 3-tesla MRI vs. 3-tesla MRA: a systematic review and meta-analysis. *Arch Orthop Trauma Surg.* 2018;138(5):699-709.

52. Wilk KE, Meister K, Andrews JR. Current concepts in the rehabilitation of the overhead throwing athlete. *Am J Sports Med.* 2002;30(1):136-151.

53. Carter AB, Kaminski TW, Douex AT Jr, Knight CA, Richards JG. Effects of high volume upper extremity plyometric training on throwing velocity and functional strength ratios of the shoulder rotators in collegiate baseball players. *J Strength Cond Res.* 2007;21:208-215.

54. Cohen SB, Wiley W, Goradia VK, Pearson S, Miller MD. Anterior capsulorrhaphy: an in vitro comparison of volume reduction—arthroscopic plication versus open capsular shift. *Arthroscopy.* 2005;21(6):659-664.

55. Lazarus MD, Harryman DT II. Complications of open anterior stabilization of the shoulder. *J Am Acad Orthop Surg.* 2000;8:122-132.

56. Alberta FG, ElAttrache NS, Mihata T, McGarry MH, Tibone JE, Lee TQ. Arthroscopic anteroinferior suture plication resulting in decreased glenohumeral translation and external rotation: study of a cadaver model. *J Bone Joint Surg Am.* 2006;88(1):179-187.

57. Gaskill TR, Millett PJ. Management of multidirectional instability of the shoulder. *J Am Acad Orthop Surg.* 2011;19(12):758-767.

58. D'Alessandro DF, Bradley JP, Fleischli JE, Connor PM. Prospective evaluation of thermal capsulorrhaphy for shoulder instability: indications and results, two to five year follow-up. *Am J Sports Med.* 2004;32:21-33.

59. McFarland EG, Neira CA, Gutierrez MI, Cosgarea AJ, Magee M. Clinical significance of the arthroscopic drive-through sign in shoulder surgery. *Arthroscopy.* 2001;17(1):38-43.

60. Rubenstein DL, Jobe FW, Glousman RE, Kvitne RS, Pink M, Giangarra CE. Anterior capsulolabral reconstruction of the shoulder in athletes. *J Shoulder Elbow Surg.* 1992;1(5):229-237.

61. Neer CS II, Foster CR. Inferior capsular shift for involuntary inferior and multidirectional instability of the shoulder. *J Bone Joint Surg Am.* 1980;62:897-908.

62. Ahmad CS, Freehill MQ, Blaine TA, Levine WN, Bigliani LU. Anteromedial capsular redundancy and labral deficiency in shoulder instability. *Am J Sports Med.* 2003;31:247-252.

63. Wirth MA, Blatter G, Rockwood CA Jr. The capsular imbrication procedure of recurrent anterior instability of the shoulder. *J Bone*

Joint Surg Am. 1996;78:246-259.

64.   Deutsch A, Barber JE, Davy DT, Victoroff BN. Anterior-inferior capsular shift of the shoulder: a biomechanical comparison of glenoid-based versus humeral-based shift strategies. *J Shoulder Elbow Surg.* 2001;10(4):340-352.

65.   Wirth MA, Butters KP, Rockwood JC. The posterior deltoid-splitting approach to the shoulder. *Clin Orthop Relat Res.* 1993;(296):92-98.

66.   Bigliani LU, Pollock RG, McIlveen SJ, Endrizzi DP, Flatow EL. Shift of the posteroinferior aspect of the capsule for recurrent posterior glenohumeral instability. *J Bone Joint Surg.* 1995;77(7):1011-1020.

67.   Provencher MT, Verma N, Obopilwe E, et al. A biomechanical analysis of capsular plication versus anchor repair of the shoulder: can the labrum be used as a suture anchor? *Arthroscopy.* 2008;24(2):210-216.

68.   Jones KJ, Kahlenberg CA, Dodson CC, Nam D, Williams RJ, Altchek DW. Arthroscopic capsular plication for microtraumatic anterior shoulder instability in overhead athletes. *Am J Sports Med.* 2012;40(9):2009-2014.

69.   Bradley JP, McClincy MP, Arner JW, Tejwani SG. Arthroscopic capsulolabral reconstruction for posterior instability of the shoulder: a prospective study of 200 shoulders. *Am J Sports Med.* 2013;41(9):2005-2014.

70.   Savoie FH III, Holt MS, Field LD, Ramsey JR. Arthroscopic management of posterior instability: evolution of technique and results. *Arthroscopy.* 2008;24:389-396.

71.   Radkowski CA, Chhabra A, Baker CL III, Tejwani SG, Bradley JP. Arthroscopic capsulolabral repair for posterior shoulder instability in throwing athletes compared with nonthrowing athletes. *Am J Sports Med.* 2008;36(4):693-699.

72.   Levitz CL, Dugas J, Andrews JR. The use of arthroscopic thermal capsulorrhaphy to treat internal impingement in baseball players. *Arthroscopy.* 2001;17:573-577.

73.   Jobe FW, Giangarra CE, Kvitne RS, Glousman RE. Anterior capsulolabral reconstruction of the shoulder in athletes in overhand sports. Am J Sports Med. 1991;19(5):428-434.

74.   Hawkins RJ, Janda DH. Posterior instability of the glenohumeral joint. A technique of repair. *J Shoulder Elbow Surg.* 1996;5:275-278.

第25章

儿童和青少年运动员的肩关节不稳定

Joseph W. Galvin, Xinning Li

在儿童和青少年运动员中,外伤导致的肩关节前方不稳定是最常见的肩关节不稳定类型,而后方不稳定和MDI则较少见。随着越来越多的青少年参与接触类运动,儿童和青少年的运动损伤也随之增多[1]。此外,常年参与专项运动训练也使得肩关节前方不稳定的发病率更高[2]。有研究发现,在骨骼发育成熟的青少年运动员中,肩关节前方不稳定的非手术治疗后有更高的复发率[3]。因此,手术治疗更有助于恢复上述青少年患者的肩关节稳定性,并可避免复发性脱位对软组织和软骨造成的损伤。但最近研究显示,在骨骼尚未发育成熟的运动员中(年龄通常在13岁以下),脱位的复发风险较低,因此这一群体更适合将非手术治疗作为首选治疗方式[2,4]。Leroux等[2]开展的肩关节不稳定的流行病学研究显示,10~13岁组的患者使用闭合复位术治疗(无论是首次发生肩关节前方不稳定还是复发)再脱位的概率远低于14~16岁组,因此,骨骼尚未发育成熟的患者应选择保守治疗。这一结果也和Li等[4]有关肩关节前方不稳定的综述结论相符。此外,临床对于青少年人群中肩关节后方不稳定和MDI的认识也逐渐深入,保守治疗及有针对性的物理治疗是上述两种损伤的首选治疗方式。

在本章,我们将介绍儿童和青少年肩关节不稳定的流行病学、自然病史,以及保守治疗和手术治疗适应证。此外,我们将对上述患者的关节镜下及切开固定手术的特殊注意事项进行回顾和总结,包括手术技术、康复方法和预后情况。

流行病学

在美国,年轻男性和男孩的肩关节前方不稳定发病率较高,Zacchilli和Owens[5]通过查询全国电子危害监督系统(NEISS)组织进行相关性研究,该系统由2002—2006年就诊于美国急诊科的所有损伤的病例组成。在该时间段内共确诊了8940例肩关节脱位,当年肩关节脱位的发病率为23.9/10万人。这一疾病在20~29岁成人中发病率最高,对于脱位来说,年龄和性别都是相关风险因素。Leroux等[2]发现在加拿大,从2002年4月到2010年9月,每年10~16岁人群肩关节不稳定的脱位发病率为20.1/10万人,发病率最高的是16岁男性(每年每10万人中有164.4人脱位),最低的是10岁女性(每年每10万人有1.3人脱位)。这种不同性别和年龄阶段肩关节脱位发病率的差异和其参加对抗类运动的比例相关,尤其是青少年男性患者更多地参与对抗类运动[6,7]。此外,在10岁以下患者中只有2%发生了脱位[5,8]。Postacchini及其同事[9]研究发现,≤13岁的患者肩关节脱位较罕见,4年内在其诊所治疗肩关节前方不稳定的780例患者中,13岁以下患者只有3例(0.38%)。

自然病史

　　由于患者年龄和骨骼发育成熟度不同,肩关节前方不稳定的自然史和复发风险具有高度非特异性。基于现有文献的描述,骨骼尚未发育成熟者(<13岁)的脱位复发率低于骨骼发育成熟(≥14岁)的青少年。Cordischi等[10]前瞻性随访了14例骨骼未成熟患者(10.9~13.1岁),这些患者首次发生创伤性盂肱关节前脱位,并接受了非手术治疗。最终随访时有3例(21%)患者发展为持续复发性肩关节脱位,需行关节稳定术。同样,Lampert等[11]对54例持续肩关节前脱位的患者(4~18岁)进行了回顾性研究。<14岁的患者(平均11.2岁)无复发性不稳定,而≥14岁患者(平均15.8岁)的复发性脱位率为69%。相反,其他研究则显示骨骼未成熟患者的复发率更高,为53%~100%[12,13]。Deitch等[14]对32例年龄为11~18岁,被诊断为创伤性肩关节前脱位的患者进行了回顾性队列研究。32例患者中有24例出现复发不稳定(75%)。在骨骼发育未成熟的患者中,复发率为53%,而在骨骼发育成熟的儿童中,复发率为80%[13]。此外,在一项目前最大样本的基于10~16岁患者肩关节前脱位的流行病学研究中,Leroux等[2]发现年龄和需要二次闭合复位的复发性肩关节脱位之间存在相关性。在需要一期闭合复位的2066例患者中,16岁患者的复发率最高(42.3%),10~12岁患者的复发率最低(17.4%)。Post-acchini及其同事[9]还报道了14~17岁患者的相似复发率(92%)和平均7次再脱位,而≤13岁的患者再脱位率为33%,且平均仅有1次再脱位。文献中关于复发性肩关节不稳定的结果各不相同,但对骨骼未成熟患者首次脱位的初始治疗应该是非手术治疗[8]。

　　骺板闭合后,青少年肩关节前方不稳定的处理则完全不同。在已发表的相关文献中,其复发率要高得多,这可能与该年龄组参与接触类运动增加有关。一些学者认为,解剖结构差异可能导致复发,因为成人患者盂肱前下韧带的弹性小于骨骼未成熟患者。最近的一项前瞻性研究评估了在单个机构接受非手术治疗的骨骺闭合青少年肩关节前脱位的自然病史[3]。学者前瞻性地探讨了133例青少年患者(平均16.3岁,范围为13~18岁)。大多数患者(102例,76.7%)发生复发性肩关节脱位。1年、2年、5年和10年随访时复发性肩关节不稳定的发病率分别为59%、38%、21%和7%,该结果与成年患者长期自然病程中的再脱位率相似[15,16]。

临床和影像学评估

　　在青少年患者人群中,肩关节不稳定依据病因分为非创伤性或创伤性。非创伤性肩关节不稳定患者通常会出现多向症状,需评估韧带松弛(Beighton评分)和肩胛骨胸廓运动情况,并排除可能的原发性结缔组织疾病。创伤性固定肩关节脱位患者通常会出现明显的畸形、疼痛和肩关节ROM受限。在对这些青少年运动员进行初步评估时,必须对其进行体格检查,包括关节ROM测试、韧带松弛情况、恐惧/复位试验、负荷移位试验和后方负荷试验,并对其进行仔细的神经血管检查。如果怀疑肩关节脱位,X线片是首选影像学检查。肩关节系列片至关重要,通常包括AP位片、腋位片和偶尔的肩胛-Y位片。肩关节复位后,必须拍摄腋位片,以确认肱骨头位于关节盂中心。MRI扫描在紧急情况下通常无法实现,但MRI能提供关于肩关节脱位后伴随软组织损伤的具体细节。肩关节脱位后,盂唇组织状态、是否存在损伤(即骨性或软组织Bankart损伤)、患者骨骺是否开放或闭合均可能会影响治疗决策(图25-1)。此外,在复发性肩关节不稳定和关节盂骨丢失的青少年运动员中,CT对于评估骨丢失量至关重要。

非手术治疗

　　如前所述,骨骼发育未成熟患者肩关节不稳定的首选治疗是非手术治疗。在首次脱位的青少年骨骼成熟患者人群中,应通过严密的评估流程来确定治疗方案(图25-2)。大多数患者通常会接受短期(3周内)制动治疗,以减轻疼痛并提高舒适度。然而,尚无充分证据支持首次肩关节前脱位复位后进行制动的决策。Henry和Genung[17]研究了121例首次肩关节前脱位的患者,发现复位后悬吊固定的患者再脱位率为90%,而未固定者则为85%。此外,无研究发现制动超过1周对肩关节脱位复发率有任何影响[18]。

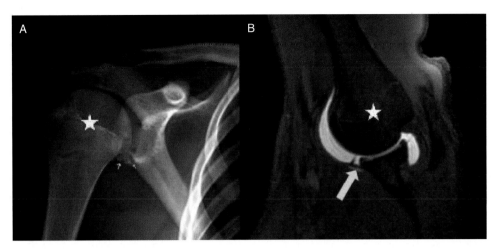

图25-1　(A)骨骼未成熟患者肩关节脱位后的右肩AP位X线片,可见骨骺未闭合(星形所示)且前下关节盂骨丢失。(B)外展外旋位MRI可见骨骺未闭合(星形所示),前下盂唇撕裂(Bankart损伤,箭头所示)。(Reprinted with permission from Brett D. Owens, MD.)

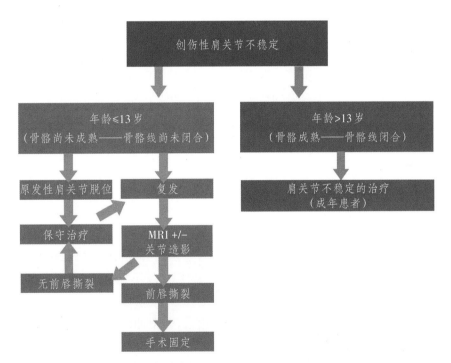

图25-2　青少年和骨骼未成熟患者肩关节不稳定的治疗流程图。(Adapted from Li X, Ma R, Nielsen NM, Gulotta LV, Dines JS, Owens BD. Management of shoulder instability in the skeletally immature patient. *J Am Acad Orthop Surg*. 2013;21[9]:529-537.)

在首次肩关节前脱位的非手术治疗中,复位后是否外旋位制动也存在争议。影像学和尸体研究证实,相对于内旋位置,肩胛下肌肌腹在外旋位置时可将前下盂唇撕裂解剖复位到关节盂。2003年,Itoi等[19]进行的一项早期初步研究表明,在平均随访1.3年后,外旋制动治疗患者的复发率明显下降(外旋为0,内旋30%)。然而,当比较外旋和内旋固定时,最近的研究并未发现显著差异。Paterson及其同事[18]进行了系统性综述和荟萃分析,发现外旋和内旋固定之间复发性不稳定无显著统计学差异。同样,Whelan等[20]对6项随机对照试验进行了荟萃分析,也发现复位后制动的手臂位置(外旋或内旋)对最终疗效的影响无显著差异。因此,考虑到外旋固定器的成本增加和青少年患者的依从性等潜在困难,具体诊疗方案的制订必须与患者及其父母共同商讨决定。

物理治疗的作用

对于骨骼发育未成熟的患者,应采用物理治疗等非手术疗法作为初始治疗。物理治疗应侧重于加强并改善肩关节动态稳定的本体感觉控制,包括肩袖和肩胛胸壁稳定结构。物理治疗在骨骼未成熟或成熟青少年中作用的证据有限。在大学运动员中,Dickens 等[21]前瞻性地跟踪了赛季中西点军校的学员(平均20.7岁;SD 1.63岁),患者在首次肩关节脱位后接受加速康复方案治疗。无患者在受伤后进行制动,但于受伤后第二天开始接受监督下的物理治疗,包括恢复肩关节 ROM 和低强度肩袖肌力训练。一旦达到与健侧相同的 ROM,就开始肩胛周围肌肉和抗阻练习。如果运动员在所有康复训练中均无症状,且肌力恢复,则允许他或她参加运动。73%的患者能够在赛季内恢复运动,但只有27%的患者能够在无复发的情况下完成赛季。Gaballah 等[22]评估了12例急性原发性肩关节前方不稳定患者由弹力带和抗阻运动组成的6周物理治疗康复方案,以增强关节强度和肩关节 ROM。他们发现在最终随访时,患侧与健侧相比,ROM 和肌力均无差异。然而,在该患者人群推广该物理治疗方案和运动计划时,依从性仍然是一个挑战。青少年时期治疗依从性低的发生率较高,这将增加复发率,并导致非手术治疗结果较差。有许多不同的因素影响依从性,包括发育阶段、情感状态、社会经济因素和家庭因素。因此,在该患者人群中定期评估物理治疗依从性非常重要[23]。

手术治疗

许多研究对手术治疗骨骼未成熟和成熟青少年的治疗结果进行了评估。这是一个与年轻成年人群(20~35岁)明显不同的患者群体。许多研究表明,在年轻成年人中,与非手术治疗相比,关节镜稳定术在降低不稳定的复发风险方面具有显著优势[24-27]。

我们总结了青少年肩关节前方不稳定手术与非手术治疗预后和复发率的相关研究结果(表25-1),并提出了该患者人群保守和手术治疗流程图(见图25-2)。我们纳入了比较非手术治疗与关节镜和开放稳定手术治疗肩关节前方不稳定的相关研究。Gigis 等[28]对初次盂肱关节前脱位后的青少年患者(15~18岁)进行了一项前瞻性队列研究。保守治疗组有27例患者,而关节镜稳定术组有38例患者,随访36个月。保守治疗组的复发率为19/27(70.3%),手术组为5/38(13.1%)。作者得出结论,与关节镜下 Bankart 修复术相比,青少年患者(15~18岁)非手术治疗的复发性不稳定率更高。同样,Jones 及其同事[29]对青少年患者(平均15.4岁,范围为11~18岁)进行了回顾性研究,所有患者接受关节镜下 Bankart 修复术且平均随访25.2个月。受试者的总体复发性不稳定率为15.6%。此外,很少有文献探讨 Latarjet 术在防止不稳定复发中的作用。Khan 等[30]对49例接受复发性肩关节前方不稳定治疗的患者进行了回顾性队列研究,患者平均年龄为15.9岁(13~16岁)。所有患者受伤时的X线片均显示骨骺未闭合。约50%的患者接受非手术治疗,另50%接受开放性 Latarjet 术。非手术组和手术组的复发率分别为52%和7%。该研究通过短期至中期随访证实,与非手术治疗相比,手术治疗组青少年患者的肩关节前方不稳定复发率较低。此外,Blackman 等[31]在一项回顾性研究中报道了青少年运动员(14~18岁)肩关节前方稳定翻修手术的结果。在接受初次肩关节稳定术的90例患者中,15例(17%)失败并接受了翻修稳定手术。在平均随访5.5年中,5例翻修患者(33%)复发不稳定,需要再次翻修手术。作者无法确定翻修手术后失败的特异风险因素,但他们得出的结论是,在中期随访中,初次稳定术失败的青少年患者在翻修手术后中期随访的失败率也较高。

肩关节后方不稳定

肩关节后方不稳定不如前方不稳定常见,但其在年轻运动人群中越来越被重视且发病率越来越高[32]。在很多情况下,由于患者仅表现为模糊的肩关节疼痛,且较少描述与不稳定相一致的症状,症状性肩关节后方不稳定更难诊断。此外,在高级影像学检查中,后唇撕裂常无法清晰显示。关节盂后倾增加、关节盂发育不良和后关节囊面积增加等影像学表现已被证明与肩关节后方不稳定显著相关,并可辅助诊

表25-1　青少年运动员肩关节不稳定的非手术治疗和手术治疗预后

研究	患者数	平均年龄	治疗方法	复发率/预后
Wagner 等[13]	9(10个肩关节)	12~16岁	非手术治疗	复发率67%(年龄≤13岁),10个肩关节中8个复发(复发率80%)
Marans 等[12]	11	<14岁	非手术治疗	复发率100%
Postacchini 等[9]	28	12~17岁	非手术治疗	复发率33%(3人中1人)(年龄≤13岁),92%复发率(14~17岁)
Lampert 等[11]	54	14.5岁	非手术治疗40例 手术治疗14例	非手术治疗:复发率0(年龄<14岁);复发率96.4%(年龄≥14岁)
Deitch 等[14]	32	11~18岁	非手术治疗	32例中24例复发(复发率75%),其中16例接受手术稳定术
Roberts 等[3]	133	16.3岁(13~18岁)	非手术治疗	102例患者(76.7%)再脱位,在第1、第2、第5和第10年随访中,再发肩关节不稳定概率分别为59%、38%、21%和7%
Cordischi 等[10]	14	10.9~13.1岁	非手术治疗(吊带,4周无负重)	复发率21%
Gigis 等[28]	65(38例手术治疗,27例保守治疗)	16.7岁(15~18岁)	非手术治疗:制动和康复 手术治疗:关节镜稳定术	非手术治疗复发率为70.3%,手术治疗复发率为13.1%
Khan 等[30]	49/80(63.8%随访率),均为骨骼未发育成熟	15.9岁(13~16岁)	非手术治疗和Latarjet术	非手术治疗复发率为52%,手术治疗复发率为7%。手术组恢复到相同活动水平的比例为92%,而非手术组为52%
Jones 等[29]	30	15.4岁(11~18岁)	手术治疗:关节镜Bankart修复	复发率15.6%
Blackman 等[31]	90	16.6岁(14~18岁)	手术治疗:关节镜Bankart修复(72例);开放Bankart修复(18例)	复发率17%

断[33]。最近,McClincy等[34]对前瞻性收集的数据进行了回顾性分析,68名单向肩关节后方不稳定运动员(82个肩关节)进行了关节镜下后关节囊盂唇重建术,平均随访36个月,患者平均年龄为17.2岁(范围为14~19岁)。结果显示术后平均ASES评分从48.6分显著改善至85.7分(P <0.001)。89%的运动员能够恢复比赛,71%恢复到受伤前的比赛水平。此外,8.5%的青少年患者出现术后疼痛或肩关节不稳定,并接受了翻修手术。Wooten等[35]报道了唯一一项针对青少年关节镜下后盂唇修复预后的研究。其回顾性分析了因复发性肩关节后方不稳定而接受关节镜下后关节囊盂唇重建的病例,共计22例(25个肩关节)。患者平均年龄17岁,平均随访63个月。25个肩关节中有23个(92%)在最终随访时保持稳定,67%的患者恢复

运动。2个肩关节术后仍复发创伤性肩关节后方不稳定。此外,男性患者、接触类运动员和创伤性病因者术后ASES评分均明显改善。

MDI

MDI是指肩关节在两个或两个以上方向上均不稳定,其发生于肩关节多向过度松弛的患者中。通常,该病为非创伤性,双侧发病,且多见于年轻运动人群。这一疾病的主要治疗方式是非手术治疗,通过物理治疗和运动调整,加强和改善肩关节、肩袖和肩胛胸壁肌肉系统的肌力和本体感觉。临床医生还必须对患者进行全面的病史询问和体格检查,评估其全身关节是否存在过度活动和松弛,并考虑是否存在结缔

组织疾病,如 Ehler-Danlos 综合征。Beighton-Horan 标准最常用于该评估:小指掌指关节背屈>90°(每侧一分),拇指可与同侧前臂平齐(每侧1分),肘关节过伸至少10°(每侧1分),膝关节过度伸展至少10°(每侧1分),膝关节伸直位弯腰双手可平放至地板(1分)。评分≥4分提示广泛性松弛[36]。Cameron 等[37]进行了一项横断队列研究,他们调查了1311名进入西点军校的美国陆军学院学员。作者发现11名学员根据 Beighton 评分(≥4分)被诊断为广泛性松弛。逻辑回归分析显示广泛性松弛与盂肱关节不稳定病史显著相关。

已有很多研究对 MDI 非手术治疗的自然病程进行了描述。Misamore 等[38]进行了一项前瞻性纵向研究,以确定接受康复治疗的长期 MDI 患者的预后。57 例接受肩关节非手术治疗的 MDI 患者平均随访8年。其间,36 例患者(平均年龄16岁)完成康复治疗,21 例患者接受了手术治疗。在接受非手术治疗的36例患者中,23 例(63.8%)患者的肩关节疼痛改善评定为良好或优秀,17 例(47%)的稳定性评定为良好或优秀。根据改良 Rowe 分级量表,36 例患者中5例(14%)结果为优秀,12 例(33%)结果为良好。其余19例患者(53%)被评定为结果较差。仅8例患者(22%)报道其肩关节无任何疼痛或不稳定。作者得出结论,该小队列中的年轻 MDI 患者对非手术治疗的长期反应相对较差。有证据表明非手术治疗青少年 MDI 患者的长期结果较差,但非手术的初始治疗和相对应的物理治疗应至少持续6个月。

MDI 的手术治疗适用于至少接受6个月物理治疗失败后的青少年。此外,非手术治疗的一个关键组成部分是调整活动和停止体育运动,因为许多患者在损伤后继续运动导致病情加重。无专门的儿童队列研究得出手术治疗结果,但有许多研究评估了在年轻运动人群中使用开放和关节镜治疗 MDI 的手术疗效。Neer 和 Foster[39]首次描述了 MDI,且在他们的报道中评估了36例患者(40个肩关节)接受开放性关节囊移位手术治疗的结果。40 个肩关节中的39个(98%)无复发性不稳定,17 个肩关节随访2年以上。最近,有部分学者报道了关节镜下通过使用带线锚钉完成前关节囊、下关节囊和后关节囊紧缩移位治疗 MDI 的研究,均获得满意疗效。Kim 等[40]分析了31例患者关节镜手术治疗 MDI 的结果。平均随访51个月后,30例患者(97%)肩关节稳定。此外,Baker 及其同事[41]对40例患者(43个肩关节,平均年龄19.1岁)进行了回顾性分析,平均随访33.5个月。经关节镜手术治疗的 MDI 患者术后平均 ASES 评分为91.4分,术后 WOSI 评分为91.1分。91%的患者 ROM 完全恢复或满意,98%的患者力量正常或轻微下降,86%的患者能够恢复运动。因此,如果年轻患者在经过长时间的专业活动调整和物理治疗后仍存在症状性不稳定,采用开放或关节镜下关节囊移位手术治疗可有效恢复稳定并重返运动。

手术技术

儿童肩关节不稳定的手术治疗原则与成人相似。对于有症状的肩关节前方不稳定,修复病理性前下盂唇和(或)关节囊损伤(Bankart 损伤)对于恢复稳定性至关重要(图 25-3)。在进行术前影像学检查和关节镜检查时必须仔细评估 Bankart 损伤,此外不要忽略少见的盂肱韧带囊内撕裂或肱骨侧撕脱,以及肱骨近端骺板状态(开放或闭合)。保守治疗后,MRI 显示后盂

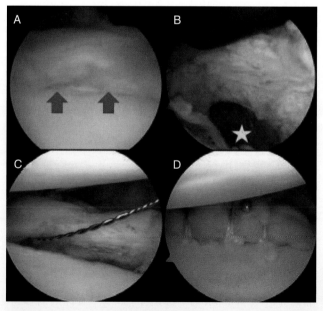

图 25-3　一名16岁男性曲棍球运动员,肩关节前方不稳定复发。(A)关节镜下观察到前下盂唇撕裂(箭头所示)。(B)使用关节镜下射频器械(CoVator)松解前下盂唇,使肩胛下肌肌腹可视化(星形所示)。(C)使用金属盂唇穿线器将线带(Arthrex)穿过盂唇撕裂部位。(D)使用3个盂唇线带行无结固定完成最终修复。(扫码看彩图)

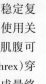

唇撕裂并伴有持续性疼痛的患者可行关节镜下后盂唇修复术（图25-4）。此外，有不可重建骨性Bankart损伤或磨损导致盂前下骨丢失的青少年患者可行Latarjet术（图25-5）。关于Latarjet术在青少年患者中疗效的证据有限。Khan等[30]对26例患者（平均年龄15.9岁，SD 0.7）进行了回顾性综述，这些患者≤16岁且有未闭合的肱骨近端骨骺，上述患者接受了开放Latarjet术。所有患者至少有3次明确的盂肱关节脱位，并经过了一个疗程的物理治疗。结果显示，92%的术后患者可恢复到受伤前的运动水平。因此他们得出结论，年龄较小和骨骼未成熟（开放性骨骺）不是Latarjet术的禁忌证。关于Latarjet术在这些骨骼未成熟和成熟青少年中的适应证确实存在争议，未来需要大样本前瞻性研究来明确其治疗效果和并发症。此外，手术适应证无最低年龄限制，但文献中报道的大多数患者年龄≥13岁。一般认为，青少年在有严重关节盂骨缺损、肱骨头及肩胛盂双侧骨缺损、既往关节镜稳定手术失败，以及骨骼成熟的接触类运动员伴有骨缺损的情况下，均为Latarjet术的适应证。以上并非所有的Latarjet术适应证，最终治疗方案应由患者、患者父母和外科医生共同决策，并对手术风险和潜在并发症进行深入讨论。

康复

关节镜和开放稳定手术的术后物理治疗应从术后早期开始，在此期间，患者应使用吊带悬吊4~6周。术后允许患者肘关节、腕关节和手指活动，以防僵硬。外旋固定器用于后盂唇修复术后4~6周的患者。而肩关节前方不稳定手术后使用普通吊带将手臂保持在内旋位即可。关节镜下前路和后路肩关节稳定手术后，患者可在术后4~6周开始所有方向的肩关节被动和主动活动，并在术后8周开始肌力训练。特定运动训练可在术后3~4个月开始。一般而言，患者能够在术后5~6个月恢复运动。

对于接受开放Latarjet术的儿童患者，康复方案略有不同。应允许患者在术后即刻进行钟摆练习。术后2周患者可开始被动活动，4周开始主动活动。在8

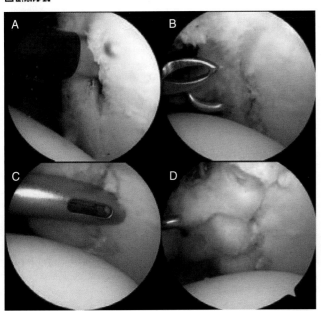

图25-4 （A）17岁高中橄榄球队员后盂唇撕裂。（B）使用金属过线器将线带（Arthrex）穿过盂唇撕裂部位。（C）使用2.9mm导钻钻孔后，置入推锁锚钉（Arthrex）。（D）使用4枚锚钉行无结缝合，完成后盂唇修复。（扫码看彩图）

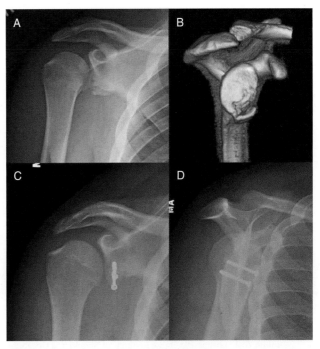

图25-5 （A）一名16岁高中足球运动员，患有慢性肩关节前方不稳定和前下关节盂边缘骨折。（B）3D CT显示关节盂骨缺损>15%。（C、D）考虑到骨缺损和慢性骨性Bankart损伤，使用两枚拉力螺钉行开放Latarjet术。

周时,患者可开始轻度肌力训练,然后建议其在4~6个月时进行CT扫描,以确认喙突与前关节盂的骨性愈合。一旦愈合并经CT扫描证实,允许患者逐渐恢复体育运动。关节镜下关节囊移位手术治疗MDI后的康复过程与此类似,但需放慢进度,以保证充分愈合。

结论

　　儿童和青少年运动员的肩关节不稳定多为前方不稳定且继发于创伤。临床医生必须进行全面的病史询问、体格检查和适当的影像学检查,以识别罕见的肩关节后方不稳定和MDI。骨骼发育未成熟患者(通常<13岁)的盂肱关节前脱位复发率较低,故初次治疗时更倾向于保守治疗。对于首次肩关节前方脱位且骨骼发育成熟的青少年患者,应与患者及其父母充分沟通后共同决定治疗方案,重点告知非手术治疗和手术治疗的复发性不稳定等相关风险。关节镜下Bankart修复和Latarjet术都是恢复青少年患者肩关节稳定性的有效手术方法,这些手术的适应证基于多种变量,包括患者年龄、关节盂和肱骨侧骨缺损、运动状态、关节镜手术既往失败史和外科医生的经验。未来还需要进行前瞻性研究,以确定年轻患者肩关节不稳定的最佳治疗方案。

(何勇 译)

参考文献

1. Smucny M, Kolmodin J, Saluan P. Shoulder and elbow injuries in the adolescent athlete. *Sports Med Arthrosc Rev.* 2016;24(4):188-194. doi:10.1097/JSA.0000000000000131.

2. Leroux T, Ogilvie-Harris D, Veillette C, et al. The epidemiology of primary anterior shoulder dislocations in patients aged 10 to 16 years. *Am J Sports Med.* 2015;43(9):2111-2117. doi:10.1177/0363546515591996.

3. Roberts SB, Beattie N, McNiven ND, Robinson CM. The natural history of primary anterior dislocation of the glenohumeral joint in adolescence. *Bone Joint J.* 2015;97-B(4):520-526. doi:10.1302/0301-620X.97B4.34989.

4. Li X, Ma R, Nielsen NM, Gulotta LV, Dines JS, Owens BD. Management of shoulder instability in the skeletally immature patient. *J Am Acad Orthop Surg.* 2013;21(9):529-537. doi:10.5435/JAAOS-21-09-529.

5. Zacchilli MA, Owens BD. Epidemiology of shoulder dislocations presenting to emergency departments in the United States. *J Bone Joint Surg Am.* 2010;92(3):542-549. doi:10.2106/JBJS.I.00450.

6. Bishop JY, Flatow EL. Pediatric shoulder trauma. *Clin Orthop Relat Res.* 2005(432):41-48. doi:10.1097/01.blo.0000156005.01503.43<.

7. Mazzocca AD, Brown FM Jr, Carreira DS, Hayden J, Romeo AA. Arthroscopic anterior shoulder stabilization of collision and contact athletes. *Am J Sports Med.* 2005;33(1):52-60. doi:10.1177/0363546504268037.

8. Zhu Y, Su B, Li N, Jin H. Pain management of hemiplegic shoulder pain post stroke in patients from Nanjing, China. *Neural Regen Res.* 2013;8(25):2389-2398. doi:10.3969/j.issn.1673-5374.2013.25.010.

9. Postacchini F, Gumina S, Cinotti G. Anterior shoulder dislocation in adolescents. *J Shoulder Elbow Surg.* 2000;9(6):470-474. doi:10.1067/mse.2000.108385.

10. Cordischi K, Li X, Busconi B. Intermediate outcomes after primary traumatic anterior shoulder dislocation in skeletally immature patients aged 10 to 13 years. *Orthopedics.* 2009;32(9). doi:10.3928/01477447-20090728-34.

11. Lampert C, Baumgartner G, Slongo T, Kohler G, Horst M. Traumatic shoulder dislocation in children and adolescents: a multicenter retrospective analysis. *Eur J Trauma.* 2002;29(6):375-378. doi:10.1007/s00068-003-1218-3.

12. Marans HJ, Angel KR, Schemitsch EH, Wedge JH. The fate of traumatic anterior dislocation of the shoulder in children. *J Bone Joint Surg Am.* 1992;74(8):1242-1244.

13. Wagner KT Jr, Lyne ED. Adolescent traumatic dislocations of the shoulder with open epiphyses. *J Pediatr Orthop.* 1983;3(1):61-62. doi:10.1097/01241398-198302000-00010.

14. Deitch J, Mehlman CT, Foad SL, Obbehat A, Mallory M. Traumatic anterior shoulder dislocation in adolescents. *Am J Sports Med.* 2003;31(5):758-763. doi:10.1177/03635465030310052001.

15. Hovelius L, Rahme H. Primary anterior dislocation of the shoulder: long-term prognosis at the age of 40 years or younger. *Knee Surg Sports Traumatol Arthrosc.* 2016;24(2):330-342. doi:10.1007/s00167-015-3980-2.

16. Robinson CM, Howes J, Murdoch H, Will E, Graham C. Functional outcome and risk of recurrent instability after primary traumatic anterior shoulder dislocation in young patients. *J Bone Joint Surg Am.* 2006;88(11):2326-2336. doi:10.2106/JBJS.E.01327.

17. Henry JH, Genung JA. Natural history of glenohumeral dislocation—revisited. *Am J Sports Med.* 1982;10(3):135-137. doi:10.1177/036354658201000301.

18. Paterson WH, Throckmorton TW, Koester M, Azar FM, Kuhn JE. Position and duration of immobilization after primary anterior shoulder dislocation: a systematic review and meta-analysis of the literature. *J Bone Joint Surg Am.* 2010;92(18):2924-2933. doi:10.2106/JBJS.J.00631.

19. Itoi E, Hatakeyama Y, Kido T, et al. A new method of immobilization after traumatic anterior dislocation of the shoulder: a preliminary study. *J Shoulder Elbow Surg.* 2003;12(5):413-415. doi:10.1016/s1058-2746(03)00171-X.

20. Whelan DB, Kletke SN, Schemitsch G, Chahal J. Immobilization in external rotation versus internal rotation after primary anterior shoulder dislocation: a meta-analysis of randomized controlled trials. *Am J Sports Med.* 2016;44(2):521-532. doi:10.1177/0363546515585119.

21. Dickens JF, Owens BD, Cameron KL, et al. Return to play and recurrent instability after in-season anterior shoulder instability: a prospective multicenter study. *Am J Sports Med.* 2014;42(12):2842-2850. doi:10.1177/0363546514553181.

22. Gaballah A, Zeyada M, Elgeidi A, Bressel E. Six-week physical rehabilitation protocol for anterior shoulder dislocation in athletes. *J Exerc Rehabil.* 2017;13(3):353-358. doi:10.12965/jer.1734976.488.

23. Taddeo D, Egedy M, Frappier JY. Adherence to treatment in adolescents. *Paediatr Child Health.* 2008;13(1):19-24. doi:10.1093/pch/13.1.19.

24. Wheeler JH, Ryan JB, Arciero RA, Molinari RN. Arthroscopic versus nonoperative treatment of acute shoulder dislocations in young athletes. *Arthroscopy.* 1989;5(3):213-217. doi:10.1016/0749-8063(89)90174-6.

25. Arciero RA, Wheeler JH, Ryan JB, McBride JT. Arthroscopic Bankart repair versus nonoperative treatment for acute, initial an-

terior shoulder dislocations. *Am J Sports Med.* 1994;22(5):589-594. doi:10.1177/036354659402200504.

26. Bottoni CR, Wilckens JH, DeBerardino TM, et al. A prospective, randomized evaluation of arthroscopic stabilization versus nonoperative treatment in patients with acute, traumatic, first-time shoulder dislocations. *Am J Sports Med.* 2002;30(4):576-580. doi:10.1177/03635465020300041801.

27. Longo UG, Loppini M, Rizzello G, Ciuffreda M, Maffulli N, Denaro V. Management of primary acute anterior shoulder dislocation: systematic review and quantitative synthesis of the literature. *Arthroscopy.* 2014;30(4):506-522. doi:10.1016/j.arthro.2014.01.003.

28. Gigis I, Heikenfeld R, Kapinas A, Listringhaus R, Godolias G. Arthroscopic versus conservative treatment of first anterior dislocation of the shoulder in adolescents. *J Pediatr Orthop.* 2014;34(4):421-425. doi:10.1097/BPO.0000000000000108.

29. Jones KJ, Wiesel B, Ganley TJ, Wells L. Functional outcomes of early arthroscopic Bankart repair in adolescents aged 11 to 18 years. *J Pediatr Orthop.* 2007;27(2):209-213. doi:10.1097/bpo.0b013e31803173d6.

30. Khan A, Samba A, Pereira B, Canavese F. Anterior dislocation of the shoulder in skeletally immature patients: comparison between nonoperative treatment versus open Latarjet's procedure. *Bone Joint J.* 2014;96-B(3):354-359. doi:10.1302/0301-620X.96B3.32167.

31. Blackman AJ, Krych AJ, Kuzma SA, Chow RM, Camp C, Dahm DL. Results of revision anterior shoulder stabilization surgery in adolescent athletes. *Arthroscopy.* 2014;30(11):1400-1405. doi:10.1016/j.arthro.2014.05.037.

32. Song DJ, Cook JB, Krul KP, et al. High frequency of posterior and combined shoulder instability in young active patients. *J Shoulder Elbow Surg.* 2015;24(2):186-190. doi:10.1016/j.jse.2014.06.053.

33. Galvin JW, Parada SA, Li X, Eichinger JK. Critical findings on magnetic resonance arthrograms in posterior shoulder instability compared with an age-matched controlled cohort. *Am J Sports Med.* 2016;44(12):3222-3229. doi:10.1177/0363546516660076.

34. McClincy MP, Arner JW, Thurber L, Bradley JP. Arthroscopic capsulolabral reconstruction for posterior shoulder instability is successful in adolescent athletes. *J Pediatr Orthop.* Published online June 30, 2018. doi:10.1097/BPO.0000000000001210.

35. Wooten CJ, Krych AJ, Schleck CD, Hudgens JL, May JH, Dahm DL. Arthroscopic capsulolabral reconstruction for posterior shoulder instability in patients 18 years old or younger. *J Pediatr Orthop.* 2015;35(5):462-466. doi:10.1097/BPO.0000000000000315.

36. Beighton P, Horan F. Orthopedic aspects of the Ehlers-Danlos syndrome. *J Bone Joint Surg Br.* 1969;51(3):444-453.

37. Cameron KL, Duffey ML, DeBerardino TM, Stoneman PD, Jones CJ, Owens BD. Association of generalized joint hypermobility with a history of glenohumeral joint instability. *J Athl Train.* 2010;45(3):253-258. doi:10.4085/1062-6050-45.3.253.

38. Misamore GW, Sallay PI, Didelot W. A longitudinal study of patients with multidirectional instability of the shoulder with seven- to ten-year follow-up. *J Shoulder Elbow Surg.* 2005;14(5):466-470. doi:10.1016/j.jse.2004.11.006.

39. Neer CS II, Foster CR. Inferior capsular shift for involuntary inferior and multidirectional instability of the shoulder. A preliminary report. *J Bone Joint Surg Am.* 1980;62(6):897-908.

40. Kim SH, Kim HK, Sun JI, Park JS, Oh I. Arthroscopic capsulolabroplasty for posteroinferior multidirectional instability of the shoulder. *Am J Sports Med.* 2004;32(3):594-607. doi:10.1177/0363546503262170.

41. Baker CL III, Mascarenhas R, Kline AJ, Chhabra A, Pombo MW, Bradley JP. Arthroscopic treatment of multidirectional shoulder instability in athletes: a retrospective analysis of 2- to 5-year clinical outcomes. *Am J Sports Med.* 2009;37(9):1712-1720. doi:10.1177/0363546509335464.

第26章

多向不稳定的特殊注意事项

Mark E. Cinque, Geoffrey D. Abrams

    MDI的定义为两个或两个以上方向的症状性肩关节不稳定[1]。MDI的确切发病率一直难以确定,但这种情况经常发生于需要行过顶运动的运动员[2]。这是一类具有挑战性的治疗群体,高强度的训练和比赛负荷往往会造成其肩关节微创伤的累积,并最终导致症状性肩关节不稳定和活动能力下降。

MDI的定义

    很难为肩关节MDI下一个明确的定义。Neer和Foster是最早描述肩关节MDI的外科医生,他们将MDI定义为非自主状态下,与肩关节半脱位或脱位相关的前后方不稳定[3]。基础科学、生物力学和临床医学的快速发展极大地扩展并完善了MDI的早期定义。具体而言,区分不稳定和过度松弛已被证明是诊断MDI的关键。肩关节不稳定[2,4]可能是由累积性微创伤或大创伤引起。相反,肩关节过度松弛通常是先天性的,可能是全身性过度松弛疾病的一种表现,如Ehlers-Danlos综合征或马方综合征等。

    为了界定不稳定和过度松弛,Gerber和Nyffeler将动态稳定性分为单向或多向,以及是否同时伴随过度松弛表现[4]。该分类系统的优点在于可以很方便地据此确定患者是否需要接受手术治疗(表26-1)。

    目前尚无一个公认的MDI定义,但在本章中,MDI被定义为两个或两个以上方向的症状性肩关节不稳定。

表26-1　单向和多向不稳定的体格检查结果

	伴过度松弛	不伴过度松弛
单向	• 单向不稳定症状 • 常表现为关节囊扩大 • ±关节囊盂唇病变	• 单向不稳定症状 • 外伤史,常伴有关节囊盂唇病变
多向	• 两个或两个以上方向的不稳定症状 • 关节囊扩大 • 广泛性松弛症状 • 复发性半脱位	• 两个或两个以上方向的不稳定症状 • 常伴有前、后关节囊盂唇病变

MDI：解剖学和病因学

解剖学

深入了解肩部解剖对诊断和治疗 MDI 至关重要。肩部静态和动态运动机制与 MDI 的发病机制密切相关。当静态或动态约束机制被累积性微创伤或严重创伤破坏时，肩关节将表现为不稳定。了解不同稳定机制的作用有助于外科医生为不同患者制订适当的康复或手术策略。

肩部静态稳定装置包括关节盂凹度和倾斜角度、盂唇高度和盂肱韧带（GHL）。研究表明，与对照组相比，MDI 患者的关节盂通常较浅[5,6]。GHL 对 MDI 的影响程度尚未得到充分研究，大部分人认为 GHL 在运动快要结束时可提供稳定性。临床研究也证实了韧带约束对盂肱稳定的重要性，尤其在其他稳定机制不足时，其承受的应力会显著增加[7~10]。

肩部的动态约束机制包括肩袖和肩胛胸廓肌肉组织。肩袖通过增加肱骨头对肩胛盂的压应力和维持肱骨头在肩胛盂中的位置为肩关节提供稳定性[11,12]。肩袖功能下降往往伴随肱骨头相对于肩胛盂位置的改变，并可导致 MDI 中常见的症状性肩关节不稳定[13]。Lippet 等的研究显示，肩袖产生的凹面压力能够抵消相当于所施压力载荷 60% 的平移力。此外，有学者应用肌电图对 12 例肩袖肌肉组织功能不全的患者开展了研究，结果表明，肩袖损伤患者精确运动测试时手部位置错误的发生率更高，其肱骨头的动态稳定性也相应降低[11,14]。此外，肩胛周围肌群可通过改变肩胛盂角度和倾斜度来动态调整肩胛盂位置。与无症状对照组相比，MDI 患者通常伴有肩胛骨运动异常[15]。

病因学

MDI 的确切病因尚不明确，可能是创伤性或非创伤性的，但后者更常见。但单一严重创伤的 MDI 患者手术效果优于累积性微创伤患者[16]。

传统意义上，下方关节囊扩大被认为是 MDI 发生的原因。然而，大多数 MDI 患者在出生时并无不稳定症状，随着时间的推移可能出现不稳定症状。因此，下关节囊扩张可能是诊断 MDI 所必需的，但并非导致症状性不稳定的独立因素。此外，重复过顶运动是发生 MDI 的最常见运动类型。

MDI：临床表现、体格检查和影像学检查

临床表现

MDI 包括多种不稳定模式，必须使用多种方法进行诊断。单向肩关节不稳定通常与单一的、可识别的解剖病变有关。因此，对于有单向不稳定病史但无明显解剖异常的患者，应考虑诊断 MDI。此外，之前有失败的肩关节不稳定治疗史的年轻运动员（年龄<40岁）也应考虑 MDI 的诊断。男性和女性运动员 MDI 的发病率相同[2,17]。

大部分 MDI 患者会出现肩部疼痛和不稳定，且通常随活动而加重。然而，一些患者也可表现为复发性肩关节脱位。MDI 患者通常为 20~30 岁的过顶运动运动员。运动员通常会主诉受累肩部的过顶运动活动度降低，且通常能够说出导致不稳定和（或）疼痛的动作。长期不稳定患者通常能学会避免导致不稳定的运动或姿势，因此从患者那里获取病史对于诊断至关重要。

前方不稳定患者通常会避免过顶动作、外旋和外展，而后方不稳定患者通常在主动前屈和内旋时表现为不稳定。下方不稳定患者则可能会因搬运重物而感到疼痛或不稳定，尤其是当手臂处于内收位时。

有全身性韧带松弛病史的患者尤为特殊，因此也需要对其进行更详细的评估。有时可使用 Beighton 评分来确定过度松弛程度。Beighton 评分包括以下评估项目：肘部或膝关节过伸>10°，拇指可与同侧前臂外侧平齐，小指背伸>90°，能够弯腰将手掌平放于地面[18]。这 4 项检查操作可双侧进行，每个阳性结果可得 1 分，最高得分为 9 分。Beighton 评分≥2 分的患者与评分较低的患者相比，发生盂肱关节不稳定的概率要高两倍以上[19]。

体格检查

在获得疑似有 MDI 患者的完整病史后，对其进行全面的体格检查至关重要。在临床检查中必须仔细

观察肌萎缩和(或)肌无力的部位及范围,以免漏诊导致手术失败。在评估不稳定时,识别出自主性半脱位和脱位患者至关重要,此类患者往往手术疗效不佳[2]。

对疑似MDI的患者应首先仔细检查其肌肉是否对称、有无萎缩和既往手术切口。随后,检查者应评估患者的肩胛骨运动,尤其是肩胛骨运动障碍和不对称。与无症状对照组相比,MDI患者肩胛骨运动障碍的发病率较高[15]。

对于疑似MDI的患者,应进行3项特殊检查。肩沟槽征阳性提示存在肩部不稳定。肱骨头移位>2cm即可表现为沟槽征阳性,提示有严重的肩关节松弛。外展90°时出现的沟槽征已被证实与下关节囊松弛高度相关[3,20]。必须强调,除非患者有肩关节症状,否则单纯肱骨头移位>2cm不能作为诊断不稳定的依据(图26-1)。对运动员中存在的沟槽征也有相关的专门研究。在一项包含178名无肩关节不稳定症状运动员的研究中,9%的女运动员和3%的男运动员存在沟槽征[21]。这些发现表明,鉴于运动员可能已经形成了肩关节不稳定的代偿机制,并使得肩关节能够在运动中正常发挥作用,对这一人群必须采用多种检查方式进行仔细鉴别。

第二种可能引发MDI症状的体检方法是负荷-移位试验。该试验为患者处于仰卧位,手臂外展90°,肘部弯曲90°。检查者通过向患者肱骨施加轴向负荷,然后沿关节盂前后平移患者肱骨,以评估肱骨头的移

位程度(图26-2)。根据负荷-移位试验结果,可分为3度:1度为肩胛盂缘内肱骨头移位;2度为肱骨头半脱位超过肩胛盂边缘,但能自行复位;3度为肱骨头半脱位超过肩胛盂边缘,并需手动复位[2]。

MDI的第三项体检测试是过度外展测试。操作时,检查者被动过度伸展患者手臂,同时固定患者同侧肩部(图26-3)。Gagey和Gagey表明,在90例不稳定

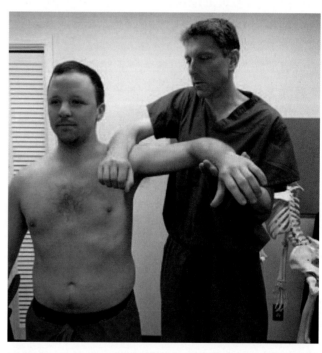

图26-2 负荷-移位试验示意图。测试时由检查者向患者肱骨施加轴向负荷,然后将患者肱骨头在肩胛盂上前后平移,根据移位程度来评估肱骨头的移位程度。

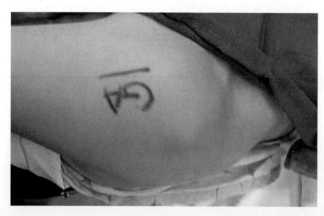

图26-1 沟槽征试验示意图:这一测试最好在患者仰卧位进行。检查者将患者手臂置于内收、外展和外旋位。向远端牵引患者手臂时,在肩峰外侧远端出现软组织凹陷即为沟槽征阳性。

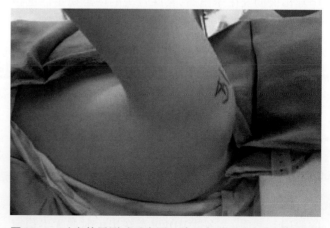

图26-3 过度外展测试示意图。检查者在固定患者同侧肩部的同时被动过度外展患者手臂。被动活动>105°提示肩关节不稳定。

患者中,85%的患者被动外展角度>105°,而无不稳定患者被动外展角度<90°。此外,作者指出,外展>105°的患者通常伴有盂唇病变,这也加大了GIIL松弛对关节稳定性的影响[18]。

影像学检查

MDI主要依据临床诊断,但影像学检查可作为辅助手段。MRI是评估肩部软组织损伤的金标准。具体而言,MRI可显示肩关节内的韧带关节囊结构,并评估关节囊是否有松弛冗余,从而有助于MDI的诊断。

MRA可更准确地测量关节囊容积,在诊断MDI方面更有价值(图26-4)。Schaeffeler等在肩关节外展和外旋位行MRA,以评估关节囊松弛程度。作者报道,在疑似MDI患者中,肱骨头和前下GHL之间有较为恒定的增强影(新月征),前下GHL和肩胛盂之间也存在增强的三角形间隙(三角形征)。上述两种MRA征象对诊断MDI的敏感性和特异性分别高达90%和94%[22]。MRA也可用于测量旋转间隙和关节囊增宽程度[23]。研究表明,旋转间隙宽度>15.2mm或关节囊深度>6.4mm对MDI的敏感性>79%,特异性>62%[24]。最后,可在MRA上测量冈上肌腱下方的线

性距离,当该值>1.6mm时,诊断MDI的特异性为95%,敏感性为90%[24]。

MDI:非手术治疗

MDI是静态和(或)动态稳定机制受损导致的肩关节症状性不稳定。因此,对大多数MDI患者而言,其基本治疗是遵循针对性的肩部康复计划,以恢复肩关节稳定性。

初始康复应侧重于恢复肩胛胸壁运动,特别是恢复肩胛盂的动态位置。对于何为肩胛骨运动障碍康复的最佳方案目前仍未达成共识;然而,一般认为,在考虑手术干预之前,康复计划应至少持续6个月[2,7,25]。Watson等制订了一项为期6个月的计划,包括站立位或侧卧位肩胛骨旋转运动。此外,作者在患者中实施张力带抗阻下的内外旋转练习,临床结果正在分析中[26,27]。Warby及其同事最近进行的一项系统评估分析了以运动为基础的MDI治疗方案的有效性,发现这些方案改善了Rowe评分、肩关节运动学、峰值力量和主观结果。然而,该综述存在诸如所纳入研究中包含低质量证据,以及不同研究间患者差异性较大等问题[28]。

Burkhead和Rockwood对115例包括非创伤性前或后不稳定、创伤性前或后不稳定及MDI肩袖患者进行了为期3~4个月的渐进式康复,重点是肩袖和三角肌强化肌力训练。作者报道80%的非创伤性不稳定患者取得了良好或优秀的结果,而在创伤性不稳定组中,只有16%的患者取得了良好或优秀的结果,同时90%的MDI患者有良好到优秀的结果[29]。然而,其他研究表明,康复治疗的长期疗效不理想。Misamore等报道了一项接受MDI康复训练后为期8年的队列研究结果,其中,50%的年轻、活跃运动员报道疗效不佳。然而作者强调,运动员的高对抗性和高功能需求可能是造成随访过程中疗效不佳的原因[30]。

患者群体的异质性导致不同报道中MDI运动康复治疗结果不同。此外,生物力学研究表明,仅靠物理疗法无法完全恢复肩关节的正常运动学特征[31]。然而,运动训练可增加肩关节稳定性,或至少可增强肩关节的动态和静态稳定机制,并帮助患者在手术治疗后进行更有效的功能康复。基于以上原因,我们仍建议将

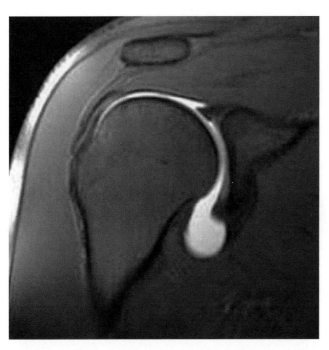

图26-4 冠状位T2加权MRI显示MDI患者扩张的关节囊。

运动训练作为所有MDI患者的基本治疗。

MDI：手术治疗

对于无法通过综合物理治疗计划取得预期进展的患者，应考虑进行手术治疗。越来越多的学者支持这样一种观点，即长期物理治疗失败的患者需接受手术治疗[11,25,31]。并且，在肩部运动学和恢复运动/工作能力方面，手术治疗已被证明优于基础运动疗法[28]。

开放性下关节囊紧缩移位

多年来，开放性下关节囊紧缩移位是MDI的主要外科治疗方式。Neer和Foster在1980年首次描述了该手术，被称为肱骨头下关节囊紧缩移位。这项技术是在肩关节外展30°、前屈和外旋情况下进行的。通过三角肌胸大肌间隙入路，松解或切开肩胛下肌，并进行T形关节囊切开术[3]。首先紧缩下关节囊，以解决下关节囊扩张问题[2]。最后，将肩胛下肌的一部分与关节囊缝合。应用该技术的短期随访队列中仅有一例不满意[3]。

开放式下关节囊紧缩移位解决了关节囊松弛冗余的问题，并减少了关节囊容积[32]。研究表明，在减少关节囊容积方面，肱骨侧关节囊紧缩移位优于肩胛盂侧关节囊紧缩移位[32]。此外，开放式技术已被证明可将关节囊容积减少至约50%，但我们尚不清楚关节囊容积减少对临床结果的影响。最近的研究描述了开放性下关节囊紧缩移位后的手术成功与否的评估指标，包括恐惧试验、复发性半脱位、特定条件下的结果评分，以及患者是否能恢复到先前的运动水平。基于上述评估指标，研究结果显示，95%的患者术后预后良好且肩关节稳定[7,9]。尽管有上述研究结果支持，患者在开放性下关节囊紧缩移位术后的重返运动率仍然低于预期。

Altchek等报道显示，在40名接受下关节囊紧缩移位术的MDI运动员中，有33名能够重返运动。然而，作者注意到，这些患者在手术后平均3年内，投掷速度显著降低[7]。与之类似，Pollock及其同事报道，只有76%的运动员在下关节囊紧缩移位后能恢复至原先的运动水平[9]。

关节镜下关节囊紧缩术

关节镜下MDI治疗已成为一种与开放性下关节囊紧缩移位同样有效，但创伤更小的治疗方法。关节镜下可直接观察和处理前、后或后下关节囊松弛，并可在必要时对后盂唇进行抬高加强[2,23]。关节镜下治疗MDI的其他优点包括手术损伤少、术中可确认关节囊松弛程度、避免了肩胛下肌腱剥离。

关节镜下关节囊紧缩术从经后方入口的诊断性关节镜检查开始，关节镜入路应建立在稍微偏外侧的位置，以便进入后盂缘和后下关节囊。外科医生应首先评估是否有关节囊扩张和任何盂唇部病变。关节囊修复应从原发性不稳定的方向开始，每一步都要减少关节囊体积。通常，这意味着修复将在上下方向进行，整个关节囊紧缩移位在上方。为了使关节囊成形，可将缝线或锚钉上的缝线穿过关节囊，然后穿过盂唇。尸体研究显示，使用缝线及缝线锚钉将关节囊缝合至盂唇时，其失效载荷强度相似[23]。关节镜下成形的效果取决于关节囊容积减少的程度[9]。研究表明，5mm和10mm关节囊紧缩分别使关节囊容积减少16.2%和33.7%[34]。与开放式手术相比，在关节镜下行前关节囊、下关节囊和后关节囊紧缩时，可显著减少关节囊体积[35]。Ponce等报道，1针1cm的缝线紧缩缝合可使关节囊容积减少约10%，5针简单缝合产生的关节囊容积减少与开放性关节囊紧缩移位术的效果相当[36]。然而必须强调的是，过度紧缩会导致外旋功能丧失，尤其是在旋转间隙内的紧缩缝合[2]。

关节镜下紧缩术的随访结果令人鼓舞，显示手术能够增强肩关节稳定性，并帮助患者重返运动。Gartsman等报道了一组接受关节镜下旋转间隙+关节囊成形紧缩术的47例患者，结果显示94%的患者具有良好或优秀的Rowe评分及ASES和UCLA评分。此外，85%的患者在手术后恢复到预期的运动水平[37]。类似的，在Baker等的研究中，36例患者中有31例在关节镜成形紧缩术后恢复运动，且活动几乎不受限[38]。两项大样本量系统综述证实关节镜手术可获得较为满意的临床结果。这些研究还表明，在主观结果、再手术率和恢复运动状态方面，关节镜与开放性手术治疗结果相似[39,40]。

结论

对于运动员的MDI诊断和治疗极具挑战性，且仍在不断发展中。获得患者全面的病史，尤其是产生不稳定的特异性运动姿势或关节位置是诊断的重点。大多数运动员应接受全面的物理治疗，重点是加强静态和（或）动态稳定机制，尤其是会导致运动时关节不稳定的机制。如果体育训练计划不足以让运动员恢复到他们期望的水平，通常情况下应考虑手术治疗。开放式和关节镜手术在运动员的治疗中均显示了良好的结果。手术方式的选择应基于运动员肩关节不稳定的发生机制及外科医生的手术习惯。

（何勇　译）

参考文献

1. Alpert JM, Verma N, Wysocki R, Yanke AB, Romeo AA. Arthroscopic treatment of multidirectional shoulder instability with minimum 270 degrees labral repair: minimum 2-year follow-up. *Arthroscopy.* 2008;24(6):704-711. doi:10.1016/j.arthro.2008.01.008.

2. Gaskill TR, Taylor DC, Millett PJ. Management of multidirectional instability of the shoulder. *J Am Acad Orthop Surg.* 2011;19(12):758-767. doi:10.5435/00124635-201112000-00006.

3. Neer CS II, Foster CR. Inferior capsular shift for involuntary inferior and multidirectional instability of the shoulder. A preliminary report. *J Bone Joint Surg Am.* 1980;62(6):897-908.

4. Gerber C, Nyffeler RW. Classification of glenohumeral joint instability. *Clin Orthop Relat Res.* 2002;(400):65-76. doi:10.1097/00003086-200207000-00009.

5. Kim SH, Noh KC, Park JS, Ryu BD, Oh I. Loss of chondrolabral containment of the glenohumeral joint in atraumatic posteroinferior multidirectional instability. *J Bone Joint Surg Am.* 2005;87(1):92-98. doi:10.2106/JBJS.C.01448.

6. von Eisenhart-Rothe R, Mayr HO, Hinterwimmer S, Graichen H. Simultaneous 3D assessment of glenohumeral shape, humeral head centering, and scapular positioning in atraumatic shoulder instability: a magnetic resonance-based in vivo analysis. *Am J Sports Med.* 2010;38(2):375-382. doi:10.1177/0363546509347105.

7. Altchek DW, Warren RF, Skyhar MJ, Ortiz G. T-plasty modification of the Bankart procedure for multidirectional instability of the anterior and inferior types. *J Bone Joint Surg Am.* 1991;73(1):105-112.

8. Harryman DT II, Sidles JA, Harris SL, Matsen FA III. The role of the rotator interval capsule in passive motion and stability of the shoulder. *J Bone Joint Surg Am.* 1992;74(1):53-66.

9. Pollock RG, Owens JM, Flatow EL, Bigliani LU. Operative results of the inferior capsular shift procedure for multidirectional instability of the shoulder. *J Bone Joint Surg Am.* 2000;82-A(7):919-928. doi:10.2106/00004623-200007000-00003.

10. Speer KP, Deng X, Borrero S, Torzilli PA, Altchek DA, Warren RF. Biomechanical evaluation of a simulated Bankart lesion. *J Bone Joint Surg Am.* 1994;76(12):1819-1826. doi:10.2106/00004623-199412000-00008.

11. Barden JM, Balyk R, Raso VJ, Moreau M, Bagnall K. Atypical shoulder muscle activation in multidirectional instability. *Clin Neurophysiol.* 2005;116(8):1846-1857. doi:10.1016/j.clinph.2005.04.019.

12. Lippitt SB, Vanderhooft JE, Harris SL, Sidles JA, Harryman DT II, Matsen FA III. Glenohumeral stability from concavity-compression: a quantitative analysis. *J Shoulder Elbow Surg.* 1993;2(1):27-35. doi:10.1016/S1058-2746(09)80134-1.

13. Inui H, Sugamoto K, Miyamoto T, et al. Three-dimensional relationship of the glenohumeral joint in the elevated position in shoulders with multidirectional instability. *J Shoulder Elbow Surg.* 2002;11(5):510-515. doi:10.1067/mse.2002.126768.

14. Barden JM, Balyk R, Raso VJ, Moreau M, Bagnall K. Dynamic upper limb proprioception in multidirectional shoulder instability. *Clin Orthop Relat Res.* 2004;(420):181-189. doi:10.1097/00003086-200403000-00025.

15. Ogston JB, Ludewig PM. Differences in 3-dimensional shoulder kinematics between persons with multidirectional instability and asymptomatic controls. *Am J Sports Med.* 2007;35(8):1361-1370. doi:10.1177/0363546507300820.

16. Best MJ, Tanaka MJ. Multidirectional instability of the shoulder: treatment options and considerations. *Sports Med Arthrosc Rev.* 2018;26(3):113-119. doi:10.1097/JSA.0000000000000199.

17. Jansson A, Saartok T, Werner S, Renström P. Evaluation of general joint laxity, shoulder laxity and mobility in competitive swimmers during growth and in normal controls. *Scand J Med Sci Sports.* 2005;15(3):169-176. doi:10.1111/j.1600-0838.2004.00417.x.

18. Gagey OJ, Gagey N. The hyperabduction test. *J Bone Joint Surg Br.* 2001;83(1):69-74. doi:10.1302/0301-620x.83b1.10628.

19. Cameron KL, Duffey ML, DeBerardino TM, Stoneman PD, Jones CJ, Owens BD. Association of generalized joint hypermobility with a history of glenohumeral joint instability. *J Athl Train.* 2010;45(3):253-258. doi:10.4085/1062-6050-45.3.253.

20. Warner JJ, Deng XH, Warren RF, Torzilli PA. Static capsuloligamentous restraints to superior-inferior translation of the glenohumeral joint. *Am J Sports Med.* 1992;20(6):675-685. doi:10.1177/036354659202000608.

21. McFarland EG, Kim TK, Park HB, Neira CA, Gutierrez MI. The effect of variation in definition on the diagnosis of multidirectional instability of the shoulder. *J Bone Joint Surg Am.* 2003;85-A(11):2138-2144. doi:10.2106/00004623-200311000-00011.

22. Schaeffeler C, Waldt S, Bauer JS, et al. MR arthrography including abduction and external rotation images in the assessment of atraumatic multidirectional instability of the shoulder. *Eur Radiol.* 2014;24(6):1376-1385. doi:10.1007/s00330-014-3133-x.

23. Kim KC, Rhee KJ, Shin HD, Kim YM. Estimating the dimensions of the rotator interval with use of magnetic resonance arthrography. *J Bone Joint Surg Am.* 2007;89(11):2450-2455. doi:10.2106/JBJS.F.01262.

24. Hsu YC, Pan RY, Shih YY, Lee MS, Huang GS. Superior-capsular elongation and its significance in atraumatic posteroinferior multidirectional shoulder instability in magnetic resonance arthrography. *Acta Radiol.* 2010;51(3):302-308. doi:10.3109/02841850903524421.

25. Illyés A, Kiss RM. Electromyographic analysis in patients with multidirectional shoulder instability during pull, forward punch, elevation and overhead throw. *Knee Surg Sports Traumatol Arthrosc.* 2007;15(5):624-631. doi:10.1007/s00167-006-0163-1.

26. Watson L, Warby S, Balster S, Lenssen R, Pizzari T. The treatment of multidirectional instability of the shoulder with a rehabilitation program: part 1. *Shoulder Elbow.* 2016;8(4):271-278. doi:10.1177/1758573216652086.

27. Watson L, Warby S, Balster S, Lenssen R, Pizzari T. The treatment of multidirectional instability of the shoulder with a rehabilitation programme: part 2. *Shoulder Elbow.* 2017;9(1):46-53. doi:10.1177/1758573216652087.

28. Warby SA, Pizzari T, Ford JJ, Hahne AJ, Watson L. The effect of exercise-based management for multidirectional instability of the glenohumeral joint: a systematic review. *J Shoulder Elbow Surg.*

2014;23(1):128-142. doi:10.1016/j.jse.2013.08.006.

29.   Burkhead WZ Jr, Rockwood CA Jr. Treatment of instability of the shoulder with an exercise program. *J Bone Joint Surg Am.* 1992;74(6):890-896.

30.   Misamore GW, Sallay PI, Didelot W. A longitudinal study of patients with multidirectional instability of the shoulder with seven- to ten-year follow-up. *J Shoulder Elbow Surg.* 2005;14(5):466-470. doi:10.1016/j.jse.2004.11.006.

31.   Nyiri P, Illyés A, Kiss R, Kiss J. Intermediate biomechanical analysis of the effect of physiotherapy only compared with capsular shift and physiotherapy in multidirectional shoulder instability. *J Shoulder Elbow Surg.* 2010;19(6):802-813. doi:10.1016/j.jse.2010.05.008.

32.   Wiater JM, Vibert BT. Glenohumeral joint volume reduction with progressive release and shifting of the inferior shoulder capsule. *J Shoulder Elbow Surg.* 2007;16(6):810-814. doi:10.1016/j.jse.2007.02.117.

33.   Provencher MT, Verma N, Obopilwe E, et al. A biomechanical analysis of capsular plication versus anchor repair of the shoulder: can the labrum be used as a suture anchor? *Arthroscopy.* 2008;24(2):210-216. doi:10.1016/j.arthro.2007.08.013.

34.   Flanigan DC, Forsythe T, Orwin J, Kaplan L. Volume analysis of arthroscopic capsular shift. *Arthroscopy.* 2006;22(5):528-533. doi:10.1016/j.arthro.2006.01.010.

35.   Sekiya JK, Willobee JA, Miller MD, Hickman AJ, Willobee A. Arthroscopic multi-pleated capsular plication compared with open inferior capsular shift for reduction of shoulder volume in a cadaveric model. *Arthroscopy.* 2007;23(11):1145-1151. doi:10.1016/j.arthro.2007.05.019.

36.   Ponce BA, Rosenzweig SD, Thompson KJ, Tokish J. Sequential volume reduction with capsular plications: relationship between cumulative size of plications and volumetric reduction for multidirectional instability of the shoulder. *Am J Sports Med.* 2011;39(3):526-531. doi:10.1177/0363546510391634.

37.   Gartsman GM, Taverna E, Hammerman SM. Arthroscopic rotator interval repair in glenohumeral instability: description of an operative technique. *Arthroscopy.* 1999;15(3):330-332. doi:10.1016/s0749-8063(99)70045-9.

38.   Baker CL III, Mascarenhas R, Kline AJ, Chhabra A, Pombo MW, Bradley JP. Arthroscopic treatment of multidirectional shoulder instability in athletes: a retrospective analysis of 2- to 5-year clinical outcomes. *Am J Sports Med.* 2009;37(9):1712-1720. doi:10.1177/0363546509335464.

39.   Jacobson ME, Riggenbach M, Wooldridge AN, Bishop JY. Open capsular shift and arthroscopic capsular plication for treatment of multidirectional instability. *Arthroscopy.* 2012;28(7):1010-1017. doi:10.1016/j.arthro.2011.12.006.

40.   Longo UG, Rizzello G, Loppini M, et al. Multidirectional instability of the shoulder: a systematic review. *Arthroscopy.* 2015;31(12):2431-2443. doi:10.1016/j.arthro.2015.06.006.

第27章

对抗性运动员(曲棍球、足球和橄榄球)重返赛场的特殊考虑

Bruce S. Miller, Asheesh Bedi, Jack W. Weick

盂肱关节是一个球窝关节,可在多个自由度上活动。基于这种特殊的关节结构,运动员可以做多种复杂的动作。然而,这种程度的运动度是以增加肩关节不稳定风险为代价的,特别是在对抗性运动员中。肩关节任何一个稳定结构的破坏都可能将肩关节置于脱位的风险之中。盂肱关节不稳定是年轻运动员常见的损伤,一项对大学运动员的综述研究发现,肩关节不稳定的发病率为0.12/1000人[1]。

几乎在所有解剖部位中,对抗性运动都是最容易导致损伤的运动[2]。这些运动员与其他运动员的快速碰撞或撞到场地地面会使其盂肱关节处于损伤风险中。足球、摔跤、曲棍球和橄榄球等运动都会增加肩部不稳定风险[1,3]。在一项对美国高中生的5年研究中,肩关节脱位最常发生于对抗性运动,这种损伤并不是顶尖水平运动员独有的,而是会影响所有级别的对抗性运动员[4]。此外,参与对抗性运动的运动员肩关节不稳定复发的概率也较高,为39%~94%[5-8]。

肩关节不稳定经常会导致运动员长时间远离赛场。对抗性运动项目的运动本质和该运动人群的高复发风险,使我们必须对对抗性运动员的损伤情况进行特殊考虑。本章重点介绍对抗性运动员肩关节不稳定治疗后重返赛场的注意事项,在简要讨论对抗性运动损伤机制和模式的基础上,探讨了对抗性运动的损伤预防、非手术治疗及其复赛策略、手术治疗及其复赛策略、术后康复、复赛之后的相关风险,以及损伤复发等情况。

治疗历史

1923年以前,肩关节前脱位被认为主要由肩关节囊过度松弛和周围肌肉乏力所致。其手术治疗主要聚焦于关节囊紧缩术。1923年,Bankart描述了复发性盂肱关节不稳定的"基础病变"[9],此后,关注重点逐渐从关节囊紧缩术转移到盂唇和关节盂手术治疗。在20世纪八九十年代,关节镜治疗盂肱关节不稳定复发越来越受欢迎。随着20世纪90年代末到21世纪初关节镜技术的进步,其临床疗效已与开放性手术相当[10-12]。

总的来说,直到过去10~15年,很少有人特别关注对抗性运动员及其他运动员发生肩关节不稳定后重返赛场的问题。目前,主要治疗方式已从非手术干预及长时间康复治疗转变为手术干预,且手术治疗方案可根据损伤运动员的赛程个体化定制。最近的研究已展示了盂肱关节不稳定事件后重返赛场的一些成功案例,相关内容将在本章后续进行详细讨论。

病理解剖学

外伤性肩关节前脱位可能导致骨骼和(或)软组织损伤。Bankart损伤表现为自前盂缘的IGHL-盂唇

复合体撕脱。肩关节前方不稳定后 Bankart 损伤的发病率已被证明>90%[13,14]。肩关节前脱位也可导致前下肩胛盂骨丢失，称为骨性 Bankart 损伤。这种骨丢失可以是由单一创伤引起的急性骨折，也可以是慢性复发性事件的后遗症。当发生明显骨丢失时，患者即使在微小受力的情况下也有再发不稳定风险。传统观点认为，发生骨性 Bankart 损伤时，25%的关节盂骨缺损是复发性不稳定的高风险因素。然而，在对抗性运动员中，考虑到肩关节在对抗性运动中面临的高能量损伤，低至10%~20%的骨缺损就可能是不稳定复发的危险因素[15,16]。肩关节前方不稳定可导致和 Bankart 损伤相关的其他损伤，包括前骨膜袖撕脱、HAGL 损伤、盂唇关节内损伤、SLAP 损伤和 MDI/关节囊松弛。

肱骨头后外侧 Hill-Sachs 损伤常与肩关节前方不稳定同时发生。Hill-Sachs 损伤在肩关节前方不稳定中的发病率高达67%~93%[14,17]。当被确诊为 Hill-Sachs 损伤时，需要确定其为"啮合性"还是"非啮合性"。如果病变的内侧边缘延伸到肩胛盂内侧，就会发生"啮合性"Hill-Sachs 损伤，这对外科手术有影响，我们将在本章后面详细讨论。据报道，"啮合性"Hill-Sachs 损伤占所有 Hill-Sachs 损伤的7%[18]。

在对抗性运动员中，损伤可能是由于直接用肩部抱摔、肩部直接撞击地面、直臂鱼跃、过伸或屈曲上臂的轴向载荷，如进攻型边锋，或抱球时手臂屈曲位摔伤[19]。抢断时，球员上肢通常会处于外展外旋姿势，且其肩关节需承受向后的直接作用力。肩部直接撞击地面发生于运动员的肩部侧面，且手臂通常内旋。这种情况常伴随对方球员的下落重力，会给肩关节带来额外应力。直臂鱼跃（如在足球或橄榄球比赛中向球门线鱼跃冲刺）会对盂肱关节产生后向力，但手臂常向前弯曲。进攻边锋可能会遭受后肩损伤，因为他们面对巨大的外展-前屈轴向负荷。带球运动员的屈曲坠落损伤也会导致更多的肩部后方损伤。表27-1展示了对抗性运动员肩关节不稳定的典型机制和这些动作导致的常见损伤模式。

评估

肩关节脱位后的初步评估首先是完整询问病史和体格检查。在对对抗性运动员进行问诊时，需仔细确认受伤时间、脱位史和复发情况。运动员可能会描述一个特定的损伤时间，也可能只是描述反复出现松弛或不稳定的感觉。运动员也可能会对过顶运动表现出担忧。此外，运动员是否处于赛季中，以及运动员的职业目标和竞技水平对治疗选择和整体恢复都起着至关重要的作用。

肩关节脱位急性发作应尽快进行治疗，复位后应进行仔细的神经血管检查，特别应注意腋神经功能情况。当处理了急性创伤后，或患者只有肩关节不稳定感觉而无外伤性脱位时，建议对其进行详细的体格检查。患肢的主动和被动 ROM 应和对侧肢体的 ROM 进行比较并评估。除完整的感觉查体外，还需进行上肢肌力检查，包括肩袖、三角肌、肱二头肌、肱三头肌和肱肌的肌力。当患者表达其肩关节有不稳定感觉时，应对其进行肩关节前脱位恐惧试验和复位试验。这两种试验都有较高的特异性（恐惧试验96%，复位试验92%）和相对较高的敏感性（恐惧试验72%，复位试验81%）[20]。还应进行加载移位试验，以评估肱骨头相对于肩胛盂的平移程度。对于怀疑后方不稳定的患者，如进攻或防守边锋，可对其进行肩关节后脱位恐惧试验。据报道，这项试验敏感性较低（42%），但特异性较高（92%）[21]。此外，可以进行急冲试验和后方加载移位试验。

影像学评估从肩关节 X 线片开始，应包括肩关节 AP 位、后斜位（Grashey 位）、出口位（Y 位）和腋位（西点位），以确保盂肱关节同心圆复位，并评估伴随的骨折或骨丢失。对于复发性脱位或怀疑存在骨丢失的情况，应考虑行 CT 扫描。对于对抗性运动员，应特别注意评估肩胛盂骨丢失程度，因为这可能会影响手术

表27-1　对抗性运动员肩关节不稳定机制

运动	损伤解剖学
用肩部抱摔或阻挡	SLAP 损伤和 Bankart 损伤
肩部直接撞击地面	骨性 Bankart 损伤和 SLAP 损伤
直臂鱼跃	Bankart 损伤、SLAP 损伤和肩袖撕裂
过伸的轴向载荷（如阻断边锋行进）	后盂唇撕裂
抱球时手臂屈曲摔伤	后盂唇撕裂

方案决策。MRI和MRA可用于评估软组织病理情况。MRI和MRA也可显示盂肱关节的骨解剖和由急性创伤引起的骨水肿。

非手术治疗

适应证

高水平对抗性运动员通常需行手术,以降低复发风险,并使其恢复到受伤之前的比赛水平。然而,在一些临床情况下,非手术治疗也可用于对抗性运动员的治疗。处于赛季中的运动员可通过非手术治疗快速重返赛场,待赛季结束再接受手术治疗。此外,非创伤性不稳定且无明显关节盂骨丢失的运动员如果对手术治疗接受度不高,也可采取非手术治疗。超过25%的关节盂骨丢失、复发性脱位,以及啮合性Hill-Sachs损伤通常是非手术治疗的禁忌证。

非手术治疗已被证实具有较高的当赛季重返赛场比率,然而,其存在复发性肩关节不稳定风险。Dickens等前瞻性研究了大学运动员创伤性肩关节前方不稳定的非手术治疗。他们发现,73%的运动员平均在治疗5天后能够重返赛场。然而,这些运动员中只有27%能够在无复发的情况下完成整个赛季[5]。这项研究未区分对抗性和非对抗性运动。Buss等评估了当赛季重返赛场的肩关节前方不稳定运动员的非手术治疗效果。他们发现,在30名被研究的运动员中,90%在平均治疗10天后能够重返赛场。在这些运动员中,37%的运动员在赛季的某一时段出现肩关节不稳定复发[22]。同样,这项研究并未区分对抗性运动员和非对抗性运动员。在对抗性运动中,只有在与患者充分讨论复发脱位风险后,才能做出延迟手术治疗的决定。

固定

肩关节脱位复位后,应用吊带固定肩部。肩关节应采取内旋还是外旋位固定已被广泛讨论。然而,MRI研究表明,肩关节外旋位固定有助于减少盂唇移位[23]。但上述不同的固定位置在临床上是否会对肩关节不稳定发生风险产生影响,仍无确切证据支持,但可以确定的是,患者对内旋位固定的依从性通常较高[24,25]。此外,对固定时长也有争议。通常,肩关节所需的固定时间为3~6周。然而,复位后固定4周的对抗性运动员肩关节不稳定的复发率可高达90%[26]。近年来,为了让身处赛季中的运动员能够尽快重返赛场,早期活动和物理治疗已经被广泛应用[5,22]。上述研究显示,运动员经过5~10天治疗后,有较高的概率能重返赛场(73%~90%)。然而如前所述,复发风险同样较高(同一赛季复发率为27%~37%)。此外,对抗性运动员通常需要在休赛期进行手术治疗。

物理治疗

如果需要,加速物理治疗项目可使运动员在出现肩关节不稳定后的同一赛季中重返赛场。这样做的目的是减少疼痛,恢复关节活动,并使力量恢复至接近受伤之前的水平。在损伤后的第5~7天,温和的关节运动和冷冻疗法可提高患者舒适度。此后,应逐步开始力量训练,以加强肩关节的动态稳定结构。当肩部力量接近对侧肢体力量时,就应开始进行体育专项训练,此时可考虑重返赛场[27]。

支具

当运动员接受非手术治疗后,可使用肩关节支具,以限制肩外展、后伸和外旋运动(图27-1)。这些支具可避免肩关节处于前方不稳定姿势。运动员佩戴支具后可能会有肩部稳定性改善的主观感受,但目前尚无充分数据证实其可降低不稳定的发病率[5,22]。尽管总体数据有限,时常面临高能量外力的对抗性运动员往往经常需要使用支具。当发生对抗性事件时,这些支具还可减少肩部疼痛。目前市面上有多种肩关节支具可供选择。支具最大的作用是控制肩关节ROM,并防止肩关节处于不利于损伤修复的姿势。面临直接对抗或肩关节经常处于不利姿势的运动员应使用高约束力肩关节支具(如进攻型边锋、后卫和橄榄球运动员)。

手术治疗

当对抗性运动员重返赛场时,他们需要一个非常稳定的肩关节来保证其在赛场上的发挥,并减少肩关节不稳定复发或进一步损害关节的风险。如前所述,非手术治疗是对抗性运动员继续完成本赛季赛程的

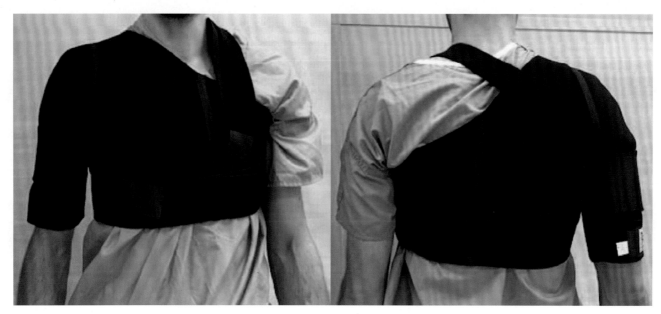

图27-1 赛季中运动员可使用的肩外展支具。

一种治疗选择。然而,即使是第一次发生肩关节脱位,对抗性运动员在某些情况下也应考虑进行手术治疗,无论在赛季中还是在休赛期。如果运动员选择非手术治疗,他们必须充分意识到肩关节不稳定的复发风险,特别是考虑到他们参加的还是对抗性运动。如果运动员在一个赛季经历了两次或两次以上肩关节脱位,应强烈建议其接受手术干预,因为每次脱位后复发风险均会增加。此外,肩关节损伤会逐渐加重,进而增加关节稳定手术的复杂程度。

就对抗性运动员而言,与非手术治疗相比,手术治疗肩关节不稳定效果更好。Brophy和Marx发现,无论是急性还是长期反复肩关节不稳定,接受手术治疗运动员的复发概率都更低[28]。术后2年,接受手术治疗的运动员复发率仅为7%,而非手术治疗的复发率为46%。3~10年随访结果与前述研究相似(手术治疗10%对非手术治疗58%)。Dickens及其同事发现,接受手术的运动员有90%的概率可重返赛场且不伴随肩关节不稳定复发[29]。与非手术治疗的运动员相比,手术治疗的运动员在无复发的情况下重返赛场的概率是前者的5.8倍。总的来说,与非手术治疗相比,手术治疗降低了复发率,提高了运动员重返赛场的概率。然而,值得注意的是,与非对抗性运动员相比,对抗性运动员在接受肩关节不稳定复发的手术治疗后,总体复发风险更高,复赛后发病率高达10%~29%[30,31]。图

27-2显示了对抗性运动员的非手术治疗、关节镜治疗,以及何时考虑植骨手术治疗的诊疗流程。

术前注意事项

一旦选择了手术干预,术前必须考虑几个因素。对对抗性运动员来说,最重要的术前因素是准确测定肩胛盂骨丢失的量。发生创伤性盂肱关节前方不稳定的对抗性运动员有较高的概率发生骨缺损,肩胛盂及肱骨头同时存在骨缺损的概率高达60%[32]。术前无法识别骨缺损会使手术治疗效果变差。人们普遍认为伴有骨缺损的对抗性运动员的手术失败率较高,但Leroux等最近的一项综述研究显示,在26项关于接触或对抗性运动员关节镜下肩关节固定的研究中,只有12项进行了骨缺损的术前针对性影像学评估[15,33]。

对于何种程度的肩胛盂骨缺损需选择行植骨治疗目前尚无明确的界定标准。Bhatia等主张对伴有15%~25%关节盂骨缺损的对抗性运动员进行切开复位内固定治疗,而对关节盂骨缺损>25%的患者则应行关节盂植骨手术[34]。一些学者认为,鉴于伴有任何程度骨缺损的对抗性运动员都有较高的复发风险,因此,他们均应进行植骨手术。Neyton及其同事对接受Latarjet术治疗的复发性肩关节前方不稳定的欧洲橄榄球运动员进行了随访研究[35]。他们未对肩胛盂骨缺损的程度进行量化,但该研究在至少5年和平均12年

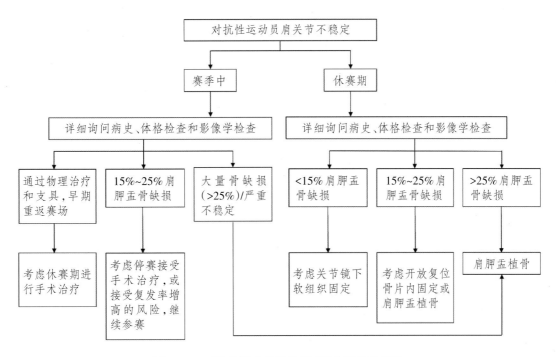

图27-2　对抗性运动员肩关节不稳定的治疗流程。

的随访后,研究队列中无发生肩关节不稳定复发的病例。值得注意的是,14%的患者在随访期间表现为恐惧试验阳性。

Balg和Boileau提出了采用ISIS作为选择患者进行开放或关节镜手术的方法[36]。这项研究确定了术后肩关节前方不稳定复发的危险因素。如果患者存在ISIS中涉及的复发因素,包括患者接受手术时年龄<20岁、参与接触类运动、肩关节松弛、Hill-Sachs损伤和肩胛盂下缘硬化骨缺损,就应考虑开放性手术。对于有较高复发风险的患者(>6分),推荐行Latarjet术,而非关节镜手术。

外科稳定术

对于对抗性运动员盂肱关节前方不稳定的外科治疗,历来推荐开放式稳定手术[36,37]。许多外科医生认为,在这一特定人群中,关节镜稳定术后的复发风险增加难以接受。然而,对于对抗性运动员肩关节不稳定的治疗,开放性肩关节稳定手术优于关节镜稳定手术的证据相对缺乏。据报道,开放性手术的失败率为3.4%~30%[38,39]。此外,已有不少文献评估了关节镜下稳定术治疗肩关节不稳定的疗效[33]。

许多术中因素已被证明会影响关节镜下肩关

节不稳定手术的结果。少于4个缝合锚钉的盂唇固定被证明会增加固定失败风险[37]。值得注意的是,这并不仅是针对对抗性运动员。与任何不可吸收缝线相比,可吸收缝线已被证明与复发风险显著增加相关[40]。关节镜手术时,患者体位也被证明与复发率相关。侧卧位与沙滩椅位相比,复发风险显著降低[41]。体位的选择应根据外科医生的习惯而定,但考虑到损伤区域经常位于肩胛盂的前下象限,因此,侧卧位对于肩关节前方不稳定患者可能更可取。

Leroux等最近的一篇综述比较了多种手术方式,为对抗性运动员肩关节不稳定镜下手术结果提供了更准确的评估[33]。作者根据他们是否评估术前骨缺损、运用的手术技术,以及患者自身因素,如年龄和脱位次数进行了分层研究。汇总结果显示,对抗性运动员关节镜手术后复发率为17.8%。然而,当作者排除了有显著骨缺损的病例(定义为>25%的肩胛盂骨缺损或有啮合性Hill-Sachs损伤)、使用少于3个缝合锚钉的病例,以及未使用侧卧位的病例时,他们发现手术失败率下降到了7.9%。这表明只要选择适当的患者并运用适当的手术技术,关节镜仍是一种合理的手术方式。尽管失败率仍然相对较高,但考虑到开放手术的复发率为3.4%~30%[38,39],认为所有患有盂肱关节不稳定的对抗性运动员均应接受开放手术的观点就有待商榷。

植骨手术

正如前面"术前注意事项"中所讨论的,术前评估关节盂骨缺损对选择合适的手术方式至关重要。进行肩胛盂植骨手术前需要明确骨缺损的百分比。通常建议在进行肩胛盂植骨术时,要放宽对抗性运动员肩胛盂骨缺损的植骨手术指征。Latarjet术在运动员重返赛场和防止对抗性运动员不稳定复发等方面取得了较好的效果[35,42]。Latarjet术已被认为适用于极少或无关节盂骨性缺损的患者,但相比于关节镜,这项技术在使运动员重返赛场或复发方面的优越性仍受到质疑。Blonna及其同事比较了关节镜下稳定术和Latarjet术在肩胛盂骨缺损<20%的运动员中的治疗效果,发现接受关节镜手术的运动员在重返赛场比率(90%对83%)、术后ROM改善和肩部本体感觉上均表现更佳[43]。在关节镜组有更多的复发性肩关节不稳定事件,但并无统计学意义。这篇报道并未进行分层研究。

肩关节后方不稳定的手术注意事项

肩关节后方不稳定不及前方不稳定常见,但对抗性运动员仍存在创伤性肩关节后方不稳定风险。在对抗性运动员中,这些问题可通过外科手术来解决。虽然文献数据有限,仍有一些关节镜手术治疗对抗性运动员肩关节后方不稳定成功的报道。通常情况下,这包括使用折叠缝线和(或)缝合锚钉重建后方盂唇。Arner等发表了56名肩关节后方不稳定的美国足球运动员接受关节镜下修复术的报道[44]。93%的对抗性运动员重返赛场,96.5%的患者术后获得了良好的疗效。11名肩关节后方不稳定的橄榄球运动员在接受关节镜修复后,均在术后3~6个月内恢复比赛[45]。

术后治疗方案

关节镜下修补

术后,患者需采用固定装备使肩关节固定于内旋位。患者通常需要固定长达4周,仅在进行物理治疗,或在家进行肘部、手、腕功能锻炼时取下支具。术后第1天可以开始进行肩关节钟摆运动。术后第1周可从被动ROM锻炼缓慢进展到辅助主动ROM锻炼。被动和主动动作均应被限制在前屈90°,外旋20°,内旋至腹部和外展45°的范围内。在术后6周内避免于胸前交叉双手的动作。术后第1周可开始从等长运动逐渐过渡到力量锻炼。术后约4周开始进行性阻力训练。术后6~8周应达到完全ROM主动运动。一般来说,专项运动康复在术后约3个月开始。如果运动员无痛感且力量/功能接近对侧肩关节,一般可在术后5~6个月参与相关运动。对于对抗性运动员来说,这是一个循序渐进的过程,从非接触训练开始,逐步增加参与次数,直至恢复正常活动。考虑到对抗性运动员的复发风险较高,在其重返运动的过程中,出现疼痛加重或不稳定感觉时均应加以重视。

骨增强术

骨增强术,如Latarjet术的术后康复类似于肩关节软组织前方不稳定手术的康复方案。早期,不允许主动ROM,重点是保护外科修复和恢复被动ROM。在术后3~4周,除进行个人清洁时,患者应坚持用支具固定。第4~9周,逐渐恢复主动ROM。第10~15周开始加强力量恢复,目标是使患侧肩部的肌力、耐力和神经肌肉控制恢复到正常水平。这期间仍然要避免任何对抗性动作。从16~20周(术后4~5个月),患者可开始进行完全活动。对抗性运动员如果无痛感或肩关节不稳定感觉,肩部有足够ROM,并有足够力量时,即可开始逐步恢复比赛。

复发

如前所述,Balg和Boileau的ISIS已被用于评估术后肩关节前方不稳定的高风险患者[37]。参与接触类运动对ISIS有较大影响,因此,根据该评分得出的建议多是开放手术治疗。然而,最近一些学者提出,如果使用适当的外科技术,关节镜手术可成功用于治疗对抗性运动员的肩关节不稳定,且术后复发率低[33]。无论如何,肩关节不稳定复发对对抗性运动员来说都是灾难性的。通常,复发性肩关节不稳定可导致肩胛盂骨缺损增加,无论其是外伤性的还是由磨损所致[46]。

由复发性不稳定引起的软骨下骨损伤可改变骨组织的力学和生物特性,这使盂肱关节处于早期退行性变的危险之中[47,48]。

对抗性运动员盂肱关节不稳定复发后,患者应进行类似于发生初次不稳定后的评估。仔细的病史询问和体格检查可提供是否有创伤或是否存在关节不稳定恐惧感的相关信息。影像学评估也是必需的。CT扫描在复发性肩关节不稳定中是有价值的,其可提示对抗性运动员肩胛盂骨缺损的风险。通常建议对反复出现肩关节不稳定的对抗性运动员进行手术治疗。与原发性肩关节不稳定相同,如果运动员希望完成本赛季,可采用加速康复方案,进而使其能在1~2周内恢复比赛,并在休赛期进行延迟手术治疗。然而,如果运动员要求进行延迟手术,任何明显的不稳定或严重骨质缺损都将使运动员面临较大风险。因此,与患者仔细讨论延迟手术的不稳定复发风险至关重要。

对于复发性肩关节不稳定,外科医生应考虑放宽进行开放性Bankart修复术或植骨手术指征。既往肩关节不稳定增加了患者再次发生不稳定事件的风险[36]。因此,对于任何明显的肩胛盂骨缺损,均应考虑进行植骨手术。

术后康复和恢复比赛与其第一次术后流程大致相同。如果运动员无痛感或不稳定主诉,且有足够的肩关节ROM和肌力,通常在术后5~6个月开始重返赛场。同样,对于对抗性运动员,这一过程应循序渐进,从非接触性运动开始,慢慢过渡到完全恢复比赛。任何疼痛或不稳定感觉的增加都是延缓康复进程的标志,并需要进行临床评估。

结论

盂肱关节不稳定是对抗性运动员的常见损伤。在发生肩关节不稳定事件后,进行详细的临床评估很有必要,从而帮助制订使运动员重返赛场的最佳治疗策略。现代外科技术和康复技术已显著加快损伤运动员重返赛场的速度,但对抗性运动员仍然存在肩关节不稳定的复发风险。为了不断优化对抗性运动员盂肱关节不稳定的治疗方案,我们仍需不断研究并取得进步。

(何　勇　译)

参考文献

1. Owens BD, Agel J, Mountcastle SB, Cameron KL, Nelson BJ. Incidence of glenohumeral instability in collegiate athletics. *Am J Sports Med*. 2009;37(9):1750-1754. doi:10.1177/0363546509334591.

2. Hootman JM, Dick R, Agel J. Epidemiology of collegiate injuries for 15 sports: summary and recommendations for injury prevention initiatives. *J Athl Train*. 2007;42(2):311-319.

3. Headey J, Brooks JHM, Kemp SPT. The epidemiology of shoulder injuries in English professional rugby union. *Am J Sports Med*. 2007;35(9):1537-1543. doi:10.1177/0363546507300691.

4. Kerr ZY, Collins CL, Pommering TL, Fields SK, Comstock RD. Dislocation/separation injuries among US high school athletes in 9 selected sports: 2005-2009. *Clin J Sport Med*. 2011;21(2):101-108. doi:10.1097/JSM.0b013e31820bd1b6.

5. Dickens JF, Owens BD, Cameron KL, et al. Return to play and recurrent instability after in-season anterior shoulder instability: a prospective multicenter study. *Am J Sports Med*. 2014;42(12):2842-2850. doi:10.1177/0363546514553181.

6. Sachs RA, Lin D, Stone ML, Paxton E, Kuney M. Can the need for future surgery for acute traumatic anterior shoulder dislocation be predicted? *J Bone Joint Surg Am*. 2007;89(8):1665-1674. doi:10.2106/JBJS.F.00261.

7. Wheeler JH, Ryan JB, Arciero RA, Molinari RN. Arthroscopic versus nonoperative treatment of acute shoulder dislocations in young athletes. *Arthroscopy*. 1989;5(3):213-217.

8. Aronen JG, Regan K. Decreasing the incidence of recurrence of first time anterior shoulder dislocations with rehabilitation. *Am J Sports Med*. 1984;12(4):283-291. doi:10.1177/036354658401200408.

9. Bankart AS. Recurrent or habitual dislocation of the shoulder-joint. *Br Med J*. 1923;2(3285):1132-1133.

10. Fabbriciani C, Milano G, Demontis A, Fadda S, Ziranu F, Mulas PD. Arthroscopic versus open treatment of Bankart lesion of the shoulder: a prospective randomized study. *Arthroscopy*. 2004;20(5):456-462. doi:10.1016/j.arthro.2004.03.001.

11. Bottoni CR, Smith EL, Berkowitz MJ, Towle RB, Moore JH. Arthroscopic versus open shoulder stabilization for recurrent anterior instability: a prospective randomized clinical trial. *Am J Sports Med*. 2006;34(11):1730-1737. doi:10.1177/0363546506288239.

12. Boileau P, Mercier N, Roussanne Y, Thélu CÉ, Old J. Arthroscopic Bankart-Bristow-Latarjet procedure: the development and early results of a safe and reproducible technique. *Arthroscopy*. 2010;26(11):1434-1450. doi:10.1016/j.arthro.2010.07.011.

13. Hintermann B, Gächter A. Arthroscopic findings after shoulder dislocation. *Am J Sports Med*. 1995;23(5):545-551. doi:10.1177/036354659502300505.

14. Owens BD, Nelson BJ, Duffey ML, et al. Pathoanatomy of first-time, traumatic, anterior glenohumeral subluxation events. *J Bone Joint Surg Am*. 2010;92(7):1605-1611. doi:10.2106/JBJS.I.00851.

15. Burkhart SS, De Beer JF. Traumatic glenohumeral bone defects and their relationship to failure of arthroscopic Bankart repairs: significance of the inverted-pear glenoid and the humeral engaging Hill-Sachs lesion. *Arthroscopy*. 2000;16(7):677-694.

16. Piasecki DP, Verma NN, Romeo AA, Levine WN, Bach BR, Provencher MT. Glenoid bone deficiency in recurrent anterior shoulder instability: diagnosis and management. *J Am Acad Orthop Surg*. 2009;17(8):482-493.

17. Spatschil A, Landsiedl F, Anderl W, et al. Posttraumatic anterior-inferior instability of the shoulder: arthroscopic findings and clinical correlations. *Arch Orthop Trauma Surg*. 2006;126(4):217-222. doi:10.1007/s00402-005-0006-4.

18. Kurokawa D, Yamamoto N, Nagamoto H, et al. The prevalence of a large Hill-Sachs lesion that needs to be treated. *J Shoulder Elbow Surg*. 2013;22(9):1285-1289. doi:10.1016/j.jse.2012.12.033.

19. Mattern O, Funk L, Walton MJ. Anterior shoulder instability in collision and contact athletes. *Journal of Arthroscopy and Joint Surgery.* 2018;5(2):99-106. doi:10.1016/j.jajs.2018.05.010.

20. Farber AJ, Castillo R, Clough M, Bahk M, McFarland EG. Clinical assessment of three common tests for traumatic anterior shoulder instability. *J Bone Joint Surg Am.* 2006;88(7):1467-1474. doi:10.2106/JBJS.E.00594.

21. Kim SH, Park JS, Jeong WK, Shin SK. The Kim test: a novel test for posteroinferior labral lesion of the shoulder—a comparison to the jerk test. *Am J Sports Med.* 2005;33(8):1188-1192. doi:10.1177/0363546504272687.

22. Buss DD, Lynch GP, Meyer CP, Huber SM, Freehill MQ. Nonoperative management for in-season athletes with anterior shoulder instability. *Am J Sports Med.* 2004;32(6):1430-1433. doi:10.1177/0363546503262069.

23. Itoi E, Sashi R, Minagawa H, Shimizu T, Wakabayashi I, Sato K. Position of immobilization after dislocation of the glenohumeral joint. A study with use of magnetic resonance imaging. *J Bone Joint Surg Am.* 2001;83-A(5):661-667.

24. Itoi E, Hatakeyama Y, Sato T, et al. Immobilization in external rotation after shoulder dislocation reduces the risk of recurrence. A randomized controlled trial. *J Bone Joint Surg Am.* 2007;89(10):2124-2131. doi:10.2106/JBJS.F.00654.

25. Liavaag S, Brox JI, Pripp AH, Enger M, Soldal LA, Svenningsen S. Immobilization in external rotation after primary shoulder dislocation did not reduce the risk of recurrence: a randomized controlled trial. *J Bone Joint Surg Am.* 2011;93(10):897-904. doi:10.2106/JBJS.J.00416.

26. Burns TC, Owens BD. Management of shoulder instability in in-season athletes. *Phys Sportsmed.* 2010;38(3):55-60. doi:10.3810/psm.2010.10.1808.

27. Owens BD, Dickens JF, Kilcoyne KG, Rue J-PH. Management of mid-season traumatic anterior shoulder instability in athletes. *J Am Acad Orthop Surg.* 2012;20(8):518-526. doi:10.5435/JAAOS-20-08-518.

28. Brophy RH, Marx RG. The treatment of traumatic anterior instability of the shoulder: nonoperative and surgical treatment. *Arthroscopy.* 2009;25(3):298-304. doi:10.1016/j.arthro.2008.12.007.

29. Dickens JF, Rue JP, Cameron KL, et al. Successful return to sport after arthroscopic shoulder stabilization versus nonoperative management in contact athletes with anterior shoulder instability: a prospective multicenter study. *Am J Sports Med.* 2017;45(11):2540-2546. doi:10.1177/0363546517712505.

30. Cho NS, Hwang JC, Rhee YG. Arthroscopic stabilization in anterior shoulder instability: collision athletes versus noncollision athletes. *Arthroscopy.* 2006;22(9):947-953. doi:10.1016/j.arthro.2006.05.015.

31. Yamamoto N, Kijima H, Nagamoto H, et al. Outcome of Bankart repair in contact versus non-contact athletes. *Orthop Traumatol Surg Res.* 2015;101(4):415-419. doi:10.1016/j.otsr.2015.03.008.

32. Nakagawa S, Ozaki R, Take Y, Iuchi R, Mae T. Relationship between glenoid defects and Hill-Sachs lesions in shoulders with traumatic anterior instability. *Am J Sports Med.* 2015;43(11):2763-2773. doi:10.1177/0363546515597668.

33. Leroux TS, Saltzman BM, Meyer M, et al. The influence of evidence-based surgical indications and techniques on failure rates after arthroscopic shoulder stabilization in the contact or collision athlete with anterior shoulder instability. *Am J Sports Med.* 2017;45(5):1218-1225. doi:10.1177/0363546516663716

34. Bhatia S, Ghodadra NS, Romeo AA, et al. The importance of the recognition and treatment of glenoid bone loss in an athletic population. *Sports Health.* 2011;3(5):435-440. doi:10.1177/1941738111414126.

35. Neyton L, Young A, Dawidziak B, et al. Surgical treatment of anterior instability in rugby union players: clinical and radiographic results of the Latarjet-Patte procedure with minimum 5-year follow-up. *J Shoulder Elbow Surg.* 2012;21(12):1721-1727. doi:10.1016/j.jse.2012.01.023.

36. Balg F, Boileau P. The Instability Severity Index Score. A simple pre-operative score to select patients for arthroscopic or open shoulder stabilisation. *J Bone Joint Surg Br.* 2007;89(11):1470-1477. doi:10.1302/0301-620X.89B11.18962.

37. Boileau P, Villalba M, Héry J-Y, Balg F, Ahrens P, Neyton L. Risk factors for recurrence of shoulder instability after arthroscopic Bankart repair. *J Bone Joint Surg Am.* 2006;88(8):1755-1763. doi:10.2106/JBJS.E.00817.

38. Pagnani MJ, Dome DC. Surgical treatment of traumatic anterior shoulder instability in American football players. *J Bone Joint Surg Am.* 2002;84-A(5):711-715.

39. Roberts SN, Taylor DE, Brown JN, Hayes MG, Saies A. Open and arthroscopic techniques for the treatment of traumatic anterior shoulder instability in Australian rules football players. *J Shoulder Elbow Surg.* 1999;8(5):403-409.

40. Flinkkilä T, Hyvönen P, Ohtonen P, Leppilahti J. Arthroscopic Bankart repair: results and risk factors of recurrence of instability. *Knee Surg Sports Traumatol Arthrosc.* 2010;18(12):1752-1758. doi:10.1007/s00167-010-1105-5.

41. Frank RM, Saccomanno MF, McDonald LS, Moric M, Romeo AA, Provencher MT. Outcomes of arthroscopic anterior shoulder instability in the beach chair versus lateral decubitus position: a systematic review and meta-regression analysis. *Arthroscopy.* 2014;30(10):1349-1365. doi:10.1016/j.arthro.2014.05.008.

42. Privitera DM, Sinz NJ, Miller LR, et al. Clinical outcomes following the Latarjet procedure in contact and collision athletes. *J Bone Joint Surg Am.* 2018;100(6):459-465. doi:10.2106/JBJS.17.00566.

43. Blonna D, Bellato E, Caranzano F, Assom M, Rossi R, Castoldi F. Arthroscopic Bankart repair versus open Bristow-Latarjet for shoulder instability: a matched-pair multicenter study focused on return to sport. *Am J Sports Med.* 2016;44(12):3198-3205. doi:10.1177/0363546516658037.

44. Arner JW, McClincy MP, Bradley JP. Arthroscopic stabilization of posterior shoulder instability is successful in American football players. *Arthroscopy.* 2015;31(8):1466-1471. doi:10.1016/j.arthro.2015.02.022.

45. Badge R, Tambe A, Funk L. Arthroscopic isolated posterior labral repair in rugby players. *Int J Shoulder Surg.* 2009;3(1):4-7. doi:10.4103/0973-6042.50875.

46. Donohue MA, Mauntel TC, Dickens JF. Recurrent shoulder instability after primary Bankart repair. *Sports Med Arthrosc Rev.* 2017;25(3):123-130. doi:10.1097/JSA.0000000000000159.

47. Leyh M, Seitz A, Dürselen L, et al. Subchondral bone influences chondrogenic differentiation and collagen production of human bone marrow-derived mesenchymal stem cells and articular chondrocytes. *Arthritis Res Ther.* 2014;16(5):453. doi:10.1186/s13075-014-0453-9.

48. Ramme AJ, Lendhey M, Raya JG, Kirsch T, Kennedy OD. A novel rat model for subchondral microdamage in acute knee injury: a potential mechanism in post-traumatic osteoarthritis. *Osteoarthr Cartil.* 2016;24(10):1776-1785. doi:10.1016/j.joca.2016.05.017.

第28章

老年运动员肩关节不稳定后遗症的处理

Lucca Lacheta, Maj. Travis J. Dekker, Peter J. Millett

临床上，治疗患有早期盂肱骨关节炎（GHOA）的老年运动员或有肩关节不稳定后遗症的人群具有挑战性，因为肩关节置换术可能不是该人群的首选治疗方式。研究显示，肩关节不稳定患者是罹患GHOA的高风险人群[1,2]（图28-1）。发生退行性变的原因尚不清楚，但导致肩关节脱位的创伤本身在关节软骨的初始损伤中起重要作用。这一理论得到了事实论证：即使在那些成功接受非手术治疗的患者中，仍有约50%的病例出现GHOA[2]。更为遗憾的是，无论是开放式还是关节镜手术都不能完全消除GHOA[1,3,4]。大多数患者仅表现出轻微的病理变化，但长期研究显示GHOA的总发病率为60%~80%[1,3,4]。GHOA的危险因素包括首次脱位时的年龄和手术时年龄、手术干预前的脱位次数和使用的锚钉数量[1]。历史上有通过切断肩胛下肌腱后重叠缝合内外侧肌腱，或通过收紧肩胛下肌腱来限制外旋，以治疗肩关节不稳定，但随访显示上述治疗最终会增加GHOA的发病率[5,6]。对行喙突转位的患者进行的超过10年的长期随访表明，多达38%的患者会发生创伤后GHOA[7]。老年人、高运动需求，以及喙突偏外导致盂缘磨损均会使GHOA进展[7-10]。在初次手术治疗时，避免关节囊过紧、正确的锚钉放置、新一代的锚钉材料（全缝线软锚钉）也许有助于减少甚至避免发生GHOA。此外，首次脱位后的早期固定、技术应用正确且无医源性损伤的手术可能

会阻止GHOA进展。当涉及早期甚至终末期GHOA时，前文已经描述了多种治疗方案，本章将对这些方案进行总结，重点是老年运动员肩关节不稳定后遗症的治疗。

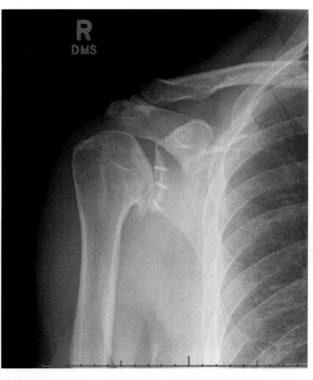

图28-1 右肩AP位片：肩关节稳定术后继发严重GHOA。

肩胛下肌腱延长术

历史上许多外科手术（如 Putti-Platt 术、Magnuson-Stack 术）都与 GHOA 的发生，以及盂肱关节僵硬和活动受限有关。Hawkins 和 Angelo 报道，患者在接受 Putti-Platt 术后 13.2 年出现疼痛性 GHOA[6]。Provencher 用关节囊缝合术后关节炎来描述这种由软组织过度收紧所致的 GHOA[11]。从历史上看，肩胛下肌腱延长术是使这些患者外旋增加的一种治疗选择，其最早由 Neer 等描述[12]，即游离肩胛下肌腱，并通过冠状面 Z 字成形术来延长肌腱。Nicholson 及其同事在 27 例进行肩关节置换的患者中实施了肩胛下肌腱延长术[13]，结果显示术后外旋改善至 48°，但其中超过 50% 的患者会出现肩胛下肌功能下降。因此，由于术后功能不佳，通常不建议将该手术作为首选治疗方法[13,14]。

早期 GHOA 的关节镜综合治疗

对于年轻患者，退行性关节病的关节镜治疗方案已被用于去除与 GHOA 相关的各种致痛因素，以减轻疼痛，改善肩部功能，延迟甚至避免进行全关节置换手术。这种缓解 GHOA 的综合方法成功的关键在于尽可能解决所有可能导致关节疼痛和功能受限的因素。GHOA 的病理变化包括关节囊挛缩、游离体形成、肱二头肌长头腱腱鞘炎、肱骨下骨赘形成伴腋神经压迫及肩峰下撞击。在关节镜下，外科医生可进行清创、软骨成形术、滑膜切除术、肩峰成形、肩峰下减压、喙突成形、肱骨骨赘去除、腋神经减压及肱二头肌肌

腱固定。这些手术的目标是去除引起疼痛的机械和炎症因素，并改善关节功能。众多临床研究结果显示，关节镜下 GHOA 的综合治疗被认为在短期和中期随访期间可改善功能，并减少疼痛。

各种关节镜治疗技术的目标是治疗潜在引起疼痛的原因，并解决与 GHOA 相关的功能受限。最初，关节镜治疗仅包括关节内清理，同时切除滑膜并取出游离体。关节镜清理手术的基本原理是简单地去除引起机械刺激的结构，减少肩关节的致痛因素[15,16]。随后，关节镜治疗中增加了关节囊松解步骤，以提高肩关节功能和 ROM[17]，同时进一步减轻疼痛，并提高患者满意度。GHOA 的另一个疼痛源是肱二头肌长头腱病变。肱二头肌长头腱病变，如肌腱炎、沙漏畸形或滑车结构损伤等可在术中通过切断或肌腱固定方式进行治疗[18-22]。

有资深学者在结合了几种用于治疗 GHOA 的关节镜技术的基础上，进一步增加了一些额外的关键步骤[23]，并将其命名为关节镜综合治疗术。详细的技术操作流程可参见之前发表的文献[23]。

另一个重要的疼痛源是肱骨头下骨赘，也被称为山羊胡子畸形，这在晚期 GHOA 患者中常见（图 28-2）。骨赘可因撞击毗邻的腋神经而导致小圆肌疼痛和功能障碍，并可伴有肌肉的脂肪浸润[24]。

临床工作中，当肱骨头下骨赘较大，且腋神经分布区域出现疼痛时，应手术去除肱骨头下骨赘，有条件时应在手术前后行肌电图检查。

在关节镜术中建立一个辅助后下入路有助于更方便地切除肱骨头下骨赘。术中可使用 C 臂机透视确认所需切除的骨赘范围（图 28-3）。如果有神经撞击

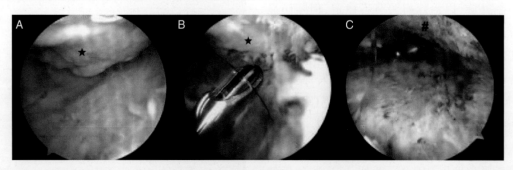

图 28-2　（A）左肩：关节镜标准后入路视图，可见肱骨头下方骨赘（星形所示）。（B）通过辅助后外下入口，使用刨削器切除骨赘。（C）骨赘切除后（#所示）。

症状,应打开下方关节囊显露并松解腋神经(图28-4)。神经撞击的临床症状可以是肌无力或术前MRI上显示的肌萎缩,其也可在关节镜直视下进行观察。

如患者术前有肩峰下撞击的临床症状且撞击试验阳性,X线片发现Bigliani分型中描述的肩峰下骨赘,或在MRI上发现肩峰下滑囊炎,则应进行肩峰下减压(图28-5)。如果患者在内旋过程中出现肩关节前方疼痛,且关节镜检查发现有肩胛下肌腱上缘磨损或撕裂等喙突下撞击迹象,可进行前方喙突下减压。此外,游离体也经常出现在喙突下间隙(图28-6)。影像学测量时,喙肱间距<8mm(女性)或<10mm(男性)并伴有相关症状可能需要行关节镜下治疗[25,26]。

在有局部软骨缺损时,可行微骨折术,以刺激软骨下骨促进纤维软骨形成。此步骤应在关节镜综合治疗的最后进行,以免灌洗液冲走新生血凝块[27]。

大多数情况下,在手术结束前行胸大肌下肱二头肌长头腱固定。肱二头肌长头肌腱固定术和肌腱切断术的临床结果几乎无差异,但许多外科医生和患者更偏向于采用肌腱固定术,这与固定术的患者满意度较高和"大力水手"畸形发病率较低有关[21]。本文资深作者首选的固定方法是胸大肌下肱二头肌长头腱固定术:在结节间沟远端使用界面螺钉固定肌腱,并切除腱鞘滑膜囊及磨损的近端肱二头肌肌腱[28]。

上述关节镜手术操作的目的是去除所有与GHOA相关的机械致痛因素及功能障碍。每一种单独手术都有确切的临床疗效,但将这些手术操作联合应用可能有助于发挥减轻疼痛和恢复功能方面的协同效应,从而延迟甚至免除关节置换。

文献报道显示,在通过关节镜手术治疗GHOA后,患者满意度和术后运动功能改善程度并不一致[16,17,29]。在软骨缺损方面,Kerr和McCarty[15]研究表明,接受关节镜盂肱清创术、微骨折术和肱二头肌肌

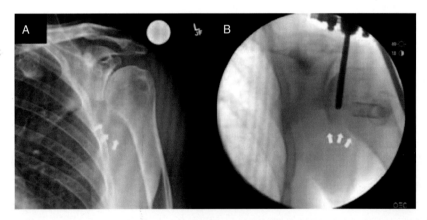

图28-3　(A)左肩:术前AP位X线片显示向下延伸的巨大的肱骨头下骨赘(箭头所示)。(B)左肩:同一患者的术中透视,确认已完全切除肱骨头下骨赘。

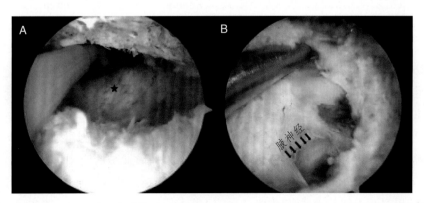

图28-4　(A)左肩:关节镜标准后方入口视图,从辅助后外下方入口置入钩状电刀松解下方关节囊(星形所示)并(B)进一步松解腋神经。

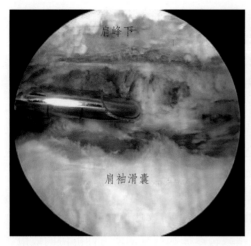

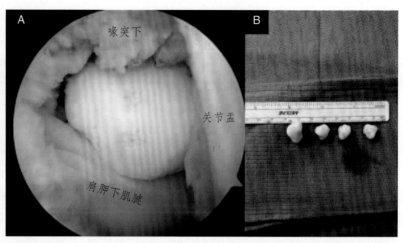

图28-5　镜头通过后方标准入口进入肩峰下间隙观察:使用刨削器行肩峰减压(半个刨削器宽度)。

图28-6　(A)左肩:通过后方标准入口的关节镜视图:喙突下间隙中有一个大的游离体。(B)关节镜下取出的游离体(体外)。

腱切断术治疗时,临床疗效是否有差异更多地取决于病变程度。然而,他们的研究显示,与双侧关节面软骨缺损的患者相比,单侧关节面软骨缺损患者有更好的手术疗效。此外,在GHOA早期进行关节镜介入治疗可获得更多的功能改善。Millett等在对91例患者行回顾性分析时发现,肱骨头下骨赘大小与小圆肌脂肪浸润程度之间存在相关性[24],骨赘越大,脂肪浸润越严重。

表现为肩关节前方疼痛的GHOA患者可能同时伴有肱二头肌长头腱病变,如腱鞘炎、滑车病变或肌腱磨损、不稳定等。治疗肱二头肌长头腱病变的金标准是肌腱固定术或肌腱切断术。这两种方法都能改善术后患者的预后[30]。然而,行肌腱切断术时,有较高概率会发生所谓的"大力水手"畸形,也有部分患者诉肌腱切断术在主观感受和功能恢复方面不及肌腱固定术。因此,为避免肌腱切断术后疼挛和畸形,对于患有早期GHOA的年轻运动员,我们更倾向于行肱二头肌长头腱固定术。也有一些研究表明,与肌腱固定术相比,接受肌腱切断术的患者会感到疲劳和不适,肘关节旋后力量也会略有下降[31,32]。

Millett及其同事报道了30例年轻、活跃患者的晚期GHOA手术结果[33]。这30例患者均接受了关节镜手术治疗,有24例患者至随访结束时肩部功能正常,6例肩关节功能下降,并在平均随访1.9年时进一步接受了关节置换术。研究结果显示X线片上关节间隙<2mm是行关节置换的高风险因素。对其余未行关节置换的

患者至少进行了为期2年的随访,平均随访2.6年。ASES评分由58分提高到83分。术后患者满意度中位数为9分(总分10分)。作者报道术后1年关节生存率为92%,2年时为85%。在Mitchell等[34]的研究中,对49例接受关节镜综合治疗的患者进行了至少5年的随访。该组患者的平均手术时年龄为52岁。所有患者均为休闲体育项目运动员,其中7名曾是大学生或职业运动员。49人中有37人肩关节生存时间为5年或更长。49个肩关节中有12个在随访过程中因病情进展进行了全肩关节置换术,平均再手术时间为关节镜术后2.6年。该队列中肩关节5年生存率为76%。未行置换的关节在末次随访时ASES评分平均为85分。患者满意度中位数也稳定保持在9分(总分10分)。关节镜手术失败的术前风险因素分析显示,生存期短的关节术前间隙明显小于生存期长者(1.3mm对2.6mm)。GHOA的Kellgren-Lawrence评分高、年龄>50岁也与关节生存期短相关。Walch B2型和C型肩胛盂者的手术疗效也明显不及A1、A2和B1型肩胛盂者。

关节间隔成形术/生物表面修复

半关节置换术因可避免关节盂假体松动和聚乙烯磨损风险而被广泛用于年轻患者,但中长期研究表明,即使在最初无疼痛的患者中,随着时间的推移,关节盂侵蚀将再次导致运动丧失和疼痛[35-37]。

关节间隔成形术可用于治疗年轻患者的晚期

GHOA,是指将生物移植物固定在关节盂表面,并可选择同时置换或不置换肱骨头。该手术目标是延迟甚至避免全肩关节置换术,并避免年轻和高运动量患者的全肩置换并发症:关节盂组件早期磨损和松动。

据报道,目前可使用多种移植物对关节盂进行生物修复。自体移植包括盂肱关节前关节囊和大腿阔筋膜。同种异体移植物包括外侧半月板、跟腱和脱细胞同种异体移植物。理想情况下,移植材料应足够耐用,从而能够承受关节盂表面的压缩力和剪切力。

关节间隔成形术的临床疗效差异较大,部分原因在于所使用的移植物和技术的多样性。有证据表明,关节间隔成形术中固定牢靠的跟腱和外侧半月板移植物可改善年轻GHOA患者的关节功能并缓解疼痛,并可恢复损伤前的活动。然而,目前对生物表面修复的临床疗效仍存在争议,有研究报道了良好的临床结果[37-39],但尚未在其他研究中得到证实[40-42]。

关节成形术–解剖型假体和反式肩关节假体

保留关节的手术效果良好,但当GHOA进入终末期时,即使治疗对象是年轻的患者,必要时也需考虑

行全肩关节置换术(TSA)甚至反式全肩关节置换术(RTSA),以达到缓解疼痛、恢复ROM并改善功能的目的[43]。

到目前为止,尚无明确共识帮助外科医生在年轻、活跃的患者中进行TSA的决策。图28-7旨在帮助制订TSA决策。

运动员的TSA仍具有挑战性,这一方面是由于高强度运动和参与体育赛事会影响假体寿命,另一方面则是由于此类患者对手术有更高的期望值[44]。Henn及其同事的多因素分析表明,年龄是高手术期望值的唯一独立预测因素,年龄越小,期望值越高[45]。TSA后患者恢复体育活动的意愿历来与外科医生的建议相冲突,后者通常为避免手术失败而建议患者减少高强度运动。几项研究调查了肩关节外科医生在患者TSA后允许其进行的活动,发现大多数外科医生建议患者避免过顶及对抗性运动[46,47]。设定这些限制主要是为了规避可能出现的负面因素,包括TSA后肩袖撕裂、关节盂假体松动和植入物失效等。相反,资深学者并未对TSA后的患者设置具体的限制。在Mannava等进行的一项研究中,接受TSA治疗的患者在术后临床结果评分、满意度及高运动恢复率方面表现优异[43]。预期随着GHOA的进展,活动水平会下降,但在Mannava的系

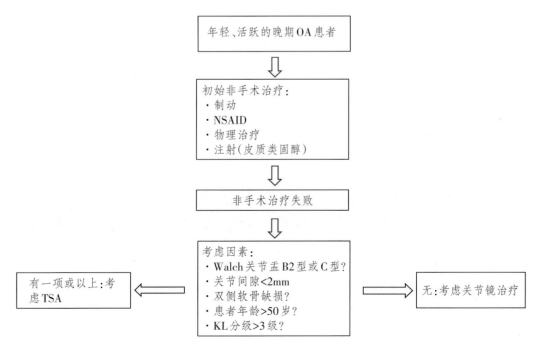

图28-7 老年运动员肩关节不稳定继发GHOA的治疗决策流程图。

列研究中,高达94%的患者能够恢复休闲体育活动。然而,一些过顶运动员,如网球或游泳等对肩部要求更高的运动员不太可能恢复到相同的运动水平。Mannava等平均随访4年,发现并发症发病率为9%,1例患者因关节盂松动而进行翻修,4例患者随着时间的推移因肩袖功能不全而转换为RTSA。这些发现表明在活跃的患者中应用TSA具有可靠且持久的疗效,其除缓解疼痛外,还能显著增加肩关节的ROM[43]。

在进行开放性软组织稳定术或Latarjet术后出现无法修复的肩胛下肌腱撕裂的患者,或在患有无法控制的盂肱关节不稳定(如MDI)患者,RTSA是一种行之有效的治疗方法。目前多数指南建议在老年人群中使用这一方法,但更深入的生物力学认识和更完善的外科手术技术已将RTSA的适应证扩展到年轻人群。据文献报道,在这一患者群体中,RTSA术后功能和ROM均可获得显著改善,但并发症发生率仍然较高[48,49]。

在重返运动方面,Bulhoff及其同事研究显示,接受RTSA治疗的肩袖撕裂性关节病患者术前参与运动的比率为71%[50]。RTSA后的恢复运动率为67%。Matthews等也给出了类似的结果,在65岁以下行RTSA的患者中,67%的患者恢复了娱乐活动和运动[51]。与70岁以上患者(术后平均ASES评分为79分)相比,65岁以下患者的预后评分(术后平均ASES评分为71分)明显较低。Ernstbrunner等研究表明,60岁以下患者在RTSA后10年的主观感受和功能改善与之前相比无差异。然而作者得出结论,年轻患者的RTSA与高并发症发病率相关,且并发症影响了最终的主观和客观结果[49]。总之,TSA和RTSA应用于适当选择的患者群体时,可获得稳定的、可预期的临床结果。

治疗决策

在某些情况下,运动员GHOA的初始治疗为非手术治疗,如交叉训练、生活方式改变、止痛药物、物理治疗,以及(如果愿意)关节内注射皮质类固醇或黏弹性补充剂[34,52-54]。然而,如果机械性因素(如游离体)是疼痛来源,则可能需要选择手术治疗,如关节镜清理术、生物关节间隔成形术、半肩关节置换术和TSA。关节镜下清创术加其他手术,如关节囊松解术是治疗轻中度GHOA的有效方法。松解挛缩的关节囊有助于

减少关节接触力,并通过恢复ROM而改善关节功能。然而研究表明,上述关节改善情况可能并不持久。此外,据报道,手术失败率可达30%,尤其是关节面两侧都有病变时[15,17]。在整个治疗过程中,要与患者及其家属进行深入沟通,帮助患者建立合理的期望值。

应与患者仔细沟通治疗时间安排和治疗方案。最终治疗方案必须针对每位患者进行个体化设计,并考虑患者的年龄、需求、GHOA程度、关节间隙大小以及Walch等提出的关节盂形态分类[34,53,55]。

根据Markov决策模型,45岁以下患者首选关节镜治疗GHOA,而66岁以上患者首选TSA[56]。此外,Mitchell及其同事的两项研究显示,>50岁是关节镜手术早期失败的风险因素[34,53]。

GHOA的Kellgren-Lawrence分级系统已被证明是GHOA关节镜治疗生存率的良好预测指标。Mitchell等对接受关节镜综合治疗的患者进行的研究发现,高GHOA分级(Kellgren-Lawrence Ⅳ级)和关节间隙狭窄,与进一步行TSA及临床结果较差相关[53]。此外,AP位X线片中术前关节间隙<2mm、双侧软骨缺损、肱骨头半脱位和严重关节盂畸形(Walch B2型和C型)也与早期关节镜治疗失败有关(表28-1)[55]。

我们的实践中已常规对患者行X线片、MRI或CT等影像学评估。当出现肱骨头逃逸(伴或不伴髋臼化)、肩袖撕裂和任何活跃的炎性关节病时,关节镜治疗可能是禁忌。当不适合行关节镜手术,或当存在关节面不平整及无法修复的肩袖大撕裂时,盂肱关节置换是一种更为合理的治疗方式。关节镜及TSA的治疗决策流程如图28-7所示。

结论

手术治疗老年运动员肩关节不稳定后遗症仍具有挑战,预防是最好的治疗。我们坚信,早期手术干预和谨慎实施关节稳定术能有效降低创伤后和手术后GHOA的发病率。当关节不稳定或不稳定术后继发GHOA时,明确病因和病理改变至关重要。关节镜下治疗早期GHOA的方法正不断涌现并发展,其适用人群往往是年轻、活跃和高运动需求患者。关节镜治疗与TSA相比有很多优势,并有良好的短中期疗效。对于晚期OA患者,关节置换术仍然是一种可靠的选

表28-1　GHOA关节镜治疗的适应证和禁忌证

适应证	禁忌证	相对禁忌证
• 晚期症状性OA	• 轻度OA	• 关节间隙<2mm
• 年龄(<50岁)	• 尚未尝试非手术治疗	• ROM严重受限(尤其是内旋)
• 活跃的患者	• 关节间隙消失和严重关节盂畸形	• 巨大骨赘
• 希望保肩治疗	• 炎性关节炎	• 双侧软骨缺损
• 非手术治疗失败		• 低临界肩角
		• KL分级3级或4级
		• Walch关节盂B2型或C型

择。幸运的是,随着技术的进步,关节置换术可用于更为严重的患者,并可恢复其所需的活动。目前,大多数有关治疗GHOA的关节镜和关节置换术的研究都是病例随访报道,且患者数量少,随访时间短,亟待有高水平的前瞻性研究来评估上述治疗的长期结果及疗效的持久性。

(何勇　译)

参考文献

1. Plath JE, Aboalata M, Seppel G, et al. Prevalence of and risk factors for dislocation arthropathy: radiological long-term outcome of arthroscopic Bankart repair in 100 shoulders at an average 13-year follow-up. *Am J Sports Med.* 2015;43(5):1084-1090. doi:10.1177/0363546515570621.

2. Hovelius L, Saeboe M. Neer Award 2008: arthropathy after primary anterior shoulder dislocation—223 shoulders prospectively followed up for twenty-five years. *J Shoulder Elbow Surg.* 2009;18(3):339-347. doi:10.1016/j.jse.2008.11.004.

3. Berendes T, Mathijssen N, Verburg H, Kraan G. The open-modified Bankart procedure: long-term follow-up 'a 16-26-year follow-up study'. *Arch Orthop Trauma Surg.* 2018;138(5):597-603. doi:10.1007/s00402-017-2866-9.

4. Fabre T, Abi-Chahla ML, Billaud A, Geneste M, Durandeau A. Long-term results with Bankart procedure: a 26-year follow-up study of 50 cases. *J Shoulder Elbow Surg.* 2010;19(2):318-323. doi:10.1016/j.jse.2009.06.010.

5. Millett PJ, Clavert P, Warner JJ. Open operative treatment for anterior shoulder instability: when and why? *J Bone Joint Surg Am.* 2005;87(2):419-432. doi:10.2106/JBJS.D.01921.

6. Hawkins RJ, Angelo RL. Glenohumeral osteoarthrosis. A late complication of the Putti-Platt repair. *J Bone Joint Surg Am.* 1990;72(8):1193-1197.

7. Hurley ET, Jamal MS, Ali ZS, Montgomery C, Pauzenberger L, Mullett H. Long-term outcomes of the Latarjet procedure for anterior shoulder instability: a systematic review of studies at 10-year follow-up. *J Shoulder Elbow Surg.* 2019;28(2):e33-e39. doi:10.1016/j.jse.2018.08.028.

8. Mizuno N, Denard PJ, Raiss P, Melis B, Walch G. Long-term results of the Latarjet procedure for anterior instability of the shoulder. *J Shoulder Elbow Surg.* 2014;23(11):1691-1699. doi:10.1016/j.jse.2014.02.015.

9. Lädermann A, Lubbeke A, Stern R, Cunningham G, Bellotti V,

10. Gazielly DF. Risk factors for dislocation arthropathy after Latarjet procedure: a long-term study. *Int Orthop.* 2013;37(6):1093-1098. doi:10.1007/s00264-013-1848-y.

10. Gordins V, Hovelius L, Sandström B, Rahme H, Bergstrom U. Risk of arthropathy after the Bristow-Latarjet repair: a radiologic and clinical thirty-three to thirty-five years of follow-up of thirty-one shoulders. *J Shoulder Elbow Surg.* 2015;24(5):691-699. doi:10.1016/j.jse.2014.09.021.

11. Provencher MT, Barker JU, Strauss EJ, et al. Glenohumeral arthritis in the young adult. *Instr Course Lect.* 2011;60:137-153.

12. Neer CS II, Watson KC, Stanton FJ. Recent experience in total shoulder replacement. *J Bone Joint Surg Am.* 1982;64(3):319-337.

13. Nicholson GP, Twigg S, Blatz B, Sturonas-Brown B, Wilson J. Subscapularis lengthening in shoulder arthroplasty. *J Shoulder Elbow Surg.* 2010;19(3):427-433. doi:10.1016/j.jse.2009.05.017.

14. Kruit AS, Choukairi F, Mishra A, Gaffey A, Jester A. Subscapularis Z-lengthening in children with brachial plexus birth palsy loses efficiency at mid-term follow-up: a retrospective cohort study. *Int Orthop.* 2016;40(4):783-790. doi:10.1007/s00264-015-3062-6.

15. Kerr BJ, McCarty EC. Outcome of arthroscopic débridement is worse for patients with glenohumeral arthritis of both sides of the joint. *Clin Orthop Relat Res.* 2008;466(3):634-638. doi:10.1007/s11999-007-0088-0.

16. Weinstein DM, Buccheri JS, Pollock RG, Flatow EL, Bigliani LU. Arthroscopic debridement of the shoulder for osteoarthritis. *Arthroscopy.* 2000;16(5):471-476. doi:10.1053/jars.2000.5042.

17. Richards DP, Burkhart SS. Arthroscopic debridement and capsular release for glenohumeral osteoarthritis. *Arthroscopy.* 2007;23(9):1019-1022. doi:10.1016/j.arthro.2006.11.016.

18. Braun S, Horan MP, Elser F, Millett PJ. Lesions of the biceps pulley. *Am J Sports Med.* 2011;39(4):790-795. doi:10.1177/0363546510393942.

19. Pogorzelski J, Horan MP, Hussain ZB, Vap A, Fritz EM, Millett PJ. Subpectoral biceps tenodesis for treatment of isolated type II SLAP lesions in a young and active population. *Arthroscopy.* 2018;34(2):371-376. doi:10.1016/j.arthro.2017.07.021.

20. Katthagen JC, Vap AR, Tahal DS, Horan MP, Millett PJ. Arthroscopic repair of isolated partial- and full-thickness upper third subscapularis tendon tears: minimum 2-year outcomes after single-anchor repair and biceps tenodesis. *Arthroscopy.* 2017;33(7):1286-1293. doi:10.1016/j.arthro.2017.01.027.

21. Tahal DS, Katthagen JC, Vap AR, Horan MP, Millett PJ. Subpectoral biceps tenodesis for tenosynovitis of the long head of the biceps in active patients younger than 45 years old. *Arthroscopy.* 2017;33(6):1124-1130. doi:10.1016/j.arthro.2016.10.013.

22. Vap AR, Katthagen JC, Tahal DS, et al. Isolated biceps reflection pulley tears treated with subpectoral biceps tenodesis: minimum 2-year outcomes. *Arthroscopy.* 2017;33(10):1788-1794. doi:10.1016/j.arthro.2017.04.021.

23. Mook WR, Petri M, Greenspoon JA, Millett PJ. The comprehensive

arthroscopic management procedure for treatment of glenohumeral osteoarthritis. *Arthrosc Tech.* 2015;4(5):e435-e441. doi:10.1016/j.eats.2015.04.003.

24. Millett PJ, Schoenahl JY, Allen MJ, Motta T, Gaskill TR. An association between the inferior humeral head osteophyte and teres minor fatty infiltration: evidence for axillary nerve entrapment in glenohumeral osteoarthritis. *J Shoulder Elbow Surg.* 2013;22(2):215-221. doi:10.1016/j.jse.2012.05.030.

25. Lo IK, Burkhart SS. Arthroscopic coracoplasty through the rotator interval. *Arthroscopy.* 2003;19(6):667-671. doi:10.1016/s0749-8063(03)00219-6.

26. Brunkhorst JP, Giphart JE, LaPrade RF, Millett PJ. Coracohumeral distances and correlation to arm rotation: an in vivo 3-dimensional biplane fluoroscopy study. *Orthop J Sports Med.* 2013;1:2325967113496059.

27. Millett PJ, Huffard BH, Horan MP, Hawkins RJ, Steadman JR. Outcomes of full-thickness articular cartilage injuries of the shoulder treated with microfracture. *Arthroscopy.* 2009;25(8):856-863. doi:10.1016/j.arthro.2009.02.009.

28. Altintas B, Pitta R, Fritz EM, Higgins B, Millett PJ. Technique for type IV SLAP lesion repair. *Arthrosc Tech.* 2018;7(4):e337-e342. doi:10.1016/j.eats.2017.10.004.

29. Cameron BD, Galatz LM, Ramsey ML, Williams GR, Iannotti JP. Non-prosthetic management of grade IV osteochondral lesions of the glenohumeral joint. *J Shoulder Elbow Surg.* 2002;11(1):25-32. doi:10.1067/mse.2002.120143.

30. Slenker NR, Lawson K, Ciccotti MG, Dodson CC, Cohen SB. Biceps tenotomy versus tenodesis: clinical outcomes. *Arthroscopy.* 2012;28(4):576-582. doi:10.1016/j.arthro.2011.10.017.

31. Kelly AM, Drakos MC, Fealy S, Taylor SA, O'Brien SJ. Arthroscopic release of the long head of the biceps tendon: functional outcome and clinical results. *Am J Sports Med.* 2005;33(2):208-213. doi:10.1177/0363546504269555.

32. Wittstein JR, Queen R, Abbey A, Toth A, Moorman CT III. Isokinetic strength, endurance, and subjective outcomes after biceps tenotomy versus tenodesis: a postoperative study. *Am J Sports Med.* 2011;39(4):857-865. doi:10.1177/0363546510387512.

33. Millett PJ, Horan MP, Pennock AT, Rios D. Comprehensive arthroscopic management (CAM) procedure: clinical results of a joint-preserving arthroscopic treatment for young, active patients with advanced shoulder osteoarthritis. *Arthroscopy.* 2013;29(3):440-448. doi:10.1016/j.arthro.2012.10.028.

34. Mitchell JJ, Horan MP, Greenspoon JA, Menge TJ, Tahal DS, Millett PJ. Survivorship and patient-reported outcomes after comprehensive arthroscopic management of glenohumeral osteoarthritis: minimum 5-year follow-up. *Am J Sports Med.* 2016;44(12):3206-3213. doi:10.1177/0363546516656372.

35. Sperling JW, Cofield RH, Rowland CM. Minimum fifteen-year follow-up of Neer hemiarthroplasty and total shoulder arthroplasty in patients aged fifty years or younger. *J Shoulder Elbow Surg.* 2004;13(6):604-613. doi:10.1016/S1058274604001296.

36. Smith RG, Sperling JW, Cofield RH, Hattrup SJ, Schleck CD. Shoulder hemiarthroplasty for steroid-associated osteonecrosis. *J Shoulder Elbow Surg.* 2008;17(5):685-688. doi:10.1016/j.jse.2008.01.149.

37. Krishnan SG, Nowinski RJ, Harrison D, Burkhead WZ. Humeral hemiarthroplasty with biologic resurfacing of the glenoid for glenohumeral arthritis. Two to fifteen-year outcomes. *J Bone Joint Surg Am.* 2007;89(4):727-734. doi:10.2106/JBJS.E.01291.

38. Bois AJ, Whitney IJ, Somerson JS, Wirth MA. Humeral head arthroplasty and meniscal allograft resurfacing of the glenoid: a concise follow-up of a previous report and survivorship analysis. *J Bone Joint Surg Am.* 2015;97(19):1571-1577. doi:10.2106/JBJS.N.01079.

39. Wirth MA. Humeral head arthroplasty and meniscal allograft resurfacing of the glenoid. *J Bone Joint Surg Am.* 2009;91(5):1109-1119. doi:10.2106/JBJS.H.00677.

40. Elhassan B, Ozbaydar M, Diller D, Higgins LD, Warner JJ. Soft-tissue resurfacing of the glenoid in the treatment of glenohumeral arthritis in active patients less than fifty years old. *J Bone Joint Surg Am.* 2009;91(2):419-424. doi:10.2106/JBJS.H.00318.

41. Strauss EJ, Verma NN, Salata MJ, et al. The high failure rate of biologic resurfacing of the glenoid in young patients with glenohumeral arthritis. *J Shoulder Elbow Surg.* 2014;23(3):409-419. doi:10.1016/j.jse.2013.06.001.

42. Nicholson GP, Goldstein JL, Romeo AA, et al. Lateral meniscus allograft biologic glenoid arthroplasty in total shoulder arthroplasty for young shoulders with degenerative joint disease. *J Shoulder Elbow Surg.* 2007;16(5 suppl):S261-S266. doi:10.1016/j.jse.2007.03.003.

43. Mannava S, Horan MP, Frangiamore SJ, et al. Return to recreational sporting activities following total shoulder arthroplasty. *Orthop J Sports Med.* 2018;6(7):2325967118782672. doi:10.1177/2325967118782672.

44. Schumann K, Flury MP, Schwyzer HK, Simmen BR, Drerup S, Goldhahn J. Sports activity after anatomical total shoulder arthroplasty. *Am J Sports Med.* 2010;38(10):2097-2105. doi:10.1177/0363546510371368.

45. Henn RF III, Ghomrawi H, Rutledge JR, Mazumdar M, Mancuso CA, Marx RG. Preoperative patient expectations of total shoulder arthroplasty. *J Bone Joint Surg Am.* 2011;93(22):2110-2115. doi:10.2106/JBJS.J.01114.

46. Magnussen RA, Mallon WJ, Willems WJ, Moorman CT III. Long-term activity restrictions after shoulder arthroplasty: an international survey of experienced shoulder surgeons. *J Shoulder Elbow Surg.* 2011;20(2):281-289. doi:10.1016/j.jse.2010.07.021.

47. Golant A, Christoforou D, Zuckerman JD, Kwon YW. Return to sports after shoulder arthroplasty: a survey of surgeons' preferences. *J Shoulder Elbow Surg.* 2012;21(4):554-560. doi:10.1016/j.jse.2010.11.021.

48. Ek ET, Neukom L, Catanzaro S, Gerber C. Reverse total shoulder arthroplasty for massive irreparable rotator cuff tears in patients younger than 65 years old: results after five to fifteen years. *J Shoulder Elbow Surg.* 2013;22:1199-1208. doi:10.1016/j.jse.2012.11.016.

49. Ernstbrunner L, Suter A, Catanzaro S, Rahm S, Gerber C. Reverse total shoulder arthroplasty for massive, irreparable rotator cuff tears before the age of 60 years: long-term results. *J Bone Joint Surg Am.* 2017;99(20):1721-1729. doi:10.2106/JBJS.17.00095.

50. Bülhoff M, Sowa B, Bruckner T, Zeifang F, Raiss P. Activity levels after reverse shoulder arthroplasty. *Arch Orthop Trauma Surg.* 2016;136(9):1189-1193. doi:10.1007/s00402-016-2494-9.

51. Matthews CJ, Wright TW, Farmer KW, Struk AM, Vasilopoulos T, King JJ. Outcomes of primary reverse total shoulder arthroplasty in patients younger than 65 years old. *J Hand Surg Am.* 2019;44(2):104-111. doi:10.1016/j.jhsa.2018.11.008.

52. Cole BJ, Yanke A, Provencher MT. Nonarthroplasty alternatives for the treatment of glenohumeral arthritis. *J Shoulder Elbow Surg.* 2007;16(5 suppl):S231-S240. doi:10.1016/j.jse.2007.03.011.

53. Mitchell JJ, Warner BT, Horan MP, et al. Comprehensive arthroscopic management of glenohumeral osteoarthritis: preoperative factors predictive of treatment failure. *Am J Sports Med.* 2017;45(4):794-802. doi:10.1177/0363546516668823.

54. Denard PJ, Wirth MA, Orfaly RM. Management of glenohumeral arthritis in the young adult. *J Bone Joint Surg Am.* 2011;93(9):885-892. doi:10.2106/JBJS.J.00960.

55. Walch G, Badet R, Boulahia A, Khoury A. Morphologic study of the glenoid in primary glenohumeral osteoarthritis. *J Arthroplasty.* 1999;14(6):756-760. doi:10.1016/s0883-5403(99)90232-2.

56. Spiegl UJ, Faucett SC, Horan MP, Warth RJ, Millett PJ. The role of arthroscopy in the management of glenohumeral osteoarthritis: a Markov decision model. *Arthroscopy.* 2014;30(11):1392-1399. doi:10.1016/j.arthro.2014.06.011.

索 引